国家卫生和计划生育委员会 "十三五" 规划教材
全国高等学校教材

供精神医学及其他相关专业用

U0292818

精神药理学

Psychopharmacology

第 2 版

主 编 刘吉成 艾 静

副主编 吕路线 王传跃 时 杰

编 者（以姓氏笔画为序）

王传跃（首都医科大学附属北京安定医院）

艾 静（哈尔滨医科大学）

吕路线（新乡医学院第二附属医院）

朱 刚（中国医科大学附属第一医院）

刘吉成（齐齐哈尔医学院）

孙 兰（北京协和医学院）

李 武（济宁医学院附属第二医院）

李丽波（齐齐哈尔医学院）

时 杰（北京大学医学部）

张樟进（香港大学中医药学院）

秘 书 李丽波（兼）

人民卫生出版社

图书在版编目（CIP）数据

精神药理学/刘吉成,艾静主编.—2版.—北京:人民卫生出版社,2016

全国高等学校精神医学专业第二轮规划教材

ISBN 978-7-117-23322-4

Ⅰ.①精… Ⅱ.①刘…②艾… Ⅲ.①精神药理学-高等学校-教材 Ⅳ.①R964

中国版本图书馆 CIP 数据核字(2016)第 223011 号

| 人卫智网 | www.ipmph.com | 医学教育、学术、考试、健康，
购书智慧智能综合服务平台 |
| 人卫官网 | www.pmph.com | 人卫官方资讯发布平台 |

版权所有，侵权必究!

精神药理学

第 2 版

主　　编：刘吉成　艾　静

出版发行：人民卫生出版社（中继线 010-59780011）

地　　址：北京市朝阳区潘家园南里 19 号

邮　　编：100021

E - mail：pmph @ pmph.com

购书热线：010-59787592　010-59787584　010-65264830

印　　刷：北京铭成印刷有限公司

经　　销：新华书店

开　　本：850×1168　1/16　印张：19

字　　数：562 千字

版　　次：2009 年 7 月第 1 版　　2016 年 11 月第 2 版
　　　　　2024 年 1 月第 2 版第 8 次印刷（总第 12 次印刷）

标准书号：ISBN 978-7-117-23322-4/R · 23323

定　　价：49.00 元

打击盗版举报电话：010-59787491　E-mail：WQ @ pmph.com

（凡属印装质量问题请与本社市场营销中心联系退换）

全国高等学校精神医学专业第二轮规划教材
修订说明

全国高等学校精神医学专业第一轮国家卫生和计划生育委员会规划教材于2009年出版,结束了我国精神医学专业开办30年没有规划教材的历史。经过7年在全国院校的广泛使用,在促进学科发展、规范专业教学及保证人才培养质量等方面,都起到了重要作用。

当前,随着精神卫生事业的不断发展,人民群众对精神健康的需求逐年增长,党和政府高度重视精神卫生工作。特别是"十二五"期间,精神卫生工作作为保障和改善民生及加强和创新社会管理的重要举措,被列入国民经济和社会发展总体规划。世界卫生组织《2013—2020年精神卫生综合行动计划》中提出:"心理行为问题在世界范围内还将持续增多,应当引起各国政府的高度重视。"

2015年6月,国家卫生和计划生育委员会、中央综治办、国家发展和改革委员会、教育部等十部委联合发布《全国精神卫生工作规划(2015—2020年)》,为我国"十三五"期间精神卫生工作指明了方向。文件明确提出精神卫生专业人员紧缺的现况,而高素质、高质量的专业人才更是严重匮乏,并要求到2020年,全国精神科执业(助理)医师拟从目前的2万多名增至4万名,要求加强精神医学等精神卫生相关专业的人才培养,鼓励有条件的地区和高等院校举办精神医学本科专业,并在医学教育中保证精神病学、医学心理学等相关课程的课时,为我国精神医学专业教育提出了明确要求。

为此,人民卫生出版社和全国高等学校精神医学专业第二届教材评审委员会共同启动全国高等学校精神医学专业第二轮国家卫生和计划生育委员会规划教材,并针对目前全国已经开展或正在申请精神医学专业办学的60余所医学院校的课程设置和教材使用情况进行了调研,组织召开了多次精神医学专业培养目标和教材建设研讨会,形成了第二轮精神医学五年制本科"十三五"规划教材的编写原则与特色:

1. 坚持本科教材的编写原则　教材编写遵循"三基""五性""三特定"的编写要求。
2. 坚持必须够用的原则　满足培养精神科住院医师的最基本需要。
3. 满足执业医师考试的原则　合理的知识结构将为学生毕业后顺利通过执业医师考试奠定基础。
4. 坚持整体优化的原则　不同教材之间的内容尽量避免不必要的重复。将原《老年精神病学》内容合并到《临床精神病学》中;将原《行为医学》内容合并到《临床心理学》中;增加《精神疾病临床案例解析》《会诊联络精神病学》。
5. 坚持教材数字化发展方向　在纸质教材的基础上,配有丰富数字化教学内容,帮助学生提高自主学习能力。

第二轮规划教材全套共11种,适用于本科精神医学专业及其他相关专业使用,将于2016年年底前全部出版发行。希望全国广大院校在使用过程中提供宝贵意见,为完善教材体系、提高教材质量及第三轮规划教材的修订工作建言献策。

全国高等学校精神医学专业第二届教材
评审委员会

主任委员 赵靖平（中南大学湘雅医学院）
 刘吉成（齐齐哈尔医学院）

委　　员 崔光成（齐齐哈尔医学院）
 郭延庆（北京大学第六医院）
 黄　颐（四川大学华西临床医学院）
 陆　林（北京大学第六医院）
 吕路线（新乡医学院）
 李占江（首都医科大学附属北京安定医院）
 李春波（上海交通大学医学院附属精神卫生中心）
 刘哲宁（中南大学湘雅医学院）
 刘寰忠（安徽医科大学）
 潘　湛（温州医科大学）
 施慎逊（复旦大学上海医学院）
 宋印利（哈尔滨医科大学）
 汤艳清（中国医科大学）
 唐　宏（赣南医学院）
 王高华（武汉大学人民医院）
 王克勤（济宁医学院）
 王玉花（齐齐哈尔医学院）
 许华山（蚌埠医学院）
 许　毅（浙江大学医学院）
 苑　杰（华北理工大学）
 张丽芳（长治医学院）
 张　宁（南京医科大学）

全国高等学校精神医学专业第二轮规划教材
目　录

主 编 简 介

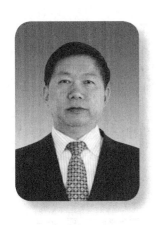

刘吉成,教授,博士生导师,主任药师,国务院和黑龙江省政府特殊津贴专家。齐齐哈尔医学院院长,中国医药信息专业委员会副会长,全国卫生管理教育学会副会长,全国精神医学专业教材评审委员会主任委员,中国药理学会第十届理事会理事,香港国际传统医药抗癌协会理事,黑龙江省药学会副理事长,黑龙江省康复医学会副会长,黑龙江省神经科学学会副理事长,黑龙江省医学教育学会副主任委员,黑龙江省医院管理协会副会长。

刘吉成教授长期从事教育教学和科学研究工作。在教育教学方面投入了大量心血和汗水,目前共计培养博士后、博士和硕士研究生30余名。在天然药物抗肿瘤及多基因病分子遗传学等相关领域的研究中,取得了显著成绩,获国家自然科学基金等科研项目30余项;获各级奖励30余项;获发明专利7项;发表科研论文100余篇,其中被SCI收录50余篇;出版著作20余部;多项科研成果实现转化。荣获"黑龙江省新长征突击手""全省教育系统师德建设先进个人"称号。

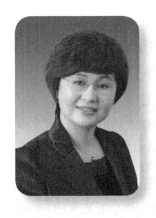

艾静,教授,博士生导师,龙江学者特聘教授。中国药理学会神经药理专业委员会和心血管药理专业委员会委员。

艾静教授执教25载,积极进行教学法研究,获省部级教学科研奖3项,参编卫计委规划教材5部。指导学生获得第八届"挑战杯"全国大学生课外学术科技作品竞赛A类作品一等奖。长期从事心脑血管疾病、糖尿病发病机制和药物研发工作。获高等学校科学研究优秀成果奖自然科学奖一等奖,第九届霍英东优秀青年教师奖、黑龙江省优秀教师、哈尔滨医科大学教学名师、第八届黑龙江省优秀青年科技奖、黑龙江省杰出青年基金和黑龙江省政府特殊津贴等奖励称号。承担国家自然科学基金和教育部新世纪优秀人才计划在内的科研课题20余项。发表SCI文章45篇,总被引用900多次。

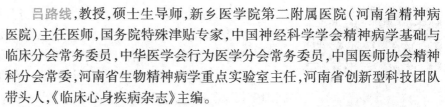

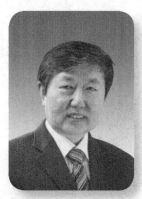

吕路线,教授,硕士生导师,新乡医学院第二附属医院(河南省精神病医院)主任医师,国务院特殊津贴专家,中国神经科学学会精神病学基础与临床分会常务委员,中华医学会行为医学分会常务委员,中国医师协会精神科分会常委,河南省生物精神病学重点实验室主任,河南省创新型科技团队带头人,《临床心身疾病杂志》主编。

从事精神科临床、教学与科研工作。研究方向:精神分裂症分子病理与临床。发表科研论文50余篇,其中SCI收录30篇。主持及参与国家级与省部级项目30余项,获得河南省科技进步奖二等奖3项,参编教材3部。

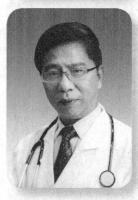

王传跃,现任首都医科大学附属北京安定医院主任医师、教授、博士生导师,临床精神病学教研室主任、精神疾病诊断与治疗北京市重点实验室执行主任。兼任中国神经科学学会精神病基础与临床分会常委,中国药理学会药物基因组学专业委员会委员,北京药理学会临床药理专业委员会和神经精神药理专业委员会委员。2007年获中国医师协会第四届中国医师奖,2011年获北京市卫生人才"十"层次人选经费资助,2014年获北京市科技进步三等奖。

主要从事精神分裂症的药物治疗和生物标志物研究。迄今,主持或参与国家及省部级课题近30项,发表论文200余篇,其中SCI收录100余篇。参与教材和专著编写近40部,其中主编1部、副主编2部。

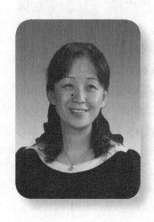

时杰,医学博士、研究员、博士生导师,国家杰出青年基金获得者,北京大学中国药物依赖性研究所常务副所长,药物依赖性研究北京市重点实验室副主任,中国毒品滥用防治专家委员会副主任委员兼秘书长,中国毒理学会药物依赖性专业委员会副主任委员,《中国药物依赖性杂志》副主编,长期从事药物成瘾和相关疾病的神经机制及临床干预策略研究,主持国家自然科学基金、973计划、科技支撑计划、国家重大新药创制专项及WHO国际多中心合作项目等多项课题,取得了一系列重要的研究成果,在 *Science*、*Am J Psychiatry*、*Biol Psychiatry*、*Neuropsychopharmacology* 等权威SCI期刊发表论文60余篇,2012年获得国家杰出青年科学基金,并获2013年、2008年教育部高等学校科学研究优秀成果奖自然科学奖一等奖,2015年、2008年中华医学科技奖二等奖等学术奖励。

前　言

自首版《精神药理学》本科教材出版至今已有 7 年之久。在这 7 年中，随着医学和药学的迅速发展，精神医学和精神药理学也取得了许多进展，同时新研发和新上市的精神药物不断涌现。此次再版是在第 1 版精神药理学的基础上进行的全面修订，希望能在各个章节中较全面地反映出近年精神药物、精神药理学及相关领域的最新进展，不仅能更好地满足精神医学专业本科教学的需要，也为临床医师和临床药师提供有益的参考。

以本科精神医学专业教育培养为目标，此次修订工作遵循如下原则：①注重基础性：目前，国家正在实施"5+3"住院医师规范化培训制度，对精神科药物治疗将在毕业后 3 年中得到有效加强。故在本科阶段，仍应非常注重精神药物的基础知识和基本原理；②增加可读性：主要通过改变语言文字的叙述风格和多插入相应的高质量图表实现，使复杂繁琐、枯燥高深的精神药理学变得有趣、易懂；③增加层次性：从神经元的结构和功能，到各类精神疾病的发生机制，再到精神药物及其作用机制、临床应用和不良反应，循序渐进；④增加专业性：全书重点介绍与精神药物相关的药理学内容，与基础药理学相同或相似的内容不再介绍或简要介绍；⑤增加实用性：在相应的章节中适当引入精神疾病的临床案例，并适当增加药物治疗学的内容。"知识拓展"的引入，有助于学生拓宽视野，更好地理解和应用精神药物。

在第 1 版的基础上，我们在总论中增加了精神药物的监测和个体化用药及特殊人群的精神药理学，同时介绍了精神药物的分类和作用特点、精神药物的作用基础，将新进展融入其中。各论基本保留了第 1 版的主体结构，重点介绍了抗精神病药、抗抑郁药、心境稳定剂、抗焦虑药和镇静催眠药、促认知药、治疗注意缺陷多动障碍的药物和治疗精神活性物质依赖的药物。在每类药物之前，均适当介绍了疾病最新的发生机制，这将有利于学生更好地理解药物的作用机制和将来在临床更好地优化治疗策略。增加了一些新上市的精神药物。删除了抗癫痫药和抗帕金森病药，对"中药精神药理"一章进行了全面的更新。

我们有幸邀请到来自国内知名医学院校的教授和主任医师参加了该教材的编写。他们都是精神医学、精神药理学界的专家，对该教材的再版及相关章节提出了非常宝贵的修改意见，在此表示由衷的感谢！同时感谢人民卫生出版社的大力支持！不足之处在所难免，敬请各位读者不吝指正。

刘吉成

2016 年 7 月

目　录

第一章

绪　论

　　精神药理学(psychopharmacology)是研究精神药物与机体,特别是脑部相互作用及其规律的一门科学。精神药物(psychotropic drugs)是指主要作用于中枢神经系统,并能改善精神活动(如思维、情感、认知和行为等)的一类药物,主要包括抗精神病药、抗抑郁药、抗焦虑药、心境稳定剂和促认知药等。精神药理学主要研究精神药物如何影响精神活动以及药物在体内的代谢过程。前者称为精神药物效应动力学(简称精神药效学),研究药物如何发挥治疗精神疾病的药理作用,怎样产生毒副反应;后者称为精神药物代谢动力学(简称精神药动学),研究精神药物在体内的吸收、分布、代谢和排泄及其变化规律。

- Psychopharmacology is a scientific study on investigating effects of drugs in treating mood, sensation, thinking, and behavioral diseases.
- Psychotropic drugs cover antipsychotics, antidepressants, mood stabilizers, anxiolytics, sedative-hypnotics, cognitive enhancers, and drugs used for attention deficit hyperactivity disorder and psychoactive substances addiction.
- Psychopharmacodynamics focuses on therapeutic effect, adverse reaction and their mechanism; psychopharmacokinetics is a study of how the body acts upon psychotropic drugs, including absorption, distribution, metabolism, and excretion.
- Therapeutic drug monitoring(TDM) specializes in the measurement of medication concentrations in blood, aiming at improving patient care individually.
- Psychopharmacological research is based on preclinical experiment and clinical trial, in which animal and human subjects are studied respectively.

　　精神药理学作为药理学的一个重要分支,其主要任务是通过阐明精神药物的作用和机制,更好地指导临床用药,发挥药物的最佳疗效,最大限度地减少不良反应,对精神疾病进行有效防治。其次是通过精神药物作用机制的研究,加深对精神疾病的认识,探讨其病理生理,为探索精神疾病的病因提供依据。精神药理学的研究也为研究开发新的精神药物及发现药物新用途提供重要的科学依据。

第一节　精神药理学的发展

　　1954 年氯丙嗪的问世标志着精神药理学的创立,至今已有 60 多年的历史,在理论和实践上均取得了长足进步。精神药理学的发展为精神疾病和心理障碍的治疗作出了巨大贡献。

一、精神药理学的起源

精神药理学的萌芽与精神活性物质的使用密不可分。早在远古时代，人们就开始使用具有精神活性的植物，用来消遣娱乐、缓解某些不适或者宰杀动物。据史料记载，酒精（alcohol）在古希腊和古罗马曾经被广泛应用；欧洲人发明了蒸馏技术，将白兰地加至葡萄酒和啤酒中，称之为"生命之水"。到 16 世纪，酒精在世界各地都成为严重的社会问题，政府开始通过颁布各种禁令和提高价格限制酒精的使用。古代中东地区曾应用大麻（cannabis），阿拉伯商人于中世纪将罂粟（opium poppy）引入印度和中国，阿片类（opium）当时在中国仅限于药用。而在印度，使用阿片则成为富人的象征，士兵们也通过服用阿片助长士气。毒芹（hemlock）为大家所熟知，古希腊著名思想家和哲学家苏格拉底（Socrates）之死就是由于当时被迫服了一杯毒芹汁。在古罗马和古印度，植物颠茄（belladonna）的提取物阿托品（atropine）曾作为毒物被广泛应用，女人们甚至利用阿托品的扩瞳作用作为化妆品使用。

咖啡（coffee）首先由阿拉伯人引入欧洲，咖啡的烘焙工艺就是由欧洲人发明的。人们用咖啡提神和作为药用。继哥伦布发现美洲大陆后，他的又一重大发现就是烟草（tobacco）。烟草中所含尼古丁（nicotine）被称为灵丹妙药，为人们减轻了多种疾患带来的痛苦。尼古丁（nicotine）一词源于一位法国人的名字让·尼古（Jean Nicot），他是 16 世纪法国驻葡萄牙大使，曾从美洲带回烟叶，并献给法国皇后凯瑟琳治疗偏头痛。咀嚼可可（coca）叶在南美洲盛行多年。1859 年，有人从可可叶中提取可卡因（cocaine），并记录了其抗疲劳、抗抑郁和抗阳痿的神奇功效。维也纳的一位内科医生称可卡因为麻醉剂和滋补剂。可卡因风靡一时，甚至成为美国医生处方中的补药。但由于其过量使用引发了大量死亡案例，于 1914 年被禁用。阿片类是 19 世纪更严重的问题。英国人为了保护阿片贸易甚至发动了鸦片战争。阿片的衍生物吗啡也曾经成为非处方药，在西方国家盛极一时。1874 年，海洛因（heroin）被合成，这个名字的含义即指它是药品中的英雄。兴奋剂安非他命（amphetamine）在二战中用于鼓舞士气。迷幻药（psychedelic drugs, hallucinogens）从古时就已出现，到 20 世纪 60 年代最为盛行。抗胆碱药东莨菪碱（scopolamine）和具有儿茶酚胺样作用的麦司卡林（mescaline）均属迷幻药。还有一些迷幻药具有 5-羟色胺（serotonin）样活性，如源于墨西哥蘑菇的赛洛西宾（psilocybin），源于骆驼蓬属的肉叶芸香碱（harmine）。苯环己哌啶（phencyclidine, PCP）是作用更强的迷幻剂，在俚语中称作天使粉（angel dust）。

尽管古人曾广泛使用了上述精神活性物质，但他们对其确切的药理作用知之甚少。直到 19 世纪循证医学的出现，人们才开始了对精神药物的科学探索。法国、德国、英国和意大利的科学家对此开展了全新的研究工作。如，通过吗啡的动物给药进行不同物种药效的比较研究，制备精神病的动物模型，可可欣快感的研究等。"精神药理学"一词由 David I Macht 在 1920 年发表的一篇论文中首次提出，这篇论文发表在美国《约翰·霍普金斯医院简报》（Bulletin of the Johns Hopkins Hospital）上。事实上，在"精神药理学"一词出现之前，人们已经对当时的一些精神药物开展了研究，如阿片、大麻、可可和其他天然产物，并积极寻找治疗精神疾病的药物。19 世纪末，德国精神病学家 Kraepelin 曾创用"药理心理学"（pharmacopsychology）一词来描述作用于心理过程的各种药物。但此时的精神药理学仅处于萌芽阶段。

1952 年氯丙嗪（chlorpromazine）在临床的首次应用，开创了精神疾病治疗的新纪元，与血型、DNA、抗生素和避孕药一起，被誉为对人类影响最大的五大医学发现。氯丙嗪的第一篇报道是其在麻醉中的应用，由 Laborit 及其同事发表。1952 年 Hamon 等在巴黎首次将氯丙嗪用于精神科，同年法国著名精神病学家 Delay 和 Deniker 用氯丙嗪治疗 8 例高度兴奋躁动的精神病患者获得成功。从 1952 年 3 月到 7 月期间，Delay 等共发表了 6 篇报告，他们强调了氯丙嗪治疗急性激越和精神病的持久疗效；氯丙嗪不仅可消除紧张、焦虑和控制兴奋，而且可以缓解幻觉和妄想等精神症状。1953 年氯丙嗪的临床研究在加拿大和美国进行，1954 年 Lehmann 从蒙特利尔报道了氯丙嗪的第一个临床研究。自此,氯丙嗪在全球广泛应用。氯丙嗪的问世标志着精神药理学发展的开始。

二、精神药理学的早期发展

1954 年,Kline 用利血平(reserpine)治疗精神病取得疗效,并迅速为其他学者所证实。从此人们对精神病化学治疗的兴趣愈来愈浓。在氯丙嗪之后,又相继开发了一大批化学结构相似的同类药物,如奋乃静、三氟拉嗪、氟奋乃静等,统称为吩噻嗪类。随后,硫杂蒽类、丁酰苯类等陆续问世,组成了抗精神病药的一大系列品种,目前称为"典型抗精神病药",又称"第一代抗精神病药"。

20 世纪 50 年代的另一重大进展是抗抑郁药单胺氧化酶抑制剂(MAOIs)和三环类抗抑郁药(TCAs)的发现和应用。1952 年,George Crane 发现用异丙异烟肼(iproniazid)治疗的结核病患者在用药过程中出现欣快表现。据此他推测可能是由于单胺氧化酶被抑制导致脑胺蓄积,而产生的精神振奋作用。此后出现不少单胺氧化酶抑制剂药物,但因发现其有酪胺反应和中毒性肝损害,到 60 年代已不再常用。取而代之的是三环类抗抑郁药,以 1957 年问世的丙米嗪(imipramine)为代表,成为当时治疗抑郁症的主要药物。1966 年,第二代抗抑郁药四环类抗抑郁剂——马普替林(maprotiline)问世,它能选择性地抑制去甲肾上腺素的再摄取,其优点是起效快、副作用小,但经临床应用发现,它与三环类抗抑郁药一样具有心脏毒性和抗胆碱能作用所致的自主神经系统副作用,成为临床的棘手问题。80 年代研制成第三代抗抑郁药——选择性 5-羟色胺再摄取抑制剂(SSRIs),代表性药物有氟西汀(fluoxetine)和氟伏沙明(fluvoxamine)等,因这类药物副作用小,见效快,服用方便,并兼有治疗强迫症的作用,成为近年来国内外广泛应用的一线抗抑郁药。

20 世纪 50 年代精神药物领域里另一引人瞩目的成果是抗焦虑药苯二氮䓬类(benzodiazepine)的研制成功。1957 年第一个苯二氮䓬类药物氯氮䓬(chlordiazepoxide)合成,1959 年获得专利,1960 年开始在美国应用。1963 年又合成了地西泮(diazepam)。60~70 年代此类药物发展较快,种类繁多。1981 年阿普唑仑(alprazolam)问世,除用于焦虑障碍外,还可用于疼痛的治疗。目前,以地西泮为代表的该类药物已广泛应用于临床,对焦虑、紧张和睡眠障碍等均显示出较好疗效,使苯二氮䓬类迅速发展,迄今已合成 2000 余种,临床常用的有 30 余种。目前取代了易滥用、成瘾且毒副作用较大的巴比妥类镇静催眠药。丁螺环酮(buspirone)是新一代非苯二氮䓬类抗焦虑药的代表,具有抗焦虑作用单一,不存在肌肉松弛、抗抽搐以及镇静催眠作用的特点,作用维持时间长,较少或几乎没有依赖性,可长期服用。但在抗焦虑方面能否取代苯二氮䓬类还有待进一步观察。

自 20 世纪 50 年代氯丙嗪合成以来,几百种不同的抗精神病药、抗抑郁药和抗焦虑药药物相继问世和应用,自此药理学上一个新的分支——精神药理学已形成。

三、精神药理学的近期进展

自 20 世纪 60 年代后,许多新技术被引入精神药理学研究之中,生物测定法和组织荧光技术发现大脑和周围神经均有去甲肾上腺素、肾上腺素、5-羟色胺(5-HT)及多巴胺等中枢神经递质,证明精神药物是通过影响这些中枢神经递质发挥作用的。70 年代又发现脑中有苯二氮䓬类受体,这些都对寻找新药和研究精神疾病的病因具有重要意义。

60 年代初氯氮平(clozapine)被开发成功,使抗精神病药进入了一个新时代。与传统抗精神病药相比,氯氮平具有多受体亲和力的特征和非典型的神经药理学作用,被称为第一个非典型抗精神病药,对阳性症状和阴性症状均有效,对难治性精神分裂症患者有显著疗效,很少引起锥体外系不良反应,因而比传统抗精神病药物的耐受性更好。但在 1974 年,发现氯氮平可引起 1% 病人发生致死性粒细胞缺乏症;10% 病人出现中性粒细胞减少,从而极大地限制了其应用。目前,氯氮平仅作为二线甚至三线药用于难治性病例。

80 年代后,非典型抗精神病药(又称新型抗精神病药,第二代抗精神病药)的发展迅速,新品种相继进入临床。90 年代取得了突破性进展。近 10 余年来,国内外研究开发的新药中非典型抗精神病药多达 20 多种,如利培酮(risperidone)、奥氮平(olanzapine)、喹硫平(quetiapine)、齐拉西酮(ziprasidone)等。非典型抗精神病药不仅阻断多巴胺 D_2 受体,还对多巴胺 D_1、D_3、D_4 受体、5-HT_{1A} 和 5-HT_{2A} 受体以及谷氨酸受体等都有作用。正是由于这种多受体作用特征,使非典型抗精神病药物较传统抗精神病药的 EPS 发生率明显降低,对阴性症状及认知功能缺陷的改善作用明显增强。经过 30 多年的努力,如今供临床应用的各类抗精神病药已有上百种。尽管第二代抗精神病药具有多种受体作用特征,多巴胺系统仍是精神药物研究的重要靶点。目前很多"多巴胺稳定剂"正在研究开发中。已经上市的是阿立哌唑(aripiprazole),为多巴胺 D_2 受体部分激动剂,不仅阻断多巴胺受体而且能够稳定多巴胺系统。多巴胺稳定剂给精神疾病的治疗带来了新的希望。

如果以抗精神病药的历史纵观精神药理学的发展过程,可以将其分为三个阶段:即以氯丙嗪为代表的 DA 拮抗剂阶段、以氯氮平为代表的 DA/5-HT 拮抗剂阶段和以阿立哌唑为代表的 DA 稳定剂阶段。随着人们对精神分裂症发病机制认识的加深,抗精神病药物的治疗靶点可能会从经典的 DA 受体和 5-HT 受体系统进一步拓展,同时研发作用于谷氨酸系统的药物也将成为新的发展趋势。

四、精神药理学的研究现状

目前,科学家们对精神药物的研究和开发正如火如荼地进行。据美国医药研究与制造商协会(Pharmaceutical Research and Manufacturers of America,PhRMA)发布的《2014 全球精神疾病药物研发报告》指出,当前全球生物制药公司正在研究的精神疾病药物共有 119 种,其中抗精神分裂药 36 种,抗抑郁药 29 种,治疗药物滥用的药物 20 种,治疗注意力缺陷障碍药物 15 种,抗焦虑药物 15 种,治疗自闭症药物 6 种。这些药物正处于临床前或等待美国食品药品监督管理局(FDA)审批的阶段,其中大约 75% 处于早期临床研究阶段。由于精神疾病本身的复杂性、缺少可对精神疾病进行精准诊断和评估治疗的分子标记物,以及对已有药物作用机制的了解还不够深入,导致新型精神药物的开发进展缓慢,当前所用部分药物的临床疗效尚不满意。在未来,期望通过人类基因组学研究,鉴定出与不同精神疾病相关的潜在基因标志物,或许可发现与精神疾病更相关的治疗靶点。

近年来,由于人们对精神疾病发病机制研究的进一步深入、精神药物多中心临床试验的开展,以及循证医学的发展,精神科医生和临床药师在临床实践中拥有了更多和更具说服力的证据,来指导临床用药,从而为获得精神疾病的药物治疗的更佳临床效果奠定了基础。同时,随着临床精神药理学的迅速发展,使以前欠缺的精神药物不良反应监测、药动学研究以及基因标志物的研究都得到了相应发展。遗传药理学的发展已使精神药物的个体化治疗成为可能。通过用药前患者相关基因多态性的检测,直接确定治疗药物,实现"量体裁衣";加之精神药物血药浓度的监测,使给药剂量也实现了个体化。避免了"千人一药,千人一量",以及花费大量时间换药和调整剂量。从而提高了精神药物的治疗效果,减少了药物不良反应的发生,增加了患者用药的依从性,并减轻了患者的经济负担。与此同时,更加重视特殊人群的用药,如儿童和青少年、老年人、妊娠和哺乳期妇女,由于他们具有区别于普通人群的药代动力学特点,这些人群精神药物的使用和指导尤其值得关注。

精神药理学的研究不仅指导新药合成,也推动了精神疾病生化机制的理论研究。随着生物学与遗传学的发展,尤其是人类基因组计划的完成和蛋白质组学的开展,使精神药物的作用机制更加明了,当前精神药物的作用机制研究已经深入到信号转导和基因表达水平。DNA 重组技术的体外开展,使药物与受体结合部位的分子结构能够得以进一步阐明,并可分出受体的不同亚型。同时,应用神经科学领域先进的影像学技术,如功能磁共振(fMRI)、正电子发射体层摄影术(PET)和单光子发射电子计算机体层摄影术(SPET)可观察到活体人脑中生理学和神经传递的情况,如未治疗的精神分裂症患者多巴胺受体密度增高,这对新型精神药物的研制提供了有目的而又可靠的途径。

精神药理学是基础药理学和临床精神病学之间的桥梁,也是精神医学和药学之间的桥梁。这一领域被视为多学科的融合点,它以药学、心理学、精神病学和神经科学为基础,其他学科如动物行为学、遗传学和人类学等也对该学科的发展起到了推动作用。精神药理学为防治精神疾病和合理用药提供理论基础,在人类精神疾病的研究和治疗中发挥着日益重要的作用。精神医学和药理学等的迅速发展极大地促进了精神药理学的发展。随着自然科学各个学科发展的日新月异,精神药理学也必将进一步得到提高和完善,为人类精神疾病的治疗作出更大贡献。

第二节 精神药物的作用特点

一、精神药物的分类

精神药物的分类方法有很多。如,按照 Delay 分类法,将精神药物分为神经松弛剂(neuroleptics)(也称为神经安定剂或镇静剂)和精神振奋剂(psychostimulants);按照 1967 年世界卫生组织分类法,将精神药物分为神经松弛剂、抗焦虑镇静药、抗抑郁药、精神兴奋剂等。目前常用的分类方法是按照精神药物的临床应用来分类。

按临床应用为主,化学结构和药理作用为辅的原则,精神药物可分为以下几类(表 1-1):

表 1-1 精神药物的分类

分类	亚类	代表药物
抗精神病药	第一代抗精神病药	氯丙嗪,奋乃静,氟哌啶醇,舒必利
	第二代抗精神病药	氯氮平,奥氮平,喹硫平,利培酮,阿立哌唑,齐拉西酮,帕利哌酮
抗抑郁药	选择性 5-羟色胺再摄取抑制剂(SSRIs)	氟西汀,氟伏沙明,帕罗西汀,舍曲林,西酞普兰,艾司西酞普兰
	5-HT 和 NE 再摄取抑制剂(SNRIs)	文拉法辛,地文拉法辛,度洛西汀
	NE 与 DA 再摄取抑制剂(NDRIs)	安非他酮
	选择性 NE 再摄取抑制剂(NRIs)	瑞波西汀
	α2-拮抗剂和 5-HT 拮抗剂	米安色林
	NE 和特异性 5-HT 抗抑郁药(NaSSA)	米氮平
	5-HT$_{2A}$拮抗药及 5-HT 再摄取抑制药(SARIs)	曲唑酮
	褪黑素受体激动剂	阿戈美拉汀
	三环类抗抑郁药(TCAs)	丙米嗪,氯米帕明,阿米替林,多塞平
	四环类抗抑郁药	马普替林
	单胺氧化酶抑制剂(MAOI)	吗氯贝胺
心境稳定剂	锂盐	碳酸锂
	抗癫痫药	丙戊酸盐,卡马西平,奥卡西平
	第二代抗精神病药	利培酮,喹硫平,氯氮平,奥氮平,阿立哌唑,齐拉西酮
	其他	苯二氮䓬类
抗焦虑药	苯二氮䓬类	地西泮,氯硝西泮,劳拉西泮,阿普唑仑,艾司唑仑,奥沙西泮,三唑仑
	非苯二氮䓬类	丁螺环酮,坦度螺酮
	抗抑郁药	帕罗西汀,氟西汀,文拉法辛,艾司西酞普兰,度洛西汀

续表

分类	亚类	代表药物
抗焦虑药	β 受体拮抗剂	普萘洛尔
	新型 GABA 能抗焦虑药	噻加宾
镇静催眠药	苯二氮䓬类	地西泮,氟西泮,硝西泮,氯硝西泮,阿普唑仑,艾司唑仑,劳拉西泮,奥沙西泮,三唑仑,咪达唑仑
	新型非苯二氮䓬类	唑吡坦,佐匹克隆,扎来普隆
	具有镇静作用的抗抑郁药物	丙米嗪,米氮平,曲唑酮,米安色林
	褪黑素类催眠药	阿伐美拉汀,雷美替胺
	其他	苯海拉明,水合氯醛
促认知药	胆碱酯酶抑制剂	多奈哌齐,加兰他敏,石山碱甲,利斯的明
	谷氨酸受体拮抗剂	美金刚
	脑功能改善药	改善代谢功能:吡拉西坦,茴拉西坦,艾地苯醌,辅酶 Q10;改善循环功能:二氢麦角碱,尼莫地平,阿米三嗪/萝巴新,银杏叶提取物
治疗注意缺陷多动障碍的药物	精神兴奋药	哌甲酯,安非他明(苯丙胺)莫达非尼,匹莫林
	NE 能药物	托莫西汀
	抗抑郁药	氟西汀,文拉法辛,安非他酮
	α₂ 肾上腺素受体激动剂	可乐定,胍法辛
治疗精神活性物质依赖的药物	治疗阿片类依赖的药物	美沙酮,丁丙诺啡,可乐定,洛非西定,复方丁丙诺啡纳洛酮制剂,纳曲酮
	治疗兴奋剂依赖的药物	利培酮、奥氮平、氟哌啶醇等非典型抗精神病药物,氟西汀、舍曲林等抗抑郁药
	治疗致幻剂依赖的药物	苯二氮䓬类,抗精神病药等对症治疗
	治疗镇静催眠药依赖的药物	地西泮等长效药物,曲唑酮
	治疗酒精依赖的药物	苯二氮䓬类,双硫仑,纳美芬,阿坎酸钙
	治疗尼古丁依赖的药物	尼古丁替代品,安非他酮,伐尼克兰
	治疗氯胺酮相关障碍的药物	抗精神病药等对症治疗

（一）抗精神病药

抗精神病药(antipsychotics)以往又名强安定药或神经阻滞剂(neuroleptics)。2001 年世界精神病学协会(World Psychiatric Association,WPA)根据药物的药理学特点和临床作用特点将这类药物分为第一代抗精神病药(first generation antipsychotics,FGAs)和第二代抗精神病药(second generation antipsychotics,SGAs)。第一代抗精神病药又称典型抗精神病(classic antipsychotics)和传统抗精神病药。包括吩噻嗪类药物如氯丙嗪(chlorpromazine)、硫杂蒽类如氯普噻吨(chlorprothixene)、丁酰苯类如氟哌啶醇(haloperidol)等。其共同作用机制是阻断中枢多巴胺₂(D₂)受体,主要对阳性症状效果好。由于疗效谱的局限和严重的锥体外系症状(extrapyramidal symptoms,EPS)的不良反应、催乳素水平增高等,第一代抗精神病药的临床应用日趋减少。但由于其价格低廉,某些药物可对抗其不良反应,因此,经济不发达地区仍在使用。

第二代抗精神病药又称非典型抗精神病药（atypical antipsychotics）、新型抗精神病药（novel antipsychotics）。代表药有氯氮平（clozapine）、利培酮（risperidone）、奥氮平（olanzapine）、喹硫平（quetiapine）、齐拉西酮（ziprasidone）等。这类药物除阻断 D_2 受体外，更主要是通过阻断 5-羟色胺（5-hydroxytryptamine，5-HT）、去甲肾上腺素和调节谷氨酸受体等多种受体发挥作用，对阳性症状和阴性症状均有较好疗效，较少或几乎不产生锥体外系不良反应，对催乳素分泌影响较小。目前，第二代抗精神病药的应用日渐广泛，已成为临床治疗精神病的主要药物。阿立哌唑（aripiprazole）因其独特的药理学特性，具有稳定多巴胺系统的作用，且不良反应少，被誉为"第三代抗精神病药"。

（二）抗抑郁药

三环类抗抑郁药（tricyclic antidepressants，TCAs）是第一类被广泛用于治疗抑郁障碍的药物，如丙米嗪（imipramine）。四环类抗抑郁药是在三环类的基础上发展起来的，如马普替林（maprotiline）等。三环类和四环类的疗效确实，但心脏毒性和抗胆碱副作用使其应用受到很大限制。选择性 5-羟色胺（5-HT）再摄取抑制剂（selective serotonin reuptake inhibitors，SSRIs）是近年研发的新一代抗抑郁药。常用药物有氟西汀（fluoxetine）、帕罗西汀（paroxetine）等。SSRIs 与三环类疗效相当，但其安全性和耐受性显著提高，不良反应也明显减少，目前已成为临床应用的一线抗抑郁药。

多种新型抗抑郁药也已相继应用于临床，如 5-HT$_{2A}$ 拮抗剂及 5-HT 再摄取抑制剂（serotonin antagonist and reuptake inhibitors，SARIs）曲唑酮（trazodone）；能选择性抑制 5-HT 和 NE 双重再摄取的文拉法辛（venlafaxine）；α_2 受体和 5-HT 受体拮抗剂米氮平（mirtazapine）；选择性抑制 NE 再摄取的瑞波西汀（reboxetine）等。

（三）心境稳定剂

以往称为"抗躁狂药"。实际上这类药发挥的并非简单的抗躁狂作用，而是对躁狂抑郁双相情感障碍具有治疗和预防复发的作用，故称为"心境稳定剂"（mood stabilizers）。

目前，比较公认的心境稳定剂有碳酸锂（lithium carbonate）及抗癫痫药丙戊酸盐（valproate）、卡马西平（carbamazepine）和奥卡西平（oxcarbazepine）等。其他抗癫痫药，如加巴喷丁（gabapentin）、拉莫三嗪（lamotrigine），及某些新型抗精神病药，如氯氮平、利培酮等，可能也具有一定的心境稳定作用。另外，钙通道阻滞剂，如维拉帕米（verapamil）和尼莫地平（nimodipine）也有可能成为一类新的抗躁狂药。

（四）抗焦虑药

第一代抗焦虑药（anxiolytics）因耐受性差和严重戒断症状，至 20 世纪 70 年代已被苯二氮䓬类取代。如甲丙氨酯（meprobamate）。

第二代抗焦虑药苯二氮䓬类（benzodiazepines，BZDs）是目前抗焦虑障碍的首选药物。常用的有地西泮（diazepam）、氯硝西泮（clonazepam）、奥沙西泮（oxazepam）等。BZDs 的优点是可迅速缓解焦虑症状，安全性高。但长期应用易产生依赖和反跳，并可能引起精神运动障碍和认知功能障碍等。

近年又研发出第三代抗焦虑药。丁螺环酮（buspirone）是最早用于临床的无镇静作用的非苯二氮䓬类抗焦虑药，不良反应较少，无药物依赖性，也不引起精神运动障碍。其他还包括坦度螺酮（tandospirone）、伊沙匹隆（ipsapirone）等。这类药物是 5-HT$_{1A}$ 受体的部分激动剂，又称为 5-HT 能抗焦虑药。

目前抗抑郁药也已成为各种焦虑障碍治疗的一线药物。TCAs、SSRIs 及 SNRIs 等对焦虑障碍均有效。尤其是 SSRIs 等新型抗抑郁药应用较为广泛。

（五）镇静催眠药

巴比妥类（barbiturates）曾经作为传统的镇静催眠药（sedative-hypnotics）。但由于安全性差及易产生依赖性，目前已很少用于镇静和催眠，如苯巴比妥（phenobarbital）。苯二氮䓬类（BZDs）是目前临床上最常用的镇静催眠药。常用药物有地西泮（diazepam）、氟西泮（flurazepam）和硝西泮（nitrazepam）等。但 BZDs 也存在依赖性和滥用等问题，应用时仍需注意。新型非苯二氮䓬类镇静催眠药如唑吡坦（zolpidem）、佐匹克隆（zopiclone）属短效或超短效催眠药。与 BZDs 相比，对呼吸系统几乎没有抑制作用,次日无"宿醉反应",成瘾作用也较轻。

(六) 促认知药

促认知药(cognitive enhancers)也称为益智药(nootropic)或抗痴呆药。通过各种机制改善痴呆患者的认知功能或延缓认知功能减退。胆碱酯酶抑制剂是治疗阿尔茨海默病(AD)的首选药物,如多奈哌齐(donepezil)。其他如谷氨酸受体阻断剂美金刚(memantine),抗氧化剂司来吉兰(selegiline),钙通道阻滞剂尼莫地平(nimodipine),抗缺氧类药阿米三嗪/萝巴新(almitrine-raubasine)等通过增加大脑氧供、改善脑血流等改善脑功能。近年发现降血脂药他汀类可降低 AD 的发生率。

(七) 治疗注意缺陷多动障碍的药物

哌甲酯(methylphenidate)、苯丙胺(amphetamine)和匹莫林(pemoline)均属精神兴奋药,能振奋精神活动,增强注意力,是临床用于治疗注意缺陷多动障碍(ADHD)的一线药物。新近研发的莫达非尼(modafinil)中枢兴奋作用较弱,被归类为促觉醒药。三环类等抗抑郁药和 α_2 肾上腺素受体激动剂可乐定可分别作为治疗 ADHD 的二线和三线药物。

(八) 治疗精神活性物质依赖的药物

如治疗酒精依赖的药物双硫仑(disulfiram,戒酒硫),治疗尼古丁依赖的尼古丁咀嚼片/贴剂,用于阿片类依赖替代治疗的美沙酮(methadone),纳曲酮(naltrexone)可用于防止复发,可卡因依赖的治疗药物应用较多的是三环类抗抑郁药地昔帕明(desipramine),镇静催眠药和抗焦虑药的滥用一般采用同类药物替代递减的方法进行脱毒治疗。

二、精神药物的药效学

药物效应动力学(pharmacodynamics),简称药效学,研究药物对机体的作用及其机制。药效学研究对临床合理用药、避免或减少药物不良反应等具有重要意义。精神药物的作用机制(mechanism of action)是指精神药物在机体内如何与机体细胞结合,如何发挥作用。已知精神药物的作用机制涉及受体、转运蛋白、离子通道、酶、基因等。各类精神药物的作用机制将在本书第二章和各论中详细介绍。以下重点介绍药物作用相关的内容。

(一) 精神药物的基本作用

药物作用(drug action)是指药物对机体的初始作用。药物效应(drug effect)是指药物作用于机体后引起的机体器官原有功能的改变,是药物作用的结果。如氯丙嗪阻断脑内边缘系统多巴胺(dopamine,DA)受体为药物作用。氯丙嗪显著缓解患者的进攻、亢进、妄想、幻觉等阳性症状为药物效应。"作用"与"效应"二者意义接近,但前者为动因,后者为结果。

任何一种药物作用都具有双重性(dualism),精神药物也不例外。药物在治疗过程中产生的有利于改善患者机体的生理、生化功能或病理过程,使机体功能得到恢复的作用,称为治疗作用(therapeutic action),也称疗效(therapeutic effect)。药物在发挥治疗作用的同时也会出现与用药目的无关、并给患者带来不适或者痛苦的反应称为不良反应(adverse reaction,ADR)。

1. 治疗作用 根据治疗是针对病因还是针对症状,可将治疗作用分为对因治疗(etiological treatment)和对症治疗(symptomatic treatment)。临床治疗中应遵循"急则治其标,缓则治其本""标本兼治"的原则。由于大多数精神疾病确切的发病原因尚未彻底阐明,因此,到目前为止,精神疾病的药物治疗基本为对症治疗。如,利培酮用于精神病的治疗,氟西汀用于抑郁症的治疗。

2. 不良反应 精神药物的不良反应主要包括以下几类:

(1)副作用(side effect):又称副反应(side reaction),是药物在治疗剂量下出现的与用药目的无关的不适反应。如氯丙嗪用于治疗精神病时,可产生口干、少汗、血压下降等副作用。副作用多为可预知和可恢复的功能性变化。

(2)毒性反应(toxic reaction):是指用药剂量过大或长期用药使药物在体内蓄积过多时产生的危害性反应,分别称为急性毒性(acute toxicity)和慢性毒性(chronic toxicity)。急性毒性主要损害呼吸、循环及神经系统,如过量服用苯妥英钠引起共济失调、眼球震颤等。慢性毒性主要损害肝脏、肾脏、骨髓、内分泌系统等,如长期服用碳酸锂可引起甲状腺功能低下。毒性反应一般可预知,应避免发生。

（3）后遗效应（residual effect）:是停药后血药浓度降至最小有效浓度以下时残存的药理效应。如服用巴比妥类催眠药后次晨出现的头晕、困倦、精神不振等现象。药物的后遗效应可以是短暂的,也可以是持久的。

（4）停药反应（withdrawal reaction）:是指突然停药后原有疾病加重,又称回跳反应（rebound reaction）。如长期服用地西泮,停药2～3天后出现失眠、焦虑症状加重等现象。

（5）变态反应（allergic reaction）:药物作为抗原或半抗原刺激机体发生的异常的免疫反应,又称超敏反应（hypersensitive reaction）。如某些患者服用苯妥英钠引起药热、使用卡马西平产生皮疹等。重者可致肝肾功能损害和休克等。变态反应的发生常与剂量无关。

（6）特异质反应（idiosyncratic reaction）:是因患者先天性遗传异常导致的与药物本身药理效应无关的有害反应。如葡萄糖-6-磷酸脱氢酶缺陷患者服用某些磺胺类药物等易出现溶血反应。应用药理性拮抗药物救治可能有效。

（7）依赖性（dependence）:是指反复应用某药物后,用药者为追求精神上的欣快感而要求继续用药（精神依赖性）,或一旦停药则会出现一系列症状和不适（躯体依赖性）。如长期服用苯丙胺可出现欣快、精神愉快等感觉,长期服用佐匹克隆停药后出现激动、震颤、呕吐等戒断症状。

（8）特殊毒性:致畸（teratogenesis）、致癌（carcinogenesis）和致突变（mutagenesis）是药物的三种特殊毒性。孕妇使用某些药物引起的胚胎畸形称致畸作用,如妊娠期服用抗癫痫药物可能致短鼻、低鼻梁等畸形;长期使用某些药物使机体组织和细胞过度增殖而形成肿瘤称致癌作用,如长期服用苯妥英钠可能致癌。

（二）精神药物的量效关系

药物效应与给药剂量在一定范围内成比例关系,这种关系称为药物的剂量-效应关系,简称量效关系（dose-effect relationship）。

1. 量效曲线

（1）量反应（graded response）量效曲线:量反应的药理效应可用具体数量或最大反应的百分率表示,如血糖的升降等。以药物剂量或浓度为横坐标,以效应强度为纵坐标作图,可得量反应的量效曲线。如将横轴用对数值表示,则量效曲线呈S形(图1-1)。

在量反应的量效曲线中,常用的参数有:①最小有效量（minimal effective dose）,也称阈剂量或阈浓度（threshold dose or concentration）;②最大效应（maximum effect, E_{max}）,也称效能（efficacy）;③半最大效应浓度（concentration for 50% of maximum effect, EC_{50}）;④效价强度（potency）,是指产生相同药理效应的相对药物剂量或浓度。

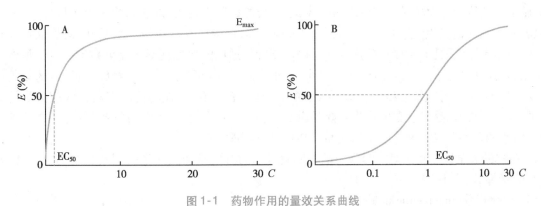

图1-1 药物作用的量效关系曲线

A. 药量用真数剂量表示;B. 药量用对数剂量表示;E:效应强度;C:药物浓度

（2）质反应（quantal response）量效曲线：质反应的药理效应一般用阳性或阴性、全或无表示，如有效与无效、死亡与存活等。以药物剂量或浓度为横坐标，以阳性反应率为纵坐标作图可得质反应的量效曲线，一般呈常态分布曲线。如将纵轴以累计阳性反应发生率表示，则量效曲线呈 S 形（图 1-2）。在同一坐标系下，药物效应和毒性的量效曲线如图 1-3 所示。

在质反应的量效曲线中，常用的参数有：①半数有效量（median effective dose，ED_{50}），可类推 ED_{95}、ED_{99} 等；②半数致死量（median lethal dose，LD_{50}），可类推 LD_1、LD_5 等。

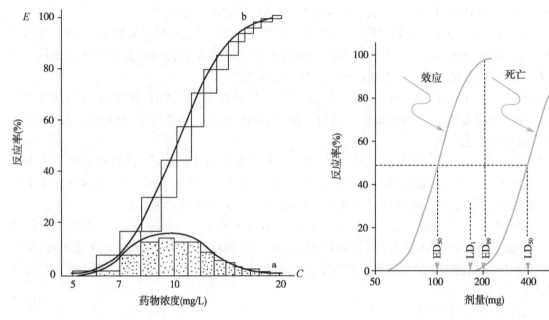

图 1-2 质反应的量效曲线　　　　　　　　　　图 1-3 药理效应和毒性的量效曲线
曲线 a 为区段反应率；曲线 b 为累计反应率；
E：阳性反应率；C：浓度或剂量

（3）量效曲线在精神药理学中的应用：量效曲线在临床设计给药方案时既重要又实用。如图 1-1 所示，药物在低剂量时，通常药效较弱，一般需增加剂量才会产生一定的效应。在量效曲线的线性范围内，药效会随药物剂量的增加而成比例增强。但当达到某一点时，继续增加剂量药效不会明显增强。可能由于药物在临界剂量以上使受体或酶的结合部位饱和所致。此时，继续增加剂量往往会导致毒性反应的发生。而且，如图 1-3 所示，当药物超过极量时所致的毒性反应往往会大幅度增加。因此，不能仅用增加剂量的方法增加药效。

在实际临床工作中，药物的量效曲线会有一定程度的变异（未变异的情况如图 1-4A 所示）。图 1-4B 显示的曲线特征为顺时针滞后作用曲线，在曲线的后段表现为，即使药物剂量再增加，药效已明显减弱，这种现象的发生是药物产生耐受性的表现。如，可卡因易产生快速耐受性；镇静催眠药长时间使用也可产生耐受性。耐受性的产生通常是由于神经递质的快速耗竭或受体敏感性降低所致。图 1-4C 显示的曲线特征为逆时针滞后作用曲线，在曲线的后段表现为，尽管药物已减量，但药效仍能维持甚至有所增强，即药物效应延迟。如，单次静脉注射阿普唑仑后，血药浓度与药物效应关系的变化即表现为延迟效应。这种现象的产生可能是由于药物效应更多地依赖于下游受体的作用或活性代谢产物，如，氟西汀、利培酮、文拉法辛的代谢产物均具有药理活性。

2. 药物的安全性　新药研究时常用动物实验得到的有效量和致死量来判断药物的安全性，较常用的判断指标有（图 1-5）：

（1）治疗指数（therapeutic index，TI）：$TI = LD_{50}/ED_{50}$。

（2）安全指数（safety index，SI）：$SI = LD_5/ED_{95}$。

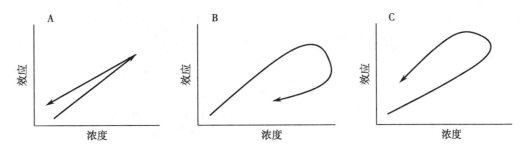

图 1-4 量效曲线的变异

A:药物与受体作用为直接的和可逆的;B:顺时针曲线提示药物耐受性的产生;
C:逆时针曲线提示药物间接作用或出现活性代谢产物

(3)可靠安全系数(certain safety factor,CSF):CSF = LD_1/ED_{99}。
(4)安全范围(safety margin,MS):MS = ($LD_1 - ED_{99}$)/ED_{99} ×100%。
以上参数值愈大药物安全性也愈高。临床用药中常用最小有效量和最小中毒量之间的差值来判断药物的安全性,两者间的范围称安全范围(margin of safety),安全范围愈大药物愈安全。

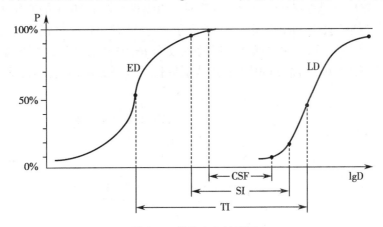

图 1-5 药物安全性指标

ED:药效的 S 形曲线;LD:毒效的 S 形曲线;P:阳性百分率;
CSF:可靠安全系;SI:安全指数;TI:治疗指数

（三）精神药物的构效关系

药物的构效关系是指药物的化学结构与其活性之间的关系。药物通过与受体、酶等生物大分子结合而发挥药效,靶部位以特异的立体专一性(包括构象、构型等)识别并结合药物。在药物结构中,与靶部位结合的原子或基团称为效应基团,是决定药物效应的关键,其发生微弱的变化即可导致药物效应的巨大改变,甚至可能从一种效应转化为完全相反的效应。药物分子中的其他原子或基团不直接作用于靶部位,只是通过影响药物分子的理化性质或效应基团的化学反应来影响药物效应。药物结构特异性是相对的,主要表现为效应基团原子的可替代性和效应基团原子的分散性。多数精神药物作用的靶部位是神经受体和酶,以神经受体为主,为结构特异性药物,如苯二氮䓬类药物、抗精神病药等。

苯二氮䓬类药物的基本化学结构为 1,4-苯并二氮䓬。对基本结构的侧链或基团进行各种不同的化学修饰后,得到了 20 多种具有抗焦虑、抗惊厥、镇静催眠等作用的药物。对该类药物的构效关系研究表明,七元亚胺内酰胺环为其活性的必需结构。在 C-7 位和 C-2′位引入吸电子基团(如硝基,氟等)后,其活性显著增强。R_2 位若被长链取代烃基取代(如环氧甲基等),其作用时间可明显延长(图 1-6)。

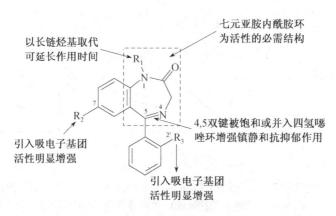

图 1-6 苯二氮䓬类药物的构效关系

吩噻嗪是由硫、氮联结两个苯环构成的三环结构,其 2 位和 10 位被不同的取代基取代后,可得到吩噻嗪类抗精神病药。吩噻嗪母核上 2 位的氢原子可被不同的有效基团取代,取代后的基团通过影响药物分子的空间结构,而影响效价。效价大小变化规律为—CF$_3$ > —Cl ≥ —SCH$_3$ > H。2 位的氢原子如被氯原子取代,较易引起心脏和肝脏的不良反应。吩噻嗪母核上 10 位的氮原子可连接不同的侧链。10 位的氮原子与侧链碱性基团间相隔 3 个碳原子时,抗精神病作用最强。侧链的碱性基团可为脂肪叔氨基、哌啶环、哌嗪环等,其中哌嗪环作用最强,如氟奋乃静(图 1-7)。氯丙嗪和多巴胺的 X-射线衍射结构测定结果表明,10 位侧链倾斜于有 2 位氯取代的苯环方向,两者的构象重叠率大,为氯丙嗪的优势构象。

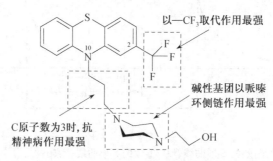

图 1-7 氟奋乃静的构效关系

当药物的结构式相同而光学活性不同时,其药物效应强度也不同。如噻吨类抗精神病药,因药物分子式中含有双键,所以有顺式(Z)和反式(E)两种异构体,前者的药物效应约是后者的 7 倍。这可能是由于顺式异构体与多巴胺分子的空间结构重叠率大所致,顺式异构体可能为噻吨类抗精神病药的优势构象。与消旋体混合药物相比,单一异构体具有选择性高、治疗指数大和量效关系更为固定等优点。目前常用的美沙酮、安非他酮、西酞普兰、佐匹克隆均为消旋体混合药物,而艾司西酞普兰和右佐匹克隆为单一异构体。

药物与靶位间存在相互作用,即药物可影响靶部位的构型,靶部位也可影响药物的空间构象。因此药物与靶位间的相互作用是一个较复杂的过程,单纯从药物的化学结构来考虑药物效应有其局限性。

三、精神药物的药动学

药物代谢动力学(pharmacokinetics),简称药动学,它应用动力学原理定量描述药物在体内的吸收、分布、代谢和排泄及血药浓度随时间变化的动态规律。通过药动学的研究,确定药物的给药剂量、给药途径、给药时间和最佳剂型,对于制定最佳给药方案和指导临床合理用药具有十分重要的意义。

（一）精神药物的体内过程

1. 吸收 吸收（absorption）是指药物从给药部位进入血液循环的过程。吸收的速度和程度是决定药物起效快慢和药效强弱的重要因素。

在常用的给药途径中，除静脉注射外，其他如口服、肌内注射等血管外给药途径均存在吸收过程。实际上，临床用于静脉注射的精神药物很少。对于急性精神障碍的兴奋激越症状，多采用肌内注射精神药物（氟哌啶醇、劳拉西泮或齐拉西酮等）的给药途径即可使上述症状得到快速有效的控制。肌内注射药物的吸收与注射部位的选择、注射部位的血流速率及药物本身剂型和溶解度有关。

精神药物最常用的给药途径为口服。口服给药具有安全、方便和经济的优点。口服吸收受胃肠道血流量、pH、食物、合并用药及药物分子量、脂溶性和解离度的影响。一般来说，药物在空腹服用时吸收最好，可避免食物的影响。药物与食物分开服用也有利于药物快速起效，如镇静催眠药。但也有例外，如舍曲林或齐拉西酮与食物同服，可使血药浓度明显增加。大多数精神药物为脂溶性化合物，口服吸收良好，药物的吸收部位主要在小肠。

经胃肠道给予的药物在进入血液循环之前，在肠黏膜和肝脏被代谢的过程称为首过代谢（first-pass metabolism），又称首过效应（first-pass effect）。这一效应的结果通常是进入血液循环的原型药减少，使药物的生物利用度降低。对于首过效应明显的药物，如果药物主要以原型药发挥作用，可通过加大给药剂量或改变给药途径的方式提高生物利用度，但要注意代谢物毒性反应的发生。药物被代谢的同时，进入血液循环的代谢产物也增加。如果代谢产物具有活性，则首过效应的结果将变得复杂，如舍曲林的代谢产物去甲舍曲林为活性代谢产物。

2. 分布 药物进入血液循环后到达各组织、器官的过程称为分布（distribution）。药物分布的速度直接影响药物的起效时间。药物效应的强弱与靶器官部位的药物浓度密切相关。

影响精神药物分布的因素有：

（1）药物与血浆蛋白结合：多数药物在血浆中可与血浆蛋白发生可逆性结合。只有游离型的药物才能通过血管屏障分布于组织和器官而发挥药理作用。同时应用两种以上结合蛋白为同一位点的药物，药物间会产生竞争性置换作用，使血浆蛋白结合率高的药物药效和毒性增强。但在临床实践中，精神药物的这种相互作用引起明显临床效应的情况并不多见。

（2）器官血流量：心、肝、肾、脑、肺等器官血流丰富，药物分布快。肌肉、骨骼、皮肤等血流量相对少。脂肪组织虽血流量少，但面积大，是脂溶性药物的储存库。如地西泮静脉注射后，迅速分布于血流量丰富的脑组织发挥作用，随后逐渐向血流量少的脂肪组织转移。这一过程称为药物在体内的再分布（redistribution）。

（3）体液 pH 和药物解离度：药物在组织内的分布与药物的理化性质和细胞的内外环境有关。如，地西泮脂溶性高、解离度小，口服给药后数分钟即可进入脑组织而迅速起效。口服碳酸氢钠碱化血液和尿液，是解救巴比妥类药物中毒的方法之一，可加速巴比妥类弱酸性药物的排出。

（4）体内屏障：血-脑屏障（blood-brain barrier）是影响精神药物分布于脑组织的因素之一。但脂溶性药物可以简单扩散的方式通过血-脑屏障，如苯二氮䓬类镇静催眠药等。吗啡可以主动转运的方式通过血-脑屏障。胎盘屏障（placental barrier）不够严格，多数精神药物能通过胎盘屏障进入胎儿体内，如，巴比妥类、苯二氮䓬类、阿片类、苯妥英钠、碳酸锂等。

3. 代谢 代谢（metabolism）是指药物在体内发生化学结构和药理活性的变化，又称生物转化（biotransformation），是药物在体内消除的重要途径。

多数药物经代谢后生成极性大于原型药物的代谢产物排出体外，同时药物效应减弱或消失，如佐匹克隆。有些药物的代谢产物具有药理活性或毒性，如阿米替林的代谢产物去甲替林有较强的抗抑郁作用，苯妥英钠的环氧化代谢物有致畸作用等。还有些药物在体内不代谢，以原型从尿中排出，如碳酸锂的锂离子等。

细胞色素 P450（cytochrome P450 或 CYP450，简称 CYP）是负责催化药物代谢的酶系，包括多个家族和亚家族。与精神药物代谢密切相关的同工酶包括 CYP1A2、CYP2D6、CYP2C19 和 CYP3A4。其中,CYP3A4 代谢的药物占 70%,如地西泮、咪达唑仑、卡马西平、三唑仑等。CYP3A4 主要分布于肝脏,小肠黏膜中的 CYP3A4 对精神药物的代谢作用也很显著。CYP2D6 代谢的药物有丙米嗪、氟哌啶醇、奋乃静、去甲替林、氟西汀等;CYP2C19 代谢的药物有苯妥英钠等;CYP1A2 代谢的药物有阿米替林、氯氮平、他克林等。

某些药物能提高或降低药物代谢酶的活性,从而使该药物或其他药物代谢增强或减弱,分别称为酶诱导(enzyme induction)和酶抑制(enzyme inhibition)。如苯妥英钠是 CYP1A2、CYP3A4 的诱导剂,抗抑郁药帕罗西汀是 CYP2D6 的抑制剂,氟伏沙明是 CYP1A2 的抑制剂。有些药物反复应用后,药物代谢酶的活性增高,其本身代谢速率加快,这一作用称自身诱导。临床上为达到治疗目的,这类药物用量会逐渐增大,从而产生耐受性,如苯巴比妥。有些药物可与其他药物竞争性结合药物代谢酶,使同时应用的药物代谢减慢,如去甲替林抑制安替匹林的代谢。

4. 排泄 药物及其代谢产物被排出体外的过程称为排泄(excretion)。

肾脏为药物排泄的主要器官。药物在肾小球滤过、肾小管分泌和肾小管重吸收的多少与药物的排泄直接相关。如,可通过酸化尿液减少阿米替林在肾小管的重吸收,增加排泄。碱化尿液可使地西泮等肾小管重吸收减少,尿排泄增加。肾功能减退时,以肾脏排泄为主的药物消除速度减慢,药物应适当减量,避免产生蓄积。药物还可经胆汁、乳汁、唾液、泪液、汗液等途径排泄。哺乳期妇女用药,精神药物会随乳汁进入婴幼儿体内,影响婴幼儿的生长发育。

5. 躯体疾病对精神药物体内过程的影响 肠道疾病影响口服药物吸收的速度和程度。大部分精神药物经肝脏代谢后从肾脏排出,肝脏疾病导致肝功能不全,影响药物代谢。故对于肝功能不全者,应减少给药剂量。肾功能不全影响药物的排泄,如锂盐和加巴喷丁进入体内后直接经肾脏排出,锂盐治疗指数低,肾功能不全患者易出现蓄积中毒,应慎用。利培酮活性代谢产物 9-羟利培酮 60% 直接由肾脏排出,目前此种活性代谢产物已人工合成并应用于临床,肾功能不全者使用利培酮或 9-羟利培酮应减少剂量。疾病状态下血浆白蛋白和 α1-酸性糖蛋白含量发生改变,可造成游离型药物浓度发生改变。甲状腺功能低下使抗抑郁药疗效降低。

(二) 精神药物的药时曲线

1. 单次给药的药-时曲线 单次静脉注射或口服给药后血药浓度随时间变化的曲线,即药-时曲线(drug concentration-time curve)(图 1-8)。静脉注射药-时曲线分为急速下降的分布相和缓慢下降的消除相两部分。口服药-时曲线由迅速上升的吸收相和缓慢下降的消除相两部分组成。口服药-时曲线的最高点称峰浓度(peak concentration,C_{max}),其横轴对应的时间为达峰时间(peak time,T_{max})。药-时曲线下覆盖的面积称曲线下面积(area under curve,AUC)。

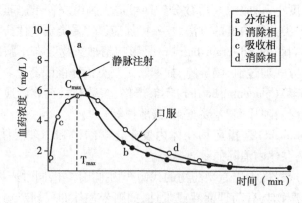

图 1-8 单次给药的药-时曲线

药-时曲线反映了药物的体内过程。T_{max} 和 C_{max} 分别反映药物吸收的速度和程度。AUC 与进入血液循环的药物总量及生物利用度呈正相关。对于生物利用度低的药物,可通过改变剂型增加吸收提

高 AUC;对于 C_{max} 过高的药物,可通过制成缓释剂型,延迟达峰时间,从而降低峰浓度,减少不良反应的发生。目前,安非他酮、文拉法辛和帕罗西汀三种药物都有缓释剂型,提高了临床疗效,减少了不良反应的发生。

2. 多次给药的药-时曲线　精神疾病的治疗通常需要多次给药。体内药物总量随着给药次数的增加而逐渐增加,当机体消除药量和进入药量相等时的血浆药物浓度为稳态血药浓度(steady-state plasma concentration,C_{ss})(图1-9)。稳态血药浓度是一个范围,波动范围的最大值为峰浓度($C_{ss\ max}$),最小值为谷浓度($C_{ss\ min}$)。

当连续给药时,一般经 4 ~ 5 个半衰期可达到稳态浓度的 94% ~ 97%。增加给药剂量和提高给药频率均不能缩短达到稳态的时间。如,药物剂量加倍只能使 C_{ss} 成比例增高,并使血药浓度波动幅度增大,新的 $C_{ss\ max}$ 可能高于最小中毒浓度,新的 $C_{ss\ min}$ 可能低于最小有效浓度。此时可进行如下调整:将增加后的每日总剂量分为多次服用,如由原来的每 24 小时一次改为每 12 小时一次。这样既能使平均 C_{ss} 保持在期望的范围,也使 $C_{ss\ max}$ 和 $C_{ss\ min}$ 的波动幅度可以接受。给药频率对制订合理的给药方案同样重要。如,碳酸锂,虽然其半衰期足够长可以每日用药一次,但常导致峰浓度的突然增高使患者出现难以耐受的胃肠道反应。安非他酮和氯氮平每日分 2 次服用可避免峰浓度过高诱发癫痫。

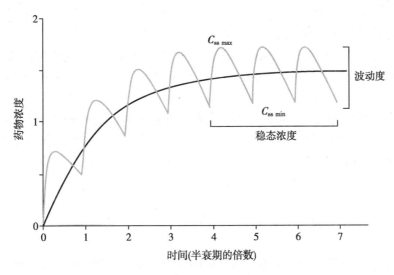

图1-9　多次间歇给药的药-时曲线

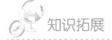 知识拓展

群体药代动力学

传统的药代动力学研究人数较少,并且通常在健康男性或病情稳定(高选择)的患者中进行,为均质群体,以得到代表群体的典型特征。儿童、妇女、老人以及合并严重躯体疾病者等一般不作为研究对象,他们的病理生理情况与传统药代学研究中的受试者有很大区别,用传统研究得出的药动学参数指导这些特殊人群的用药方案,无疑会出现较大偏差。此外,传统方法要求密集全程采血,通常 11 个以上采血点,这些特殊群体很难接受,血药浓度采样只有几点,从而发展为利用稀疏数据研究群体的特征、变异等各种因素对药动学影响的理论与方法,后来进一步发展成为群体药动学(population pharmacokinetics,PPK)理论。

第三节 精神药物监测与个体化用药

治疗药物监测是精神药理学的重大进展和重要研究内容之一,主要通过运用灵敏的现代分析手段测定给药后患者血液或其他体液中的药物浓度,用于评价或确定给药方案,最大程度地提高药效,减少不良反应。个体化用药是在治疗药物监测的基础上,"因人而异""量体裁衣",根据不同患者的药动学特点为精神疾病患者制定安全、合理、有效、经济的个性化药物治疗方案。

一、精神药物监测

治疗药物监测(therapeutic drug monitoring,TDM)又称临床药动学监测(clinical pharmacokinetic monitoring,CPM),是以临床药理学和药物代谢动力学原理为指导,通过应用灵敏快速的分析技术测定患者血液或其他体液中的药物浓度及其代谢产物浓度,探讨血药浓度与药物疗效及毒性之间的关系,并根据药动学公式计算最佳的治疗剂量,进而指导临床合理用药。TDM 是临床个体化用药的重要依据。精神药物监测的对象是精神疾病的患者和精神药物。

(一) 精神药物 TDM 的临床指征

并非所有药物均需进行治疗药物监测。一般来说,符合下列指征的精神药物方需要进行 TDM:

1. 血药浓度个体差异大 如三环类抗抑郁药。

2. 药物的治疗窗窄小 治疗窗(therapeutic window)是指有效血药浓度范围。对于治疗指数小的药物,如抗躁狂药锂盐,其有效浓度与最小中毒浓度十分接近,极易中毒。TDM 有助于合理设计和调整给药方案。

3. 血药浓度与临床效应相关 精神药物在临床应用中有如下特点:药动学方面的个体差异明显,即使相同的给药剂量,血药浓度可相差几倍到几十倍;血药浓度与疗效和副作用相关;有时副作用与疾病本身的症状不易区别;某些疗效观察指标不明确,且受医生主观因素的影响。因此,对精神药物进行 TDM 是优化精神疾病患者给药方案和减少不良反应的重要手段。

(二) 精神药物 TDM 的意义

1. 个体化给药 TDM 有助于精神疾病患者用药剂量和给药方案的个体化,从而提高药物的疗效。

2. 药物过量中毒的诊断 TDM 可为药物过量中毒的诊断和处理提供有价值的实验室依据,对于防止药物过量中毒具有重要意义。

3. 有助于判断患者用药的依从性(compliance) 血药浓度测定是检验患者服药依从性的最有力工具。临床上,可根据患者的用药史及血药浓度判定患者是否按医嘱服药。

(三) 精神药物 TDM 的测定方法

1. 色谱法 色谱法的优点是专属性强、分离度好、灵敏度高。缺点是样品前处理较复杂,耗时,临床急需结果时不适用。常用的色谱法有高效液相色谱法(high performance liquid chromatography,HPLC)和气相色谱法(gas chromatography,GC)。抗精神病药和三环类抗抑郁药常采用 HPLC 和 GC 法测定。还可将色谱法和质谱法联用,如液相色谱-质谱法(liquid chromatography coupled with mass spectroscopy,LC-MS,又称液-质联用)、气相色谱-质谱法(gas chromatography coupled with mass spectroscopy,GC-MS)、液相色谱串联质谱法(LC-MS/MS)。质谱法对于确定药物中各组分的分子结构和分子量,尤其对药物代谢物的分析具有很强的优势。LC-MS 几乎可用于所有精神药物及其代谢物的测定。

2. 免疫法 免疫测定法的灵敏度高于 HPLC 法和 GC 法,所需样品量少,样品无需前处理,操作方便,多使用商业化的试剂盒测定。但也有缺点:仅用于检测具有抗原性质的药物;对于具有同样抗原决定簇的原型药与其代谢产物无法区分。常用的免疫法包括放射免疫测定法(radio immunoassay,RIA)、酶联免疫测定法(enzyme-immunoassay,EIA)、荧光免疫测定法(fluorescence immunoassay,FIA)

等。免疫测定法主要用于三环类抗抑郁药物（TCAs）分析，如阿米替林。丙戊酸和卡马西平的 TDM 也常用该法。

3. 原子吸收光谱法（atomic absorption spectrophotometry）与火焰光度测定法（flame emission photometry）　主要用于锂盐的测定，血清样品常用。

（四）已经开展 TDM 的精神药物

欧洲 AGNP 组织将精神药物进行 TDM 的必要性分为四级，其中强烈建议级的有 15 种，建议级的 52 种，有用级的 44 种，潜在有用级的 19 种。并提出了多数精神药物的参考治疗浓度范围（therapeutic reference range）和实验室警戒浓度（laboratory alert level），为精神药物 TDM 的开展提供了指导。我国已经开展 TDM 的精神药物有十几种。

1. 抗精神病药　已经证实氯氮平、奥氮平、氟哌啶醇和氟奋乃静的血药浓度与临床效应密切相关，此四种药物为强烈推荐 TDM 药物。利培酮、氯丙嗪、奋乃静为推荐 TDM 药物。如，奥氮平的血浆浓度个体差异性较大，血浆浓度无法通过剂量来预测。而通常脑内药物浓度与血药浓度的相关性远高于与药物剂量的相关性，血药浓度与疗效的相关性也远远高于药物剂量与疗效的相关性。TDM 通过血浆浓度的测定可能预测脑内的药物浓度和预测药效。氯氮平的主要活性代谢物去甲氯氮平也纳入了监测范围。

2. 抗抑郁药　三环类抗抑郁药（阿米替林、丙米嗪、去甲替林、地昔帕明）的血药浓度与疗效的关系已经确立，为强烈推荐 TDM 药物。阿米替林和多塞平的主要活性代谢物去甲替林和去甲塞平也在监测范围。有研究表明，5-羟色胺再摄取抑制剂（SSRI）类抗抑郁药进行 TDM 有益于治疗。

3. 心境稳定剂　碳酸锂的治疗窗窄，治疗剂量与中毒剂量非常接近，且血药浓度与临床效应相关性强，进行 TDM 具有重要意义，有利于提高疗效，且减少毒性反应的发生。卡马西平、丙戊酸钠进行 TDM 的主要目的是避免毒性反应。

4. 抗焦虑药和镇静催眠药　苯二氮䓬类由于安全性较高，TDM 只在少数情况下使用，如阿普唑仑治疗疼痛发作时。

二、TDM 与个体化用药

长期以来，对于同一种疾病患者的治疗，每个医生都凭自己的经验来用药治疗。除了有成人和儿童之分外，往往每个患者所给予的某种药物剂量完全相同。事实上，影响个体对精神药物的反应有很多因素，如遗传、环境、食物、一般健康状态等，因此，对待每一个精神疾病患者的治疗都应该采用"个体化药物治疗"。通过治疗药物监测，测定血浆或其他体液中的药物浓度，计算出相应的药代动力学参数，然后制订针对患者个人的给药方案，这就是 TDM 指导下的给药个体化（individualization of drug therapy）。在精神疾病患者个体化给药方案的设计中，下列工作是必不可少的。

（一）掌握患者的个体化资料

精神疾病的个体化用药需在充分考虑每个患者的遗传因素、性别、年龄、体重、生理病理特征以及正在服用的其他药物等综合情况的基础上制订安全、合理、有效、经济的药物治疗方案。以下是个体化用药前必须明确的因素：

1. 年龄　由于年龄的差异，儿童和老人的药代动力学性质与成年人有着明显不同。一些重要的药动学参数，如半衰期、清除率、表观分布容积等均与年龄相关。儿童和老人的由于肝肾功能不完善或自然衰退，对药物清除率有显著影响。

2. 遗传因素　药物代谢酶的基因多态性是血药浓度和药效产生差异的重要因素。如，利培酮给药前检测 CYP2D6 酶基因型，医生可以根据其代谢酶基因突变型选择合适的药物初始剂量。这将为缩短治疗时间，减少不良反应提供参考。

3. 病理状态　当精神疾病患者伴有躯体疾病时，可影响血药浓度。如肝肾功能损害时，药物清除率降低，血药浓度增加。某些肝病或肾病导致的低蛋白血症使血浆蛋白含量降低，也会影响精神药物的血药浓度。

4. 联合用药 某些药物是肝药酶的诱导剂或抑制剂。当精神药物与上述药物合用时,可使血药浓度降低或升高。吸烟和饮酒等也可能与精神药物发生相互作用。

5. 患者用药的依从性 患者是否按照医嘱服药,也是影响血药浓度的重要因素。

（二）明确精神药物的治疗窗

治疗窗(therapeutic window)是指最小有效浓度与最小中毒浓度之间的范围,又称有效血药浓度范围。治疗窗是设计给药方案的依据,个体化给药应以此为目标值来调整给药剂量。表1-2列出了部分精神药物的有效血药浓度范围。必须指出的是,有效血药浓度范围是在进行了大量的临床观察后得出的统计学数据,是适用于大多数人群的安全、有效的浓度。但少数患者可能并不适用。

表1-2 部分精神药物的有效血药浓度范围

药物	有效血药浓度范围
氯丙嗪	20～300ng/ml
奋乃静	0.6～2.4ng/ml
奥氮平	20～80ng/ml
利培酮	20～60ng/ml
阿米替林	80～200ng/ml
丙米嗪	265～300ng/ml
去甲替林	50～150ng/ml
地昔帕明	100～160ng/ml
碳酸锂	急性期:0.5～1.2mmol/L
	维持期:0.5～0.8mmol/L
卡马西平(治疗复发性情感性障碍)	20～50μmol/L

（三）给药方案个体化的步骤

给药个体化的步骤大致包括:①选定治疗药物(包括剂型、给药途径);②确定初始剂量(和给药间隔),患者用药,观察药效;③测定血药浓度,计算患者的药动学参数;④根据目标浓度调整给药剂量(和给药间隔);⑤重复③,如血药浓度测得值接近目标浓度,且临床用药安全有效,可按此方案给药。否则继续调整,即制定个体化的给药方案。上述步骤可重复进行,使最终患者的血药浓度达到理想的治疗浓度范围并产生最佳的治疗效果。

个体化治疗的实现,需将治疗药物监测与患者药物代谢酶基因检测技术联合使用,如此才能使TDM的结果解释更加全面和深入。从给患者推荐起始剂量,到服药后监测患者血药浓度是否在有效治疗浓度范围内,再到监测患者服药依从性,可全方位监护整个用药过程,以期达到最佳疗效和最大程度地避免不良反应,真正实现精神药物的个体化治疗。

第四节 精神药理学研究方法

与机体其他器官系统药物的研究相似,任何一种精神药物在上市前都需要经历临床前研究和临床试验两个大的阶段。

临床前研究(preclinical study)是指药物进入临床研究之前所进行的化学合成或天然产物提纯研究、药物分析研究、药剂学、药效学、药动学和毒理学研究。具体包括药物合成工艺或提取方法、理化性质及纯度、质量标准、稳定性、剂型选择、处方筛选、制备工艺、药理、毒理和药代动力学研究等。其中,药效学、药动学和毒理学研究都属于药理学研究的范畴。临床前实验完成后就可以申报资料,获得临床批件后方可进行临床试验。

临床试验(clinical trial)是以人为研究对象,在患者或健康志愿者进行的药物的系统性研究,以证实或揭示试验药物的药理作用、不良反应和药物的吸收、分布、代谢和排泄情况。目的是确定试验药物的疗效与安全性。

一、临床前精神药理学研究

临床前精神药理学研究主要在实验动物进行,可初步探明精神药物的有效性和安全性。具体包括一般药理实验、主要药效学实验、急性和长期毒性实验、特殊毒性致突变实验(致突变、致癌、生殖毒性实验)和动物药代动力学实验等。在实验中需观察精神药物的生物化学作用和行为效应,尤其注重观察药物对实验动物精神活动的影响;研究精神药物的神经生物学和分子机制,如药物作用的靶酶和靶受体等。同时注意观察药物的毒性。

动物模型是精神药理学研究的重要手段。以病理模型动物作为实验对象,观察药物对精神疾病的治疗作用。各种精神疾病的动物模型对精神药物作用机制的探讨、精神疾病病因的阐明及新药开发等均具有十分重要的意义。目前已建立了许多包括精神分裂症、抑郁症、焦虑症、酒精中毒及关于学习记忆的动物模型。

如,筛查抗精神病药的动物模型和临床前行为研究方法——采用大鼠的条件性回避反射预测药物在临床上的抗精神病效果和效价,主要观察动物对环境刺激的行为反应和运动功能。目前,筛查抗精神病药疗效的模型已逐渐完善,发展为能够拮抗苯丙胺诱导的过度活动和影响条件性回避反射(具有抗精神病疗效)和抑制阿扑吗啡诱导的刻板行为和木僵(产生锥体外系不良反应)。除上述行为表型的模型外,精神分裂症的动物模型还包括中枢神经递质传导失调模型、神经发育障碍模型和遗传模型等。另外,研究者目前探索出了新型的具有精神分裂症特征的心理药理"同源"(homology)和病理同构模型,可用于筛查新型的抗精神病药。如苯环己哌啶(PCP)或早期隔离诱导的脉冲前抑制障碍、晚发性抑制障碍和新生海马损伤。习得性无助模型(learned helplessness model)和行为绝望模型(behavioral despair model)是目前最常用的抑郁症动物模型。用于研究抗焦虑药的动物模型:小鼠明-暗箱探索模型(light-dark exploration model)和大鼠开场实验(the open field test)用来观察动物的探究行为;大鼠社会性互动模型(social interaction model)和分离发声实验(separation vocalization)用来观察动物的社会行为。还有提升的十字迷津模型(elevated plus-maze,EPM)和巴甫洛夫厌恶性条件反射模型(Pavlovian fear conditioning model)。再如,评价阿片类药物的戒断实验(withdrawal test)和替代实验(substitution test)。

动物模型通过模拟人的精神症状和受精神疾病影响的心理过程,为系统验证和探讨精神药物的疗效和作用机制提供了可能,同时也为临床试验中药物适应证的选择和确定给药剂量提供依据。上述临床前行为筛查方法清楚地定义了早期精神药物的各种药理学作用,并筛查出了多种早期应用于精神疾病临床治疗的药物。

中药治疗精神疾病的评价方法也不断完善。目前国内有学者集成计算机、信息、图像分析处理、数据挖掘等多种技术,在整合和规范国内外现有益智、镇静、抗抑郁药物药效研究动物模型、检测设备和评价指标的基础上,建立了以动物行为药理为主,整体、器官、细胞和分子水平相结合,用于改善学习记忆、抗抑郁、抗疲劳中药药效研究的评价技术和方法。

二、精神药物的临床试验

精神药物在上市前,需经过严格的新药临床研究和评价,这是药物将来应用于临床的至关重要环节。举例来说,1966年人们即开始了对氯氮平的临床观察,当时仅限于几例病人。研究者根据氯氮平的化学结构预测它是一种抗抑郁药,几个临床研究结果纠正了这个错误,事实上氯氮平是一种没有锥体外系不良反应的抗精神病药。几乎是20年后,这个结论才被真正认识,20世纪90年代以后,氯氮平被认为是各种现代(非典型)抗精神病药的"金标准"。这都是通过临床试验证实的。

精神药物临床试验(clinical trial)的主要目的是评价药物的安全性和有效性。开展临床试验必须符合《药物临床试验质量管理规范》,并进行科学的设计和严格的质量控制。同时,精神药物的临床试验需侧重观察精神疾病症状和体征的改善及药物对患者认知、情感、思维和行为的影响。

《药物临床试验质量管理规范》(Good Clinical Practice,GCP)是临床试验全过程的标准规定。我国的GCP由国家食品药品监督管理局(China Food and Drug Administration,CFDA)颁布。其要点包括:临床试验的目的是权衡受试者用药的受益与风险(benefit and risk);为保障受试者权益,需签署知情同意书,并由伦理委员会(ethics committee,EC)监督和审查临床试验的全过程;临床试验由申办者(sponsor)向CFDA递交申请,由具有资质的研究者(investigator)在国家批准的药物临床试验机构进行;临床试验方案通常由研究者与申办者共同商定,研究者需准确、详细、真实地记录试验结果并作总结报告,揭盲后进行数据处理和统计分析。

精神药物的临床试验一般分为四期,包括Ⅰ、Ⅱ、Ⅲ、Ⅳ期。Ⅰ期临床试验是初步的临床药理学和人体安全性评价试验。一般在健康志愿者研究人体对于药物的耐受程度和药代动力学,为制订给药方案提供依据。Ⅱ期临床试验是随机双盲对照试验(randomized double-blind,parallel controlled clinical trial),主要对新药的有效性和安全性作出评价,并推荐临床给药剂量。通常在不少于100对的临床患者中进行。Ⅲ期临床试验是扩大的多中心临床试验(multiple-center clinical trial,MCT),研究在更大范围的患者身上进行,是治疗作用的确证阶段。Ⅳ期临床试验是上市后临床试验,考察在广泛使用条件下药物的疗效和不良反应,包括普通和特殊人群(小儿、孕妇、哺乳期妇女、老人及肝肾功能不全的患者等)。精神疾病患者作为不同于其他疾病的弱势群体,在临床试验中,应尤其注重伦理学方面的问题,需采用特殊手段保护患者的权益,最大程度地降低对患者的刺激和伤害。如,尽量减少静脉穿刺采血的次数,通过留置针的方法减少痛苦;对于儿童和青少年患者,尽量不采用安慰剂对照;对伴有躯体疾病的老年人,更应密切关注不良反应的发生;妊娠和哺乳期妇女不应作为入组对象,因为多数精神药物对胎儿有致畸作用,也会通过乳汁分泌影响婴儿的生长和发育;对于缺乏自知力的重症精神疾病患者,如何真正做到知情同意仍是实践中的难点。

近年来我国精神药物临床试验的水平取得了长足进步,北京、上海等多家药物临床试验机构已在全国范围内规范开展各类精神药物的临床研究,先后进行了抗精神病药、抗抑郁药、抗焦虑药、催眠药、心境稳定剂、促智药和治疗儿童注意缺陷多动障碍药的新药临床试验。他们正在努力进行自行设计和组织新药的临床研究,为研发具有自主知识产权的新药提供临床研究的平台。另外,丰富的患者资源是中国参加全球多中心临床试验的优势。目前,正在进行中的全球化统一GCP的建立将加快临床试验的进程,有望使全世界精神疾病的患者都能及早接受更好的药物治疗。

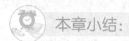 本章小结:

1. 精神药理学(psychopharmacology)是研究精神药物与机体,特别是与脑高级功能相互作用和作用规律的一门科学。其主要任务是阐明精神药物的作用及其机制,以指导临床合理用药。

2. 精神药理学的创立始于20世纪50年代氯丙嗪的问世,随后相继开发了大量新型精神药物用于精神病、抑郁症、焦虑症等的治疗,目前已发展为一门较成熟的学科。我国精神疾病的临床药物治疗已达到世界先进水平。

3. 精神药物的分类包括抗精神病药、抗抑郁药、心境稳定剂、抗焦虑药和镇静催眠药、促认知药、治疗注意缺陷多动障碍的药物和治疗精神活性物质依赖的药物。

4. 精神药物的药效学是研究药物的治疗作用、不良反应、作用机制,以及量效关系和构效关系。

精神药物的药动学是研究药物的体内过程(吸收、分布、代谢和排泄)和血药浓度随时间变化的动态规律。

5. 治疗药物监测对于调整精神药物的给药方案和患者的个体化治疗具有重要意义。

6. 精神药理学的研究方法包括临床前研究和临床研究。临床前研究主要在实验动物进行,临床试验以人为研究对象,研究精神药物的有效性与安全性。

 本章学习目标:

【掌握】精神药物的分类和治疗药物监测。

【熟悉】精神药物药效学和药动学的特点。

【了解】精神药理学的发展和研究方法。

 思考题:

1. 简述精神药物的分类。

2. 治疗药物监测有何重要意义?

3. 简述量效曲线和药时曲线在精神药物给药方案制定中的作用。

(刘吉成)

第二章

精神药物的作用基础

- It is particularly important to know the six key neurotransmitter systems targeted by psychotropic drugs: serotonin(5-HT), norepinephrine(NE), dopamine(DA), acetylcholine(Ach), glutamate and γ-aminobutyric acid(GABA).
- Chemical neurotransmission is the foundation of psychopharmacology. Psychotropic drugs act upon receptors, neurotransmitter transporters and enzymes, which are the molecular target of the drugs. About one third of psychotropic drugs bind to G-protein linked receptors, one third bind to neurotransmitter transporters, and another one third to ion channels and enzymes.
- Psychopharmacogenetics affects individual responses to psychotropic drugs, including therapeutic effectsand adverse effects, contributing to optimize the individualized medication of psychotropic drugs. An increasing focus on personalized medicine is driving a renewed effort to understand the impact of genetic background on treatment outcomes.

第一节 精神药物作用的神经科学基础

神经元是神经组织的基本结构单位,神经元之间通过突触联系构成复杂的神经网络和神经回路。神经递质是神经细胞之间进行信息传递必不可少的化学物质,通过作用于细胞膜(或细胞内)相应的受体,引起信号分子的级联传递,进而影响神经细胞的功能。这些都是精神药物作用的神经科学基础。本书主要介绍精神药物作用的解剖学和生物学基础。

一、神经元的结构与功能

神经元(neuron)又称神经细胞,是构成神经系统结构和功能的基本单位。了解神经元的结构和功能是理解精神疾病药物治疗的基础。

(一)神经元的结构

神经元的基本结构是胞体和突起。胞体(soma)是神经元的司令部,是神经元代谢、营养和信息处理的中心。突起(process)包括树突(dendrite)和轴突(axon)两种。大多数神经元具有多个树突,每个树突都较短,且有多个分支,有利于广泛接受信息。树突小分支表面有大量的细刺状突起,称为棘突(spine)。这些棘突是其他神经元突起的终末支与树突形成突触的接触点。树突的功能是接受来自其他神经元的神经冲动,并将冲动传到胞体。每个神经元一般只有一个轴突。轴突起始处呈圆锥形的区域称为轴丘(axon hillock),是神经元发生冲动的起始部位。轴突分支少,但较长,常有侧支与轴突方向相垂直,借此扩大传出兴奋的范围。轴突末端分支多,称为突触前轴突末端,与其他神经元形成突触联系。轴突的功能是发送信息,将胞体发出的神经冲动传递给其他神经元(图2-1)。

（二）神经元的功能

神经系统负责整合感觉、调控机体随意运动与内脏活动,还整合脑的高级功能,以实现觉醒与睡眠、学习与记忆,以及思维、意识、情绪等高级精神活动。这些神经活动需通过基本的神经元功能来实现(图2-2)。

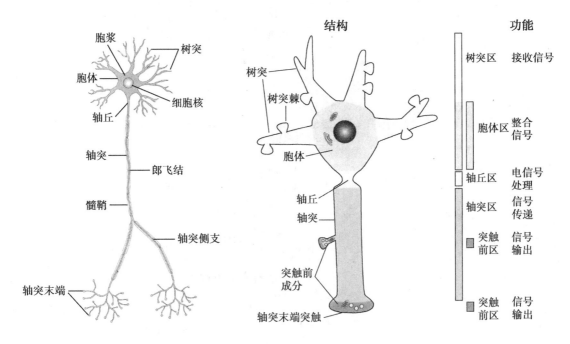

图2-1　神经元的结构　　　　图2-2　神经元的一般结构和功能

神经细胞内含有多种细胞器(图2-3)。细胞核位于胞体内,DNA 的转录仅发生在胞体,而蛋白质的合成(图2-4)既可以在胞体进行,也可以在树突内进行,因为核糖体和粗面内质网是合成蛋白质的机器,它们在胞体和树突内均有分布。树突和轴突内的胞浆蛋白由游离核糖体合成,膜蛋白由粗面内质网(尼氏体)合成后,在高尔基体组装和修饰,进入分泌囊泡储存。

转运功能发生在树突和轴突。树突内的转运多由微管完成,而轴突内的转运多由微丝完成。微管和微丝是分子汽车,把合成的原料通过"快递""普通邮件"和"慢件"三种方式输送至树突和轴突。胞浆蛋白、微管、胞质酶和神经丝通常被缓慢运输,线粒体、含分泌蛋白的分泌囊泡、含有神经递质的突触囊泡以及精神药物的作用靶点——受体、转运体(再摄取泵)、离子通道和酶(神经递质的合成酶)都以快速顺行转运的方式运输,而来自轴突末端的废弃蛋白、细胞器及来自突触的生长因子和病毒均以快速逆行转运的方式被运输至神经元的胞体(图2-5)。

二、神　经　递　质

神经递质(neurotransmitter)是在中枢神经系统内合成的小分子化合物,由神经末梢释放,作用于突触前膜或后膜的受体,起神经传递作用,在突触传递中担当"信使"。随着神经生物学的发展,已经陆续在神经系统中发现了大量神经递质。与精神疾病发病机制和精神药物治疗作用相关的神经递质有6种:5-羟色胺、多巴胺、去甲肾上腺素、乙酰胆碱、谷氨酸和 γ-氨基丁酸(GABA)。

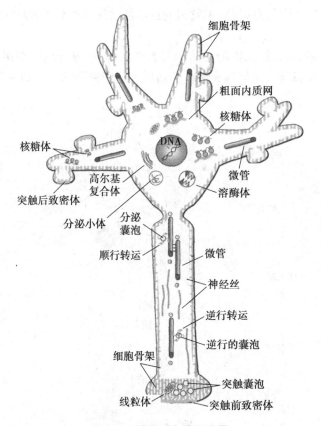

图 2-3 神经元内的细胞器

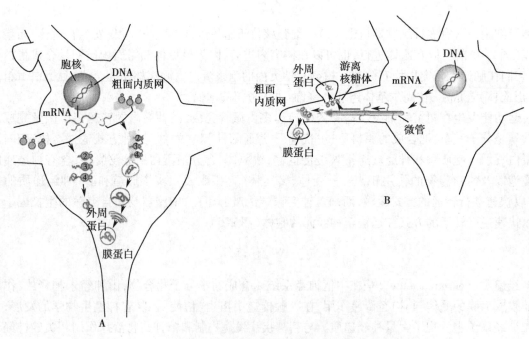

图 2-4 神经元内蛋白质的合成
A:胞体内蛋白质的合成;B:树突内蛋白质的合成

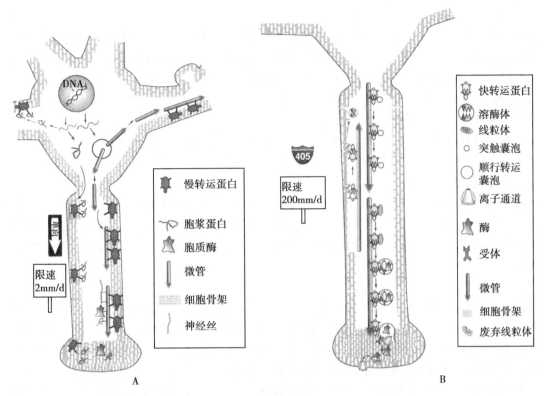

图 2-5 神经元内发生的转运

A. 缓慢转运;B. 快速转运

（一）5-羟色胺

5-羟色胺(5-hydroxytryptamine,5-HT)最早是在 20 世纪 40 年代从血清中分离出来的,当时命名为血清素(serotonin),在其结构确定后又命名为 5-羟色胺。中枢神经系统内的 5-HT 只占全身总量的 1% ~2%。血液中的 5-HT 很难通过血-脑屏障进入脑内,因此,中枢与外周的 5-HT 处于两个独立的系统。

中枢 5-HT 神经元主要集中于脑干和中缝核。色氨酸是 5-HT 的前体,通过色氨酸羟化酶(tryptophan hydroxylase,TPH)作用水解为 5-羟色氨酸,再经脱羧作用生成 5-HT。TPH 是 5-HT 合成的限速酶。释放入突触间隙中的 5-HT 与其受体结合后迅速分离,主要经突触前膜 5-HT 转运体(serotonin transporter,SERT)的再摄取作用终止其生理作用。再摄取的 5-HT 大部分进入囊泡储存和再利用,小部分被单胺氧化酶(monoamine oxidase,MAO)降解失活。5-HT 在精神活动中占有非常重要的地位,在脑内可参与多种生理功能及病理状态的调节,如睡眠、摄食、体温、精神情感性疾病的调节。在抑郁症、精神分裂症、强迫症和阿尔茨海默病等多种精神疾病均有 5-HT 系统功能障碍。SERT 是抗抑郁药主要的作用靶点。

（二）多巴胺

多巴胺(dopamine,DA)在中枢神经系统内存在于黑质、中脑腹侧被盖区、下丘脑等部位的 DA 能神经元内。其前体为酪氨酸,在酪氨酸羟化酶(tyrosine hydroxylase,TH)的作用下转化为多巴,后者再经多巴脱羧酶的作用生成 DA。在突触前膜释放后,DA 作用于多巴胺受体,其余的 DA 被主动摄取进入突触前神经元,单胺氧化酶(MAO)和儿茶酚胺氧位甲基移位酶(COMT)参与 DA 的代谢失活。

DA 在脑内的主要功能是参与认知、情感和运动的调节。脑内多巴胺能系统有 4 条投射通路:①中脑-边缘通路:主要调控情绪反应;②中脑-皮质通路:主要与认知功能有关;③黑质-纹状体通路:是锥体外系运动功能的高级中枢;④结节-漏斗通路:主要调控垂体激素的分泌,如抑制催乳素分泌、促进 ACTH 分泌等。另外,脑内还存在奖赏通路,DA 参与脑内奖赏和强化机制的调节。

（三）去甲肾上腺素

在中枢神经系统，去甲肾上腺素（norepinephrine，NE）能神经元胞体主要位于脑桥和延髓。蓝斑核是 NE 能神经元比较集中的部位，并广泛投射至大脑皮质、海马和丘脑等部位。其前体物质为酪氨酸，酪氨酸转化为多巴胺后，经多巴胺-β-羟化酶的作用生成 NE。NE 释放入突触间隙与突触后膜或突触前膜的肾上腺素受体结合产生效应后，大部分被重摄取进入突触前神经元，继而被 MAO 降解，少部分被神经元外的 COMT 降解。

中枢神经系统内的 NE 对觉醒状态的维持和环境变化的适应性调节有重要作用，有利于保持全脑的兴奋性和警觉状态。NE 与心境障碍特别是抑郁症有明显关系。

（四）乙酰胆碱

乙酰胆碱（acetylcholine，ACh）是脑内基底节等部位神经元的主要神经递质。在胆碱乙酰转移酶（ChAT）的作用下，由胆碱和乙酰辅酶 A 合成。与突触后膜胆碱能受体结合发挥作用后，被胆碱酯酶（AChE）水解而失去活性。中枢 ACh 主要参与觉醒、学习记忆和运动调节，尤其与阿尔茨海默病（AD）密切相关。

（五）谷氨酸

谷氨酸（glutamate，Glu）是中枢兴奋性神经递质，存在于中枢神经系统的所有神经元，大脑皮质含量最高。由于谷氨酸不能通过血-脑屏障，故中枢内的谷氨酸来源于脑内能量代谢的三羧酸循环，由谷氨酰胺脱氨生成，或由 α-酮戊二酸通过转氨基作用生成。与突触后膜受体结合发挥作用后，大部分被胶质细胞摄取，在谷氨酰胺合成酶的作用下形成谷氨酰胺，后者仍可变为谷氨酸，形成神经元和胶质细胞之间的"谷氨酸-谷氨酰胺循环"。谷氨酸作为重要的兴奋性神经递质，参与神经的生长、发育、兴奋的传导和修复及神经可塑性过程。

（六）γ-氨基丁酸

γ-氨基丁酸（γ-amino-butyric acid，GABA）为脑内主要的抑制性神经递质，在中枢神经系统分布广泛，黑质是 GABA 密度最高的脑区。GABA 由谷氨酸经过谷氨酸脱羧酶作用生成。与突触后膜受体作用后，GABA 被主动泵回突触前神经元或神经胶质细胞，并被 GABA 氨基转移酶（GABA-T）代谢降解。

（七）组胺

脑内组胺（histamine）能神经元位于下丘脑乳头核，并广泛投射至大脑皮质、边缘系统和丘脑。组胺由左旋组氨酸经组氨酸脱羧酶合成，释放后由组胺-N-甲基移位酶代谢灭活。组胺在许多中枢神经活动中发挥重要作用，如参与饮水、摄食、觉醒-睡眠、体温调节和激素分泌的调节。脑内组胺还可能与多种中枢神经系统疾病有关，如阿尔茨海默病、癫痫、帕金森病等。目前临床上通过影响脑内组胺发挥治疗作用的药物很少，其中枢作用多为药物的副作用。

三、突触传递与神经回路

突触传递是神经元之间信息传递的主要方式，神经回路是脑内信息处理的基本单位。

（一）突触传递

突触传递是神经传递的基础。突触（synapse）是神经元之间特化的亚细胞结构。人脑内含有数百亿个神经元，每一个神经元又与成千上万个其他神经元相互接触形成突触。突触是神经元之间在功能上发生联系的部位，也是信息传递的关键部位。脑内突触的数目可达数万亿个，神经元之间的通讯绝大部分是靠突触完成的，它是实现复杂神经传递功能的重要结构。

1. 突触的类型　神经元通过生长、发育和移动形成突触。当一个神经元的突触小体贴附于另一个神经元的树突或胞体表面，突触便形成了。最常见的突触连接是两个神经元的轴突-树突之间的连接。但也有轴突-胞体连接和两个神经元轴突直接的轴突-轴突连接（图2-6）。

2. 突触的结构　突触由突触前膜、突触间隙和突触后膜构成的。突触前膜是上一级神经元轴突末梢膨大的结构,神经递质被合成后储存于囊泡中,等待突触前神经冲动到来时释放。突触间隙(synaptic cleft)是突触前神经元与突触后神经元之间的间隙。突触后膜多为突触后神经元的胞体膜或树突膜,与突触前膜相对应部分增厚。在突触后膜上具有受体和化学门控的离子通道。突触前膜可以释放神经递质到达突触间隙,扩散到突触后膜,并与其上的特异性神经递质受体等结合,产生突触后细胞的局部电位、基因表达或其他结果(图2-7)。

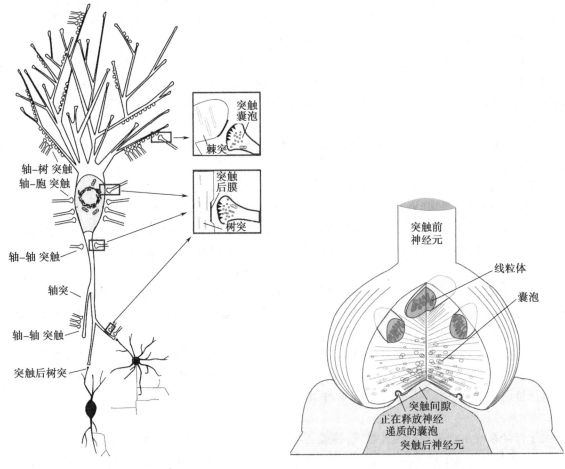

图2-6 突触的类型　　　　　　　　　　　图2-7 突触的结构

3. 突触传递　突触的传递过程大致如下:当神经冲动沿细胞膜传至突触前膜时,触发突触前膜上的电压门控钙通道开放,细胞外的 Ca^{2+} 进入突触前神经元内,在 ATP 和微丝、微管的参与下,将突触囊泡转运至突触前膜,以胞吐方式将囊泡内的神经递质释放到突触间隙。其中部分神经递质与突触后膜上的相应受体结合,导致与受体偶联的化学门控的离子通道开放,使相应的离子进入突触后神经元,结果使后膜内外两侧的离子分布状况发生改变,呈现兴奋性(膜的去极化)或抑制性(膜的极化增强)变化,从而影响突触后神经元(或效应细胞)的活动。使突触后膜发生兴奋的突触,称兴奋性突触(excitatory synapse),而使后膜发生抑制的称抑制性突触(inhibitory synapse)。突触的兴奋或抑制取决于神经递质及其受体的种类。

4. 突触可塑性　虽然突触的形成到青春期已基本完成,但在整个生命过程中,脑内都在持续产生少量的新生神经神经元和新的突触。突触的可塑性是人的一生学习、情绪成熟以及认知和运动发展的基础。神经可塑性的主要表现是突触可塑性。

(1)突触可塑性:突触可塑性(synaptic plasticity)是指突触在一定条件下增减数目、改变形态及调整功能的能力。既包括形态、结构和数目的变化,又包括传递效能的变化,即突触结构可塑性和突触效能可塑性。前者指突触形态的改变、新的突触连接形成和突触功能的建立;后者是指突触传递效率的增加或降低,包括长时程增强(long-term potentiation,LTP)和长时程抑制(long-term depression,LTD)。二者的物质基础都涉及神经元和突触部位的某些蛋白质、受体、神经递质、离子及信使分子的物理化学变化。

NMDA受体与突触可塑性的产生密切相关,参与神经系统的发育和突触形成。NMDA受体激活后的一个非常重要的结果是突触功能持续长时间的变化。海马是与学习记忆密切相关的脑区。哺乳动物海马神经元兴奋性突触传递的LTP和LTD是学习和记忆的神经生物学基础,是研究学习和记忆的重要模型,也是神经可塑性机制的重要发现和主要模型。

(2)突触可塑性与精神药物:治疗认知功能障碍的基础就是提高神经可塑性。提高突触效能和结构的可塑性及增加神经发生是非常重要的两个因素。通过启用闲置神经通路或促进新的有效神经通路的形成、合成和释放乙酰胆碱等易化学习记忆的物质、刺激神经前体细胞增殖和分化成新的神经元等也是改善学习记忆的有效途径。

心境障碍中神经可塑性遭到破坏,如患者的边缘-丘脑-皮质环路的糖代谢和脑血流都发生了改变,胶质细胞尤其是星型胶质细胞功能异常。

抑郁症患者海马、眶回和杏仁核等部位的皮质容量、神经元、胶质细胞数量减少。这种神经元及胶质细胞数目和体积的改变,可能与神经细胞萎缩、细胞发生减少和细胞凋亡增加有关。抗抑郁治疗可促进神经发生。长期抗抑郁治疗可增加齿状回颗粒细胞的神经发生。选择性NE和5-HT再摄取抑制剂的长期应用可促进新生神经元的增殖和存活,表明神经发生可受神经元可塑性调节。

神经营养因子也参与神经可塑性。脑源性神经营养因子(BDNF)可影响突触结构的重塑,调控脑内神经元的生长、分化和存活。抗抑郁药和心境稳定剂通过激活5-HT$_{2A}$和α$_1$肾上腺素受体,可增强海马BDNF的表达,从而恢复神经元正常的生理功能。

神经损伤时某些肽类神经递质含量的变化也是神经可塑性的一种表现形式。如轴索损伤后兴奋性递质P物质(SP)和降钙素基因相关肽(CGRP)含量下降,而具有神经保护作用的神经肽Y(NPY)和血管活性肠肽(VIP)含量增加,这种可塑性可能有助于神经系统的修复。

(二)神经回路

由于神经系统由众多的神经元组成,神经元与神经元又通过突触建立联系,而每个神经元又有大量的突触,于是便构成了极端复杂的信息传递和加工的神经回路(nerve circuitry)。单个神经元极少单独地执行某种功能,神经回路才是脑内信息处理的基本单位,是脑的行为学和各种功能的动力所在。

1. 与精神行为相关的重要脑区　在脑的解剖学结构中,前额叶皮质对精神行为的影响最为重要。其中,眶部额叶皮质主要调节冲动行为,背外侧前额叶皮质(DLPFC)主要与认知功能有关,腹内侧前额叶主要与情绪加工有关,背侧前扣带回皮质(ACC)主要与选择性注意有关,腹侧ACC与情绪调节有关,杏仁核与恐惧有关,海马与记忆有关(图2-8)。

2. 脑内的神经投射　精神药理学涉及的神经递质的投射包括以下几种:

(1)5-HT的神经投射:5-HT有上行和下行两种投射。上行投射源于脑干,然后扩展至多个脑区,同时也向纹状体和伏隔核投射,上行5-HT参与心境、焦虑和睡眠的调节。下行5-HT沿着脑干下传,通过脊髓,与疼痛调节有关(图2-9)。

(2)DA的神经投射:DA的神经投射由脑干发出上行,经下丘脑到达前额叶皮质、基底前脑、纹状体、伏隔核和其他脑区。DA神经系统与认知、运动、愉快、奖赏和精神病有关(图2-10)。

(3)NE的神经投射:NE也有上行和下行两种投射。上行NE源于脑干的蓝斑,然后扩展至多个脑区,主要与心境、觉醒和认知有关。下行NE传出至脊髓,与疼痛调节有关(图2-11)。

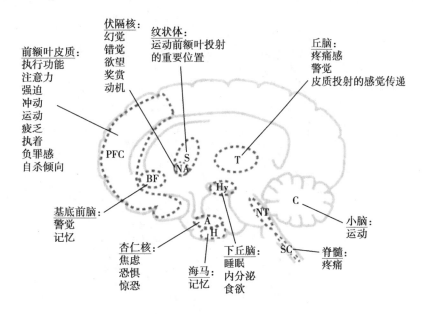

图 2-8　与精神行为相关的重要脑区及其功能

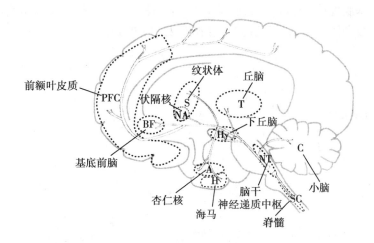

图 2-9　5-HT 的神经投射

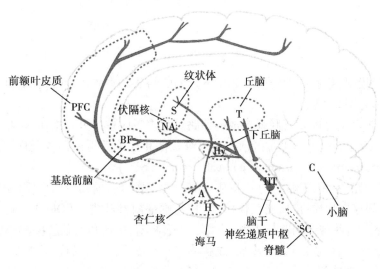

图 2-10　DA 的神经投射

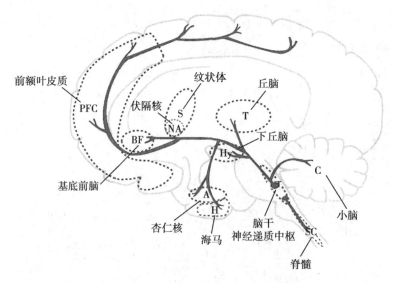

图 2-11 NE 的神经投射

（4）ACh 的神经投射：ACh 的神经投射包括两部分：经脑干和经基底前脑发出的投射。前者广泛投射至前额叶皮质、基底前脑、丘脑、下丘脑、杏仁核和海马，参与觉醒、认知等功能的调节。后者投射至前额叶皮质、杏仁核和海马，与记忆功能有关（图 2-12，图 2-13）。

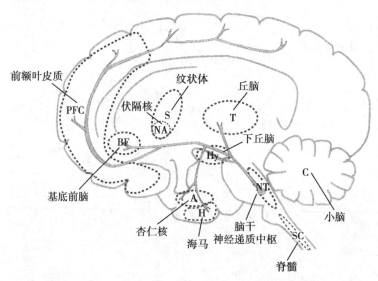

图 2-12 经脑干发出的 ACh 的神经投射

（5）组胺的神经投射：组胺的神经投射源于下丘脑的结节乳头体核，并传出至全脑和脊髓，主要与睡眠调节和觉醒有关（图 2-14）。

3. 神经回路 神经元之间相互联系构成的回路可从皮质区进入另一皮质区，称为皮质-皮质回路（cortico-cortical circuits）。也可从皮质区依次进入纹状体和丘脑后再返回皮质区，称为皮质-纹状体-丘脑-皮质回路（cortico-striatum-thalamus-cortical circuits，CSTC）。

（1）皮质-皮质回路：有些前额叶皮质-皮质回路非常重要，如，前扣带回皮质（ACC）与背外侧前额叶皮质（DLPFC）之间存在皮质-皮质交互作用，ACC 与眶部前额叶皮质（OFC）之间，OFC 与海马之间都有皮质-皮质回路。这些神经回路与恐惧、注意、记忆、冲动、情绪和问题解决都密切相关。

（2）皮质-纹状体-丘脑-皮质回路：皮质-纹状体-丘脑-皮质回路，又称 CSTC 环。DLPFC-纹状体-丘脑-DLPFC 是与执行功能相关的 CSTC 环，背侧 ACC-纹状体底部-丘脑-ACC 环路与注意功能相关，

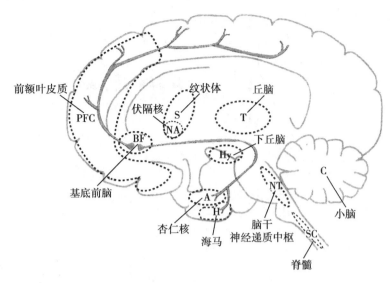

图 2-13　经基底前脑发出的 ACh 的神经投射

膝下 ACC-伏隔核-丘脑-皮质环路与情绪有关,OFC-尾核底部-丘脑-OFC 环路与冲动和强迫行为有关,前运动皮质-豆状核-丘脑-皮质环路与运动有关。

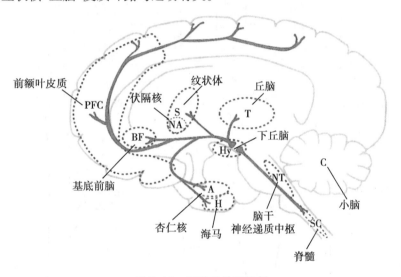

图 2-14　组胺的神经投射

四、信号转导与化学传递

信号转导(signal transduction)是指神经递质等化学物质通过作用于细胞膜(或细胞内)相应的受体,引起信号分子的级联传递,导致细胞内发生一系列生理生化反应,进而影响神经细胞功能的过程。神经递质等细胞外信号被受体识别后,需转换成胞内信号才能调节细胞代谢反应和基因表达(图 2-15)。

（一）信号转导系统

1. 脑内重要的信号转导系统　脑内有四个重要的信号转导系统(图 2-16)。信号转导系统由受体、酶、通道和调节蛋白等构成。信号转导过程中发生离子通道的开放与关闭、酶的激活与修饰、基因的转录与调控等,最终导致细胞功能的变化。中枢神经内的信号转导模式主要有以下几类:

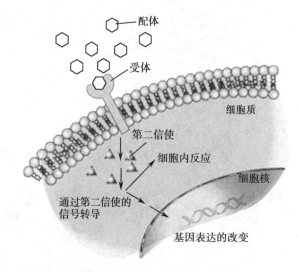

图 2-15　信号转导的级联反应

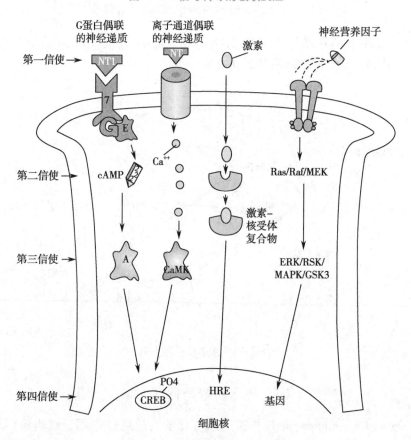

图 2-16　脑内重要的信号转导系统

（1）离子通道偶联受体介导的信号转导：离子通道偶联受体参与电兴奋细胞间的突触信号快速传递。神经递质与受体结合后，能改变受体的空间构象，使离子通道开放，细胞外离子内流，突触后膜去极化或超极化，使细胞产生兴奋或抑制。这种跨膜信号转导无需中间步骤，反应快，一般只需几毫秒。如 ACh 激活 N 受体，引起 Na^+ 和 Ca^{2+} 快速内流，导致细胞去极化、$GABA_A$ 受体激活导致 Cl^- 通道开放，Cl^- 内流，细胞产生超极化。$5-HT_3$ 受体被激活后，引起 Na^+ 和 K^+ 通道的开放，产生快速短暂的去极化电流。NMDA 受体通道开放可使细胞内 Ca^{2+} 浓度短暂增高，激活突触后神经元多种 Ca^{2+} 依赖的酶，如钙调蛋白依赖性蛋白激酶、PKC、PLC 等，引发一系列生化改变。离子通道偶联受体由神经递质直接操纵离子通道的开关,故受体活化后使突触后产生的兴奋或抑制性变化十分迅速,称为快速作用受体,介导快速的信号传递。如 N 胆碱受体。

(2) G 蛋白偶联受体介导的信号转导:G 蛋白偶联受体(G protein-coupled receptors)是一类由 G 蛋白组成的受体超家族,可将配体带来的信号传送至效应器蛋白,产生生物效应。这类受体被激活后,必须通过 G 蛋白的偶联,才能产生胞内信使,将信号传到细胞内,是最主要、最基本的一种信号转导方式。受体与靶蛋白之间的联系是通过 G 蛋白实现的。如果靶蛋白是酶,则靶蛋白的激活就能改变细胞内与信号转导有关分子的浓度;如果靶蛋白是离子通道,则会改变细胞膜对离子的通透性(图 2-17)。

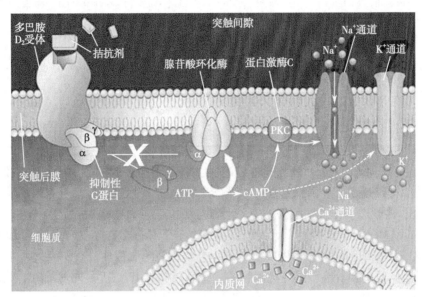

图 2-17　G 蛋白偶联受体(多巴胺受体)介导的信号转导

G 蛋白(G-protein)是鸟苷酸结合蛋白的简称,也称为 GTP 结合调节蛋白,位于细胞膜内侧,由 α、β、γ 三个亚单位构成。不同的 α 亚单位决定了 G 蛋白具有不同的功能活性,因此根据 α 亚单位将 G 蛋白进行了分类:G_s 为兴奋性 G 蛋白,激活后可开启某些 Ca^{2+} 通道,激活腺苷酸环化酶(adenylate cyclase, AC),后者催化第二信使 cAMP 的产生;G_i 蛋白为抑制性 G 蛋白,激活后可开启某些 K^+ 通道,产生抑制效应,抑制 AC 活性;G_q 蛋白与磷脂代谢有关,其效应酶为磷脂酶 C(phospholipase C, PLC)。

G 蛋白偶联受体活化后首先需要产生细胞内信使物质(cAMP、cGMP 等),再通过激活相应的酶(PKA、PLC 等)及蛋白磷酸化产生效应,因此传递信号的速度相对较慢。

(3) 酪氨酸激酶偶联受体介导的信号转导:某些受体本身即具有酶的催化活性。如位于细胞膜上的酪氨酸蛋白激酶,其胞外部分具有受体功能,可识别细胞外信号并与之结合,而胞内部分是具有酪氨酸激酶活性的结构。当配体与受体结合后,受体形成二聚体,细胞膜内的酪氨酸激酶被激活,并发生自身磷酸化,进一步使靶蛋白的酪氨酸残基磷酸化,从而改变细胞活性。由酪氨酸激酶偶联受体介导的信号转导是大多数神经营养因子和生长因子的信号转导途径。

(4) 细胞核内激素受体介导的信号转导:小分子脂溶性的细胞外信号分子有类固醇激素、甲状腺素等。这些脂溶性分子都能直接扩散通过细胞膜进入细胞质或细胞核,与细胞内受体蛋白结合并激活受体,最后通过受体调控基因表达,因此这类细胞内受体是一类反式作用因子。如糖皮质激素透过细胞膜进入细胞后与糖皮质激素受体结合,激活的受体进入细胞核识别 DNA 上的糖皮质激素反应元件并与之结合,激活启动子,启动基因转录。

2. 脑内信号转导系统中的信使　脑内四个重要的信号转导系统中,由第一信使、第二信使、第三信使、第四信使、第五信使和第六信使(表 2-1)依次发挥作用。

表 2-1　脑内信号转导系统中的信使

	离子通道偶联的信号转导系统	G 蛋白偶联的信号转导系统	酪氨酸激酶偶联的信号转导系统	核激素受体介导的信号转导系统
第一信使	神经递质（谷氨酸盐，N-ACh，GABA$_A$，5-HT$_3$）	神经递质（DA，5-HT，NE，M-ACh，GABA$_B$，组胺）	神经营养因子（BDNF），神经生长因子（NGF）	雌激素，糖皮质激素，甲状腺激素
第二信使	Ca^{2+}	cAMP，IP3（三磷酸肌醇）	Ras，Raf，MAPK	激素-核受体复合物
第三信使	钙调素依赖的蛋白激酶（CAMK），钙调神经磷酸酶（CaN）	磷酸激酶 A（PKA），二酰基甘油（DAG），磷酸激酶 C（PKC），cAMP 反应元件结合蛋白（CREB）	细胞外信号调节激酶（ERK），丝裂原活化的蛋白激酶（MAPK）	激素-核受体复合物
第四信使		即早基因的表达		
第五信使		Jun，Fos		
第六信使		晚期基因的表达		

（1）第一信使：第一信使是指细胞外的神经递质、激素、神经营养因子、药物等。目前临床应用的精神药物均作用于神经递质介导的信号转导系统。

（2）第二信使：神经递质作为细胞外的第一信使，通过 G 蛋白的偶联激活反应链，使细胞内产生一些信号分子，如 cAMP（环磷酸腺苷）、cGMP（环磷酸鸟苷）、Ca^{2+}、IP$_3$（三磷酸肌醇）和 DG（二酰基甘油）等，通常将这一类在细胞内传递信号的小分子化合物称为第二信使。

G 蛋白偶联受体通过调节腺苷酸环化酶（AC）活性控制 cAMP 浓度。与 G$_s$ 蛋白偶联的受体（如 β 肾上腺素受体、多巴胺 D$_1$ 受体、5-HT$_4$ 受体、组胺 H$_2$ 受体）活化后，激活 AC，该酶催化 ATP 生成 cAMP；而与 G$_i$ 蛋白偶联的受体（5-HT$_1$ 受体、多巴胺 D$_2$ 受体、肾上腺素 α$_2$ 受体、乙酰胆碱 M$_2$ 和 M$_4$ 受体、GABA$_B$ 受体、阿片受体）激活后，抑制 AC 活性，降低细胞内 cAMP 浓度。cAMP 主要通过激活 cAMP 依赖的蛋白激酶（简称蛋白激酶 A，protein kinase A，PKA）发挥其生物效应。

cGMP 是在鸟苷酸环化酶（guanylate cyclase，GC）催化下由 GTP 生成的。cGMP 通过依赖于 cGMP 的蛋白激酶（简称蛋白激酶 G，protein kinase G，PKG）引起相应的蛋白磷酸化，产生生物学效应。

Ca^{2+} 作为第二信使在信号转导中发挥重要作用。细胞外信号与 G 蛋白偶联受体结合后，可以通过调节电压门控性钙通道改变 Ca^{2+} 内流，也可通过磷脂酰肌醇系统调节内质网 Ca^{2+} 的释放。Ca^{2+} 对调节神经递质的释放和神经细胞兴奋性有重要作用。Ca^{2+} 也可与钙调蛋白（calmodulin，CaM）结合，调节钙依赖性蛋白激酶活性，控制细胞反应。

磷酸肌醇系统的第二信使：神经递质作用于相应受体（α$_1$ 肾上腺素受体、5-HT$_2$ 受体、乙酰胆碱 M$_1$、M$_3$ 和 M$_5$ 受体、组胺 H$_1$ 受体）后激活磷脂酶 C（PLC），PLC 通过与 G$_q$ 蛋白偶联，催化磷脂酰肌醇分解，产生 IP$_3$ 和 DG。IP$_3$ 作用于内质网上的 Ca^{2+} 通道，促进 Ca^{2+} 从钙库的释放；DG 的重要作用是激活蛋白激酶 C（protein kinase C，PKC）。

蛋白磷酸化作用是生物调节最基本和最重要的公共通路。蛋白磷酸化后可引起多种生物效应，如递质释放、细胞代谢改变等，也是细胞外信息影响细胞基因表达的重要途径。

第二信使的重要作用之一就是激活各种蛋白激酶，后者可使相应的底物蛋白磷酸化，进而产生细胞内的生理生化反应。由于这些蛋白激酶的作用位点是底物蛋白的丝氨酸/苏氨酸残基，故又称为丝氨酸/苏氨酸蛋白激酶。

cAMP 依赖的蛋白激酶（蛋白激酶 A，PKA）可引起多种类型的离子通道、受体的磷酸化，从而调节 cAMP 介导的各种反应；通过核转录因子（如 CREB）的磷酸化反应，促进有关基因的转录。

目前关于 cGMP 依赖的蛋白激酶(蛋白激酶 G,PKG)的功能了解较少。

Ca^{2+}/钙调蛋白依赖的蛋白激酶(CaMK)可调节多种神经细胞的活动。

蛋白激酶 C(PKC)是一类 Ca^{2+} 依赖的蛋白激酶。哺乳动物脑细胞中 PKC 浓度最高,其作用是使神经细胞的离子通道蛋白磷酸化,从而改变神经细胞膜的兴奋性。在许多细胞中,PKC 通过激活磷酸化级联反应,最后使一些转录因子磷酸化并激活,从而调控相关基因的表达。

(3)第三信使:是核内的转录因子或转录调节因子,也称为 DNA 结合蛋白。第二信使作用于相应的蛋白激酶产生细胞瞬时反应的同时,也可激活第三信使引起基因转录的变化,即长时程反应。如 cAMP 浓度增加能激活一些特异基因的转录。在某些基因的调控区有一短序列的顺式元件,称为 cAMP 反应成分(cAMP response element,CRE),能识别 CRE 的转录因子,称为 CRE 结合蛋白,简称 CREB。CREB 即为第三信使,被 PKA 磷酸化并与 CRE 结合后,就能促进有关基因的转录。

(4)第四信使、第五信使和第六信使:由第三信使蛋白激酶活化的转录因子为第四信使。后者可以激活即早基因,如 C-Jun 和 C-Fos,编码产生蛋白质 Fos 和 Jun。Fos 和 Jun 为第五信使。Fos 和 Jun 结合形成蛋白质复合物,为第六信使。后者促进晚期基因的表达,如神经元所需的生长因子、酶和转运蛋白等(图 2-18)。

（二）信号转导与精神药物

精神药物主要通过作用于膜受体进而影响信号转导产生效应,许多抗抑郁药发挥疗效可能都与 cAMP-PKA-CREB 信号通路有关。通过直接或间接作用于 G 蛋白偶联的肾上腺素受体或 5-HT 受体,使 cAMP 浓度增高,进而激活 PKA,后者使 CREB(cAMP 反应元件结合蛋白)磷酸化,促进相关基因转录,发挥抗抑郁作用。

双相情感障碍的发生可能与 G 蛋白活性增高有关,锂盐稳定心境可能与降低 G 蛋白活性有关。最近发现拉莫三嗪通过下调 5-HT_{2A} 介导的腺苷酸环化酶活性发挥抗抑郁和稳定心境作用。

磷酸肌醇系统可能是抗抑郁药和心境稳定剂的作用靶点之一。如 TCAs 可通过抑制 PLC 抑制磷酸肌醇的形成,它对多种神经递质的作用可能是第二信使系统介导的结果。锂盐是肌醇单磷酸酶的非特异性抑制剂,通过影响磷酸肌醇的代谢而使肌醇耗竭,从而影响与肌醇循环相关的神经递质如 NE、5-HT 的功能而发挥抗躁狂、稳定心境的作用。锂盐对细胞内信号转导的影响可归纳为:①降低与 G 蛋白偶联的磷脂酰肌醇(PI)、腺苷酸环化酶、磷脂酶 C 和肌醇浓度;②增加细胞内的钙,同时减少兴奋性的 cAMP。锂盐还可以通过抑制糖原合成酶激酶-3(GSK-3)模拟 Wnt 信号而影响神经元的信号转导。减少基底 5-HT_{2C} 受体介导的磷脂酰肌醇水解似乎是许多典型或非典型抗精神病药的共同特点,这也是新型治疗药物的关键所在。

有学者从阿片受体信号转导机制入手,探讨了阿片类物质耐受和依赖的分子机制,阐述了蛋白激酶在其中的重要作用和作用机制。通过研究发现,长期使用阿片类药物能调节 G 蛋白偶联受体激酶等蛋白激酶在脑内的表达和活性,而蛋白激酶能催化神经细胞表面的阿片受体发生磷酸化,阿片受体的磷酸化抑制受体与 G 蛋白的偶联并导致细胞表面阿片受体的减少。这一研究结果揭示了 G 蛋白偶联受体激酶催化的受体磷酸化及其对阿片类药物作用的负反馈调控机制。该研究还发现其他神经信号转导体系也能影响阿片类药物的作用。如肾上腺素受体等神经受体可激活蛋白激酶 C,使阿片受体发生磷酸化并从神经细胞膜转入细胞内,使药物无法与受体结合,从而导致阿片药物的失敏。此项研究发现了调节阿片类药物作用的一条新途径,并阐明了蛋白激酶 C 对阿片类药物作用的调节机制。该研究还证明了钙调蛋白激酶在阿片耐受成瘾尤其是心理依赖形成中的关键作用。上述研究工作揭示了蛋白激酶在药物成瘾中的重要作用和机制,阐述了蛋白激酶对阿片类药物功能的双重调控作用,为开发戒毒药提出了新思路。

根据信号转导通路的作用机制设计更有效的治疗精神疾病的药物,可能是未来的一个研究方向。

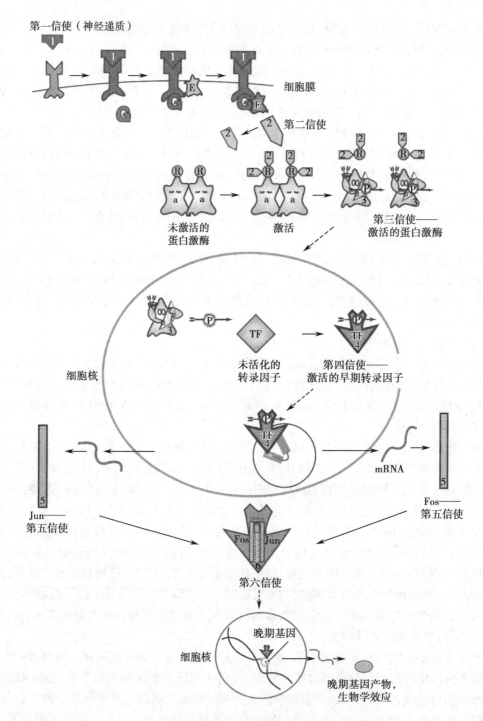

第一信使（神经递质）

细胞膜

第二信使

未激活的
蛋白激酶

激活

第三信使——
激活的蛋白激酶

细胞核

TF

未活化的
转录因子

第四信使——
激活的早期转录因子

mRNA

Jun——
第五信使

Fos——
第五信使

第六信使

晚期基因

细胞核

晚期基因产物，
生物学效应

图 2-18　神经递质介导的信号转导和基因表达

第二节　精神药物的作用靶点

　　精神药物的作用机制复杂多样,但无论何种机制,精神药物都以特定的分子位点作为靶点,通过作用于相应的靶点对神经传导产生深刻的影响,从而发挥药理作用。对基本的神经解剖学结构和神经传导化学底物的了解是掌握精神药物作用机制的基础,相关内容已在本章第一节中述及。尽管在临床应用的精神药物种类和数目繁多,但这些治疗药物的作用靶点只有少数几种。其中,大约 1/3 的精神药物以 G 蛋白偶联受体为作用靶点,约 1/3 的精神药物以神经递质的转运体为作用靶点,还有约

1/3 的精神药物作用靶点为离子通道和酶。其中以酶为靶点的精神药物大概占 10%。

一、受　体

受体(receptor)是一类存在于细胞膜或细胞内、能介导细胞信号传导的功能蛋白质。受体首先与细胞外信号分子结合,并通过放大系统,进而引发细胞内一系列生理反应或药理效应。与受体结合的生物活性物质统称为配体(ligand),如神经递质、激素、精神药物等。与精神药物作用密切相关的受体如下:

(一) 5-HT 受体

1. 5-HT 受体及其分型　5-HT 受体家族庞大,受体亚型多。根据受体偶联的信号转导系统和氨基酸顺序的同源性,将 5-HT 受体分为 7 种亚型(5-HT$_{1-7}$受体),每种亚型受体又存在不同的分型。目前已克隆出的 5-HT 受体共有 14 种。

(1)5-HT$_1$ 受体:可分为 5-HT$_{1A}$、5-HT$_{1B}$、5-HT$_{1D}$、5-HT$_{1E}$ 和 5-HT$_{1F}$ 共 5 个亚型。5-HT$_{1A}$ 主要分布于边缘系统,5-HT$_{1B}$ 和 5-HT$_{1D}$ 受体主要分布于基底节和黑质,可作为突触前自身受体负反馈调节 5-HT 的合成和释放。5-HT$_1$ 受体均通过 G$_i$ 蛋白抑制腺苷酸环化酶使 cAMP 下降引起抑制性生物学效应。

(2)5-HT$_2$ 受体:可分为 5-HT$_{2A}$、5-HT$_{2B}$、5-HT$_{2C}$ 三种亚型。5-HT$_{2A}$ 受体主要分布于大脑皮层,激活 5-HT$_{2A}$ 受体可兴奋面神经核的运动神经元和脊髓运动神经元。5-HT$_{2C}$ 受体分布于边缘系统、基底节和黑质等脑区,其分子结构和药理特性均与 5-HT$_{2A}$ 受体相似。5-HT$_{2B}$ 受体的分布和作用尚不清楚。这三种亚型的受体均通过 G$_q$ 蛋白激活磷脂酶 C 促进磷脂酰肌醇代谢。

(3)5-HT$_3$ 受体:5-HT$_3$ 受体主要集中于延髓极后区和孤束核,是 5-HT 受体家族中唯一的配体门控离子通道受体(其他 5-HT 受体均为 G 蛋白偶联受体),可以调节快速的突触传递。中枢 5-HT$_3$ 受体与痛觉传递、焦虑、认知、药物依赖等有关。

(4)5-HT$_{4-7}$受体:除 5-HT$_5$ 受体不明外,5-HT$_4$、5-HT$_6$、5-HT$_7$ 受体均通过 G$_s$ 蛋白与腺苷酸环化酶偶联升高细胞内的 cAMP 进行信号转导。5-HT$_4$、5-HT$_6$、5-HT$_7$ 受体与 Gs 蛋白偶联。5-HT$_5$ 受体偶联的蛋白目前尚未确定。5-HT$_4$ 受体可能参与情感、精神运动、觉醒、视觉和学习记忆等活动。5-HT$_5$、5-HT$_6$、5-HT$_7$ 受体的功能尚不清楚。

2. 5-HT 受体与精神药物　5-HT 受体与很多精神疾病的发生密切相关。如抑郁症、精神分裂症、焦虑症、强迫症、惊恐障碍等。精神药物通过调节 5-HT 系统的神经传递治疗多种精神障碍。

(1)5-HT 受体与抗抑郁药:三环类、四环类抗抑郁药及新型抗抑郁药 SSRIs 等,通过抑制突触前神经元对 5-HT 的再摄取发挥作用。这些药物的广泛应用,进一步证实了 5-HT 在情感调节中的重要作用。曲唑酮为 SARIs 类抗抑郁药,除抑制 5-HT 的再摄取外,对 5-HT$_{2A}$ 受体也有拮抗作用。米氮平对 5-HT 的作用具有独特性,既可增加突触间隙中 5-HT 的浓度改善神经传递,又可拮抗突触后膜 5-HT$_2$ 和 5-HT$_3$ 受体,从而增强 5-HT$_{1A}$ 受体的神经传递,故较少引起焦虑、性功能障碍和恶心呕吐等不良反应。米安色林为 NARIs 类,对 5-HT$_2$ 和 5-HT$_3$ 受体也具有拮抗作用。

近年有学者预测,5-HT$_{1B/1D}$ 可能将是今后发展抗抑郁药/抗焦虑药潜在的和主要的靶点。在应用 5-HT 摄取抑制剂 TCAs 或 SSRIs 的同时如果给予 5-HT$_{1B/1D}$ 拮抗剂,则会抑制 5-HT 转运的负反馈调节作用,使突触间隙中 5-HT 浓度增加,但又不影响神经元的激活,使抗抑郁药快速起效。抗抑郁药米氮平快速起效可能与此作用机制有关。三环类抗抑郁药对 5-HT$_5$、5-HT$_6$ 和 5-HT$_7$ 受体具有拮抗作用,但是否与其抗抑郁作用相关尚未知晓。

(2)5-HT 受体与抗精神病药:新一代抗精神病药,如氯氮平、奥氮平和利培酮,除了对多巴胺受体(D$_2$ 受体)有阻断作用外,对 5-HT$_{2A}$ 受体也有很强的拮抗作用。内源性 5-HT 抑制 DA 的合成和释放。而 5-HT$_{2A}$ 受体拮抗剂可解除 5-HT 的抑制作用,促进 DA 释放。额叶皮层 DA 释放增加与改善阴性症状和认知功能有关;纹状体 DA 释放增加与锥体外系不良反应减少有关;通过阻断结节-漏斗通路的

5-HT$_{2A}$受体,还可以改善高催乳素血症。5-HT$_2$/D$_2$受体阻断比例高,是新一代抗精神病药的基本特征。目前高选择性的5-HT$_{2A}$受体拮抗剂已经成为新型抗精神病药开发的新靶点。

(3)5-HT受体与其他精神药物:非苯二氮䓬类抗焦虑药丁螺环酮、坦度螺酮、伊沙匹隆和吉匹隆是5-HT$_{1A}$受体的部分激动剂,有明显的抗焦虑作用,用于治疗广泛性焦虑障碍。舒马普坦(sumatriptan)是5-HT$_{1B/1D}$受体的激动剂,用于治疗偏头痛。5-HT$_{2A}$受体激动剂(如苯乙胺)是已知的致幻剂,只作为工具药使用。

SSRIs通过激动多巴胺神经元突触前膜上的5-HT$_{2A}$受体,抑制DA的释放,从而抑制"强化中枢",引起动力不足和精神迟钝,治疗物质依赖。SSRIs还通过增强5-HT能效应,稳定心境和治疗强迫症。

此外,传入性迷走神经和呕吐中枢有5-HT$_3$受体分布。其受体阻断剂如昂丹司琼(ondansetron)、格拉司琼(granisetron)、奥坦西隆(ondansetron)等可用于抗癌剂顺铂等引起的呕吐。这些药物还具有增强记忆和抗焦虑作用。5-HT$_4$受体激动剂甲氧氯普胺也可用于恶心和呕吐的治疗。

（二）多巴胺受体

1. 多巴胺受体及其亚型　DA受体属G蛋白偶联受体家族,包括D$_1$、D$_2$、D$_3$、D$_4$、D$_5$五个亚型。根据配体的不同及其与信号转导系统的偶联关系,将D$_1$和D$_5$受体归为D$_1$样受体,D$_2$、D$_3$和D$_4$受体归为D$_2$样受体。D$_2$样受体与精神活动、情绪及认知过程密切相关,其中D$_3$亚型受体为DA自身受体,通过负反馈机制调节DA的生物合成和释放。黑质-纹状体通路存在D$_1$样受体和D$_2$样受体;结节-漏斗通路存在D$_2$亚型受体;中脑-边缘通路和中脑-皮质通路主要存在D$_2$样受体,D$_3$和D$_4$受体特异地存在于这两个通路,推测可能成为开发具有较少锥体外系不良反应新型抗精神病药的靶点。D$_1$和D$_2$样受体还可能参与DA的学习和记忆效应。

2. 多巴胺受体与精神药物　与脑内DA关系最密切的精神疾病是精神分裂症。研究表明,精神分裂症患者DA能神经元功能亢进,D$_2$受体与精神分裂症的发生明确相关。奖赏通路DA激活可强化服药行为,导致药物滥用。

目前治疗精神分裂症的药物主要是多巴胺受体阻断剂,如第一代抗精神病药,主要阻断D$_2$受体。中脑-边缘通路和中脑-皮质通路与抗精神病作用有关,阻断D$_2$受体强度与改善阳性症状程度相关;黑质-纹状体通路与锥体外系不良反应有关;下丘脑-垂体的结节-漏斗通路与催乳素水平有关。另外,抗精神病药的镇吐作用也与多巴胺受体阻断作用有关。舒必利为中脑-边缘系统D$_2$受体选择性阻断剂,较少引起锥体外系不良反应。第二代抗精神病药通过拮抗D$_2$受体和5-HT受体等多种受体起作用,增强了抗精神病作用,减少了锥体外系不良反应。阿立哌唑通过D$_2$受体的部分激动发挥治疗作用。螺哌隆为选择性D$_2$受体拮抗剂,舒必利对D$_3$受体有较强的拮抗作用。D$_1$样受体激动剂可用于治疗可卡因依赖。

（三）肾上腺素受体及其亚型

1. 肾上腺素受体及其亚型　肾上腺素受体分为两种:α受体和β受体,均为G蛋白偶联受体。α受体又可分为α$_1$和α$_2$受体,β受体又可分为β$_1$、β$_2$和β$_3$受体。α受体广泛分布于中枢神经系统。α$_1$受体位于突触后膜,参与血压调节和激素分泌调节,下丘脑α$_1$受体参与调节饱腹感和体重,激动中枢α$_1$受体可能与抗抑郁效应有关。α$_2$受体主要为突触前抑制性受体,可减少神经末梢释放NE。β受体大多存在于外周神经系统,故大部分β受体激动剂和拮抗剂用于治疗外周疾病(如心血管疾病和哮喘等)。脑内如皮质和海马也有β受体分布。部分β受体拮抗剂可缓解焦虑及焦虑伴发的交感神经系统过度兴奋症状。

2. 肾上腺素受体与精神药物

(1)NE及其受体与抗抑郁药:研究表明,抑郁症患者脑内NE系统和5-HT系统的传递功能低下,其浓度普遍低于正常水平。目前临床应用的抗抑郁药均可增加突触间隙NE和(或)5-HT水平,并通过诱导长期适应性改变调节它们本身或其他递质的功能。因而NE和5-HT代表了目前抗抑郁药发展的主要靶点之一,并对进一步阐明抑郁症的发生及抗抑郁药治疗的确切机制具有重要意义。三环类(如丙米嗪)、四环类(如马普替林)、SNRIs 类(如文拉法辛)、NDRIs 类(如安非他酮)均是 NE 再摄取抑制剂。高选择性 NARIs(如瑞波西汀)与其他抗抑郁药效价等同,将 NE 在新型抗抑郁药发展中的地位提高到崭新的高度。

具有 α_2 受体阻断作用的抗抑郁药,如米安色林和米氮平,通过解除 NE 神经元自身 α_2 受体的释放抑制作用,促进末梢 NE 释放;还可通过解除 5-HT 神经元上的异体 α_2 受体的释放抑制作用,促进末梢 5-HT 释放,即同时增强了 NE 能和 5-HT 能神经传导,由此产生抗抑郁作用。

(2)NE 及其受体与其他精神药物:α_2 受体拮抗剂还具有镇痛作用,并且与阿片类有协同效应。阿米替林和去甲丙米嗪通过抑制 NE 再摄取可治疗神经痛。

可乐定为中枢 α_2 受体激动剂,可抑制 NE 释放,除用于降血压外,也可用于治疗阿片类戒断症状。可乐定也可通过抑制 NE 释放激发警觉和注意力,增强自控能力,用于治疗注意缺陷多动障碍。

抗精神病药如氯丙嗪和氯氮平对 α_1 受体具有阻断作用,可产生直立性低血压、心动过速、性功能减退等不良反应。

(四) ACh 受体

1. **ACh 受体及其亚型**　胆碱能受体有两种类型:毒蕈碱样受体(M 受体)和烟碱样受体(N 受体)。脑内胆碱能受体大多为 M 受体,N 受体不足 10%。M 受体为 G 蛋白偶联受体,由单一肽链组成,含 7 个跨膜区。M 受体目前已克隆出 5 种亚型($M_1 \sim M_5$)。在中枢神经系统内,M_1、M_3 和 M_4 受体主要位于大脑皮质和海马,可能介导 ACh 对学习和记忆的作用。纹状体内大量的 M_1 和 M_4 受体可能参与锥体外系运动功能的调节。基底前脑的 M_2 受体可能作为自身受体控制 ACh 的合成和释放。N 受体为配体门控离子通道受体。N 受体按表达部位的不同又分为神经元 N_1 受体和骨骼肌 N_2 受体。目前对脑内 N 受体的功能了解甚少。多数脑区的 N 受体可能与烟碱的强化效应和增强认知功能有关。

2. **ACh 受体与精神药物**　AD 患者的记忆丢失与胆碱能神经系统的退行性变有关。AD 患者脑内由 Meynert 基底核投射到大脑皮质的胆碱能神经细胞有明显脱落,神经元丢失的程度与学习记忆障碍的程度呈正相关。由于胆碱能神经受损,患者大脑皮质的 ChAT 活性显著降低。目前临床应用的治疗 AD 的药物大多为中枢拟胆碱药,如胆碱酯酶抑制剂他克林、石杉碱甲、加兰他敏、多奈哌齐等,通过间接增强胆碱能活性治疗及改善痴呆患者的认知功能缺损。毒扁豆碱也有改善学习记忆能力的效果。

帕金森病患者纹状体内多巴胺含量减少,导致 ACh 与多巴胺两系统功能的平衡失调,ACh 能神经功能相对亢进。M 受体拮抗剂,如苯扎托品和苯海索,可用于治疗帕金森病,也可用于治疗抗精神病药导致的帕金森病样症状,但可加重迟发性运动障碍。

抗精神病药和三环类抗抑郁药通过阻断 M 受体可产生多种抗胆碱能副作用,如口干、便秘、排尿困难、心动过速、视物模糊、记忆障碍等。也可产生镇静作用,剂量过大则导致谵妄。

(五) 谷氨酸受体

1. **谷氨酸受体及其亚型**　谷氨酸受体包括离子型受体(iGluR)和代谢型受体(mGluR)两大类。

(1)离子型谷氨酸受体:根据对不同激动剂的选择性可分为三种亚型:N-甲基-D-天冬氨酸(N-methyl-D-aspartate,NMDA)受体、α-氨基-3-羟基-5-甲基-4-异噁唑丙酸(α-amino-3-hydroxy-5-methyl-4-isoxazole propionic acid,AMPA)受体和红藻氨酸盐(kainate,KA)受体。这三类受体均属配体门控离子通道受体。离子型谷氨酸受体参与兴奋性突触传递,神经元的可塑性过程和神经毒性过程。其中 NMDA 受体与兴奋性神经毒性和学习记忆行为密切相关。

(2)代谢型谷氨酸受体:代谢型受体属 G 蛋白偶联受体家族。通过 G 蛋白与不同的第二信使系统偶联,改变胞内第二信使的浓度,触发较缓慢的生物学效应。现已至少克隆出 8 种亚型:$mGluR_1 \sim mGluR_8$。代谢型谷氨酸受体参与调节神经元的兴奋性和调节谷氨酸能神经功能。

2. **谷氨酸受体与精神药物**　谷氨酸与脑功能有广泛的联系。近年来已经阐明,在海马中谷氨酸对记忆形成有重要作用,谷氨酸受体与海马的长时程增强(long-term potentiation,LTP)有密切联系。阿尔茨海默病患者脑内存在谷氨酸能神经的异常。

谷氨酸受体过度激活可产生兴奋性神经毒性作用,导致细胞损伤和死亡。在许多神经退行性疾病(如阿尔茨海默病和帕金森病)的发病机制中,兴奋毒性可能是造成神经元死亡的最后通路。NMDA受体拮抗剂盐酸美金刚(memantine)是FDA批准的第一个用于治疗中、重度阿尔茨海默病的药物,主要通过作用于脑内的谷氨酸系统,对抗谷氨酸的兴奋毒性,起到神经保护作用,从而改善学习和记忆。

最近有学者提出精神分裂症的"谷氨酸受体功能低下学说",认为NMDA受体介导的神经传递异常是精神分裂症的主要机制之一。患者脑脊液内谷氨酸含量明显降低,而某些脑区谷氨酸受体(主要是KA受体)增加,这可能是谷氨酸能神经功能低下导致的代偿反应。研究发现NMDA受体的拮抗剂苯环己哌啶(PCP)和氯胺酮能够诱导健康人出现类精神分裂症症状,并恶化精神分裂症患者的精神症状,故推测NMDA受体激动剂可能用于精神分裂症的治疗。由于直接兴奋NMDA受体具有神经毒作用,所以目前临床试验的靶点是NMDA受体复合物的士的宁脱敏甘氨酸位点。已证实,内源性的NMDA受体激动剂甘氨酸和D-丝氨酸辅助抗精神病药可以明显改善精神症状和认知功能;前脑甘氨酸转运体与D-丝氨酸转运体也同样成为精神分裂症治疗的靶点。长期服用抗精神病药引起的迟发性运动障碍也有谷氨酸的参与。

癫痫患者脑内也有谷氨酸能神经的异常。NMDA受体的特异性阻断剂能够明显阻断点燃模型的癫痫发作。而AMPA受体阻断剂不仅能抑制癫痫发作的持续,还对癫痫发作中的痉挛有明显的抑制作用。

脑缺血引起的兴奋性毒性可通过调节突触前神经末梢的代谢型谷氨酸受体来改善,拉莫三嗪和锂盐可能分别通过抑制谷氨酸释放和促进谷氨酸回收发挥抗躁狂作用。

综上,谷氨酸不仅参与兴奋性突触传递,参与学习、记忆、神经元的可塑性、神经系统发育,而且在一些疾病(如脑缺血、精神分裂症、癫痫和神经退行性疾病等)的发病机制中起重要作用。因此,谷氨酸受体,尤其是NMDA受体,已经成为许多药物研发的靶标,为寻找治疗相关疾病的新药提供了新的线索。

(六) GABA 受体

1. **GABA 受体及其亚型** GABA 受体几乎分布于中枢神经系统内的所有神经元,主要存在于神经元的细胞膜上。GABA 受体分为 $GABA_A$、$GABA_B$ 和 $GABA_C$ 三种亚型。脑内主要是 $GABA_A$ 受体。

(1)$GABA_A$ 受体:是配体门控的离子通道受体家族的成员,$GABA_A$ 受体是 GABA 门控的 Cl^- 通道。$GABA_A$ 受体以五聚体复合物的形式存在,即含有 α、β、γ、δ 和 ρ 共 5 个亚基,每个亚基含有 4 个跨膜区,分子中心部位形成 Cl^- 通道。不同亚基上有不同药物的结合位点(图 2-19)。$GABA_A$ 受体是抗焦虑药、镇静催眠药、抗癫痫药、抗惊厥药、肌肉松弛药等的作用靶点。

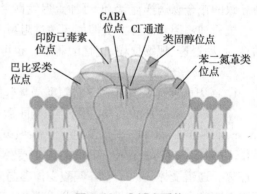

图 2-19 GABA 受体

(2)$GABA_B$ 受体:$GABA_B$ 受体是 G 蛋白偶联受体,主要分布于突触前膜。具有 7 个跨膜螺旋,激活时与 $G_{i/o}$ 蛋白偶联阻滞 Ca^{2+} 通道,从而减少兴奋性神经递质(如谷氨酸)的释放,起突触前抑制作用。$GABA_B$ 受体调节 Cl^- 通道的活性和负反馈调节 GABA 的释放。

(3)$GABA_C$ 受体:$GABA_C$ 受体亦属于配体门控的 Cl^- 通道。目前仅在视网膜发现了此类受体。$GABA_C$ 受体可能在视网膜内、外网状层的信息加工和传导中起重要作用。

2. **GABA 受体与精神药物** 苯二氮䓬类通过直接与 $GABA_A$ 受体结合激活 GABA 能神经通路,增强 GABA 能抑制突触传递的效应。$GABA_A$ 受体激活使 Cl^- 通道开放,引起细胞外 Cl^- 内流,导致细胞膜超极化,产生抑制性突触后电位(IPSP),从而抑制突触后神经元的兴奋性,产生抗焦虑和镇静催眠作用。

巴比妥类的中枢抑制作用与激活 $GABA_A$ 受体有关。与苯二氮䓬类增加 Cl^- 通道开放的频率不同,巴比妥类通过延长 Cl^- 通道开放的时间起作用。

目前新开发的镇静催眠药、抗焦虑药等均以 $GABA_A$ 受体作为靶点之一。帕戈隆(pagoclone)是 $GABA_A$ 受体的部分激动剂,可用于抗焦虑和控制惊恐发作。

乙醇对 $GABA_A$ 受体的作用与苯二氮䓬类相似,这种共有的受体底物作用会导致交叉依赖性的发生,但这种交叉依赖性也被用于酒精中毒的解救。苯二氮䓬类可用于抑制酒精戒断症状,如幻觉症、震颤性谵妄和癫痫发作的出现。

癫痫患者的发病与 GABA 水平过低有关。GABA 水平过低导致神经元兴奋性过高,癫痫发作。丙戊酸钠、卡马西平、拉莫三嗪和托吡酯通过阻断电压敏感钠通道,增加 GABA 合成和释放,发挥抗癫痫和稳定心境的作用。氨己烯酸(vigabatrin)通过选择性抑制 GABA 氨基转移酶(GABA-T),减少 GABA 降解,增加脑内 GABA 浓度,发挥抗癫痫作用。噻加宾(tiagabine)用于癫痫的治疗已取得巨大成功,通过选择性阻断 GABA I 型转运体,增加突触间隙中 GABA 水平而对抗神经元的兴奋性,噻加宾也可用于抗焦虑和抗惊厥。

加巴喷丁通过增加神经胶质细胞 GABA 的释放而治疗双相情感障碍。

巴氯酚(baclofen)是目前唯一应用于临床的作用于 $GABA_B$ 受体的药物,该药是 $GABA_B$ 受体的选择性激动剂,作为肌松剂用于缓解神经疾病的痉挛状态。$GABA_B$ 受体拮抗剂可能有抗惊厥、抗抑郁、抗精神病、增强认知、神经保护等作用,相关研究正在进行之中。

（七）组胺受体

1. 组胺受体及其亚型　组胺受体可分为 3 种亚型:H_1、H_2 和 H_3 受体,均为 G 蛋白偶联受体。H_1 受体通过 G_q 蛋白偶联磷脂酶 C 促进磷脂酰肌醇代谢,增加 IP_3 和 DG;H_2 和 H_3 受体分别与 G_s 蛋白和 $G_{i/o}$ 蛋白偶联,激活或抑制腺苷酸环化酶进而升高或降低细胞内 cAMP 发挥效应。其中 H_3 受体作为自身受体调节组胺及其他神经递质(如谷氨酸、GABA)的合成和释放。

2. 组胺受体与精神药物　H_1 受体拮抗剂用于治疗过敏性疾病,可通过血-脑屏障的该类药(如苯海拉明、氯苯那敏等)可产生中枢镇静作用,故有嗜睡等不良反应。临床也有应用 H_1 受体拮抗剂作为睡眠诱导药治疗失眠。抗精神病药(如氯丙嗪和氯氮平)及三环类抗抑郁药通过阻断 H_1 受体,可产生镇静作用和多吃、多睡、体重增加的副作用。H_2 受体拮抗剂可抑制胃酸分泌,用于消化系统疾病。H_3 受体拮抗剂可能增强醒觉,对认知障碍和肥胖可能有一定治疗作用。H_3 受体激动剂可促进睡眠,可能用于治疗失眠。

二、转　运　体

转运体(transporter),又称转运蛋白,是位于神经细胞膜或突触囊泡膜上的蛋白质。神经递质从神经元中释放进入突触间隙发挥作用后,多数情况下又通过转运体的作用,再摄取回到突触前神经元胞体内,以保证有足够的神经递质可被再利用。

1. 转运体的分类　根据神经递质的不同,转运体可分为单胺类转运体、乙酰胆碱转运体和氨基酸转运体。其中,单胺类转运体包括 5-HT 转运体(serotonin transporter,SERT)、NE 转运体(NET)和 DA 转运体(DAT)。氨基酸转运体包括 GABA 转运体、甘氨酸转运体和谷氨酸转运体。

根据存在部位的不同,转运体又可分为位于神经元突触前膜的突触前转运体和位于囊泡膜的囊泡转运体。如,多巴胺释放入突触间隙后,首先被突触前 DA 转运体(DAT)摄取进入 DA 神经元内,然后经囊泡单胺转运体(vesicle monoamine transporter,VMATs)转运至突触囊泡内储存。

2. 单胺类转运体与精神药物　与精神药物作用密切相关的转运体为单胺类转运体,包括 5-HT 转运体(serotonin transporter,SERT)、NE 转运体(NET)和 DA 转运体(DAT)。突触前单胺类神经递质的转运,由各自的转运体完成,即突触前膜的 SERT、NET 和 DAT 分别负责 5-HT、NE 和 DA 的再摄取。而上述三种递质进入囊泡内则由相同的单胺囊泡转运体(VMAT2)完成。突触前单胺类转运体属

SLC6 基因家族,单胺囊泡转运体(VMAT2)属 *SLC18* 基因家族。

(1)抗抑郁药:5-HT 转运体的作用是将 5-HT 转运入突触前神经元,该转运体在 5-HT 神经传递的微调中起关键作用,从突触间隙中移除 5-HT 的程度与速率决定突触后受体介导信号的量和持续时间。SERT 异常可能与抑郁症的发病机制有关。最近的一项研究提示,SERT 编码基因可能成为 SSRIs 抗抑郁疗效的遗传影响因素。

许多抗抑郁药可特异性增强 5-HT 或 NE 的作用,或者同时增强二者的作用,都与其抑制 SERT 和 NET 有关。突触前 SERT 是某些抗抑郁药的作用靶点,如氟西汀。SERT 上有 Na^+、5-HT 和抗抑郁药的结合位点。当 Na^+ 与 SERT 结合时,5-HT 与 SERT 的亲和力增强,促进 5-HT 与转运体的结合。当 5-HT 再摄取抑制剂氟西汀与 SERT 的异构位点结合时,可使 5-HT 与转运体的亲和力下降,抑制了 5-HT 与转运体的结合,从而使重摄取进入神经元内的 5-HT 明显减少,使突触间隙中 5-HT 浓度相对增加而发挥抗抑郁作用。单胺囊泡转运体(VMAT2)的作用也同时受到抑制。抗抑郁药安非他酮对 5-HT、NE 和 DA 的再摄取均具有抑制作用。许多能阻断单胺转运体的抗抑郁药也是有效的抗焦虑药。

(2)精神兴奋药:精神兴奋药多数是针对 DA 和 NE 神经元的药物。与抗抑郁药相比,精神兴奋剂与 DAT 的结合更加快速,占有密度更高,因此可导致快速起效和显著的兴奋作用。而抗抑郁药和治疗注意缺陷多动障碍(ADHD)的药物起效慢可能与其对 DAT 的缓慢结合和低密度占有有关。

哌甲酯和可卡因的作用靶点是突触前单胺转运体,而安非他明(苯丙胺)可同时作用于突触前单胺转运体和单胺囊泡转运体(VMATs),这一特性决定了安非他明具有强烈的精神兴奋作用。安非他明是 DAT 的竞争性抑制剂,可直接作用于 DAT 的多巴胺底物结合位点,抑制 DA 的转运。同时,安非他明还可作为"伪底物"被转运至神经元胞体内,一旦进入神经元内,尤其是突然或大量进入时,将产生非常强烈的兴奋作用。不仅如此,安非他明还能竞争性抑制囊泡转运体,并在转运后进入囊泡内,使囊泡内的 DA 被取代,结果导致突触内 DA 含量大大增加。这是安非他明产生强烈兴奋作用的机制所在。

阻断单胺转运体的药物是目前应用最广泛的精神药物。抗抑郁药和精神兴奋剂的单胺转运体作用靶点见表 2-2。

表 2-2 抗抑郁药和精神兴奋剂的单胺转运体作用靶点

药物	转运体		
	SERT	NET	DAT
抗抑郁药	SSRIs,SNRIs,TCAs,SARIs	SNRIs,TCAs,NRIs,NDRs	NDRs,部分 TCAs
精神兴奋剂	可卡因	哌甲酯,可卡因,苯丙胺	可卡因,苯丙胺,莫达非尼,哌甲酯

SV2A 是新发现的位于脑内突触囊泡的转运体,研究发现,新型抗癫痫药左乙拉西坦(levetiracetam)可选择性地与 SV2A 蛋白结合,从而抑制由 Ca^{2+} 内流引起的神经递质释放和兴奋传递,减少癫痫发作。

另外,还有负责其他神经递质摄取的转运体,如乙酰胆碱转运体(为囊泡转运体,属 *SLC18* 家族)、GABA 转运体(其突触前转运体属 *SLC6* 家族,囊泡转运体属 *SLC32* 家族)、谷氨酸转运体(为囊泡转运体,属 *SLC17* 家族)和甘氨酸转运体(为突触前转运体,属 *SLC6* 家族),但目前尚未发现特异性作用于上述转运体的精神药物。

三、离子通道

离子通道(ion channel)是细胞膜上的一类跨膜糖蛋白,它们的中心形成亲水性孔道,选择性地允许某些带电荷的离子进行跨膜转运,由此产生和传导电信号。离子通道在神经细胞功能的维持和神经细胞间的信息传递中发挥重要作用。许多精神疾病的发生与离子通道的改变有关,调节离子通道的活性可改善异常精神活动,治疗精神疾病。因此,离子通道也成为精神药物作用的重要靶点,对新药研发也具有重要意义。

离子通道可分为两大类:一类是电压门控(voltage-gated)离子通道,其开关由膜电位大小决定,可以由跨膜电压打开而激活,如钠(Na⁺)通道、钾(K⁺)通道、钙(Ca²⁺)通道和氯(Cl⁻)通道等。另一类是配体门控(ligand-gated)离子通道,其开关直接受配体(如神经递质、受体激动剂、拮抗剂等)调控,可以被神经递质等打开而激活。在突触部位引起膜的去极化或超极化而传导受体兴奋的效应,故又称为离子通道偶联受体,如 N 胆碱受体、γ-氨基丁酸(GABA$_A$)受体、NMDA 受体等。

(一)电压门控离子通道

电压门控离子通道,又称电压敏感离子通道、电压依赖离子通道。精神药理学中最重要的电压门控离子通道是 Na⁺ 通道、Ca²⁺ 通道、K⁺ 通道和 Cl⁻ 通道等。

1. 电压门控离子通道的结构和功能 电压门控离子通道通常由几个亚单位构成,其中包含离子通道的部位和调节位点,控制通道的开放、关闭和失活。如 Na⁺ 通道由 1 个 α 亚基和 2 个 β 亚基构成(图 2-20)。α 亚基的 4 个亚单位围成一个微孔,是 Na⁺ 出入细胞膜的孔道;4 个亚单位在膜内的连接环是调节位点。每个亚单位有 6 个跨膜区,其中第 4 跨膜区是电压感受器,是 Na⁺ 通道感受膜电位变化和被激活的结构基础。第 5 与第 6 跨膜区之间的膜外氨基酸链为离子选择位点,只允许 Na⁺ 通过,而不允许其他离子通过。

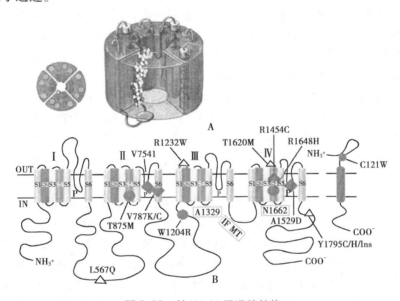

图 2-20 钠(Na⁺)通道的结构

A. α 亚基的三维结构;B. α 亚基(亚单位 Ⅰ~Ⅳ)和 β 亚基的跨膜结构

电压门控离子通道具有重要的生理功能,如 Na⁺ 通道开放是神经细胞产生动作电位的基础、K⁺ 通道开放有利于形成静息膜电位、Ca²⁺ 通道开放触发神经递质的释放,Cl⁻ 通道开放形成抑制性突触后电位等。而在病理状态下,如癫痫发作、双相情感障碍、神经痛发作时,均有大脑神经元的异常放电及扩散。目前应用的精神药物主要通过影响 Na⁺ 通道和 Ca²⁺ 通道发挥作用。

2. 电压门控离子通道与精神药物 目前已知有几种精神药物作用于电压门控 Na⁺ 通道和电压门控 Ca⁺ 通道。关于 K⁺ 通道是否是精神药物的作用靶点还知之甚少。

(1)Na⁺ 通道与精神药物:抗癫痫药主要通过抑制电压依赖 Na⁺ 通道降低神经元的兴奋性。如苯妥英钠、卡马西平、奥卡西平、拉莫三嗪。这些药物可以与 Na⁺ 通道内的位点结合,直接阻断 Na⁺ 通道。丙戊酸钠和托吡酯对 Na⁺ 通道也有阻断作用,但作用部位尚不清楚。

卡马西平和奥卡西平也用于治疗三叉神经痛和稳定心境,控制急性躁狂发作。拉莫三嗪和丙戊酸钠对双相情感障碍也有很好的治疗作用。拉莫三嗪阻断电压依赖 Na^+ 通道的特点是在极化状态(膜电位为 $-90 \sim -120mV$)时效应很弱,而在极化减弱(膜电位为 $-60 \sim -80mV$)时效应增强。这就是拉莫三嗪改善双相障碍明显,而对正常人的认知影响不明显的原因。

拉莫三嗪和丙戊酸钠还可以强化精神分裂症的治疗,对非典型抗精神病药控制阳性症状和阴性症状有增强作用。推测可能是通过阻断电压依赖 Na^+ 通道减少了神经递质的释放,从而对非典型抗精神病药的 D_2 受体和 $5-HT_{2A}$ 受体阻断效应产生了强化作用。

最近发现,Na^+ 通道可能是几种抗惊厥药物的作用靶点,如拉莫三嗪、卡马西平和奥卡西平。这些抗惊厥药可作为心境稳定剂使用,还可用于减轻慢性疼痛。

(2)Ca^{2+} 通道与精神药物:当由 Ca^{2+} 介导的神经递质释放过多,神经传导过强时,会导致癫痫发作、焦虑障碍和疼痛。抗癫痫药如乙琥胺可抑制电压依赖 Ca^{2+} 通道。SV2A 是新发现的位于脑内突触囊泡的转运体,研究发现,新型抗癫痫药左乙拉西坦(levetiracetam)的作用机制可能是通过与 SV2A 蛋白特异性结合,从而抑制由 Ca^{2+} 内流引起的神经递质释放和兴奋传递,减少癫痫发作。加巴喷丁可阻断电压依赖 Ca^{2+} 通道,抑制神经递质释放,用于治疗焦虑症。拉莫三嗪通过阻断电压依赖 Ca^{2+} 通道治疗创伤后应激障碍。抗惊厥药作用机制研究最为清楚的当属加巴喷丁和普瑞巴林,电压依赖 Ca^{2+} 通道上的 $\alpha2\delta$ 位点是这两种药物的作用靶点。加巴喷丁还具有心境稳定作用。

(二)配体门控离子通道

配体门控离子通道,又称离子通道偶联受体、离子型受体。其开放不是由细胞膜电位启动,而是由神经递质等化学物质与相应的受体结合后开通。这些受体本身即构成某种离子通道。N 胆碱受体、γ- 氨基丁酸 A 型和 C 型受体(GABA$_A$ 受体、GABA$_C$ 受体)、$5-HT_3$ 受体、甘氨酸受体、谷氨酸受体中的 NMDA 受体和 AMPA 受体均为离子通道偶联受体。

1. 配体门控离子通道的结构和功能 离子通道偶联受体受体由数个亚基围绕同一中心形成离子通道,每个亚基有 $4 \sim 5$ 个跨膜片段。最典型的例子是 N 胆碱受体,由 4 种亚单位组成 $\alpha\alpha\beta\gamma\delta$ 五聚体,每个亚单位都由 5 个跨膜片段($M_1 \sim M_5$)组成,共同围成一个离子通道。乙酰胆碱的结合位点在 α 亚单位的细胞膜外侧。其他配体门控离子通道也都是由数目和种类各异的亚单位组成这样的通道。

精神药物可根据活性大小分为完全激动剂、部分激动剂和拮抗剂,三者分别使离子通道处于完全开放、部分开放和关闭状态。神经递质或精神药物与受体结合后,改变通道蛋白的构象,并导致离子通道开放、特定的离子内流或外流,包括 Na^+、K^+、Ca^{2+} 和 Cl^-。不同的配体门控离子通道介导相同或不同离子流的变化,负责脑内兴奋性和抑制性递质的传递。ACh 激活 N 胆碱受体引起 Na^+ 和 Ca^{2+} 的快速内流,引起细胞去极化;GABA$_A$ 受体和 GABA$_C$ 受体的活化伴随着 Cl^- 内流的增加,诱发细胞膜的超极化,抑制神经细胞的功能;NMDA 受体对 Na^+ 和 Ca^{2+} 具有通透性(图 2-21),AMPA 受体可诱发 Na^+、K^+、Ca^{2+} 等进入细胞内,产生兴奋性突触后电位;$5-HT_3$ 受体的活化导致 Na^+ 和 K^+ 的内流增加,从而产生快速、短暂的去极化电流,引发细胞内各种生化变化。这些变化包括磷酸蛋白酶的激活和失活、酶活性的改变和受体敏感性的改变等,进一步的影响包括相关基因表达水平和蛋白质水平和功能的变化,如突触生成、受体和酶的合成等。

2. 配体门控离子通道与精神药物 离子通道偶联受体是很多精神药物的作用靶点。如用于焦虑和失眠治疗的药物苯二氮䓬类就是通过该靶点发挥作用的。苯二氮䓬类通过激动 GABA$_A$ 受体复合物上的苯二氮䓬受体,使 GABA 结合至 GABA$_A$ 位点,产生更强更频繁的 Cl^- 内流,由此表现出抗焦虑、镇静催眠、抗惊厥、遗忘和肌肉松弛作用。具有抗癫痫作用的药物苯巴比妥、丙戊酸钠、苯二氮䓬类等也是通过作用于 GABA$_A$ 受体或苯二氮䓬受体,促使 Cl^- 通道开放,增强 GABA 介导的抑制性突触的传导功能,产生中枢抑制作用。其他作用于离子通道受体药物的作用机制见本章"受体"相关内容。

临床上,很多抗焦虑药和镇静催眠药起效快速的原因,主要是它们作用于离子型受体,可以快速改变离子流,因而可快速起效。而有些精神药物(如抗抑郁药)起效慢,具有延迟效应,原因是它们的作用靶点是 G 蛋白偶联受体,药物与受体结合后,需等待信号转导级联效应引起细胞功能发生改变后才会起效。

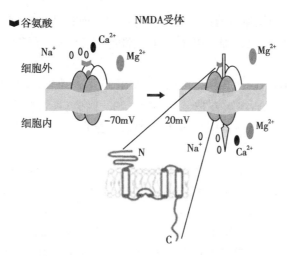

图 2-21　NMDA 受体（NMDA 门控的离子通道）

四、酶

酶是神经细胞信号转导级联的重要物质和神经传递调节中的重要元素,也是精神药物的作用靶点之一。目前已知只有 3 种酶是临床常用精神药物的作用靶点:单胺氧化酶、乙酰胆碱酯酶和糖原合成酶激酶。

(一) 单胺氧化酶

单胺氧化酶(monoamine oxidase,MAO)是单胺类神经递质的灭活酶,催化单胺类物质氧化脱氨反应,参与 NE、5-HT 和 DA 的代谢失活。人体内有两种单胺氧化酶:单胺氧化酶 A(MAO-A)和单胺氧化酶 B(MAO-B)。MAO-A 优先代谢与抑郁发生相关的单胺类递质,如 5-HT 和 NE;MAO-B 优先代谢苯乙胺;二者对 DA 均有代谢作用。这两种 MAO 在大脑内均有分布,NE 能神经元和 DA 能神经元含有 MAO-A 和 MAO-B,以 MAO-A 为主。而 5-HT 神经元只含有 MAO-B。

单胺氧化酶抑制剂(monoamine oxidase inhibitors,MAOIs)通过与 MAO 结合,对酶活性产生强烈的抑制作用,阻止中枢儿茶酚胺和 5-HT 的羟化和氧化,减少单胺类的降解,使突触间隙单胺递质水平增高,兴奋中枢神经而发挥治疗作用。MAO-A 的选择性抑制剂可通过提高脑内 NE、5-HT 和 DA 的水平治疗抑郁症,如吗氯贝胺为 MAOIs 类抗抑郁药。由于对 5-HT 和 NE 无影响,MAO-B 的选择性抑制剂对抑郁症无效,但可通过增强脑内 DA 的作用治疗帕金森病,如司来吉兰(selegiline)和雷沙吉兰(rasagiline)。由于 MAOIs 是老药,该类药物少见市售,且目前有很多其他种类的抗抑郁药供选择,因此 MAOIs 已被冷落。但对难治性抑郁症患者可能有效。如果 MAO-A 和 MAO-B 同时被抑制,则 NE、5-HT 和 DA 的作用显著增强,理论上可产生最强的抗抑郁作用,对所有的抑郁症将都有效。因此,将 MAO-A 抑制剂和 MAO-B 抑制剂联合应用,对临床上常见而难处理的抑郁状态,如难治性抑郁症患者的正性情感降低,可能会是一种有效的治疗方案。

除抗抑郁作用外,MAOIs 对某些焦虑障碍也是有效的治疗药物,如,惊恐障碍和社交焦虑障碍。

(二) 乙酰胆碱酯酶

乙酰胆碱酯酶(acetylcholinesterase,AChE)主要存在于胆碱能神经末梢突触间隙,其作用是将乙酰胆碱水解为胆碱和乙酸,从而使 ACh 失去活性。AChE 参与细胞的发育和成熟,能促进神经元发育和神经再生。脑内 ACh 的含量与认知功能密切相关。在阿尔茨海默病(Alzheimer disease,AD)的早期阶段即有胆碱能神经功能的改变。

胆碱酯酶抑制剂可通过抑制胆碱酯酶的作用、减少 ACh 的破坏,间接增强胆碱能神经的功能,从而改善记忆和痴呆患者的认知功能缺损,用于阿尔茨海默病和血管性痴呆等的治疗,如多奈哌齐、利凡斯的明、加兰他敏、石杉碱甲等。这些药物对认知障碍有很好的预防作用,并能延缓 AD 患者疾病的进展,但对已经发生的认知功能障碍的逆转作用相对较差。而且,胆碱酯酶抑制剂主要在疾病的早期疗效最佳。在疾病晚期,由于突触后胆碱能神经元变性严重,药物的治疗效果可能不显著。

(三) 糖原合成酶激酶

糖原合成酶激酶 3(glycogen synthase kinase 3,GSK-3)是一种丝氨酸/苏氨酸激酶,由于最初发现是糖原合成过程中的关键酶而得名。在神经系统中,GSK-3 参与通过转录激活、细胞增殖与细胞分化多种病理生理过程。GSK-3 活性异常引起其下游的信号蛋白及基因表达异常可能导致双向情感障碍、精神分裂症、阿尔茨海默病的发生。

GSK-3 可能是锂盐和其他心境稳定剂的作用靶点。研究表明,GSK-3 是前凋亡蛋白,可促进细胞死亡。而锂盐对 GSK-3 的酶活性具有抑制作用,可能是锂盐心境稳定作用的重要靶点。新型 GSK-3 的抑制剂的研发正在进行中。

还有些酶可能是精神药物作用的间接靶点。如,Na^+/K^+-ATP 酶(钠泵)、H^+-ATP 酶(质子泵)、RNA 多聚酶等。另有一些酶是否是精神药物的作用靶点还未有定论,如负责淀粉样前体蛋白(amyloid precursor protein,APP)剪切的 β 分泌酶(secretase)和 γ 分泌酶可能是促认知药的作用靶点,目前仍在研究阶段。

第三节 精神药物的遗传学基础

节前案例:基因多态性对药效学的影响

1. 男,40 岁,罹患重性抑郁症,使用文拉法辛治疗,剂量至 200mg/d。尽管已达足量足疗程治疗,依从性也较为理想,但无治疗获益。基因型检测提示,患者为 CYP2D6 超强代谢型(UM)个体。

2. 梅奥诊所的一项临床研究表明,CYP2D6 的 PM 型患者对于文拉法辛不耐受,服用 37.5mg/d 剂量的文拉法辛引发不良反应而停止用药。另一例采用文拉法辛治疗的抑郁症患者症状,常规剂量无改善,并出现不良反应,基因检测发现为 CYP2D6 的 PM 型突变,调整剂量到 37.5mg/d 症状显著缓解,不良反应消失。

一、精神药物基因组学

精神药物反应有个体差异是临床用药中的常见现象。在大量的临床研究和临床实践中均发现,不同患者之间,甚至是同一名患者,对精神药物的应答(包括疗效及副作用)均可能存在差异。如,在精神分裂症患者中,有 1/3 ~ 1/2 的患者对典型和非典型抗精神病药物的反应不佳;在抑郁症患者中,仅有 30% ~ 45% 的患者在足量、足疗程的抗抑郁症药物治疗下可以获得临床症状的完全缓解。再如前面提到的案例是遗传因素对抗抑郁药疗效影响最为显著的个案。导致药物治疗出现个体差异的原因,除了患者的年龄、性别、病理和生理状态及用药依从性等,遗传因素的差异性也被纳入重点关注的因素之一。目前,尚无预测患者治疗转归的工具,原因是导致这些差异的原因及其来源均不明确。著名精神药理学专家 Sheldon H. Preskorn 博士曾提出下列公式,试图对导致精神药物应答差异的原因进行阐述:

精神药物的临床应答 = 药物活性 × 靶部位的药物浓度 × 患者本身的生物学因素

从上面的公式可以看出,药物的药效学、药动学和患者本身的因素是影响药物临床应答的重要因子。在上述三个变量中,药物活性与药物与其受体(或其他靶位)的亲和力及药物本身的内在活性相关。药物在靶部位的浓度取决于其体内过程,即吸收、分布、代谢和排泄。患者本身的生物学因素则包括遗传因素、患者的年龄、疾病状态等。可见,遗传因素是影响精神药物最终药效发挥的重要因素之一。严格来讲,影响药效学的某些药物作用机制相关蛋白和影响药动学的部分药物代谢酶均存在遗传多态性。

遗传药理学(pharmacogenetics),又称药物遗传学、药物基因组学,研究遗传因素对药物反应影响的学科,主要研究遗传多态性如何导致药物应答的个体差异。遗传多态性(genetic polymorphism)是指同一群体中两种或两种以上变异类型并存的现象。在正常人群中,由于同一基因位点上多个不同等位基因作用而出现两种或两种以上遗传决定的基因型,如果每种基因型的发生频率超过1%,称为遗传多态性或基因多态性。单核苷酸多态性(single nucleotide polymorphism,SNPs)是指在基因组水平上由单个核苷酸的变异所引起的DNA序列多态性。它是人类可遗传的变异中最常见的一种,占所有已知多态性的90%以上。人体基因组约包含31.6亿个碱基对,编码约3万个基因。不同个体的DNA序列有99.9%相同,而人群中仅仅这0.1%的不同却可以编码300万个变异,导致疾病发生和药物反应的个体差异,研究后者的学科即为药物基因组学或遗传药理学。

遗传药理学认为,在临床药物治疗过程中,个体反应差异由遗传因素导致,遗传多态性可引起不同个体用药出现临床药物效应和毒性的差异,从而引起药物治疗效果的不同。遗传药理学的重大意义在于:为临床医生在药物种类的选择和剂量的确定上提供依据,最终实现精神疾病的个体化治疗。

二、基因多态性与精神药物效应及个体化治疗

遗传药理学是药理学与遗传学相结合发展起来的边缘学科,近年来发展迅速,为阐明精神药物反应个体差异的发生机制,已对药物代谢酶、转运体和药物靶点等的基因多态性进入了广泛而深入的研究。

(一) 药物代谢酶

药物代谢酶的遗传多态性在临床上非常重要,因为弱代谢者可因血浆浓度过高而导致未预料的副作用发生;超强代谢者可因血浆浓度低于有效浓度导致治疗失败。通过研究患者药物代谢酶的遗传多态性,可根据患者个体酶活性的大小来调整药物剂量,达到优化治疗的目的。

绝大多数精神药物的代谢均通过CYP450酶系。CYP450酶系是一类亚铁血红素-硫醇盐蛋白的超家族,在人类已发现有功能意义的同工酶约50种,并陆续发现了它们的多态性特征。其中,参与精神药物代谢的CYP450酶主要有4种:CYP2D6、CYP2C19、CYP3A4和CYP1A2。CYP2D6和CYP2C19的遗传变异很大,CYP3A4和CYP1A2的遗传变异较少。

1. CYP2D6　CYP2D6仅占肝脏CYP总量的1%~2%,但由其催化代谢的药物多达80多种,其中包括多种精神药物。根据CYP2D6酶活性的大小,人群中有超强代谢型(ultrarapid metabolizer,UM)、强代谢型(extensive metabolizer,EM)、中间代谢型(intermediate metabolizer,IM)和弱代谢型(poor metabolizer,PM)4种表型。强代谢型具有正常的代谢能力,超强代谢型、中间代谢型和弱代谢型的酶活性过高或过低,可导致血药浓度过低或过高,如有些药物在UM及PM患者体内的浓度差异可达数百倍,而影响药效和不良反应的发生。在不同种族的人群中,上述代谢型发生频率不同。如,非洲人群中,UM型达10%~20%,约40%的白种人为IM型突变,东亚人群也常见IM型,UM型较少见。中国人IM型最多,其酶活性低于EM型且不稳定,此类突变对多种精神科药物的代谢影响显著。

CYP2D6在许多抗抑郁药的代谢中发挥重要作用。文拉法辛主要通过CYP2D6代谢。如本节前临床案例,CYP2D6的基因多态性影响文拉法辛的代谢及给药后反应。对于CYP2D6的IM型和PM型患者,可改用不经过CYP2D6代谢的药物(如舍曲林或西酞普兰等)进行治疗。对于CYP2D6的UM型患者,文拉法辛的剂量应调整到常规剂量的150%或者换药治疗。其他抗抑郁药物如氟西汀、帕罗西汀、氟伏沙明、去甲替林也主要经CYP2D6代谢。

抗精神病药氟哌啶醇、氯丙嗪、利培酮和阿立哌唑主要经过CYP2D6代谢,除了受CYP2D6的影

响外,CYP3A4 对两者代谢也有影响。PM 型者应用常规剂量的利培酮常导致不良反应的发生以及因不良反应导致治疗终止,故应使用低剂量的利培酮。美国食品药品监督管理局(FDA)等机构建议对 CYP2D6 的 PM 型患者,阿立哌唑的推荐起始剂量应调整至常规剂量的 50%,再根据临床监测调整剂量,或换用不经 CYP2D6 代谢的药物(如奥氮平)。用于治疗儿童和青少年的注意缺陷多动障碍(ADHD)的托莫西汀也是 CYP2D6 的底物。

临床上可结合 CYP2D6 的基因型检测对患者制订个体化的治疗方案。基因检测的目的首先是要筛查慢代谢型以避免不良反应的发生,其次才是筛查超快代谢型以保证药物的有效性。

尤其需要指出的是,前面提到的都是药物通过 CYP2D6 将活性药物代谢为非活性物质的情况。如果药物经 CYP2D6 代谢,使非活性药物转化为活性物质,则结果恰好相反。对于 UM 者,常规剂量可能中毒,而对 PM 者则需增加剂量方可产生治疗效果。如可待因经 CYP2D6 代谢为活性物质吗啡。

2. CYP2C19 CYP2C19 也参与多种精神药物的代谢,且在不同人种中有较高的突变频率。PM 型在亚洲人群中常见,突变率高达 14% ~ 30%;UM 型在欧洲和非洲人群中常见。而且这种酶的催化作用呈底物剂量依赖性和基因剂量效应,即弱代谢型和强代谢型对药物处置有明显差异。

抗抑郁药阿米替林、氯米帕明、西酞普兰、艾司西酞普兰、舍曲林主要通过 CYP2C19 进行代谢。其中,西酞普兰尤为明显。PM 型患者使用上述药物,由于酶活性降低,导致血药浓度升高,药物在体内蓄积,易引发不良反应。曾有服用西酞普兰后出现 QT 间期延长、恶心、呕吐以及嗜睡等不良反应的报道。对于 UM 型患者,由于 CYP2C19 酶活性增强,药物代谢加快,可能影响药物的疗效。阿米替林和氯米帕明除经 CYP2C19 代谢外,受 CYP2D6 的影响也较大,所以在调整药物剂量时,需同时考虑这两种基因型的影响。美国 FDA 于 2005 年批准了对 CYP2D6 和 CYP2C19 的基因检测,用于指导用药,并发布了部分精神药物的用药建议(表 2-3)。

3. CYP1A2、CYP3A4 和 CYP2C9 这三种同工酶也参与一些精神药物的代谢。氟伏沙明、氯氮平、奥氮平等主要经 CYP1A2 代谢。但 CYP1A2 的活性受环境因素影响很大。如,有研究发现,CYP1A2 酶活性与奥氮平体内代谢不相关,故以 CYP1A2 基因型调整用药方案似难实现。喹硫平等可经 CYP3A4 代谢;经 CYP2C9 代谢的精神药物较少。氟西汀是 S 对映体和 R 对映体的外消旋混合物,前者活性略强于后者。CYP2D6 和 CYP2C9 分别负责 S 对映体和 R 对映体的去甲基化代谢。对于代谢产物,其 S 对映体的活性是 R 对映体的 20 倍。因此,对于服用氟西汀的患者,可以先检测 CYP2D6 的基因型,如果结果为强代谢型,则可以不必再检测 CYP2C9 的基因型。如果 CYP2D6 为慢代谢型,则 CYP2C9 的基因检测尤为重要。如果某患者 CYP2C9 和 CYP2D6 均为慢代谢型,则禁用氟西汀。

表 2-3 与精神药物密切相关的 CYP450 代谢酶及治疗建议

CYP450	精神药物	代谢类型	治疗建议
CYP2D6	文拉法辛、氟西汀、帕罗西汀、氟伏沙明、去甲替林、氟哌啶醇、氯丙嗪、利培酮、阿立哌唑	UM	起始剂量增加(部分增加 50%),再根据 TDM 调整;或改用不经 CYP2D6 代谢的药物。
		PM	起始剂量减少(部分减少 50%),再根据 TDM 调整;或改用不经 CYP2D6 代谢的药物。
CYP2C19	西酞普兰、丙米嗪、舍曲林、阿米替林、艾司西酞普兰	UM	起始剂量增加(部分增加 50%),再根据 TDM 调整;或改用不经 CYP2C19 代谢的药物。
		PM	起始剂量减少(部分减少 50%),再根据 TDM 调整;或改用不经 CYP2C19 代谢的药物。

(二)药物转运体

药物反应个体差异不仅表现在药物代谢方面。细胞生物膜上的转运蛋白(也称转运体)也有重要作用,尤其是外排型转运蛋白。精神药物的作用靶点大多位于脑内,需在作用部位达到一定的浓度方可发挥效应。能否在靶部位达到有效浓度与转运体密切相关。如 P 糖蛋白、神经递质 5-HT 转运体、多巴胺转运体和谷氨酸转运体。

1. P 糖蛋白(P-glycoprotein,P-gp) P 糖蛋白,又名 ABCB1(ATP-binding cassette transporter B1)转运体、多药耐药蛋白 1(multidrug resistance 1,MDR1),是由 MDR1 基因编码的 ATP 依赖性膜蛋白,广泛存在于包括血-脑屏障在内的多种器官中,参与药物的转运和吸收。能够将细胞内化合物逆浓度梯度转运至细胞外,将进入脑脊液内的某些药物泵出,使脑内药物浓度降低,某种程度上影响精神药物的药效。人体中 MDR1 的基因多态性影响精神药物的临床应答,不同基因位点的突变可导致 P-gp 的转运功能改变,从而影响脑内药物浓度和药效。

MDR1 基因多态性影响某些抗抑郁药的药效和不良反应。西酞普兰、阿米替林、帕罗西汀、文拉法辛均为 P-gp 的底物。有临床研究发现,服用上述药物的抑郁症患者中,MDR1 基因突变患者症状缓解率较非突变患者高,随着治疗时间的延长效应更加明显。也有研究表明,MDR1 基因多态性可能与 SSRIs 类药物的不良反应相关,这可能与 MDR1 基因突变导致的脑内药物浓度相对较高有关。P-gp 也参与抗精神病药奥氮平、利培酮、喹硫平的转运。在 MDR1 基因突变者,上述三种药物对精神症状的改善更加显著。

2. 5-HT 转运体 神经递质 5-HT 与其受体结合发挥作用后迅速解离,解离后的 5-HT 大部分被突触前膜 5-HT 转运体(serotonin transporter,SERT)摄取并进入囊泡内储存。目前应用最广泛的抗抑郁药选择性 5-HT 再摄取抑制剂(SSRIs)的作用靶点即为 SERT。SERT 由 *SLC6A4* 基因编码表达,因此,SSRIs 与 *SLC6A4* 基因多态性的相关性研究最多。有研究表明,*SLC6A4* 基因启动子区的基因多态性与 SSRIs 的临床应答和不良反应相关。启动子区有 S 型和 L 型两种等位基因,二者相比,L 型基因的转录产物更多,因此,SERT 的转运活性也更高,导致突触间隙内 5-HT 水平更低。有报道,该基因与氟伏沙明的疗效差相关。另外,*SLC6A4* 基因第二内含子的数目可变串联重复序列(Variable Number of Tandem Repeats,VNTR)多态性也与 SSRIs 的临床应答和不良反应相关。

3. 多巴胺转运体 多巴胺转运体(dopamine transporter,DAT)是位于中枢多巴胺能神经元突触前膜的一种转运蛋白。当 DA 与其受体结合产生效应后,DAT 对释放到突触间隙的 DA 进行再摄取,由此调节多巴胺在突触间隙的浓度,影响多巴胺受体的激活程度、时间和范围,中止神经细胞间的信息传递。皮质下突触中的多巴胺基本是靠 DAT 终止活性。编码 DAT 的基因是 *SLC6A3*,研究较多的多态性位点是一段位于 3 非编码区的长度为 40bp 的 VNTR。有研究表明,与携带 9 个重复序列者相比,携带 10 个重复序列的纯合子人群对抗抑郁药物的应答更优。

4. 谷氨酸转运体 中枢兴奋性神经递质谷氨酸从神经末梢释放后,可通过位于突触前膜和神经胶质细胞上的谷氨酸转运体(glutamate transporter,GLUT)摄取而失活。谷氨酸转运体分为囊泡型谷氨酸转运体(vesicle glutamate transporter,VGLUTs)和质膜型谷氨酸转运体(excitatory amino acid transporter,EAATs),其中脑内约 95% 的谷氨酸摄取由后者的亚型之一 EAAT2 完成。编码 EAAT2 的基因是 *SLC1A2*,其中 rs4354668 多态性位点与双相情感障碍的治疗相关,锂盐治疗对 T 等位基因纯合子效果较好。另两个多态性位点 rs12800734 和 rs1954787 与抗抑郁药物的疗效相关。(注:rs 表示单核苷酸多态性,是 NCBI 基因数据库对 SNP 的识别编号。)

(三)药物靶点

多数精神药物进入细胞内与神经递质类受体结合而发挥药理作用。编码受体基因的多态性或突变可导致受体数量及亲和力改变,从而影响药物效应和不良反应。与精神药物关系最为密切的是多巴胺受体和 5-HT 受体基因。如,非典型抗精神病药物与 5-HT 受体(如 5-HTR$_{1A}$、5-HTR$_{2A}$、5-HTR$_{2C}$)以及多巴胺受体(如 D$_1$R、D$_2$R、D$_3$R)等具有较高的亲和力,对其具有阻滞作用;可拮抗 5-HT、多巴胺等神经递质,通过多种作用机制治疗精神分裂症。

1. 多巴胺受体基因 对多巴胺 D$_2$ 受体多态性研究较多的是 rs1801028 和 rs1800497,这两个位点与抗抑郁药物的疗效或体重增加的不良反应相关。D$_2$ 受体是所有抗精神病药的作用位点。有研究表明,D_2受体的基因多态性与氟哌啶醇的疗效、抗精神病药的抗焦虑作用以及典型抗精神病药的不良反应相关。D_2受体启动子区基因多态性位点(-141C Ins/Del,插入/缺失)与抗精神分裂症药物引起的肥胖相关。研究表明,携带有 Del 等位基因的患者使用抗精神分裂症药物(奥氮平、利培酮)引起的肥胖显著高于 Ins/Ins 基因型携带者。另一项研究表明携带有 Ins/Ins 基因型的首次发作的精神分裂症患者,对抗精神分裂症药物的临床反应更快。

D_3的多态性位点为 rs6280,其 G 等位基因携带者对非典型类抗精神病药物的应答较好,但发生迟发性运动障碍的风险也较高。D_3受体基因的 Ser9Gly 多态性与迟发性运动障碍和锥体外系副作用(EPS)相关;亦与精神分裂症患者的眼动紊乱强度相关。D_4在外显子区域有一段 VNTR,携带 4 个重复序列的纯合子人群服用哌甲酯的效果优于携带 7 个重复序列的纯合子患者。

2. 5-HT 受体基因　5-HT 受体分为 5-HT_1、5-HT_2、5-HT_3三种亚型,每种亚型又可分为 A、B、C、D 等几种亚型。基因多态性研究较多的受体为 5-HT_{1A}、5-HT_{2A}、5-HT_{2C},其编码基因分别为 *HTR1A*、*HTR2A*、*HTR2C*。*HTR1A* 在基因启动子-1019 位置 C 突变成 G,即 C(-1019)G 多态性可导致 SSRIs 药效降低。*HTR2A*-1438G/A(rs6313)中的 A 基因可导致基因表达上调,对抗抑郁药物的应答较好,不良反应较少。5-*HTR2A*(rs7997012 G/A)SNP 位点与奥氮平引起的不良反应相关,该位点发生突变使服用奥氮平发生中毒和严重不良反应的风险显著增加。5-*HTR2C*-759C/T(rs3813929)C 基因携带者对抗抑郁药物的应答较好,但体重增加的风险更高。5-*HTR2C* 基因启动子区 2 个 SNP 位点(-759C > T、-697G > C)可能与抗精神病药如奥氮平导致的体重增加有关。氯氮平与许多 5-羟色胺受体亚型有亲和力,特别是 5-HT_{2A}和 5-HT_{2C}受体。5-HT 受体基因是氯氮平疗效研究的一个重要候选基因。

(四) 其他基因多态性

儿茶酚胺氧位甲基转移酶(COMT)是将多巴胺分解失活的重要代谢酶之一,负责终止前额叶皮质中多巴胺的功能。研究较深入的 COMT 基因的多态性位点是 rs4680,该多态性位点位于基因的第 4 外显子上出现一个碱基的错义突变,由 G 突变为 A,可导致蛋白质第 158 位的缬氨酸突变成蛋氨酸,酶活性下降。携带 G 等位基因的患者对典型抗精神病药物的反应较好,而携带 A 基因的患者对非典型抗精神病药物反应更佳。

人类白细胞抗原(HLA)基因多态性也与某些药物应答相关。研究表明,HLA-B(158T)和 HLA-DQB1(126Q)基因多态性与氯氮平导致的严重不良反应粒细胞缺乏症相关。携带此二种风险基因的患者,使用氯氮平引发粒细胞缺乏症的风险增加,故应禁止使用氯氮平。

有研究提示,在阿尔茨海默病药物治疗中,*ApoE* 等位基因 ε2、ε3、ε4 与药物疗效有一定相关性。用他克林治疗携带 *ApoE4* 基因的患者,80% 的患者病情出现改善;而未携带该基因的患者,反而有 60% 出现病情恶化。

迄今为止,经美国 FDA 批准,已经将 70 余种药物贴上了遗传标签,其中包括多种精神药物。遗传标签用于指示不同基因型的临床患者在应用药物时对疗效和毒性的预测作用。标志着遗传药理学的研究结果已经现实地转化为实现个体化药物治疗的有力工具。

精神药物的个体化给药需将 TDM 与遗传药理学紧密结合。对于临床应答不佳的患者,首先通过检测药物代谢酶(或转运体,或靶点蛋白)的基因型确定遗传变异的来源和应答差异的原因。然后监测血药浓度,根据患者体内药物浓度确定治疗药物和调整用药剂量。事实上,"个体化治疗"这一主题并不算新颖,早在 100 多年前,Claude Bernard 即警告医生,需意识到每位患者都是独一无二的,而他们的独特性也可能随着时间的流逝而变化。需要指出的是,"个体化治疗"的概念并不仅仅建立在遗传差异的基础上,患者所处的生理状态,包括年龄、共病、联用药物等均须加以考虑。临床医生应根据自己的知识和经验,综合考虑所有导致个体间及同一个体间应答差异的来源。即便是在差异化原因尚未充分阐明的情况下,也要尽量通过遗传背景的检测和 TDM 等手段,不断优化治疗方案。

伴随基因组学、蛋白质组学以及生物信息学的迅猛发展,4P 个体化医学模式成为当今医学发展的重要趋势和方向:进行疾病的预测(predictive)和早期干预(preventive)、根据疾病发生和发展有关的遗传背景及相关因素,设计个体化(personalized)治疗方案,促进患者的主动参与(participatory)和新药的开发。遗传药理学在其中将发挥重要作用。相信随着基础研究和转化医学的不断进步,将找到更多更确切的预测药物安全性和有效性相关的遗传标记,个体化用药基因检测的临床模式也将逐渐完善。在个体化医学(personalized medicine)的指导下,精神科医生可以根据患者的遗传背景选择最合理的精神药物和最合适的用药剂量,针对不同患者制定个性化的用药方案。

本章小结:

1. 神经元的基本结构是胞体和突起。树突负责接受来自其他神经元的信号,胞体是各种输入信息的整合器,轴突负责信息的输出。神经元的基本功能是合成和转运蛋白质,由多种细胞器协同完成,以实现脑的高级精神活动。

2. 神经递质是神经传递中的重要"信使"。与精神疾病发病机制和精神药物治疗作用相关的神经递质有6种:5-羟色胺、多巴胺、去甲肾上腺素、乙酰胆碱、谷氨酸和 γ-氨基丁酸(GABA)。

3. 突触传递是神经元之间信息传递的主要方式,提高突触可塑性有利于认知障碍等精神疾病的治疗。神经回路是脑内信息处理的基本单位。皮质-皮质回路和皮质-纹状体-丘脑-皮质回路与精神活动的发生密切相关。与精神药物相关的重要脑区和脑内的神经投射是精神药理学的解剖基础。

4. 信号转导是由神经递质促发的复杂的分子级联过程。细胞外信号首先由受体识别,通过信号转换,细胞内产生第二信使(如 cAMP),通过胞内信号转导物(如蛋白激酶)引发基因开关的启动,导致效应蛋白的活化,从而引发细胞应答。精神药物可以作用于上述化学传递的每一个步骤。

5. 目前已知的精神药物的作用靶点包括:受体、转运体、离子通道和酶。其中,大约1/3的精神药物以 G 蛋白偶联受体为作用靶点,约1/3精神药物以神经递质的转运体为作用靶点,还有约1/3的精神药物作用靶点为离子通道和酶。其中以酶为靶点的精神药物大概占10%。

6. 5-HT 受体是抗抑郁药和抗精神病药的主要作用靶点;DA 受体是抗精神病药的主要靶点;NE 受体是抗抑郁药的主要靶点;ACh 受体是促认知药的主要靶点;谷氨酸 NMDA 受体是促认知药和抗精神病药的主要靶点,谷氨酸 AMPA 受体是抗癫痫药的主要靶点。GABA 受体是抗焦虑药和镇静催眠药的主要靶点。

7. 5-HT 转运体和 NE 转运体是抗抑郁药的主要作用靶点;DA 转运体和 NE 转运体是精神兴奋药的主要靶点。

8. 电压门控 Na^+ 和 Ca^{2+} 离子通道是抗癫痫药的主要作用靶点;配体门控离子通道即离子通道偶联受体,如 ACh-N 受体、$GABA_A$ 受体和 $GABA_C$ 受体、$5-HT_3$ 受体、谷氨酸 NMDA 受体和 AMPA 受体,它们与精神药物的关系已如前述。

9. 单胺氧化酶(MAO)是抗抑郁药的主要作用靶点;乙酰胆碱酯酶(AChE)是促认知药的主要靶点;糖原合成酶激酶(GSK3)可能是锂盐和其他心境稳定剂的作用靶点。

10. 患者的基因多态性是精神药物应答出现个体差异的重要因素。遗传药理学的重大意义在于:为临床医生在药物种类的选择和剂量的确定上提供依据,最终实现精神疾病的个体化治疗。

11. 药物代谢酶(主要是 CYP2D6 和 CYP2C19)、转运体(P 糖蛋白、5-HT 转运体、多巴胺转运体和谷氨酸转运体)和药物靶点(主要是 DA 受体和 5-HT 受体)的基因多态性与精神药物效应密切相关,它们的基因型检测有利于指导用药个体化。

本章学习目标:

【掌握】精神药物的作用靶点。
【熟悉】精神药物的遗传学基础。

【了解】精神药物的神经科学基础。

 思考题：

1. 精神药物的作用靶点有哪些？各类精神药物的主要作用靶点是什么？

2. 精神药物基因组学的重要意义是什么？哪些基因多态性与精神药物密切相关？若患者基因型检测显示为 CYP2D6 弱代谢者,通常如何调整药物剂量？

（李丽波）

第三章

抗精神病药

精神病(psychosis)不是独立的一种特定精神疾病,而是一系列症状群,包括幻觉、妄想、紊乱的言语和行为、现实检验歪曲等症状。精神病性障碍(psychotic disorders)指具有精神病性症状的一类疾病,比如精神分裂症、分裂型障碍、妄想性障碍、急性短暂性精神病性障碍、分裂情感性障碍及脑器质性精神障碍等都可以精神病性症状为主或病程中出现精神病性症状;此外,双相情感障碍和抑郁障碍的病情严重者在发作高峰期也可出现幻觉、妄想或紧张性症状等精神病性症状。

精神病性障碍的病因复杂,来自双生子、寄养子的研究结果肯定了遗传因素的重要性,其他研究也证实了致病基因的表达受到环境或后天因素的调节,例如已证实精神分裂症患者同卵双生子的同病率仅为46%～53%,宫内病毒感染、营养不良、产伤或围生期并发症是精神分裂症发病的相关因素,而基因和环境因素之间如何相互作用仍然机制不明。心理社会因素则在疾病的发生和发展中起到诱发和促进作用。精神障碍的发病机制很复杂,是多因素作用的结果,神经生化方面的研究有很重要的积极意义,尤其是神经递质假说在相当长一段时间内占据主导地位,例如精神分裂症的发病机制主要是脑多巴胺(dopamine,DA)能系统功能紊乱,脑5-羟色胺(serotonin,5-HT)能、谷氨酸能和胆碱能系统都可能参与其病理生理过程。

抗精神病药(antipsychotics)是指临床主要用于治疗精神分裂症和其他精神病性障碍的一类药物。这类药物,通常在治疗剂量时,并不影响意识和智能,但能有效地控制和缓解各种精神病理改变引起的兴奋冲动以及行为紊乱和幻觉妄想等精神病性症状,有些还可以部分改善被动退缩等阴性症状,并能预防症状复发。尽管抗精神病药主要用于精神分裂症的治疗,但尚不能认为这类药物是抗精神分裂症药,如某些抗精神病药,也具有较强的抗躁狂作用,可用于双相情感障碍的治疗,某些抗精神病药也具有弱的抗焦虑和抗抑郁作用,还可用于治疗抽动秽语综合征和广泛性发育障碍的行为问题。本章将介绍抗精神病药的历史和分类、药代动力学特征、药理作用和作用机制、目前临床上常用的抗精神病药及其临床应用和合理使用、抗精神病药的不良反应及安全性和耐受性。

- Schizophrenia is the most important in psychotic disorder, which is associated with excessive dopaminergic activity in the brain. There may be receptor supersensitivity and overproduction of dopamine(DA) in the brain. Meanwhile, current research indicated a likely role for other neurotransmitters in schizophrenia, including 5-HT, GABA and glutamine.

- Antipsychotic drugs(also called neuroleptic drugs, or major tranquilizers) produce a general improvement in the symptoms of schizophrenia, but are also effective in other psychotic states, such as manic states and delirium.

- First-generation antipsychotics(traditional neuroleptic drugs) exert their antipsychotic effect by interfering with dopamine transmission at D_2-receptors in the mesocortical and mesolimbic systems. In contrast, the newer second-generation antipsychotics(atypical antipsychotic drugs) appear to own their unique activity to block the serotonin receptors or selectivity for D_2-receptors.

第一节 抗精神病药的历史和分类

20 世纪 50 年代初,在临床实践中偶然发现氯丙嗪(chlorpromazine)可以治疗躁狂症和精神分裂症,此后氯丙嗪被用作抗精神病药,作为第一个治疗精神障碍的合成药物,氯丙嗪的出现开创了现代精神药物治疗的新纪元。氯丙嗪是在寻找异丙嗪类吩噻嗪化合物过程中被合成出来,最初用于麻醉,1952 年法国外科医生 Henri 给手术前的患者服用氯丙嗪,发现其能显著减轻患者的紧张和焦虑,随后法国的精神病学家 Delay 和 Deniker 首次将其试用于治疗精神病和兴奋激越患者并取得突出的效果。之后又不断引入了其他以 DA 受体拮抗作用为主的经典抗精神病药。随着对精神障碍的病因学及生物学研究的深入探讨,抗精神病药治疗迅速发展,研发出来更多不同作用机制的精神药物,在 90 年代后,逐渐推出了其他一些新型非典型抗精神病药物。至今已有上百种曾先后应用于临床,目前较为常用的大约有二三十种。其中 1959 年合成的氯氮平受体作用最为复杂,临床疗效强、安全性相对较差,该药一直在新型抗精神病药开发过程中作为化学结构或治疗靶标的最佳参照。近年来,其他不同作用机制的抗精神病药物也在研发中,目前作用于中枢氨基酸能或胆碱能的新型抗精神病药的开发已进入临床试验阶段。

抗精神病药目前主要分为第一代和第二代,其他分类包括化学结构分类、效价分类和药理作用分类等。化学结构分类对药物开发和临床应用均有意义;如果某个抗精神病药在充足剂量、充足疗程下效果不佳,则可以换用不同化学结构的药物。效价分类有助于描述药物副作用与剂量的关系,临床可以根据此特点选择药物。抗精神病药分类见表 3-1。

表 3-1 常用抗精神病药物的分类、主要副作用特点及剂量范围

分类及药名	锥体外系反应	催乳素升高	自主神经反应	体重增加	等效剂量(mg)*	剂量范围(mg/d)
第一代抗精神病药物						
吩噻嗪类(phenothiazines)						
氯丙嗪(chlorpromazine)	中	中	中	中	100	200~600
奋乃静(perphenazine)	中	中	低	低	10	16~48
三氟拉嗪(trifluoperazine)	高	中	低	低	5	10~30
氟奋乃静(fluphenazine)	高	中	低	低	2	5~20
癸氟奋乃静(fluphenazine decanoate)	高	中	低	低	—	12.5~50mg/2w
哌泊噻嗪棕榈酸酯(pipotiazine palmitate)	高	中	低	低	—	50~100mg/4w
硫利达嗪(thioridazine)	低	低	高	中	100	200~600
硫杂蒽类(thioxanthenes)						
氯普噻吨(chlorprothixene)	低	低	中	中	50	50~400
硫噻吨(thiothixene)	高	中	低	低	5	5~30
丁酰苯类(butyrophenones)						
氟哌啶醇(haloperidol)	高	中	无	低	2	5~20
癸氟哌啶醇(haloperidol decanoate)	高	中	无	低	—	50~200mg/4w
五氟利多(penfluridol)	高	中	低	低	—	20~100mg/w

续表

分类及药名	锥体外系反应	催乳素升高	自主神经反应	体重增加	等效剂量（mg）*	剂量范围（mg/d）
苯甲酰胺类（benzamides）						
舒必利（sulpiride）	低	高	低	中	200	600~1200
二苯氧氮平类（dibenzoxazepine）						
洛沙平（loxapine）	高	中	中	低	10	20~100
第二代抗精神病药物						
苯异噁唑类（benzisoxazole）						
利培酮（risperidone）	中	高	低	中	1	2~6
注射用利培酮微球	中	高	低	中	—	25~50mg/2w
帕利哌酮（paliperidone）	中	高	低	中	1.5	3~12
棕榈帕利哌酮（paliperidone,palmitate）	中	高	低	中	—	参照药品说明书
苯异硫唑类（benzisothiazole）						
齐拉西酮（ziprasidone）	低	低	无	无	40	80~160
二苯二氮䓬类（dibenzodiazepines）						
氯氮平（clozapine）	无	无	高	高	50	150~450
奥氮平（olanzapine）	低	低	低	高	5	10~20
二苯硫氮䓬类（dibenzothiazepine）						
喹硫平（quetiapine）	无	无	中	中	100	300~750
喹诺酮类（quinolinone）						
阿立哌唑（aripiprazole）	低	无	无	无	5	10~30
苯甲酰胺类（benzamidcs）						
氨磺必利（amisulpride）	低	高	低	低	200	50~1200

* 相对于氯丙嗪100mg的等效剂量,即效价的通俗表述。

一、第一代抗精神病药

第一代抗精神病药（first-generation antipsychotics,FGAs）又称传统或典型抗精神病药（traditional or typical antipsychotics）、神经阻滞剂（neuroleptics）、多巴胺受体阻断剂（dopamine receptor blockers）等。包括：①吩噻嗪类,如盐酸氯丙嗪、奋乃静、盐酸氟奋乃静、硫利达嗪、盐酸三氟拉嗪及长效制剂癸氟奋乃静、哌泊噻嗪棕榈酸酯等；②丁酰苯类,如氟哌啶醇及其长效制剂、五氟利多等；③硫杂蒽类,如氯普噻吨；④苯甲酰胺类,如舒必利等。其主要药理作用为阻断中枢多巴胺 D_2 受体,其他尚可阻断肾上腺素能 α 受体、胆碱能 M_1 受体、组胺能 H_1 受体等。这些药物对精神分裂症患者的幻觉妄想等阳性症状相当有效,治疗中可产生锥体外系综合征和催乳素水平升高等副作用。

第一代抗精神病药可进一步按临床作用特点分为低效价、中效价和高效价三类（可用相对于氯丙嗪100mg的等效剂量描述）。低效价类以氯丙嗪为代表,镇静作用强、抗胆碱能作用明显、对心血管和肝脏影响较大、锥体外系副作用较小、治疗剂量较大。中效价和高效价类分别以奋乃静和氟哌啶醇等为代表,对幻觉妄想症状作用突出、镇静作用较弱、对心血管和肝脏毒性小、锥体外系副作用较大、治疗剂量较小。

第一代抗精神病药主要适应证有精神分裂症和分裂情感性精神病、分裂样精神病、躁狂发作、躯体疾病或精神活性物质所致的精神病性症状、妄想性障碍等。其局限性为:①不能改善患者的认知功能;②对精神分裂症阴性症状一般疗效不佳,甚至可引起阴性症状;③部分患者的阳性症状不能有效缓解;④引起锥体外系和迟发性运动障碍等不良反应较多;⑤患者依从性较差。

二、第二代抗精神病药

第二代抗精神病药(second-generation antipsychotics)又称非传统抗精神病药、非典型抗精神病药(atypical antipsychotics)。除了阻断多巴胺受体外,还具有较强的5-羟色胺2(5-HT_2)受体阻断作用,因此曾称为5-羟色胺和多巴胺受体拮抗剂(serotonin-dopamine antagonists,SDAs),它们对中脑边缘系统的作用比对纹状体系统作用更具有选择性。

这类药物目前按药理作用可以进一步分为四类:①5-羟色胺和多巴胺受体阻断剂,如利培酮、帕利哌酮、齐拉西酮;②多受体作用药(multi-acting receptor targeted agents,MARTAs),如氯氮平、奥氮平、喹硫平、左替平;③选择性 D_2/D_3 受体阻断剂,如氨磺必利;④多巴胺受体部分激动剂,如阿立哌唑。第二代药物在治疗剂量时,通常较少或不产生锥体外系症状和催乳素水平升高(后者除外利培酮、帕利哌酮和氨磺必利),但部分药物的体重增加和糖脂代谢异常的发生更多见。

第二代抗精神病药对第一代抗精神病药的适应证同样可以应用,避免了第一代抗精神病药的某些缺点,对精神分裂症患者的阳性症状和阴性症状均有一定疗效,较少影响认知功能,有利于患者回归社会,因此应用日益广泛,有取代第一代药物的趋势。但也有其缺点,主要是:①某些第二代抗精神病药的不良反应较多而严重,如氯氮平的心脏和血液毒性、体重增加和糖脂代谢异常等;②部分患者疗效仍不理想。

第二节 第一代抗精神病药

一、药代动力学特征

(一) 吸收和分布

许多抗精神病药的吸收过程是不稳定的,影响药物吸收的因素亦难以预测和估计。特别是口服给药,血药浓度个体差异较大。氯丙嗪片剂口服后,在经过胃、肠、肝脏进入体循环的过程中,产生所谓的"首过效应"(first pass effect),大约2/3 的母体药物被代谢掉,进入体循环的不足1/3。口服氟哌啶醇的首过效应没有氯丙嗪明显。液体制剂可以提高生物利用度。但是,价格较高,且使用不便。口服单剂量吩噻嗪类药物和氟哌啶醇,血药浓度达峰时间约为2~4 小时。非胃肠给药(如肌内注射)可以避免胃肠、肝脏的首过效应。血药浓度达峰时间明显缩短,为15~30 分钟,可以提高生物可利用度10 倍左右。其临床理想的血药浓度期望值为口服给药的3~4 倍,因此临床肌内注射剂量较之口服剂量应该减少3~4 倍为宜。胃肠对氯丙嗪的吸收易受食物和合并用药的影响,口服胶体抗酸剂可以降低抗精神病药的胃肠吸收。抗胆碱能作用强的药物(如硫利达嗪)可以影响药物自身的胃肠吸收。但是,具有抗胆碱能作用的抗震颤麻痹药是否降低抗精神病药的胃肠吸收尚有争论。

大多数抗精神病药属于高脂溶性化合物,可以与组织细胞膜、脂肪和血浆蛋白相结合。与血浆蛋白的结合率一般在85% 以上,表观分布容积高达20L/kg。高脂溶性的抗精神病药容易通过血-脑屏障并蓄积在脑组织中。某些抗精神病药(如氟哌啶醇)脑内药物浓度比血药浓度高出10 倍之多。由于抗精神病药高脂溶性、高膜结合、高血浆蛋白结合的特性,药物不但在脑组织中蓄积,而且在肺、眼睛、皮肤以及其他供血丰富、含脂高的组织中蓄积。尤其是低效价高剂量反复给药后,药物蓄积更加明显。因此,一旦患者超大剂量使用了抗精神病药,试图通过血液透析的方法来清除血液中的药物,其可能性很小。

硫利达嗪和美索达嗪(硫利达嗪主要的活性代谢产物)属于极性或水溶性化合物,与血浆蛋白结合率较低。苯甲酰胺类(如舒必利)亦属于水溶性化合物,通过血-脑屏障比较困难。一般来讲,较容易通过血-脑屏障的抗精神病药亦容易进入胎儿血液循环和母乳中。但是,较难通过血-脑屏障的药物是否亦难以通过胎盘障碍尚不清楚。

(二)代谢和排泄

抗精神病药最重要的代谢部位是肝脏,主要的代谢途径是肝微粒体酶对药物的氧化过程。葡萄糖醛酸与药物或药物的代谢产物相结合的过程是另一条重要的药物生物转化途径。抗精神病药在肝脏生成许多已知的或未知的、具有药理活性或不具有药理活性的代谢产物。其中大多数氧化代谢物不具有药理活性。少部分代谢产物具有母体药物的神经精神药理活性。重要的活性代谢产物有:7-羟氯丙嗪、美索达嗪、7-羟去甲洛沙平、N-去甲氯氮平、9-羟利培酮以及几种N-去甲基化吩噻嗪类代谢产物等。与高效价低剂量的抗精神病药相比,在相同剂量治疗数周后,氯丙嗪和其他吩噻嗪类药物血药浓度较低,同时低效价抗精神病药对胃肠运动的作用,影响了自身药物吸收亦是血药浓度低的原因之一。因此,低效价高剂量的抗精神病药对自身诱导肝脏代谢作用较弱。

氯丙嗪的代谢产物中至少有10~12种可在人血浆中或人尿中检测到,并可做定量分析,其中包括2-去甲氯丙嗪(nor-2-chlorpromazine),氯吩噻嗪(Chlorophenothiazine),甲基化、羟基化和去烷基化的代谢产物以及与葡萄糖醛酸结合的羟基化合物。硫利达嗪和氟奋乃静的代谢产物和药代动力学与氯丙嗪基本一致,其主要代谢产物包括N-去甲基化、环的羟基化以及硫氧化产物。美索达嗪是硫利达嗪重要的具有药理活性的代谢产物。

硫杂蒽类的生物转化与吩噻嗪类基本相同。但是,硫杂蒽类以硫的氧化代谢产物为主,而环的羟化代谢产物比较少见。硫杂蒽类和吩噻嗪类的两类哌嗪衍生物的代谢过程基本上与氯丙嗪相同。然而,两类哌啶衍生物环的羟化过程各有特点。

氟哌啶醇和其他丁酰苯类药物主要是通过N-去烷基作用分成两个无活性代谢产物。然后,与葡萄糖醛酸形成复合物。氟哌啶醇所有的代谢产物均无药理活性。但是,经酮基还原反应形成的羟化氟哌啶醇,可以经过再次氧化转化为氟哌啶醇,而显示出抗精神病药的药理活性。

所有抗精神病药的药代动力学模型均属于多房室模型。药物从血浆中清除一般包括三个时相:①α时相,即快速分布相。抗精神病药迅速地从血液中进入组织中。半衰期约为2小时;②β时相,即慢速排泄相。抗精神病药及其代谢产物通过尿、胆汁等排出体外,许多抗精神病药经肝脏代谢后,其代谢产物水溶性增加,故比母体药物更容易经肾排出。β时相的半衰期约为20~30小时;③终末相,半衰期可延滞60小时左右。从上述三个时相可以看出,抗精神病药血浆消除过程并非呈对数直线函数关系,其半衰期明显地随时间延长而增加。如氟哌啶醇终末相的消除半衰期可达一周之多。消除速率缓慢,加之抗精神病药组织中高浓度的安全范围较大,为临床上一次顿服日剂量提供了理论基础。一旦患者适应了抗精神病药初始的副作用,就可以实行一次顿服日剂量的给药方法。

长效制剂,如脂肪酸酯化的氟奋乃静其消除半衰期更长,口服盐酸盐制剂消除半衰期不过10~20小时,而癸氟奋乃静为3~4天,庚酸酯则为7~10天。当酯化的抗精神病药注射给药时,大量游离的氟奋乃静被释放,易致神经系统副作用。

抗震颤麻痹药常与抗精神病药合用,二者相比,前者比后者消除速率更快,并且前者安全范围小。因此,抗震颤麻痹药宜一日多次给药,在停用抗精神病药后,应该继续给药数天。

抗精神病药的平均消除半衰期大约为10~40小时,一般来讲,血浆中药物的消除速率比组织中(如中枢神经系统)药物的消除速率要快,游离型抗精神病药比结合型抗精神病药(与脂肪、细胞膜、蛋白结合)的消除速率要快。但是,抗精神病药在人脑组织的消除半衰期至今并不清楚。在动物实验中,动物脑组织中的药物浓度用目前最灵敏的方法都检测不到的时候,抗精神病药的行为效应仍然存在。单一小剂量的氟哌啶醇所致大鼠神经阻滞作用可持续一个多月。这种现象提示机体内存在一个药物小池(drug pool),慢性解离、释放蓄积的抗精神病药。抗精神病药在体内的蓄积作用和消除速率缓慢过程可能与精神病患者停药后,病情呈缓慢恶化、反复发作的趋势有关。

年龄和遗传因素是影响抗精神病药代谢类型和消除速率重要的因素。遗传基因对肝微粒体酶的影响,在药物代谢上表现出快速型和缓慢型两种。胎儿、婴儿和老年人代谢和排泄能力下降,对抗精神病药物更加敏感,然而儿童排泄和代谢能力均比成年人强。因此,老年人用药剂量相对来讲应该减少,而儿童抗精神病药的有效剂量不一定要过份地低于成年人。

（三）血药浓度和临床疗效

动物实验表明,抗精神病药总的血浆药物浓度与脑组织中药物水平以及动物的行为效应关系密切。因此,研究抗精神病药总的血药浓度或活性代谢产物血浆水平与疗效的关系具有重要的意义。但是,迄今为止,尚无令人满意的结果。其原因有下列几点:①实验技术的限制:绝大多数抗精神病药血药浓度太低(ng/ml),无论是化学分析技术(如高效液相色谱法等)还是生物学分析技术(如放射受体结合分析法)均有一定的限制,难以满足需要;②药物代谢产物的复杂性;③临床诊断不一致,疗效客观评价片面性,药物剂量的控制不是过高就是不足。用药时间以及入组前用药的影响等等诸多因素难以排除,难以达到预期的目的;④患者个体因素的影响:年龄和遗传因素对抗精神病药代谢和排泄影响明显,血药浓度个体差异较大,患者之间的差异可以达到数十倍,甚至100多倍。因此,企图以血药浓度测定来指导临床日常用药,尚非常困难,用血药浓度来预测最佳临床疗效亦未取得明显的效果。一般来讲,氯丙嗪血药浓度低于30ng/ml 不能产生足够的抗精神病作用,高于750ng/ml 可能产生毒副作用。氟哌啶醇临床有效的血药浓度为 5~20ng/ml,国内报告为4.2~20ng/ml。利用正电子发射成像脑扫描技术(PET)发现,血药浓度为 5~20ng/ml 时,人脑基底节的80%~90%的 D_2 多巴胺受体可被氟哌啶醇占据。

可以提供少数几种抗精神病药的药代动力学参数,如氯丙嗪、硫利达嗪、氟哌啶醇等(表3-2)。由于低效价高剂量吩噻嗪类抗精神病药剂量大,原药浓度和代谢产物血浆浓度较高,便于分析和测定,有利于进行药代动力学研究。但是,复杂的代谢产物增加分析和测定的难度。

表3-2　第一代抗精神病药临床药代动力学参数

药物	生物利用度（%）	血浆蛋白结合率(%)	表观分布容积(L/kg)	血浆半衰期(h)[a]	活性代谢产物	血药浓度(ng/ml)[b]
氯丙嗪	30	95	7~20	5~16	7-羟氯丙嗪	100~600
硫利达嗪	30	98	?	7~42	美索达嗪	100~800
氟奋乃静	?	?	10	16~24	?	?
奋乃静	低	?	10~35	8~21	?	?
氟哌啶醇	65	92	17~30	13~36	不详[c]	2~260
硫噻吨	?	?	?	34	?	10~150
匹莫齐特	50	?	?	55	不详	?
氟噻吨	40	?	?	35	无	?
氯哌噻吨	44	?	?	20	无	?
溴哌利多	?	?	?	20.2~31	?	?
舒必利	?	?	?	5~10	?	?

a. 系指 β 时相平均半衰期;b. 此血药浓度不宜指导临床用药;c. 血浆中还原型氟哌啶醇不一定具有药理活性

二、药理作用及作用机制

典型抗精神病药以氯丙嗪、奋乃静、氟哌啶醇为代表,可以产生明显的神经阻滞效应,表现出抗幻觉、妄想,抑制条件性回避行为。还可以产生镇静降压、镇吐、降低体温等药理作用。

1. 抗精神病作用及行为效应　氯丙嗪等典型抗精神病药的行为效应基本上是相同的。低剂量时,脊髓反射和非条件性伤害感受回避行为可以保持完整无损,但条件性逃避行为(conditioned avoid-ance behavior)被选择性抑制,操作性行为、探究行为减少。尽管动物仍然保持鉴别各种刺激的能力,但对各种刺激的反应表现迟缓、少而弱。可以抑制动物脑区自身刺激强化过程(通常将电极埋在单胺富含脑区)。外界环境或药物对行为的激活作用被阻断,抑制动物进食。氯丙嗪等典型药物可抑制阿扑吗啡和其他 DA 激动剂如苯丙胺所致的呕吐、活动性增加以及攻击行为。高剂量时,氯丙嗪可诱导动物特征性的行为表现:僵住症(catalepsy)、肌张力增加、上睑下垂。如果给予足够的刺激,动物仍然能完成熟悉的操作性行为。当剂量加大,出现共济失调或催眠作用时,氯丙嗪对条件性逃避行为和非条件性回避行为均有抑制作用。然而,巴比妥类药物在低剂量时就对条件性和非条件性回避行为产生抑制作用。

虽然条件性逃避行为实验可作为典型抗精神病药筛选之用,但并不能完全揭示药物抗精神病药作用的药理机制。典型抗精神病药对条件性回避行为的影响易产生耐受性,并且能被抗胆碱能药阻断,然而临床抗精神病药作用并非如此。此外,条件性逃避行为的抑制作用与典型抗精神病药的临床效价有关,提示条件性逃避行为与锥体外系反应的病理生理机制存在相似之处。舒必利等对条件性逃避行为的抑制作用较弱。

在临床上,抗精神病药对患者的行为表现、情感反应以及认知活动存在明显的影响。既能控制协调性或不协调性精神运动兴奋,又能对退缩、淡漠、自闭的患者产生激活、振奋作用,消除幻觉、妄想、联想障碍等精神病性症状。在治疗剂量下,对智能无损害,共济失调或构音障碍少见。

中脑脚间核周围的 A10 神经元发出 DA 能纤维投射至伏隔核、嗅结节、杏仁核等边缘区域结构,形成中脑边缘通路。将 DA 微量定位注入嗅结节、伏隔核,可使大鼠活动增加,电刺激人脑边缘区域结构可产生幻觉和思维障碍,并能被抗精神病药所拮抗。中脑 A9 和 A10 神经元的 DA 纤维投射至颞叶和前额叶皮层构成中脑皮层通路,长期使用典型抗精神病药,对本脑区的 DA 更新率增高不产生耐受性,而典型抗精神病药抗幻觉妄想的作用亦无耐受性,提示与药物的抗精神病药作用有关。对精神分裂症患者边缘区域结构长期的病理生理观察证实,颞叶和其他边缘系统的损害与精神症状有关。因此,中脑边缘系统和中脑皮层系统可能是介导药物抗精神病药作用的解剖部位。

2. 锥体外系等神经阻滞作用　临床上使用抗精神病药之后,患者常表现出运动迟缓、姿势僵硬、肌张力增高、震颤等症状和体征,与帕金森病极为相似。基底节,特别是尾状核、壳核(纹状体)、苍白球和联合核等核团在控制姿势和锥体外系运动方面发挥着重要的作用。帕金森病主要的病理生理变化是上述脑区 DA 缺乏或下降。因此,推测抗精神病药锥体外系反应亦是由于基底节 DA 功能下降所致。尤其与典型抗精神病药黑质纹状体通路 DA 的拮抗作用有关。

典型抗精神病药对前脑内 DA 神经介质传递过程的影响(表3-3),可能是锥体外系神经阻滞作用和抗精神病作用的药理学基础。抗精神病药 DA 拮抗作用可以提高动物和人脑内 DA 更新率。这样,一方面 DA 代谢产物的生成率增加,另一方面促使 DA 前体酪氨酸生成多巴及代谢产物,增加转化率。神经电生理资料表明,典型抗精神病药可使中脑 DA 神经元的放电频率增加。上述病理生理的改变被认为是中枢神经系统对抗精神病药 DA 拮抗作用的适应性或代偿性反应。其目的是维持前脑多巴胺能神经末梢突触传递的内稳态。许多资料表明:抗精神病药正是通过作用于基底节,表现为抗 DA 能作用,产生锥体外系神经阻滞效应,其抗精神病药的药理作用则是通过作用于边缘系统、下丘脑和皮层产生 DA 拮抗作用而发挥的。

表3-3 典型抗精神病药对脑内 DA 神经元的作用

原发或直接作用:

1. 具有抗精神病药理活性的化合物可以升高大鼠和人血浆中催乳素的水平。

2. 可以阻断 DA 激动剂(L-多巴、阿扑吗啡、苯丙胺)所致的行为效应。

3. 可以抑制大鼠对前脑 DA 富含区自身电极强化刺激作用。

4. 可以降低大鼠前脑 DA 靶区定位微量注射 DA 激动剂所引起的警觉水平增高。

5. 可以阻断大鼠尾壳核(纹状体)DA 电离子渗透作用(不是 cAMP 电离子渗透作用)。

6. 大多数典型抗精神病药对前脑组织匀浆中 DA 敏感型腺苷酸环化酶(DA-sensitive adenylate cyclase)存在抑制作用,丁酰苯类抑制作用较弱。

7. ^{3}H 标记的典型抗精神病药与 DA 受体拮抗剂的受体竞争结合能力与药物的行为效应和临床药理作用相一致。

继发或间接作用:

1. 动物和人脑内 DA 更新率增加。

2. 中脑 DA 神经元放电频率(firing rates)增加。

能被 DA 激活的、使 cAMP 含量增加的腺苷酸环化酶(AC)称之为 DA 敏感型腺苷酸环化酶。D_1 受体与 DA 敏感型腺苷酸环化酶的关系密切,受体被 DA 激活,经兴奋性 G 蛋白(G_s)介导,AC 酶活力增强,cAMP 含量增加。反之,DA 所激活的受体,由抑制性 G 蛋白(G_i)介导,AC 酶活力降低,cAMP 含量下降,即称之为 D_2 受体亚型。一般认为 D_2 受体与精神功能状况关系密切。几乎所有临床有效的抗精神病药(氯氮平除外)对 D_2 受体的亲和力均较高。某些典型抗精神病药(特别是硫杂蒽类和吩噻嗪类)既与 D_1 受体有较高亲和力,又能抑制 D_2 受体和其他 D_2 样受体(D_3 和 D_4 受体亚型)与拮抗剂或激动剂的结合,丁酰苯类(如氟哌啶醇、匹莫齐特)以及苯甲酰胺类(如雷氯必利、瑞莫必利)都是专一性较高的 D_2 和 D_3 受体拮抗。D_3 受体在某些边缘脑区如伏隔核、嗅结节分布较多,这些部位也是抗精神病药作用的主要部位。因此新的受体亚型的发现及其生理功能的研究,对进一步阐明抗精神病药的作用机制是非常重要的。一般认为,典型抗精神病药的临床药理活性与 DA 受体(尤其是 D_2 受体)拮抗剂竞争结合能力的大小有关,而与 DA 受体激动剂竞争结合能力的相关性较低(表3-4)。

表3-4 抗精神病药临床效价与受体亲和力的相关性

受体类型	分析方法	相关系数(r)
多巴胺		
D_1-拮抗剂	DA 敏感型腺苷酸环化酶(丁酰苯类除外)	+0.41(+0.85)
D_2-拮抗剂	^{3}H-神经阻滞剂竞争结合试验(尾壳核匀浆)	+0.94
D-激动剂	^{3}H-DA 激动剂竞争结合试验	+0.10
去甲肾上腺素		
α_1-拮抗剂	^{3}H-α 拮抗剂竞争结合试验(WB-4101)	+0.24
乙酰胆碱		
M-拮抗剂	^{3}H-M 拮抗剂(QNB)竞争结合试验(吩噻嗪类)	-0.74(-0.84)
组胺		
H_1-拮抗剂	^{3}H-拮抗剂竞争结合试验(mepyramine)	-0.44
5-羟色胺		
$5-HT_2$-拮抗剂	^{3}H-Spiroperidol 竞争结合试验(皮层匀浆)	+0.32

注:①丁酰苯类药物对 D_1 受体拮抗剂竞争结合能力较弱,而对 D_2 受体拮抗剂竞争结合能力较强;②吩噻嗪类药,临床效价与抗 M 作用呈较高的负相关($r = -0.84$),即临床效价越高,抗 M 作用越弱;③DA 受体激动剂竞争结合试验,同时包括 D_2 受体和 D_1 受体

抗精神病药在基底节和边缘系统的作用存在许多相似之处,但是所致的锥体外系副作用和抗精神病作用亦各有不同:①患者对急性锥体外系副作用容易产生耐受性,并且抗胆碱能药可以改善锥体外系副作用的症状和体征,而抗精神病作用既无明显的耐受性,抗胆碱能药又不能降低药物的抗精神病作用;②抗胆碱能药可以阻断基底节中抗精神病药所致的 DA 更新率增高,而对边缘系统中的 DA 神经元却无此种效果;③在基底节,DA 更新率可因抗精神病药的耐受性增高而增高,在边缘系统则不十分明显。由此可见,二者的药理学基础亦存在各自的特点。

3. 镇静和抗焦虑作用　许多抗精神病药,特别是氯丙嗪和其他低效价的抗精神病药具有明显的镇静作用。用药后,患者呈安静嗜睡状态,警觉性降低,自发活动减少,但各种刺激仍能引起反应。在精神病治疗早期,镇静作用非常明显,能有效地控制急性协调或不协调性精神运动性兴奋,但是患者对这种镇静作用容易产生耐受性。许多高效价低剂量抗精神病药的镇静作用较弱。此外,抗精神病药还具有抗焦虑作用。令人不解的是,这类药既可抗焦虑,又能致焦虑,患者常表现出较重的焦虑反应和烦躁不安(静坐不能)。由于严重的锥体外系副作用,尤其是迟发性运动障碍,故一般不用来治疗焦虑症。

抗精神病药与某些中枢抑制药具有协同作用,能强化镇静催眠药、镇痛药和麻醉药的药理作用。因此,与上述药物合用时,应作适当的剂量调整。

4. 对神经内分泌的影响　下丘脑弓状核 DA 能神经纤维投射至正中隆起构成结节漏斗系统。正中隆起神经末梢与垂体门脉系统在形态学上关系密切。抗精神病药作用于下丘脑或垂体产生 DA 的拮抗作用可以引起内分泌的改变。

许多抗精神病药的 DA 拮抗作用,解除了下丘脑 DA 神经递质对催乳素释放的抑制作用,使动物和人的催乳素分泌增加。由于腺垂体在血-脑屏障的外面,故低剂量抗精神病药就可引起催乳素分泌增加。舒必利水溶性高,难以通过血-脑屏障,较大剂量才能显示出抗精神病药的药理活性。但是,小剂量时就可以使血浆催乳素水平升高。抗精神病药对催乳素分泌的刺激作用很少产生耐受性。但是,停药后血浆催乳素的水平很快就恢复正常。长期使用抗精神病药,可能导致血浆高催乳素症,偶尔出现乳房充血肿胀和溢乳的症状,并且可能增加乳腺癌发病的危险性。虽然此点尚无足够的资料予以证实,但是对于并发乳腺癌的患者来讲,应该避免使用抗精神病药。此外,抗精神病药可以降低促性腺激素释放因子、雌激素以及孕激素的分泌,可能导致闭经。氯氮平对催乳素的影响甚小。

抗精神病药可以抑制垂体生长激素的分泌,但是用它们治疗肢端肥大症收效甚微。尚无资料表明抗精神病药影响儿童的生长发育。氯丙嗪可以降低促肾上腺皮质激素释放因子在应激时的释放,抑制神经垂体激素的分泌。大多数抗精神病药,尤其是低效价高剂量的药物可以增加体重和提高食欲。对于前期糖尿病来讲,氯丙嗪可以降低胰岛素的分泌及葡萄糖的耐受性。

氯丙嗪和其他低效价的抗精神病药可以抑制下丘脑体温调节中枢,降低体温的调节能力。在人工冬眠和低温麻醉时,并用物理降温可产生协同降温效果。

5. 镇吐作用　抗精神病药对延髓化学感受控制区(chemo-receptor trigger zone,CTZ)DA 的拮抗作用,可以抑制阿扑吗啡和麦角碱所引起的恶心和呕吐。大多数典型抗精神病药在低剂量就显示出镇吐作用。高效价的哌嗪类和丁酰苯类对前庭刺激所致呕吐存在镇吐作用。但是,对于药物或刺激直接作用于结节神经节(nodose ganglion)或胃肠道引起的呕吐无拮抗作用。除镇吐作用外,尚能抑制呃逆。

6. 对脑电图及抽搐阈值的影响　大多数抗精神病药对中枢神经系统许多部位的电活动都有影响,如网状激活系统、下丘脑、边缘系统等。尤其是吩噻嗪类二甲胺亚类药物,影响更为明显,如氯丙嗪使 θ 波、σ 波增加,β 波、α 波减少,甚至诱发癫痫样脑电图波型(如棘慢综合波)。感觉诱发电位脑电图的资料显示,抗精神病药可使振幅减少,潜伏期延长。此外,脑电图的改变与药物的临床疗效有一定的关系。

许多抗精神病药均能降低抽搐阈值,低效价吩噻嗪类二甲胺亚类药物(如氯丙嗪)致抽搐作用明显,而高效价的哌嗪亚类和硫杂蒽类(如氟奋乃静、硫噻吨)致抽搐作用较弱,丁酰苯类致抽搐作用不一致,难以预测。吗茚酮致抽搐作用最小。氯氮平致抽搐作用明显,且存在量效关系。一般来讲,抽搐发作与患者癫痫病史或癫痫素质有关。因此,未治疗的癫痫患者或酒精、巴比妥类、苯二氮䓬类药物撤药的患者,应该慎用氯氮平、低效价吩噻嗪类以及硫杂蒽类等抗精神病药。癫痫患者需用抗精神病药时,应该注意药物的选择,剂量中等,并合用抗惊厥药。

　　7. 对自主神经功能的影响　抗精神病药既有外周抗胆碱能作用,又有肾上腺素能受体阻断作用。因此,对自主神经功能的影响较为复杂,而抗组胺(H_1 受体)和抗 5-羟色胺($5-HT_2$)作用更增加了复杂性。

　　抗精神病药对心脏、眼、胃肠、汗腺、唾液腺等副交感拮抗作用属于 M 受体的抗胆碱能作用。可引起窦性心动过速、瞳孔散大、视力模糊,抑制胃液分泌及胃肠蠕动可产生便秘,降低汗液和唾液的分泌则出现口干舌燥的症状,并发前列腺炎的患者可引起急性尿潴留。吩噻嗪类,尤其是抗 M 作用最强的硫利达嗪,可抑制射精,但对勃起无影响。因此,男性患者的用药常受这方面的限制。有人认为对性功能的影响更可能属于抗肾上腺素能作用,但未能证实。硫利达嗪抗肾上腺素能作用较氯丙嗪弱。一般认为,效价越高,抗胆碱作用越强(表3-5),如氯氮平和硫利达嗪。高效价低剂量抗精神病药,M 拮抗作用最小,如氟哌啶醇、利培酮等。由于氯丙嗪 α-肾上腺素能阻断作用,常使患者的瞳孔缩小,而其他吩噻嗪类则引起瞳孔散大。氯丙嗪抗 α 作用与直立性低血压有关。高效价的吩噻嗪的哌嗪亚类、氟哌啶醇和利培酮很少有抗肾上腺素能作用。低效价高剂量抗精神病药所致的镇静、食欲亢进、体重增加以及低血压可能与它们的抗组胺(H_1)作用有关。吗茚酮抗组胺作用弱,一般不引起食欲亢进和体重增加。

表 3-5　抗精神病药和其他药抗胆碱(M)作用强度的比较

药物	有效浓度(EC_{50})(nM)	抗精神病药临床效价
抗胆碱药		
阿托品	0.4	-
苯海索	0.6	-
苯甲托品	0.8	-
三环抗抑郁剂		
阿米替林	16	-
丙米嗪	89	-
地昔帕明	116	-
低效价高剂量抗精神病药		
氯氮平	15	1~2
硫利达嗪	105	2/3
氟丙嗪	1000	不详
氯丙嗪	1500	1
高效价高剂量抗精神病药		
乙酰奋乃静	7000	不详
氟奋乃静	7000	20~30
奋乃静	7500	10
三氟拉嗪	16,500	10~20
氟哌啶醇	27,500	50

　　注:EC_{50}为受体竞争结合试验半数有效抑制浓度。M 受体拮抗剂为^{3}H-QNB(quinuclidinyl benzilate)。EC_{50}越小,其亲和力越高,抗 M 作用越强

8. 对心血管系统的影响　氯丙嗪对心血管系统的作用较复杂,既有对心脏和血管的直接作用,又有经中枢和自主神经系统反射通路介导的间接作用。低剂量氯丙嗪就可以抑制脑干或下丘脑介导的血管舒缩反射,其作用部位可以在反射通路的各个环节,总的结果是中枢性血压下降。氯丙嗪对收缩压的影响比舒张压明显,所致直立性低血压反应容易产生耐受性,用药数周后,血压可恢复正常。对老年患者来讲,直立性低血压持续时间较长。氯丙嗪、硫利达嗪直立性低血压发生率较高,而吩噻嗪的哌嗪亚类、氟哌啶醇、洛沙平、吗茚酮、利培酮的发生率较低。

氯丙嗪和其他低效价吩噻嗪类药物对心脏具有直接负性肌力作用(negative inotropic action)和奎尼丁样抗心律失常作用。心电图的改变包括 QT 和 PR 间期延长、T 波变平、S-T 段下降,尤其是硫利达嗪引起 QT 和 T 波改变较常见。室性心律失常和猝死少见。高效价抗精神病药对心血管系统的影响较少。

9. 对肝、肾以及呼吸系统的影响　抗精神病药偶尔引发过敏反应,可能造成阻塞性黄疸。除此之外,尚无特别药理作用。并发肝脏疾病的患者,抗精神病药的代谢可能延迟,累及肝脏,故需慎用抗精神病药。

氯丙嗪可以抑制抗利尿激素的分泌,降低肾小管对水和电解质的重吸收,表现轻度利尿作用。一般认为,氯丙嗪降压作用影响肾小球滤过率不明显。实际上,使用氯丙嗪后,肾血流量反而增加。

动物实验表明:小剂量氯丙嗪可使呼吸兴奋,大剂量则抑制呼吸,呼吸变浅变慢,氧耗量降低,甚至呼吸停止。但是,抗精神病药在临床治疗剂量下,很少影响呼吸功能。即使是自杀性大剂量急性服药,吩噻嗪类药一般不会引起危及生命的昏迷,不会抑制生命体征。

综上所述,抗精神病药作用于边缘系统、中脑皮层以及脑干网状结构产生特征性行为效应和临床抗精神病作用,作用于基底节引起锥体外系副作用,作用于下丘脑、垂体对神经内分泌以及自主神经的功能产生影响。抗精神病药 DA 能拮抗作用,尤其 D_2 受体的阻断作用,可能是上述脑区特定部位作用的药理学基础,然而,抗精神病药 DA 拮抗作用的理论并不能解释这些药物所有的药理作用。一般认为,效价低的抗精神病药 DA 受体拮抗作用选择性较差,可与许多其他受体产生相互作用如 α_1 受体、H_1 受体、M 受体等。虽然抗精神病药 5-HT 拮抗作用的意义尚不十分清楚,但是,几种对 5-HT_2 和 D_2 受体存在拮抗作用的抗精神病药已经在临床上使用,如氯氮平、利培酮等。

三、临床应用

(一)靶症状和适应证

抗精神病药的临床应用尚属于对症治疗。50 多年来,临床资料显示:抗精神病药对某些精神症状临床治疗作用比较明显。这些精神症状称之为抗精神病药的靶症状,其中包括协调或不协调性精神运动性兴奋(如活动增加、攻击行为等)、紧张综合征(紧张性兴奋、紧张性木僵)、幻觉、妄想(尤其是急性、片断妄想)、失眠、厌食、生活自理能力差以及阴性症状群(如情感淡漠、思维贫乏、行为退缩、离群独居等),而对于患者的自知力、判断力、记忆力以及定向力等认知功能障碍改善的可能性较少。上述靶症状可能以不同的组合形式存在于各种特发性精神障碍的临床表现之中,构成它们的临床特征。根据抗精神病药对不同特发性精神障碍治疗作用的大小、疗程长短,可分为首要适应证、次要适应证。此外,抗精神病药还具有镇吐、止呕等临床用途(表 3-6)。

表 3-6　抗精神病药临床适应证

首要适应证:

1. 精神分裂症　各种类型的精神分裂症,其中以偏执型和紧张型疗效较好,青春型次之,单纯型疗效最差。

2. 偏执性精神障碍　对非系统、不固定的妄想疗效好。偏执狂疗效欠佳。

3. 儿童期精神障碍　其中包括儿童急性和慢性精神分裂症,儿童情感障碍,精神发育迟滞伴精神症状,以及某些儿童特发性行为障碍。

4. 某些退行性病变伴发精神障碍,如亨廷顿病;抽动秽语综合征等。

次要适应证:

1. 双相情感障碍　如躁狂症急性兴奋状态,未用锂盐或锂盐尚未起效时;或伴有明显精神病性症状时;或电休克治疗(ECT)效果欠佳时;可短期选用抗精神病药。

2. 脑器质性精神障碍　某些急性脑综合征伴有精神运动性兴奋、幻觉等症状时,可短期小剂量选用抗精神病药。

3. 躯体疾病伴发精神障碍　某些躯体疾病常伴发精神症状。在治疗躯体疾病的同时,根据患者的躯体状况和精神症状特点,选用适当的抗精神病药作为辅助治疗。

4. 癫痫患者的兴奋躁动、冲动和攻击行为等,对人格改变和智能缺损无治疗作用,应与抗癫痫药合用,以防发作次数增加。

5. 应激相关障碍　具有明显兴奋躁动、冲动行为、幻觉妄想等临床特征的患者,可酌情选用抗精神病药。

6. 人格障碍　对于分裂型、反社会型、神经症型人格障碍以及边缘性精神病具有一定的治疗作用。

7. 焦虑症及躯体依赖综合征　抗焦虑剂治疗无效的焦虑症患者可以考虑短期选用抗精神病药。此外,可用来治疗酒精、镇静和抗焦虑剂等精神活性物质依赖所引起的戒断焦虑状态。但不作常规选用。

其他用途:

1. 麻醉前给药。

2. 镇痛协同用药。

3. 降温及人工冬眠(氯丙嗪)。

4. 镇吐止呃。

(二) 禁忌证

1. 中枢神经系统抑制状态　凡有意识障碍者,应该慎用高效价低剂量抗精神病药,如奋乃静、氟哌啶醇等;禁用低效价高剂量抗精神病药,如氯丙嗪等,以免过度镇静的副作用进一步加深意识障碍。

2. 严重的内分泌疾病　由于艾迪生病、希恩综合征等存在肾上腺皮质功能不足,若应用抗精神病药,极易引起虚脱,应予禁用。

3. 青光眼　大多数抗精神病药具有外周抗胆碱能作用,可能诱发或加剧闭角性青光眼的症状,禁用或慎用。

4. 重症肌无力　抗精神病药治疗过程中少数患者产生肌无力症状群,加重重症肌无力引起呼吸肌麻痹,故禁用。

5. 造血功能不良　氯氮平、氯丙嗪、硫利达嗪、奋乃静、三氟拉嗪、氯普噻吨等,可引起粒细胞减少症或缺乏症,故对骨髓抑制者,禁用之。

6. 肝、肾及心血管疾病　可根据肝、肾、心血管疾病的严重程度慎用或禁用抗精神病药,氯丙嗪对肝脏功能影响较大,故禁用之。

7. 帕金森病、癫痫以及严重感染　应根据病情的严重程度、临床特点,极其慎重选用抗精神病药作为辅助治疗。

四、不 良 反 应

鉴于抗精神病药具有许多药理作用,所以副作用较多,特异质反应也常见。处理和预防药物的不良反应与治疗原发病同等重要。

1. 锥体外系反应　系传统抗精神病药最常见的神经系统副作用,主要包括4种表现:

(1)急性肌张力障碍(acute dystonia):出现最早。由于局部肌群的持续性强直性收缩,呈现不由自主的、各式各样的、奇特的表现,包括眼上翻、斜颈、颈后倾、面部怪相和扭曲、吐舌、口吃、角弓反张和脊柱侧弯等。常去急诊就诊,易误诊为破伤风、癫痫、癔症等,新近服抗精神病药史常有助确立诊断。处理:肌注东莨菪碱0.3mg或异丙嗪25~50mg,可即时缓解。有时需减少药物剂量加服抗胆碱能药苯海索(trihexyphenidyl,安坦),或换服锥体外系反应低的抗精神病药物。

(2)静坐不能(akathisia):在治疗1~2周后出现。患者主观感到必须来回走动,情绪焦虑或不愉快,表现为无法控制的激越不安、不能静坐、反复走动或原地踏步。易误诊为精神病性激越或精神病加剧,故而增加抗精神病药剂量,会使症状进一步恶化。处理:苯二氮䓬类药和β受体阻断剂如普萘洛尔等有效,而抗胆碱能药通常无效。有时需减少抗精神病药剂量来改善。抗精神病药的使用应缓慢加药或选用锥体外系反应低的药物。

(3)帕金森综合征(parkinsonism):治疗的最初1~2月出现,最为常见。表现可归纳为:运动不能、肌张力高、震颤和自主神经功能紊乱。最初始的形式是运动过缓,患者表现为写字越来越小。运动不能的发生伴有用于精细重复动作的肌肉软弱无力。体征上主要为手足震颤和肌张力增高。严重者有协调运动的丧失、僵硬、佝偻姿势、慌张步态、面具样脸、粗大震颤、流涎和皮脂溢出。处理:服用抗胆碱能药物苯海索,剂量范围2~12mg/d,使用几个月后逐渐停用。抗精神病药应缓慢加药或使用最低有效量。抗胆碱能药物减轻震颤比减轻运动不能更有效。

(4)迟发性运动障碍(tardive dyskinesia,TD):多见于持续应用几年后。TD以不自主的、有节律的刻板式运动为特征。严重程度波动不定,睡眠时消失、情绪激动时加重。TD最早体征常是舌或口唇周围的轻微震颤。口部运动在老年人中最具特征,肢体运动在年轻患者中较常见。年老的患者更有可能发展为不可逆的形式。处理:尚无有效治疗药物,关键在于预防、使用最低有效量或换用锥体外系反应低的抗精神病药物。部分病例应用异丙嗪和银杏叶提取物可以改善TD。抗胆碱能药物会促进和加重TD,应避免使用。早期发现、早期处理有可能逆转TD。

2. 其他中枢神经系统不良反应

(1)恶性综合征(malignant syndrome):是一种少见的、严重的不良反应。临床特征是:意识波动、肌肉强直、高热和自主神经功能不稳定。最常见于氟哌啶醇、氯丙嗪和氟奋乃静等药物治疗时。药物加量过快易发生。可以发现肌磷酸激酶(CPK)浓度升高,但不是确诊的指征。处理:停用抗精神病药,给予支持性治疗。可以使用肌肉松弛剂硝苯呋海因和促进中枢多巴胺功能的溴隐亭治疗。间隔2周左右可以再次应用抗精神病药。

(2)癫痫发作:抗精神病药降低抽搐阈值,多见于抗胆碱能作用强的药物如氯氮平、氯丙嗪和硫利达嗪治疗时。利培酮、氟哌啶醇和氟奋乃静等在治疗伴有癫痫的精神病患者中可能是最安全的。

3. 自主神经系统副作用　抗胆碱能的副作用表现为:口干、视力模糊、排尿困难和便秘等。硫利达嗪、氯丙嗪等多见,氟哌啶醇、奋乃静等少见。严重反应包括尿潴留、麻痹性肠梗阻和口腔感染,尤其是抗精神病药合并抗胆碱能药物及三环抗抑郁药治疗时更易发生。

α肾上腺素能阻断作用表现为:直立性低血压、反射性心动过速以及射精的延迟或抑制。直立性低血压在治疗的头几天最为常见,继续使用可产生耐受。氯丙嗪肌内注射时最容易出现。患者由坐位突然站立或起床时可以出现晕厥无力、摔倒或跌伤。嘱咐患者起床或起立时动作要缓慢。患有心血管疾病的患者,剂量增加应缓慢。处理:让患者头低脚高位卧床;严重病例应输液并给予α肾上腺素受体激动剂去甲肾上腺素、间羟胺等升压,禁用肾上腺素。

4. 精神方面副作用　许多抗精神病药产生过度镇静,这种镇静作用通常相当快地因耐受而消失。头晕和迟钝常是由于直立性低血压。哌嗪类吩噻嗪和苯甲酰胺类抗精神病药有激活作用,可出现焦虑、激越、失眠等。抗胆碱能作用强的药物如氯丙嗪、氯氮平等较易出现撤药反应,如失眠、焦虑和不安,应予注意。

药物对精神分裂症患者认知功能的影响与疾病本身的认知缺陷交织在一起。镇静作用强的药物倾向抑制精神运动和注意,而高级认知功能不受影响。在慢性患者中,长期用药常常导致功能改善,至少在复杂的警觉、注意和解决问题的作业方面得到改善。

抗精神病药物引起的抑郁主要表现为快感缺失或心境恶劣,尤其见于多巴胺阻断作用强的传统药物,因此可导致患者对药物治疗的不依从。但是,不论是否用药,精神分裂症患者可以显示明显的情感波动。精神分裂症发病初期和恢复期均可出现抑郁症状,自杀在精神分裂症中比普通人群中多很多倍。锥体外系起源的运动不能可能被误认为是抑郁。

5. 体重和代谢内分泌的副作用　体重增加多见,与食欲增加和活动减少有关。机制较复杂,包括组胺受体阻断以及通过下丘脑机制介导的糖耐量和胰岛素释放的改变。患者应节制饮食。氟哌啶醇、奋乃静等的体重增加作用较少。

催乳素分泌增加多见于高效价传统药物,雌激素和睾酮水平的变化也有报道,女性中常见泌乳、闭经和性快感受损。吩噻嗪可以产生妊娠试验假阳性。男性较常见性欲丧失、勃起困难和射精抑制。生长激素水平降低,但在用吩噻嗪或丁酰苯维持治疗的儿童中未见生长发育迟滞。抗利尿激素异常分泌也有报道。

6. QT 间期延长的副作用　抗精神病药具有程度不一的 QT 间期延长副作用。QT 间期延长的标准为 QT/QTc 间期延长达到男 450 毫秒、女 470 毫秒或 QT/QTc 间期延长在原基础上增加 60 毫秒。QT 间期延长在特定条件下可引起尖端扭转性室速,严重者发生室颤,甚至心源性猝死。硫利达嗪的 QT 间期延长较为多见,常与剂量相关。这可能是通过改变心肌层中钾通道的结果,即所谓药理学的奎尼丁样作用。因此,低血钾常是 QT 间期延长及心源性猝死的高危因素,对新近入院患者尤其应加强监测。服用抗精神病药的成人患者中,QT 间期延长发生率大约 3%,而老年痴呆患者中则高达 6%。QT 间期延长是抗精神病药安全应用的关键,也是抗精神病药上市准入的关卡。用药前和用药期间的心电图检查可以发现 QT 间期延长,从而可以提高药物应用的安全性。

7. 其他不良反应　抗精神病药还有许多副作用,但多不常见。抗精神病药对肝脏的影响常见的为谷丙转氨酶(ALT)升高,多为一过性、可自行恢复,一般无自觉症状。轻者不必停药,合并护肝治疗;重者或出现黄疸者应立即停药,加强护肝治疗。

粒细胞缺乏罕见,氯丙嗪和硫利达嗪有偶发的病例。哌嗪类吩噻嗪、硫杂蒽、丁酰苯类药物未见报道。如果白细胞计数低,应避免使用氯丙嗪、硫利达嗪等。并且这些药物应用时应常规定期检测血常规。

其他罕见的变态反应包括药疹、伴发热的哮喘、水肿、关节炎、胆汁阻塞性黄疸和淋巴结病。严重的药疹可发生剥脱性皮炎,甚至危及生命,应积极处理。

高剂量(超过 600mg/d)的硫利达嗪曾造成色素性视网膜病和失明。这与氯丙嗪和相关化合物引起的病变有区别,后者是在角膜、晶状体和皮肤上形成紫灰色素沉着。

五、常用药物

氯　丙　嗪

氯丙嗪(chlorpromazine)为二甲胺族吩噻嗪类药物,其化学结构见图 3-1,是最早用于临床的抗精神病药,为第一代抗精神病药的代表药物。氯丙嗪属于低效价药,治疗剂量偏高。主要阻断多巴胺受体,并具有多受体作用。

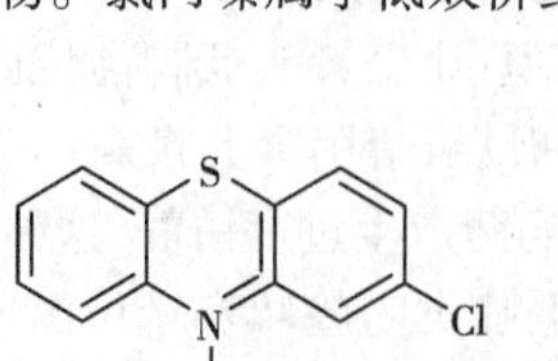

图 3-1　氯丙嗪的化学结构

【体内过程】口服或肌内注射后均易吸收,与食物和碱性药同服时吸收明显减少。肌注可避免肝脏首过效应消除,生物利用度比口服时高 3～10 倍。单次口服达峰时间(T_{max})为 2～4 小时。血浆蛋白结合率约 96%。亲脂性高,易通过血脑屏障及胎盘屏障,可从乳汁分泌。分布广,以脑、肝等器官浓度较高,脑中药物浓度是血中浓度的数倍。主要在肝脏由细胞色素氧化酶(CYP 酶)催化进行氧化或结合代谢,代谢产物有 160 种以上,其中 7-羟氯丙嗪等有生物活性。代谢产物主要经肾排泄,少量从粪便排泄。单次服药半衰期($t_{1/2}$)约 17 小时;恒量、恒定间隔时间多次服药,5～10 天血药浓度达稳态水平(Css),此时 $t_{1/2}$ 约 30 小时。有效血浓度为 30～500ng/ml。

【临床应用】对兴奋躁动、幻觉妄想、思维障碍及行为紊乱等阳性症状有较好的疗效,用于精神分裂症、躁狂症或其他精神病性障碍,小剂量可慎用于器质性精神障碍。可镇吐、治疗顽固性呃逆,但对运动病的呕吐无效。用于人工冬眠辅助治疗。

临床应用的给药过程中,需注意:①用量须从小剂量开始,按照个体化给药的原则,调整增加用量;②经长期治疗需停药时,应在几周之内逐渐减少用量。骤停用药可促发迟发性运动障碍,后者在老年患者中发生最多,而且不容易消退。骤停用药有时也可产生一时性的头昏、胃部不适或恶心、呕吐等反应;③本品溶液与皮肤接触,可产生接触性皮炎,应注意防止;④少数患者口服药物时,产生胃部刺激症状,可与食物共服,亦可多饮水或牛奶;⑤注射给药只限于急性兴奋躁动患者,需密切观察与监视,防止发生低血压;⑥肌内注射时应缓慢深部注射,注射后至少应卧床半小时;⑦老年人或小儿注射给药时,更应密切观察可能发生的血压降低与锥体外系症状。

【不良反应】

1. 神经系统　急性肌张力障碍、帕金森综合征(震颤、齿轮样强直、动作迟缓)、静坐不能、迟发性运动障碍等,并可引起过度镇静、乏力、头晕等。个别患者可诱发癫痫。

2. 心血管系统　直立性低血压、心动过速、心动过缓、心电图改变(可逆性非特异性 ST-T 波改变、T 波平坦或倒置、QT 间期延长)。偶见阿-斯综合征、猝死。

3. 消化系统　肝功能异常,如一过性丙氨酸氨基转移酶和门冬氨酸氨基转移酶升高,偶见阻塞性黄疸、肝大,停药后可恢复。

4. 内分泌系统　肥胖、泌乳素水平升高、溢乳、乳房肿大、月经紊乱或闭经、性功能改变。

5. 血液系统　白细胞及粒细胞减少甚至缺乏。

6. 抗胆碱作用　外周抗胆碱作用表现有口干、视物模糊、眼压升高、便秘和尿潴留等,偶可发生肠梗阻。中枢抗胆碱作用表现为谵妄、意识障碍,出汗、震颤和认知功能障碍等。

7. 恶性综合征　表现为肌紧张、高热、意识障碍、自主神经系统症状(大汗、心动过速、血压不稳等)。白细胞升高、尿蛋白阳性、肌红蛋白尿、磷酸激酶活性升高、肝氨基转移酶升高和血铁、镁、钙降低等。

8. 其他　少数患者可发生皮疹、接触性皮炎、剥脱性皮炎、畸胎等,乳儿可发生过度镇静。长期使用可引起皮肤、角膜及晶体色素沉着。肌内注射可引起局部硬结。

【禁忌证】对本品有过敏反应、昏迷、嗜睡、嗜铬细胞瘤者禁用。哺乳期妇女使用本品期间停止哺乳。以下为慎用和注意事项:

1. 对一种吩噻嗪药物过敏者,往往对另一种吩噻嗪药物也有交叉过敏反应。

2. 较大剂量使用时可能会发生光敏性皮炎,应注意避免日光直射。

3. 老年人易发生低血压、过度镇静以及不易消除的迟发性运动障碍等不良反应,用量应小,加量应慢。

4. 有时会影响免疫妊娠试验,出现假阳性反应。尿胆红素测定也可出现假阳性反应。

5. 肝功能不全、肾功能不全、严重心血管疾病、帕金森病、癫痫、抑郁症、重症肌无力、前列腺肥大、闭角型青光眼、严重呼吸系统疾病、既往有黄疸史或血液系统疾病史者慎用。

6. 用药期间应注意检查:①白细胞计数及分类;②肝功能;③心电图;④长期使用时眼科检查。

【中毒及处理】 中毒症状:①表情淡漠、烦躁不安、吵闹不停、昏睡,严重时可出现昏迷;②严重锥体外系反应;③心血管系统:心悸,四肢发冷,血压下降,直立性低血压,持续性低血压休克,并可导致房室传导阻滞及室性早搏甚至心搏骤停。

解救措施主要有赖于早发现和及时抢救,关键在于对自杀企图者应防患于未然,教育和预防老人、儿童误服。过量患者的处理:①超剂量时,立即刺激咽部,催吐。在 6 小时内须用 1:5000 高锰酸钾液或温开水洗胃,本品易溶于水,而且能抑制胃肠蠕动,故必须反复用温水洗胃,直至胃内回流液澄清为止。因本品镇吐作用强,故用催吐药效果不好;②注射高渗葡萄糖液注射液,促进利尿,排泄毒物,但输液不宜过多,以防心力衰竭和肺水肿;③中枢兴奋剂如哌甲酯、甲氯芬酯等可有助于促进意识恢复;④依病情给予对症治疗及支持疗法;⑤严重病例可进行血液透析。

【药物相互作用】

1. 与中枢神经系统抑制剂,如酒精、麻醉药、抗焦虑药和镇静催眠药合用,中枢抑制作用加强。

2. 与苯丙胺类药并用时,由于本品具有 α 受体阻断作用,前者的效应可减弱。

3. 抗酸药可抑制本品的口服吸收,应至少在本药用药前 1 小时或用药后 2 小时服用。与止泻药并用,也可抑制口服本品的吸收。

4. 本品可降低惊厥发作的阈值,与抗惊厥药并用可降低后者的抗惊厥作用。

5. 与三环类抗抑郁药及抗胆碱药并用时,抗胆碱作用相互加强。

6. 与肾上腺素并用时,由于本品阻断 α 受体,仅显示肾上腺素激动 β 受体的效应,从而导致明显的低血压和心动过速。

7. 与胍乙啶类药物并用时,本品可抵消其降压效应。与其他降压药并用易致直立性低血压。

8. 与左旋多巴、美金刚、溴隐亭合用时,本品可对抗其抗帕金森病作用。

9. 与胺碘酮、普鲁卡因胺、匹莫齐特、阿托西汀等合用,增加发生室性心律失常的风险。

10. 与碳酸锂合用,增加锥体外系反应的发生率,并可能具有神经毒性。

11. 与普萘洛尔合用,增加两者的血药浓度。

12. 与苯巴比妥类合用,降低两者的血药浓度。

奋 乃 静

奋乃静(perphenazine)属哌嗪族吩噻嗪类药,镇静作用较弱,可产生较重的锥体外系反应。药理作用类似于氯丙嗪。

【临床应用】

1. 精神分裂症或其他精神病性障碍。

2. 器质性精神病、老年性精神障碍及儿童攻击性行为障碍。

3. 止呕,各种原因所致的呕吐或顽固性呃逆。

【不良反应】

1. 主要有锥体外系反应,长期大量服药可引起迟发性运动障碍。

2. 可引起血浆中泌乳素浓度增加,可能出现有关的症状为:溢乳、男子女性化乳房、月经失调、闭经。

3. 可出现口干、视物模糊、乏力、头晕、心动过速、便秘、出汗等。

4. 少见的不良反应有直立性低血压,粒细胞减少症与中毒性肝损害。

5. 偶见过敏性皮疹或恶性综合征。

【禁忌证】 基底神经节病变、帕金森病、帕金森综合征、骨髓抑制、青光眼、昏迷、对吩噻嗪类药过敏者禁用。

心血管疾病(如心衰、心肌梗死、传导异常)应慎用。肝、肾功能不全者应减量。癫痫患者应慎用。出现迟发性运动障碍,应换用锥体外系反应低的抗精神病药。出现过敏性皮疹及恶性综合征应立即停药并进行相应的处理。应定期检查肝功能与白细胞计数。用药期间不宜驾驶车辆、操作机械或高空作业。

【药物相互作用】

1. 本品与乙醇或中枢神经抑制药及抗胆碱药合用时,可彼此增效。
2. 本品与苯丙胺类药合用时,后者的效应可减弱。
3. 本品与制酸药或止泻药合用,可降低口服吸收。
4. 本品与抗惊厥药合用,不能使抗惊厥药增效。
5. 本品与肾上腺素合用,可导致明显的低血压和心动过速。
6. 本品与单胺氧化酶抑制药或三环类抗抑郁药合用时,两者的抗胆碱作用可相互增强并延长。
7. 本品与胍乙啶类药物合用时,后者的降压效应可被抵消。
8. 本品与左旋多巴合用时,可抑制其帕金森病效应。

三 氟 拉 嗪

三氟拉嗪(trifluoperazine)属哌嗪族吩噻嗪类药,具有很强的锥体外系反应,但镇静作用较弱。药理作用类似于氯丙嗪。

【临床应用】 主要用于治疗精神分裂症。其他精神障碍、精神运动性激越、兴奋和暴力或危险性冲动行为的短期辅助治疗。

【不良反应】 锥体外系反应多见,如静坐不能、急性肌张力障碍和帕金森综合征。长期大量使用可发生迟发性运动障碍。可发生心悸、失眠、乏力、口干、视物模糊、排尿困难、便秘、溢乳、男子女性化乳房、月经失调、闭经等。少见思睡、躁动、眩晕、尿潴留。偶见过敏性皮疹、白细胞减少及恶性综合征。偶可引起直立性低血压、心悸或心电图改变、转氨酶水平升高或阻塞性黄疸、癫痫。

【禁忌证】 基底神经节病变、帕金森病、骨髓抑制、青光眼、昏迷及对吩噻嗪类药过敏者禁用。心血管疾病应慎用。肝、肾功能不全者应减量。癫痫与脑器质性疾病患者慎用。出现迟发性运动障碍,应停用所有的抗精神病药。出现过敏性皮疹及恶性综合征应立即停药并进行相应的处理。应定期检查肝功能与白细胞计数。用药期间不宜驾驶车辆、操作机械或高空作业。哺乳期妇女服用本药期间应停止哺乳。

【药物相互作用】

1. 与乙醇或其他中枢神经系统抑制药合用,可增强中枢抑制作用。
2. 与抗高血压药合用,易致直立性低血压。
3. 本品与舒托必利合用有增加室性心律失常危险,严重者可致尖端扭转性心律失常。
4. 本品与其他阿托品类药物合用,不良反应相加。
5. 与三环类抗抑郁药合用时,能引起过度镇静。
6. 锂盐可加重本药的不良反应。
7. 与文拉法辛合用时发生恶性综合征的危险增加。

氟 奋 乃 静

氟奋乃静(fluphenazine)属哌嗪族吩噻嗪类药,镇静作用较弱,但具有很强的锥体外系反应;镇吐作用较弱。药理作用类似于氯丙嗪。

【临床应用】 主要用于治疗精神分裂症。

【不良反应】 锥体外系反应多见。长期大量使用可发生迟发性运动障碍。可发生心悸、失眠、乏力、口干、视物模糊、排尿困难、便秘、溢乳、男子女性化乳房、月经失调、闭经等。少见思睡、躁动、眩晕、尿潴留。偶见过敏性皮疹、白细胞减少、恶性综合征、直立性低血压、心悸或心电图改变、中毒性肝损害或阻塞性黄疸、骨髓抑制及癫痫。

【禁忌证】 基底神经节病变、帕金森病、骨髓抑制、青光眼、昏迷及对吩噻嗪类药过敏者禁用。

心血管疾病(如心衰、心肌梗死、传导异常)应慎用。肝、肾功能不全者应减量。癫痫患者慎用。出现过敏性皮疹或恶性综合征应立即停药并进行相应的处理。应定期检查肝功能与白细胞计数。用药期间不宜驾驶车辆、操作机械或高空作业。孕妇慎用。哺乳期妇女使用本品期间应停止哺乳。

【药物相互作用】

1. 本品与乙醇或其他中枢神经系统抑制药合用,中枢抑制作用加强。

2. 本品与抗高血压药合用易致直立性低血压。

3. 本品与舒托必利合用,有发生室性心律失常的危险,严重者可致尖端扭转性心律失常。

4. 本品与阿托品类药物合用,不良反应加重。

5. 本品与锂盐合用,可引起脑损害、锥体外系反应、运动障碍等。

6. 本品与三环类抗抑郁药合用,毒性和抗胆碱能作用均增加。

7. 本品与氟西汀、帕罗西汀合用,可使帕金森综合征的病情恶化。

癸氟奋乃静

癸氟奋乃静(fluphenazine decanoate)为氟奋乃静经酯化而得的长效抗精神病药,作用持续时间久。

【体内过程】 本品在水中几乎不溶,配成油剂供注射使用。肌内注射吸收后,经酯解酶缓慢水解释放出氟奋乃静,然后分布至全身而产生药理作用。肌内注射后,第2~4日才开始出现治疗作用,至第7~10日疗效可达最高峰,一次给药作用可维持2~4周。

【临床应用】 主要用于慢性精神分裂症,特别适用于对口服治疗不合作的患者或用作巩固疗效的维持疗法。

【禁忌证】 年老体弱、对口服抗精神病药物耐受差者应视为使用长效注射药物禁忌。

哌泊噻嗪棕榈酸酯

哌泊噻嗪棕榈酸酯(pipotiazine palmitate)属于哌嗪族吩噻嗪类药物,为长效抗精神病药。基本药理作用类似于氯丙嗪。镇吐作用弱,锥体外系反应强,抗胆碱作用、降压作用和镇静作用弱。

【临床应用】 用于短效抗精神病药物治疗病情稳定者的维持治疗。

【不良反应】 主要有锥体外系反应,常出现震颤、强直、静坐不能、动眼危象、反射亢进、流涎等症状,一般在继续治疗或减少剂量时可消除或好转,严重时可使用抗胆碱能药物。可有迟发性运动障碍、睡眠障碍、口干、恶心、低血压、便秘、厌食、月经不调、乏力等。

【禁忌证】 禁用:①循环衰弱、意识障碍,特别是中枢抑制药物中毒导致的上述情况;②严重抑郁患者、恶病质、肝病、肾功能不全、嗜铬细胞瘤、青光眼、严重心血管疾病;③可疑有皮层下脑损伤者;④有吩噻嗪药物过敏史者。

慎用:癫痫、嗜铬细胞瘤、恶性综合征慎用。治疗期间亦不宜合用其他短效抗精神病药物,小剂量开始给药。定期测定肝功能和血象,注意血压及心电图变化。55岁以上的老年患者尤应小剂量开始,如25mg。孕妇及哺乳期妇女慎用。

【药物相互作用】

1. 与三环类抗抑郁药合用时,两者代谢均受到影响,血药浓度均升高,导致两者毒性增加,抗胆碱作用增强。

2. 与锂盐合用可导致虚弱、运动障碍、锥体外系反应加重、脑病及脑损伤等。

3. 与哌替啶合用,可加强对中枢神经系统和呼吸的抑制。

4. 与颠茄合用,抗胆碱作用增强。

5. 可对抗左旋多巴的作用。

6. 与乙醇合用可导致中枢过度抑制,用药期间禁止饮酒。

硫利达嗪

硫利达嗪(thioridazine)为哌啶族吩噻嗪类抗精神病药。药理作用类似于氯丙嗪。镇吐作用弱,镇静作用较强,并有中度的降压作用和抗胆碱作用,锥体外系反应较少。

【临床应用】 主要用于治疗精神分裂症。

【不良反应】 常见不良反应有口干、心动过速、视物模糊等。也可见嗜睡、头晕、鼻塞、直立性低血压、过敏性皮炎、尿失禁、射精障碍、溢乳等症状。较易出现心电图改变,如 QT 间期延长,偶见阿-斯综合征甚至猝死。偶有腹泻、腹胀、中毒性肝损害,长期用药可引起色素性视网膜病变,大多停药后消失。较少引起震颤、流涎、运动迟缓、静坐不能和急性肌张力障碍等锥体外系不良反应。

【禁忌证】 禁用:①严重心血管疾病如心衰、心肌梗死、传导异常等患者;②昏迷、白细胞减少者;③对吩噻嗪类及本品过敏者;④严重的中枢神经功能障碍者;⑤哺乳期妇女。

慎用:①肝、肾功能不全者、癫痫患者慎用;②出现过敏性皮疹者应停用;③出现恶性综合征应立即停药并进行相应的处理;④用药期间应定期检查肝功能、心电图、白细胞计数,定期行眼科检查;⑤用药期间不宜驾驶车辆、操作机械或高空作业。

【药物相互作用】

1. 本品可增强镇痛药、催眠药、抗组胺药、麻醉药及乙醇的中枢抑制作用。

2. 不宜与奎尼丁合用。

3. 氟西汀、帕罗西汀、氟伏沙明、安非他酮、吲哚洛尔、普萘洛尔等药可抑制 CYP2D6 介导的本药代谢,增加本药的血药浓度。

4. 三环类抗抑郁药与本药合用,可相互干扰对方代谢,可导致其中一种药物的血药浓度升高。由于两类药都有抗胆碱能活性,也可能存在抗胆碱能作用相加。

氟哌啶醇

氟哌啶醇(haloperidol)为丁酰苯类抗精神病药,其化学结构见图 3-2。氟哌啶醇的药理作用及机制类似氯丙嗪。锥体外系反应强,而镇静作用、α 受体和 M 受体阻断作用较弱。

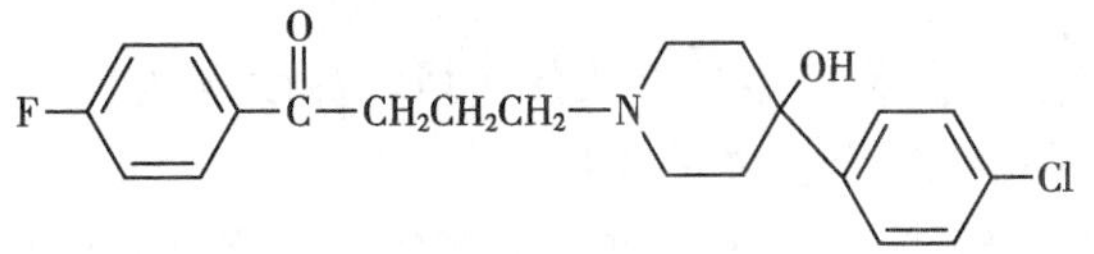

图 3-2　氟哌啶醇的化学结构

【体内过程】 口服可有 70% 被吸收,达峰时间(T_{max})为 3~6 小时(口服)或 10~20 分钟(肌内注射)。血浆蛋白结合率高。在肝内代谢,单次口服后约 40% 在 5 日内随尿排出,其中 1% 为原型物,少量通过胆汁排泄。$t_{1/2}$ 约为 21 小时(13~35 小时)。

【临床应用】 用于治疗急、慢性精神分裂症,躁狂症及其他具有兴奋、躁动、幻觉、妄想等症状的精神病。还可用于治疗儿童抽动秽语综合征(Tourette 综合征)。

临床应用的给药过程中,需注意:①使用本品时必须注意药物用量的个体化,宜从小剂量开始,一般需经过 3 周左右显示较好的疗效。经服用有效量巩固治疗后,可逐渐减少至最低的有效量,根据临床需要进行维持治疗;②锥体外系症状为氟哌啶醇治疗初期最常见的不良反应,有不少病例与用量有关,调整用量后可使这些不良反应减轻。有时,在治疗中配合中枢抗胆碱药如苯海索可使锥体外系不良反应好转。但若长期配合使用,会增加迟发性运动障碍的发生;③长期使用本品或用量较大时,应注意观察迟发性运动障碍的早期症状。尤其是老年女性患者。迟发性运动障碍的症状常持续存在,不易控制,主要表现为口舌、颜面与下颌出现节律性的不自主运动。舌头在口内蠕动或颤抖,口部不断咀嚼,下颌呈咀嚼状。其中,舌部蠕动为识别这种症状的先兆;④恶心为氟哌啶醇毒性先兆之一,有时会被同用的止吐药掩盖而不易识别,需加以注意;⑤接触本品的水溶液时,可能发生接触性皮炎;⑥本品可控制双相情感障碍的躁狂发作,突然停药,有时会促发抑郁发作;⑦长期用药者需停药时,应在几周之内逐渐减少药量,骤然停药易出现迟发性运动障碍。

【不良反应】

1. 以锥体外系反应最为常见,随着用量的增加,出现的概率增加。可见:①颈部与四肢肌肉僵直;②双手或手指震颤或发抖;③头面部、口部或颈部抽动;④静坐不能,即不停地踱步等。

2. 比较少见的不良反应包括排尿困难、直立性低血压、头昏、晕眩、有轻飘或晕倒感、迟发性运动障碍(早期表现为舌在口中转动)以及皮疹等。

3. 罕见的不良反应有粒细胞减少,咽部疼痛,发热和黄疸。

4. 少数患者可引起情绪低落,为药源性抑郁。

【禁忌证】　凡患有帕金森综合征和任何病因引起中枢神经抑制状态者皆不宜使用。本品可自乳汁中排出,造成乳儿镇静和运动功能失调,哺乳妇女不宜服用。慎用或注意事项如下:

1. 动物实验显示给予成人每日最高量 2~20 倍时,减少了受孕概率,导致滞产与死胎;尽管对人类的实验性研究不多,但用于育龄妇女与孕妇时应慎重。相对于其他抗精神病药,孕期可选氟哌啶醇,支持其安全性的资料最多。

2. 老年人在开始时宜用小量,然后缓慢加药,调整用量,以免出现锥体外系反应及持久的迟发性运动障碍。

3. 有下列情况时应慎用:①心脏病尤其是心绞痛;②药物引起的急性中枢神经抑制;③癫痫;④青光眼;⑤肝功能损害;⑥甲亢或中毒性甲状腺肿大;⑦肝功能不全;⑧肾功能不全以及尿潴留。

4. 治疗期间应注意随访检查:①白细胞计数;②大量或长期服用,需定期检查肝功能;③密切注意迟发性运动障碍的早期症状。

【中毒及处理】　用药过量以及中毒先兆的表现有:呼吸困难,严重的精神萎靡或疲乏无力,肌肉颤抖或粗大的震颤以及肌肉无力或僵直等。逾量中毒时无特殊拮抗药。应作洗胃、支持疗法与对症治疗,血压降低时可用去甲肾上腺素,但不得使用肾上腺素。

【药物相互作用】

1. 饮酒过多,可促使酒精中毒,易产生严重的低血压和深度昏迷。

2. 与苯丙胺并用,氟哌啶醇可降低前者的作用。

3. 与巴比妥在内的抗惊厥药并用时:①可改变癫痫的发作形式;②并不能使抗惊厥药增效,但可改变或提高发作阈值,不应减少抗惊厥药的用量;③可使氟哌啶醇的血药浓度降低。

4. 与抗高血压药物并用时,可使血压过度降低。

5. 与抗胆碱药物并用时,可减少锥体外系不良反应。但可能使眼压增高,或降低氟哌啶醇的血药浓度。

6. 可加强其他中枢神经抑制药的中枢抑制效应。

7. 饮茶或咖啡,可影响氟哌啶醇的吸收,降低疗效。氟哌啶醇的溶液加入咖啡时易产生沉淀。

8. 与肾上腺素合用,由于本品阻断了 α 受体,显示出肾上腺素激动 β 受体的效应,导致血压降低。

9. 与锂盐合用时,需注意观察有否神经毒性。

10. 与甲基多巴并用,可产生意识障碍、思维迟缓与定向障碍。

癸氟哌啶醇

癸氟哌啶醇(haloperidol decanoate)为氟哌啶醇经酯化而得的长效抗精神病药,与癸氟奋乃静类似。

【临床应用】　主要用于慢性精神分裂症,特别适用于对口服治疗不合作的患者或用作巩固疗效的维持疗法。

【禁忌证】　年老体弱、对口服抗精神病药物耐受差者应视为使用长效注射药物禁忌。

五氟利多

五氟利多(penfluridol)属二苯丁哌啶类化合物,化合结构近似氟哌啶醇,为长效口服抗精神病药。

【体内过程】　本品脂溶性高,可贮存于脂肪组织并从中缓慢释放,逐渐进入脑组织和从其中排出,故起效慢、作用久。达峰时间(T_{max})为24~72小时,停服药7日后仍可自血中检出。

【临床应用】　用于治疗精神分裂症,更适用于病情缓解者的维持治疗。药理作用类似氟哌啶醇,抗精神病作用起效慢、持续时间久,一次服药作用达1周之久。动物实验表明本品可抑制由苯丙胺引起的刻板动作及阿扑吗啡产生的呕吐。

【不良反应】　主要为锥体外系不良反应。一次服药过多或耐受差者,可在服药次日出现急性肌张力障碍,如斜颈、动眼危象或扭转痉挛。出现较重锥体外系反应时,常产生焦虑反应与睡眠障碍。偶见过敏性皮疹、心电图异常、粒细胞减少及恶性综合征。

【禁忌证】　禁用:基底神经节病变、帕金森病、帕金森综合征、骨髓抑制,对本品过敏者。本品不适用于年老、体弱或并发躯体病症者。

慎用:肝、肾功能不全者慎用。不宜与其他抗精神病药合用,以免增加锥体外系反应的发生风险。应定期检查肝功能与白细胞计数。用药期间不宜驾驶车辆、操作机械或高空作业。

【药物相互作用】

1. 本品与各种短效抗精神病药物有协同和互相强化作用,故使用本品时不宜再并用其他短效抗精神病药物,以防止锥体外系不良反应的发生。

2. 锂盐合用可导致无力、运动障碍、锥体外系症状、脑病和脑损伤等。

3. 本品与乙醇或其他中枢神经系统抑制药合用,中枢抑制作用增强。

4. 本品与抗高血压药合用,有增加直立性低血压的危险。

5. 本药与三环类抗抑郁药合用时,可相互抑制对方的代谢,并相互增强不良反应。

氯普噻吨

氯普噻吨(chlorprothixene)为硫杂蒽类抗精神病药。药理作用和机制类似氯丙嗪,抗精神病作用较氯丙嗪弱,镇静作用较强。其镇吐和镇静作用在硫杂蒽类药物中较显著。

【体内过程】　口服后吸收快,达峰时间(T_{max})为1~3小时。主要在肝内代谢,大部分经肾脏排泄。$t_{1/2}$约为30小时。肌内注射后作用持续时间可达12小时以上。

【临床应用】　主要用于治疗精神分裂症及躁狂症,以及伴有兴奋或情感症状的其他精神障碍。

临床应用的给药过程中,需注意:①必须注意剂量个体化,不宜使用大剂量。治疗应从小量开始,经数日至数月达到临床疗效时,应再巩固治疗数月,然后逐渐减量到较低的维持治疗有效量;②长期接受治疗者须停药时,应注意在几周内徐缓减量。骤然停药,有时会产生迟发性运动障碍、恶心、呕吐、震颤或头晕;③大剂量用药或长期用药时,尤其对老年女性,常可引起迟发性运动障碍,应注意预防;④避免皮肤与药接触,以防止接触性皮炎。

【不良反应】

1. 大量或增加药量时容易出现的不良反应①低血压甚至晕倒;②肌肉僵直,颈背部尤为明显;③不停踱步;④双手或手指震颤或抖动;⑤头面、口部或颈部的肌肉抽搐等。

2. 比较少见的不良反应①迟发性运动障碍;②皮疹或接触性皮炎。

3. 罕见的不良反应①粒细胞减少症;②眼部细微沉积物;③黄疸等。

【禁忌证】 本品过敏者禁用。严重的中枢神经抑制者禁用。慎用或注意事项如下：

1. 交叉过敏 凡对吩噻嗪类、硫杂蒽类或其他药物过敏者,有可能对本品呈交叉过敏。

2. 妊娠及哺乳期内使用本品,对胎儿及婴儿的确切影响尚未肯定,在使用中应慎重。

3. 对诊断的干扰 可产生心电图改变,如 Q 波与 T 波的变化,免疫妊娠试验可得假阳性反应,尿胆红素也呈假阳性。

4. 下列情况应慎用：①骨髓抑制；②心血管疾病；③肝功能损伤；④青光眼；⑤帕金森综合征；⑥前列腺肥大；⑦儿童呼吸系统疾病；⑧尿潴留及溃疡病等。

5. 用药期间应定期随访检查：①使用大量或持续治疗时,应定期检查白细胞计数；②肝功能检查；③有可疑黄疸时应检查尿胆红素；④长期用药者要定期做眼部检查,了解角膜与晶体有无沉积物。

【药物相互作用】

1. 能加强中枢抑制药例如吸入全麻药或巴比妥类等静脉全麻药的药效,合用时应将中枢抑制药的用量减少到常用量的 1/4 ~ 1/2。

2. 与苯丙胺合用,可降低后者的效应。

3. 同时并用抗胃酸药或泻药时,可减少本品的吸收。

4. 可降低惊厥阈值,因而使抗惊厥药作用减弱,不宜用于癫痫患者。

5. 与抗胆碱药物并用时,抗胆碱作用可加强。

6. 与肾上腺素并用,由于本品阻断了 α 受体,显示出肾上腺素激动 β 受体的效应,导致血压降低。

7. 与胍乙啶并用,可减低胍乙啶的抗高血压作用。

8. 与左旋多巴并用时,可抑制后者的抗帕金森病作用。

9. 与三环类或单胺氧化酶抑制药并用,镇静及抗胆碱作用可更显著。

10. 可掩盖某些抗生素的耳部毒性。

舒 必 利

舒必利(sulpiride)为苯甲酰胺类抗精神病药,其化学结构见图 3-3。舒必利是一种特异性多巴胺 2 受体拮抗剂,对其他受体亲和力小。具有与氯丙嗪相似的抗精神病效应,对精神分裂症的阴性症状有一定疗效,同时能镇吐并抑制胃液分泌。

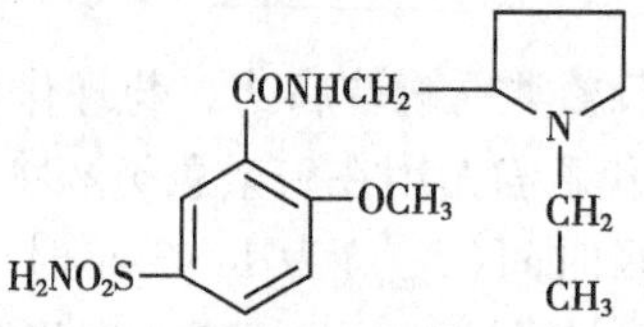

图 3-3 舒必利的化学结构

【体内过程】 口服吸收慢,生物利用度低。血浆蛋白结合率低于 40% ,迅速分布到组织,可从乳汁分泌,但不易透过血脑屏障。主要以原型药物从尿中排出,一部分从粪中排出。$t_{1/2}$ 为 6 ~ 9 小时。

【临床应用】 精神分裂症等精神病性障碍的系统治疗,对慢性精神分裂症的孤僻、退缩、淡漠及抑郁症状有一定疗效。或用于顽固性恶心、呕吐的对症治疗。

【不良反应】

1. 常见有失眠、早醒、头痛、烦躁、乏力、食欲缺乏等。可出现口干、视物模糊、心动过速、排尿困难与便秘等抗胆碱能不良反应。

2. 剂量大于一日 600mg 时可出现锥体外系反应,如震颤、僵直、流涎、运动迟缓、静坐不能、急性肌张力障碍。

3. 较多引起血浆中泌乳素浓度增加,可能有关的症状为:溢乳、男子女性化乳房、月经失调、闭经、体重增加。

4. 可出现心电图异常和肝功能损害。

5. 少数患者可发生兴奋、激动、睡眠障碍或血压升高。

6. 长期大量服药可引起迟发性运动障碍。

【禁忌证】禁用于嗜铬细胞瘤患者。哺乳期妇女服用本药期间应停止哺乳。心血管疾病者应慎用。高血压患者慎用。肝、肾功能不全者应减量。癫痫患者慎用。基底神经节病变,帕金森综合征,严重中枢神经抑制状态者慎用。出现迟发性运动障碍,应停用所有的抗精神病药。出现过敏性皮疹及恶性综合征应立即停药并进行相应的处理。用药期间定期检查肝肾功能和血象。

【药物相互作用】

1. 与曲马多、佐替平合用,可增加癫痫发作的风险。

2. 与三环类抗抑郁药合用可导致嗜睡。

3. 锂盐可加重本药的不良反应并降低药效。

4. 抗酸药和止泻药可降低本药吸收率,使用时两者之间至少间隔1小时。

第三节　第二代抗精神病药

一、药代动力学特征

第二代药物的药代动力学过程与第一代药物类似。影响精神药物吸收速度和程度的因素主要包括:药物本身的理化性质、给药途径、药物剂型、机体全身或用药局部的情况等。第二代抗精神病药口服剂型亦有首过效应,药物在口服后必须通过肠黏膜和肝脏,有相当一部分被代谢灭活而不能通过肝静脉进入血液循环,比如奥氮平约口服剂量的40%通过首过效应被代谢。针剂通过肌内注射几乎没有首过效应,吸收好,比如利培酮微球和棕榈酸帕利哌酮。有些药物生物利用度低,比如齐拉西酮,与食物同服可提高生物利用度。抗胆碱能作用强的药物(如氯氮平、奥氮平)可以影响药物自身的肠胃吸收。非典型药物的 $t_{1/2}$ 长,大部分药物可以每日口服1次。达峰时间和不良反应的出现有关。药物一般在肝脏代谢,CYP酶诱导剂和抑制剂可影响药物的生物利用度。第二代抗精神病药的药代动力学参数见表3-7。

表3-7　第二代抗精神病药临床药代动力学参数

药物	生物利用度(%)	血浆蛋白结合率(%)	达峰时间(T_{max})	消除半衰期(h)	活性代谢产物	代谢途径
氯氮平	50	95	2.5(1-6)	12	去甲氯氮平	CYP1A2、CYP3A4
利培酮	70	90	1-2	24	9-羟利培酮	CYP2D6
帕利哌酮	28	74	24	23	原型	CYP2D6、CYP3A4
奥氮平	57	93	5-8	30-38	10-N-葡萄糖苷酸等3种	CYP1A2、CYP2D6
喹硫平	9	83	1-2	6-7	N-脱羟基喹硫平	CYP3A4
阿立哌唑	87	99	3-5	75	脱氢阿立哌唑	CYP3A4、CYP2D6
齐拉西酮	60	99	6-8	7	苯并异噻唑等4种代谢产物	醛氧化酶
氨磺必利	48	16	12	12-17	原型	经肝代谢很少

二、药理作用及作用机制

抗精神病药种类较多,化学结构各不相同,但具有许多共同的药理作用。根据锥体外系及其他神经系统副作用的程度,将其分为典型抗精神病药(typical antipsychotic drugs)和非典型抗精神病药(atypical antipsychotic drugs)。此种分类难以做到泾渭分明,仅仅是对药物的某些重要的药理学特点而言。两类药物抗精神病的药理作用存在许多相似之处,但作用机制并非完全一致。典型抗精神病药神经阻滞作用所致的锥体外系副作用和抗精神病药理活性并不存在一个必然的联系。几种具有明显抗精神病作用,而几乎没有锥体外系副作用的非典型抗精神病药在临床上得到了广泛的使用,如氯氮平、利培酮、硫利达嗪、舒必利、瑞莫必利、雷氯必利、吗茚酮等。

在动物实验中,抗精神病药对基底节 D_2 受体阻断作用可以诱发僵住症。诱发动物僵住症 $ED_{0.5}$(0.5%有效剂量)剂量的大小对抗精神病药引起患者锥体外系副作用的发病率及严重程度具有一定的预测价值;另一方面,D_2 受体激动剂右苯丙胺作用于中脑边缘系统可使动物自主活动性增加,即所谓苯丙胺行为效应。抗精神病药阻断苯丙胺行为效应 ED_{50}(50%有效剂量)剂量的大小,可以预测抗精神病药临床效价的高低。致僵住症 $ED_{0.5}$ 和抗苯丙胺行为效应 ED_{50} 二者的比值[$ED_{0.5}$(catalepsy)/ED_{50}(amphet)]常用来鉴别和筛选非典型抗精神病药。一般认为,比值越大,属于非典型抗精神病药的可能性大,反之,则属于典型抗精神病药的可能性大(表3-8)。

表3-8 典型和非典型抗精神病药 $ED_{0.5}$(catalepsy)/ED_{50}(amphet)比值

药物	$ED_{0.5}$(catalepsy)(mg)	ED_{50}(amphet)(mg)	$ED_{0.5}$(catalepsy)/ED_{50}(amphet)比值	非典型抗精神病药
氯氮平	>120	2.4	>50.6	是
氯丙嗪	>120	0.04	40.5	可疑
瑞莫必利	136	6.7	20.4	是
利培酮	13.1	0.8	16.8	是
雷氯必利	>4.3	0.8	5.5	是
舒必利	>480	136	>3	是
螺哌隆(spiperone)	0.1	0.06	2.3	否
氟哌啶醇	0.3	0.2	1.8	否

非典型抗精神病药如氯氮平等 DA 拮抗作用不强,抑制条件性逃避反应的能力亦较弱。此外,用临床治疗的等效剂量来处理动物,非典型抗精神病药很少能诱导动物对 DA 受体激动剂(如阿扑吗啡)产生超敏状态。上述种种非典型抗精神病药的药理学特征,可以用来估计药物诱发迟发性运动障碍的危险性。然而,到目前为止,尚未找到一种令人满意的方法,用来筛选和开发非典型抗精神病药。

抗精神病药对 $5-HT_2$ 和 D_2 受体的拮抗作用并非它们发挥抗精神病作用所必需具备的药理学特征。但是,绝大多数典型和非典型抗精神病药均具有 D_2 受体阻断作用(表3-9)。非典型抗精神病药的神经阻滞作用难以用一种特殊的受体药理活性特征作出合理的解释。一般认为,它们的抗精神病作用取决于不同受体亲和力的比值(如 $D_2/5-HT_2$),取决于各种受体亲和力的平衡关系。

表 3-9 典型和非典型抗精神病药受体亲和力的比较

药物	D_1	D_2	5-HT$_1$	5-HT$_2$	α	σ
氯氮平	+	+ +	−	+ + + +	+ + + +	−
瑞莫必利	−	+	−	−	−	+
利培酮	+	+ + + +	+	+ + + +	+ + +	−
雷氯必利	−	+ + +	?	−	−	−
舒必利	−	+ + + +	?	?	−	?
氯丙嗪	+ +	+ + + +	?	+ + +	+ + + +	−
螺哌隆	−	+ + +	?	?	+ + +	−
氟哌啶醇	+ + +	+ + + +	?	+ + +	+ + +	+ + + +

注: + + + + = 亲和力极高, + + + = 亲和力高, + + = 亲和力较高, + = 亲和力低, − = 无亲和力

中脑黑质致密区(SNC,A9)和腹侧被盖区(VTA,A10)以及 A8 是 DA 神经元集中的神经核团,应用微电极可以记录它们胞外自发放电活动。氟哌啶醇以及其他典型抗精神病药,可以增加 A8、A9 以及 A10 神经元的放电频率,而氯氮平等非典型抗精神病药只是选择性影响 A8-A10DA 神经元的活动,对 A9DA 神经元作用不明显,这种特定脑区电生理活动的差异已经用来开发特异性作用于 A8-A10DA 神经系统的非典型抗精神病药。

整体的生化和生理试验证实,DA 自身受体存在于 DA 神经末梢和胞体-树突两部位,它们均属 D_2 受体亚型,但有不同特性。前者又称突触前 DA 受体,能负反馈抑制 DA 的生物合成和释放,后者也是通过负反馈调控神经冲动,影响 DA 神经元放电活动。位于突触后膜的 DA 受体至少包括 D_1 和 D_2 二种受体亚型。突触前膜 D_2 受体存在储备受体(spare receptor),因此,突触前膜 D_2 受体对激动剂的敏感性要比突触后膜 D_2 受体高 10~20 倍。某些内在活性比较低的部分激动剂能对突触前膜 D_2 受体显示它的激动作用,引起负反馈调控,其结果如同神经阻滞剂一样,DA 神经递质突触传递效能降低。部分激动剂是显示 DA 拮抗剂的作用,还是激动剂的作用,主要取决于突触前膜 D_2 储备受体的数目。D_2 受体部分激动剂, 如 3PPP(3-(3-hydroxyphenyl)-N-n-propylpiperidine)、EMD23448、HW165、SDZ208-911、SDZ208-912 以及 N-cyclohexyl-benzamide 同系物等,有可能发展为副作用少,临床抗精神病作用选择性较高的非典型抗精神病药。已上市的 D_2 受体部分激动剂阿立哌唑,在临床上得到了广泛应用。

三、临床应用

第二代抗精神病药适应证和禁忌证与第一代药物有很多重叠的部分,第二代药物的适应证见表 3-6。一般认为第二代抗精神病药在总体疗效方面优于第一代药物,但也有大型临床研究证实新型抗精神病药与传统药物疗效相当。至少对阳性症状的疗效,两代药物相近。非典型抗精神病药对阴性症状的疗效优于典型药物,至少可以减少因抗精神病药的副作用而导致的继发阴性症状。非典型药物对认知功能的改善同样优于典型药物,但部分药物的抗胆碱能作用对认知功能有负面影响。另一方面新型抗精神病药对情感症状的疗效也明显优于传统药物,比如奥氮平对躁狂的适应证,喹硫平对情绪的稳定作用,阿立哌唑对强迫症状和抽动症状的改善都值得重视,此外药源性焦虑、抑郁较传统药物减少。

四、不良反应

第二代抗精神病药有广泛的药理作用,化学结构也具有多样性,作用机制的差异,使其在不良反

应方面既与第一代药物有共同之处,也与第一代药物有一定差异。传统药物锥体外系反应更突出,部分新型药物代谢问题更严重。药物不良反应也是应常规监测的部分,锥体外系反应表现明显容易被观察,但对于较长期形成的体重变化、糖脂代谢水平变化容易忽视。氯氮平、奥氮平等体重增加最为常见,并能影响体内的糖脂代谢,甚至诱发糖尿病,因此需要定期监测血糖,阿立哌唑、齐拉西酮等的体重增加作用较少。抗胆碱能的副作用氯氮平、奥氮平等多见,利培酮、阿立哌唑等少见。阿立哌唑、齐拉西酮、利培酮、氨磺必利等抗精神病药有激活作用,可出现焦虑、激越、失眠等。催乳素分泌增加多见于利培酮、帕利哌酮和氨磺必利。齐拉西酮的 QT 间期延长较为多见,常与剂量相关。粒细胞缺乏罕见,氯氮平发生率较高,此外氯氮平易于诱发癫痫,也可能导致心肌炎,也有猝死的报告。

五、常用药物

氯 氮 平

氯氮平(clozapine)为二苯二氮䓬类抗精神病药,系第二代抗精神病药的代表药物。氯氮平的化学结构见图 3-4。

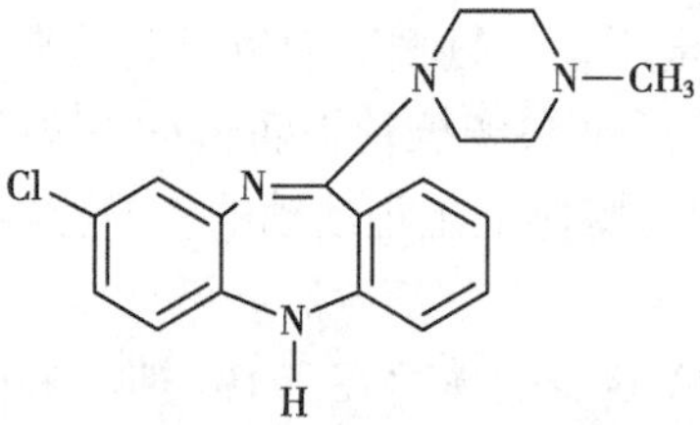

图 3-4　氯氮平的化学结构

【体内过程】口服吸收迅速、完全,有首过消除,达峰时间(T_{max})为 2.5 小时(1~6 小时),生物利用度(F)为 50%。血浆蛋白结合率高达 95%,吸收后迅速广泛分布到各组织,可通过血-脑屏障。几乎完全在肝脏代谢,主要经 CYP1A2、3A4 催化,生成 N-去甲基、羟化及 N-氧化代谢产物。代谢产物及极微量原型药物由尿及粪便排出体外。血浆浓度的个体差异大。血药浓度达稳态时,$t_{1/2}$ 平均为 12 小时。

【作用机制】本品对多种受体如多巴胺 D_1、D_2、D_4、5-HT_2、M、α、H 等受体有较高亲和力。有报道氯氮平对多巴胺 D_4 受体的亲和力高于 5-HT_2、多巴胺 D_2 和 D_1 受体,与其抗精神病作用强而锥体外系不良反应少有关。由于氯氮平不与结节漏斗多巴胺系统结合,故甚少或不影响血清催乳素的含量。故本品的抗精神病作用和镇静作用相对最强,几乎没有锥体外系反应和催乳素水平升高,但可出现血液和心脏毒性,可诱发抽搐、影响糖脂代谢和致体重增加。

【临床应用】用于治疗精神分裂症等精神病性障碍,尤其是其他抗精神病药治疗无效的难治性精神分裂症或不能耐受其他抗精神病药的患者。也能降低精神分裂症患者的自杀风险。鉴于本药具有产生粒细胞减少的副作用,通常不作为此类病症的首选药物,而用于其他两种抗精神病药物充分治疗无效或不能耐受者。

临床应用的给药过程中,需注意:①氯氮平使用剂量必须高度个体化,由小剂量开始逐渐增加用量,每日用量应采取分次服用的原则。②营养不良者,伴有心血管疾病或肝、肾疾病者,应从小剂量开始,然后缓慢增加剂量。③用药之前白细胞和血细胞分类计数必须正常。用药后的前 18 周的每一周应进行白细胞计数与分类检查,之后可改为两周 1 次或一月 1 次。如白细胞总数低于 $3.0 \times 10^9/L$ 时应终止治疗,每周至少测查白细胞 2 次,然后根据白细胞与粒细胞的变化而决定是否恢复治疗。④心血管疾病者慎用,用药前 2 月出现持续心动过速时,需注意检测心肌炎或心肌病的有关指标。用药中出现可疑的心肌炎或心肌病,应立即停药。⑤定期检查肝功能、心电图及血糖。⑥用药时不宜从事驾驶或机器操作等工作。

【不良反应】

1. 常见　头痛、头昏、精神萎靡、多汗、口涎分泌多、恶心或呕吐、便秘、体重增加、血糖增加和血脂增加。

2. 较少见　①不安与易激惹;②精神错乱;③视物模糊;④血压升高与严重连续的头痛。这些反应都与剂量有关。

3. 罕见　①粒细胞减少症或缺乏症,两者伴随出现畏寒、高热、咽部疼痛与溃疡;发生时有的病情凶险,甚至可以致死。此外,也有白细胞减少症和血小板减少症的报道。②癫痫发作,大剂量应用时可发生。

4. 对心血管的影响　心动过速、低血压或体位性低血压性晕厥。

5. 体温升高　以治疗的前3周多见,有自行调节倾向,可并发白细胞升高或降低,如同时产生肌强直和自主神经并发症时,须排除恶性综合征。

【禁忌证】禁用:①中枢神经处于明显抑制状态;②曾有骨髓抑制或血细胞异常疾病史者;③心肌炎或心肌病患者;④低血压;⑤麻痹性肠梗阻;⑥严重肝、肾疾病;⑦对本品过敏者;⑧孕妇禁用,服药期间建议停止哺乳。

慎用:使用过量时易发生心律失常、谵妄或呼吸抑制。12岁以下儿童的安全性、有效性研究尚未确立。因此,12岁以下儿童不宜应用。老年患者可能对氯氮平的抗胆碱作用特别敏感,易发生尿潴留、便秘等。下列情况应慎用:①闭角型青光眼;②前列腺增生;③痉挛性疾病或病史者;④心血管疾病。

【药物相互作用】

1. 与乙醇或其他中枢神经抑制药合用,可显著加重中枢抑制作用。

2. 增强其他抗胆碱作用药物的抗胆碱作用。

3. 与卡马西平合用,可增加对骨髓的抑制作用,并可使本药血药浓度降低。

4. 与地高辛、肝素、苯妥英钠、华法林合用,可加重骨髓抑制作用。

5. 与碳酸锂合用,可增加产生惊厥、恶性综合征、精神错乱及肌张力障碍的危险。

6. 与氟伏沙明、氟西汀、帕罗西汀、文拉法辛等抗抑郁药合用可升高本品的血药浓度。

7. 与降血压药合用可能有增加直立性低血压的风险。

8. 与大环内酯类抗生素合用可使本品血药浓度增加,并有诱发癫痫的报道。

利　培　酮

利培酮(risperidone)为苯异噁唑类第二代抗精神病药,其化学结构见图3-5。

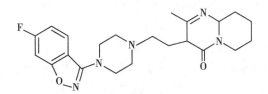

图3-5　利培酮的化学结构

【体内过程】片剂口服吸收快而完全,不受进食影响。主要代谢产物为9-羟利培酮。达峰时间(T_{max})为1～2小时,口服1mg时,峰浓度(C_{max})为9～16ng/ml(包括利培酮与9-羟利培酮),血浆蛋白结合率为90%(9-羟利培酮为77%)。分布广,表观分布容积(V_d)为1.1L/kg。在肝脏经CYP2D6代谢,9-羟利培酮具有生物活性,原型药物及代谢产物主要经肾脏排泄,少量随粪便排出,均可自乳汁中分泌。中度或重度肾功能损害时,利培酮及活性代谢产物排出减少60%～80%。$t_{1/2}$为24小时。恒量、恒定间隔时间多次服药,5~6日血药浓度达稳态,血药浓度个体差异很大。

【作用机制】本品对5-HT$_2$受体的亲和力高,对多巴胺D$_2$受体的亲和力较低,其抗精神病效应与上述两种受体阻断作用有关,其中,对皮层5-HT受体阻断作用与边缘系统多巴胺受体阻断作用尤为重要。此外,它对α$_1$、α$_2$肾上腺素受体以及H$_1$组胺受体具有中度亲和力;对5-HT$_{1A}$、5-HT$_{1C}$和5-HT$_{1D}$受体也有一定的亲和力;而对多巴胺D$_1$受体的亲和力则较低。

本品具有α肾上腺素受体阻断作用,可引起心血管反应,如低血压、反射性心动过速或QT延长,也可能产生心律失常。可促进慢波睡眠并改变睡眠节律,可能与其阻断5-HT受体有关。可引起催乳素升高(停药后可逆转),与多巴胺受体阻断作用有关。此外,大剂量本品对黑质-纹状体多巴胺受体有较强的阻断作用,因而可能引致锥体外系不良反应。

【临床应用】①精神分裂症等精神病性障碍,对精神分裂症阳性症状和阴性症状及情感性症状均有疗效。对急性期、恢复期和长期的维持治疗均可应用。②抽动秽语综合征(Tourette综合征):以多发性运动和发音联合为特点的一种慢性抽动障碍,主要表现为不自主、多发运动抽动和发音抽动共同出现。③双相情感障碍的躁狂发作或混合发作。④儿童孤独症。

【不良反应】

1. 常见失眠、焦虑、激越、头痛、头晕、口干。

2. 可引起锥体外系反应;可引起体重增加。

3. 少见过度镇静、乏力、注意力下降、便秘、消化不良、恶心、呕吐、腹痛、视物模糊、性功能障碍、男性乳房发育、泌乳、月经紊乱、尿失禁、血管性水肿、鼻炎、皮疹及其他过敏反应、直立性低血压、反射性心动过速、高血压、肝功能异常。

4. 偶见迟发性运动障碍、恶性综合征、体温失调和癫痫发作;有轻度中性粒细胞和血小板计数下降的个例报道;极罕见QT间期延长的报道。

【禁忌证】对本品过敏者禁用。哺乳期妇女服用本药期间应停止哺乳。慎用或注意事项如下:

1. 心血管疾病(如心力衰竭、心肌梗死、传导异常)、脱水、失血及脑血管病变的患者慎用,应从小剂量开始,加量宜慢。

2. 由于本品具有α肾上腺素受体阻断作用,在用药初期和加药速度过快时可能发生体位性低血压,此时应考虑减量。

3. 可引起迟发性运动障碍,其特征为有节律的不随意运动,主要见于舌及面部。如果出现迟发性运动障碍,应停止服用。

4. 已有报道本品可引起恶性综合征,其特征为高热、肌肉僵直、颤抖、意识改变和肌酸磷酸激酶水平升高。此时应停用。

5. 患有帕金森综合征的患者应慎用。

6. 会降低癫痫的发作阈值,故患有癫痫的患者应慎用。

7. 服用本品的患者应避免进食过多,以免发胖。

8. 在与其他作用于中枢的药物同时服用时应慎重。

9. 本品对需要警觉性的活动有影响。建议服药期间不应驾驶汽车或操作机器。

10. 怀孕妇女服用本品是否安全尚不明确。除非益处明显大于可能的危险,怀孕妇女不应服用本品。

11. 对于15岁以下儿童目前尚缺乏足够的临床经验。

【药物相互作用】

1. 与酒精或其他具有中枢抑制作用的药物合用,中枢抑制作用可互相增强。

2. 与降压药物合用可增强利培酮的低血压效应。

3. 利培酮可拮抗左旋多巴与多巴胺对多巴胺受体的激动作用。

4. 长期应用卡马西平及其他肝药酶诱导剂可增加利培酮的清除,降低本品的血浆浓度,必要时可增加剂量;一旦停用卡马西平或其他肝药酶诱导剂,则应重新确定本品的使用剂量,必要时可减少剂量。

5. 长期与氯氮平合用可减少利培酮自体内清除。

6. 吩噻嗪、三环抗抑郁药和一些β-受体阻断剂,会增加本品的血药浓度。

注射用利培酮微球

注射用利培酮微球(risperidone for depot suspension)为利培酮的长效注射剂。

【体内过程】单次肌内注射后,药物的释放始于3周后,持续至第4~6周,第7周消失。本品中的利培酮分布迅速,分布容积为1~2L/kg,血浆蛋白结合率为90%,活性代谢产物9-羟利培酮为77%。在25~50mg的剂量范围内,若每2周注射一次,则利培酮的药代动力学呈线性。

【临床应用】适用于精神分裂症。

【不良反应】见利培酮。注射部位反应不常见。

帕 利 哌 酮

帕利哌酮(paliperidone)为苯异噁唑类第二代抗精神病药,又名9-羟利培酮,是利培酮在体内代谢后的活性代谢产物。帕利哌酮的化学结构见图3-6。

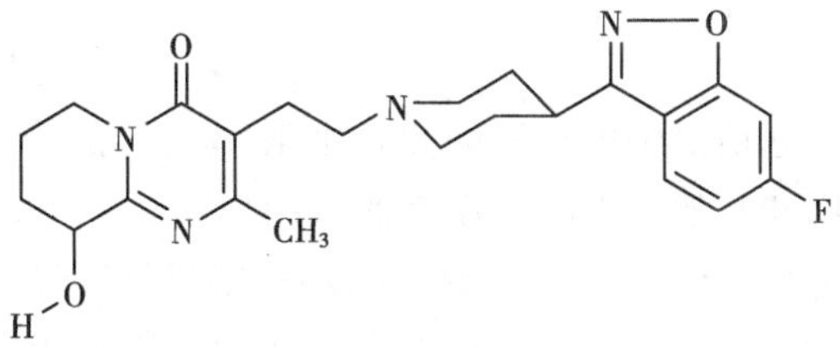

图 3-6 帕利哌酮的化学结构

【体内过程】单剂量给予帕利哌酮缓释片后,药物迅速被吸收,并分布到各组织,9-羟基利培酮的血药浓度达峰时间约为24小时,4~5天后达稳态血药浓度,$t_{1/2}$为23小时。口服绝对生物利用度为28%。在推荐的临床给药剂量范围(3~12mg)内,9-羟基利培酮的药代动力学参数与剂量呈线性关系。与禁食状态下服药相比,健康受试者在进食高脂、高能量餐后,口服帕利哌酮12mg,其平均峰浓度(C_{max})和药-时曲线下面积(AUC)值分别增加了60%和54%。9-羟基利培酮的表观分布容积为487L,血浆蛋白结合率为74%。9-羟基利培酮在血液循环中,主要以原型药物的形式存在,大部分药物未经代谢就以原型药物排出。体外试验表明,CYP3A4和CYP2D6可能参与了其代谢过程。9-羟基利培酮主要由肾脏经尿排泄,59%以原型药物排出,其次经粪便排泄。

【作用机制】9-羟基利培酮是利培酮体内主要代谢产物。其治疗作用是通过对中枢多巴胺D_2受体和$5HT_{2A}$受体拮抗的联合作用介导的。同时9-羟基利培酮也是α_1和α_2肾上腺素能受体以及H_1组胺受体的拮抗剂,患者可产生体位性低血压,产生晕厥及阴茎的异常勃起等不良反应。9-羟基利培酮与胆碱能毒蕈碱受体或β_1和β_2肾上腺素受体无亲和力。

【临床应用】本品用于精神分裂症急性期和维持期的治疗。

【不良反应】

1. 常见静坐不能和锥体外系反应。

2. 少见心动过缓、心悸;腹痛、舌肿;水肿;过敏反应;血管疾病/症状:缺血。

3. 剂量依赖性不良反应 嗜睡、体位性低血压、静坐不能、肌张力障碍、锥体外系症状、肌张力亢进、帕金森综合征和唾液分泌过多。

【禁忌证】对本品过敏者禁用。哺乳期妇女服用本药期间应停止哺乳。慎用或注意事项如下:

1. 禁用于已知对帕利哌酮、利培酮或帕利哌酮中的任何成分过敏的患者。

2. 可导致恶性综合征,增高痴呆相关性精神病老年患者的死亡率。引起一定程度的校正 QT(QTc)间期延长,因此使用时应避免与其他已知会延长 QTc 的药物联合使用。

3. 出现表现为不可逆、不自主的运动障碍的综合征。

4. 增高催乳素水平,而且增高会在长期给药过程中持续存在。

5. 糖尿病确诊患者在开始用药时应给予定期监测,防止血糖控制恶化。对于存在糖尿病危险因素的患者(如肥胖、糖尿病家族史),在开始治疗时应检测空腹血糖,并在治疗期间定期检测血糖。

6. 帕利哌酮通过其 α 阻断作用诱导产生体位性低血压和昏厥,有可能诱发阴茎异常勃起。

7. 可降低癫痫病史患者的癫痫阈值,诱发癫痫。

8. 帕利哌酮具有镇吐作用,可能会掩盖一些药物过量或其他疾病如肠梗阻、Reye 综合征、脑肿瘤而导致的症状和体征。

【药物过量】

过量使用后的体征及症状为困倦和镇静、心动过速和低血压以及 QT 间期延长。目前无特异性的帕利哌酮解毒药,因此,一旦出现药物过量,应给予适当的支持治疗,出现急性药物过量时,应建立并维持气道通畅,确保有足够的氧气供应和通气。应考虑洗胃(如果患者意识丧失,应在插管后进行)以及与缓泻药同时给予活性炭吸附剂。

【药物相互作用】

1. 加重中枢作用性药物和酒精对中枢系统的抑制作用。

2. 帕利哌酮拮抗左旋多巴和其他多巴胺激动剂的作用。

3. 帕利哌酮不通过细胞色素 CYP450 同工酶代谢,不会明显抑制经过细胞色素 CYP450 同工酶包括 CYP1A2、CYP2A6、CYP2C8/9/10、CYP2D6、CYP2E1、CYP3A4 和 CYP3A5 等亚型代谢药物的代谢。帕利哌酮不会抑制 P-糖蛋白,故不会抑制 P-糖蛋白介导的其他药物的转运。

4. 帕利哌酮不是 CYP1A2、CYP2A6、CYP2C9 和 CYP2C19 的底物,提示不可能与这些酶的诱导剂或抑制剂产生相互作用。帕利哌酮在 CYP2D6 的作用下只进行有限的代谢。

棕榈酸帕利哌酮注射液

棕榈酸帕利哌酮注射液(paliperidone palmitate injection)为帕利哌酮的长效注射剂。

【体内过程】 由于水溶性极低,棕榈酸帕利哌酮注射液在肌内注射后直至被分解为帕利哌酮和吸收进入全身循环之前的这段时间内会缓慢地溶解。单次肌内注射给药后,血浆中帕利哌酮的浓度逐渐升高,血药浓度达峰时间(T_{max})的中位数为 13 天,制剂中的药物最早从给药后第 1 天即开始释放,持续释放的时间最长可达 126 天。在 25～150mg 剂量范围内给予棕榈酸帕利哌酮注射液后,帕利哌酮的表观半衰期的中位数介于 25～49 天之间。群体药代动力学分析结果显示,帕利哌酮的表观分布容积为 391L。帕利哌酮外消旋体的血浆蛋白结合率为 74%。

在尿液中回收到的放射活性约占总给药剂量的 80%,在粪便中回收到的放射活性约占总给药剂量的 11%。体内试验中共发现了 4 条代谢途径,即脱烷基、羟化、脱氢及苯并异噁唑环开环,但通过任何一种途径代谢的量均未超过总给药剂量的 10%。单次给予棕榈酸帕利哌酮注射液 25～150mg 后,其表观半衰期中位值为 25～49 天。

【作用机制】 棕榈酸帕利哌酮在体内水解为帕利哌酮,是利培酮的主要代谢产物。作用机制见帕利哌酮。

【临床应用】 适用于精神分裂症急性期和维持期的治疗。

【不良反应】

1. 常见锥体外系症状,包括震颤、肌张力增高、静坐不能等;高泌乳素血症,患者可出现月经紊乱、闭经、泌乳、男性乳房胀痛等;精神症状,如失眠、焦虑等症状;体重增加。

2. 严重不良反应,如 QTc 延长、过敏反应、迟发性运动障碍。

【禁忌证】

1. 禁止用于对利培酮或帕利哌酮过敏患者,也禁用于对棕榈酸帕利哌酮任何辅料过敏的患者。

2. 原有 QTc 间期延长史者,或目前心电图显示:女性 QTc≥470ms,男性 QTc≥450ms,应慎用棕榈酸帕利哌酮。可引起一定程度的校正 QT(QTc)间期延长,因此应避免与其他已知会延长 QTc 的药物联合使用。

3. 有迟发性运动障碍病史者或既往口服抗精神病药物出现严重 EPS 者,应慎用棕榈酸帕利哌酮。

4. 可导致恶性综合征,增高痴呆相关性精神病老年患者的死亡率。

【药物过量】

观察到药物过量的征兆和症状,包括锥体外系症状和步态不稳。其他潜在的征兆和症状包括嗜睡和镇静、心动过速和低血压,以及 QT 间期延长及尖端扭转型室性心动过速。帕利哌酮药物过量没有特定的解毒剂,可采取适当的支持措施,如建立和维持气道通畅并确保充足的血氧含量和通风,并进行严密的医学监护,直到患者恢复为止。低血压和循环衰竭应采用适当措施治疗,如静脉注射液和(或)拟交感神经药(不能使用肾上腺素和多巴胺,因为在帕利哌酮诱导的 α 阻滞情况下,β 刺激会使低血压加重)。药物过量后出现的头和颈部肌张力、癫痫发作或意识混浊不清可能使呕吐的胃内容物被误吸入呼吸系统。对于可能出现的心律失常,应立即开始心血管监视,包括连续心电图监视。如果进行抗心律失常治疗,当帕利哌酮急性药物过量的患者使用普鲁卡因胺和奎尼丁时,理论上这两种药会有累积的 QT 间期延长作用。如果是严重的锥体外系症状,应采用抗胆碱药物治疗。

奥 氮 平

奥氮平(olanzapine)为噻蒽并二苯二氮䓬类第二代抗精神病药,其化学结构见图 3-7。

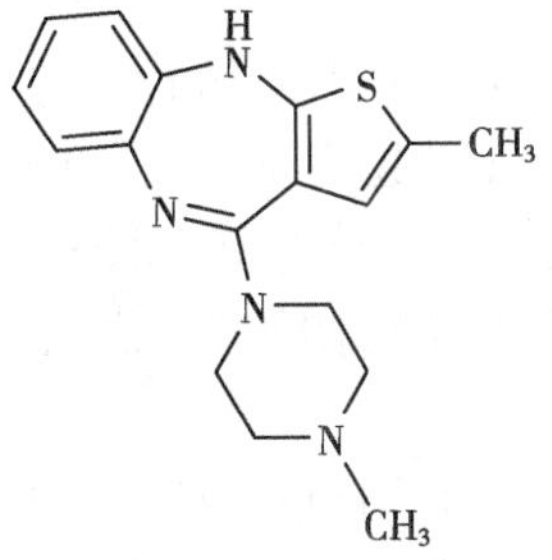

图 3-7 奥氮平的化学结构

【体内过程】 口服吸收良好,不受进食影响,有首过消除,达峰时间(T_{max})为 5~8 小时。血浆蛋白结合率为 93%。本品在肝脏经肝药酶 CYP1A2 和 CYP2D6 代谢,形成无活性的 10-N-葡萄糖苷酸和 N-去甲基奥氮平。约 75% 奥氮平主要以代谢物的形式从尿中排出,30% 从粪便排出。$t_{1/2}$ 为 30~38 小时,女性长于男性,正常老年人(65 岁及以上)$t_{1/2}$ 延长。

【作用机制】 本品与多种受体具有亲和力,包括 5-HT$_{2A/C}$、5-HT$_3$、5-HT$_6$、多巴胺 D$_{1~5}$、M$_{1~5}$、α$_1$ 及 H$_1$ 受体,对 5-HT$_2$ 受体的亲和力比多巴胺 D$_2$ 受体高。本品可阻断 5-HT、多巴胺和 M 受体,选择性地抑制间脑边缘系统多巴胺能神经功能,而对纹状体的多巴胺能神经功能影响很小。在低于产生僵住反应(运动系统不良反应指标)的剂量时,能减少条件性回避反应(测试抗精神病作用的指标)。

【临床应用】 ①精神分裂症等精神病性障碍,对阳性症状(如妄想、幻觉、紧张综合征)和阴性症状(如情感淡漠、社会退缩、思维贫乏)均有一定疗效,可用于急性期控制症状,恢复期巩固疗效以及长期维持治疗以预防复发;②双相情感障碍的躁狂发作或混合发作。

临床应用的给药过程中,需注意:①恶性综合征:临床上未见奥氮平所致恶性综合征的报道。患者如出现此征的临床表现,或仅有高热而无此征典型的临床表现,均应停药;②迟发性运动障碍:应用本品时较少发生,但长期用药可增加发生的风险,一旦出现,应减量或停药;③老年人用药后易产生体位性低血压,用药时应常规定时测血压;④对于既往或现时有肝功能损害或丙氨酸氨基转移酶和门冬氨酸氨基转移酶升高的患者,用药期间应密切观察或酌情减量。

【不良反应】

1. 常见的不良反应(>10%) 困倦和体重增加,用药前体重指数(BMI)较低者体重增加明显、帕金森病患者症状恶化。

2. 少见的不良反应(1%~10%) 头晕、食欲增强、甘油三酯水平升高、外周性水肿、直立性低血压,急性或迟发性锥体外系运动障碍。抗胆碱作用包括口干和便秘。另外还有肝脏丙氨酸氨基转移酶和门冬氨酸氨基转移酶的一过性升高,尤其是在用药初期。血浆催乳素浓度偶见一过性轻度升高。与其他抗精神病药物合用时,偶见无症状性的血液学改变如嗜酸性粒细胞增多。

3. 罕见不良反应(<1%) 光敏反应、肌酐磷酸激酶升高。

4. 有些患者服药后可引起血糖升高,原有高血糖和有糖尿病史者偶可发生酮症酸中毒或昏迷,甚至危及生命。

5. 个别患者可引起皮疹、肝炎和阴茎异常勃起,极少数患者出现抽搐,其中多有抽搐既往史和抽搐高危因素。

【禁忌证】 禁用于对本品过敏者和窄角性青光眼。哺乳期妇女服用本药期间应停止哺乳。慎用或注意事项如下:

1. 交叉过敏反应 未见有交叉过敏反应报道。

2. 孕妇妊娠妇女使用本品的情况尚未充分研究。服用本品期间,如果怀孕或打算怀孕,应告知医生。由于奥氮平使用经验有限,对胎儿有潜在风险,妊娠期用药应慎重。

3. 儿童慎用。

4. 老年人起始剂量为5mg。

5. 需慎用的情况 ①有低血压倾向的心血管和脑血管患者;②肝功能损害、前列腺肥大、麻痹性肠梗阻和癫痫患者亦应慎用;③奥氮平可引起困倦,患者在操纵危险性机器包括机动车时应慎用;④任何原因所致的白细胞和中性粒细胞降低,药物所致骨髓抑制/毒性反应史,伴发躯体疾病、放疗或化疗所致的骨髓抑制。但许多有氯氮平所致粒细胞减少症或粒细胞缺乏症病史的患者使用奥氮平后未见复发。

6. 糖尿病和存在糖尿病高危因素的患者用药时应定期进行血糖监测。

【中毒及处理】 逾量时的不良反应:用药300mg(常规剂量的30倍)时仅见嗜睡、发音含糊,另外可能有视物模糊、呼吸抑制、低血压等。用药过量处理:本品无特殊解毒剂,中毒时应给予支持疗法和对症处理。洗胃(如患者意识不清,应先插管)和给予活性炭,可减少奥氮平的吸收。应妥善处理低血压和循环衰竭,如静脉补液和给予肾上腺素受体激动药(如去甲肾上腺素,但不可使用肾上腺素,因为本品阻断α受体,显示出肾上腺素激动β受体的效应,导致血压进一步降低)。应给予心血管系统监护以防心律失常。患者意识恢复前应予密切观察。

【药物相互作用】

1. 本品的代谢可受P450药酶CYP1A2抑制剂或诱导剂的影响,氟伏沙明、环丙沙星和酮康唑等均为CYP1A2抑制剂,可显著地抑制本品代谢;吸烟和卡马西平能诱导CYP1A2的活性,合用时应注意药物相互作用。

2. 本品较少影响肝药酶CYP1A2、CYP2C9、CYP2C19、CYP2D6和CYP3A的活性,与丙米嗪和地昔帕明、华法林、茶碱或地西泮合用时,未见药物相互作用。

3. 本品与锂盐合并用药时亦未见药物相互作用。

4. 服用本品的同时服用乙醇可出现镇静作用增强；与其他作用于中枢神经系统的药物合用时应谨慎。

5. 本品可拮抗多巴胺受体激动剂的作用。

6. 可引起 QT 间期延长的药物也应避免与本品合用。

喹硫平

喹硫平（quetiapine）为二苯硫氮䓬类第二代抗精神病药，其化学结构见图 3-8。

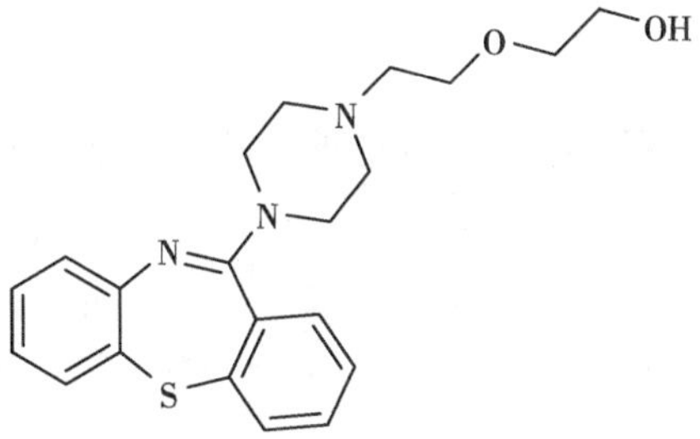

图 3-8　喹硫平的化学结构

【体内过程】口服后吸收良好，血浆蛋白结合率为 83%，体内分布广。在肝脏经肝药酶 CYP3A4、CYP2D6 进行氧化代谢，生成失活代谢产物。主要以代谢产物排泄，73% 由尿内排出，20% 由粪便排出。$t_{1/2}$ 为 6~7 小时。

【作用机制】本品对 5-HT 受体有高度亲和力，大于多巴胺 D_1 和 D_2 受体。对 H_1 受体和 α_1 受体亦有较高的亲和力，而对 α_2 受体亲和力低，但对 M 受体和苯二氮䓬受体基本没有作用。

【临床应用】①精神分裂症等精神病性障碍，对其阳性症状、阴性症状和情感性症状均可有效，可用于急性发作期、恢复期和长期预防复发的维持治疗；②双相情感障碍的躁狂发作、混合发作以及抑郁发作。

【不良反应】

1. 较常见的不良反应为困倦、头痛、头晕、心悸和直立性低血压，尚可引起甲状腺激素水平轻度降低。

2. 较少见的不良反应有便秘、口干、消化不良、肝功能异常、焦虑、体重增加和皮疹，轻度无力、鼻炎、白细胞减少、嗜酸性粒细胞增多，血清甘油三酯和胆固醇水平增高。

3. 锥体外系不良反应较少发生，癫痫、恶性综合征和阴茎异常勃起罕见。

【禁忌证】对本品有过敏反应者禁用。哺乳期妇女服用本药期间应停止哺乳。慎用或注意事项如下：

1. 老年人较易发生体位性低血压，剂量宜小。与可延长 QT 间期的药物合用时应慎重。

2. 慎用于有心、脑血管疾病或有低血压倾向的患者。

3. 有肝、肾功能损害、甲状腺疾病或抽搐史者使用时亦应慎重。

4. 若有恶性综合征或迟发性运动障碍的症状出现，应减量或停药。

5. 长期用药者应注意有无白内障的发生。

6. 用药时不宜从事驾驶或操作机器等工作。

7. 慎用于妊娠患者。

8. 用于儿童和青少年的安全性和有效性尚未进行评价。

【药物相互作用】

1. 体外酶抑制试验提示本品及其 9 个代谢物对由 P450 药酶 CYP1A2、CYP2C9、CYP2C19、CYP2D6 和 CYP3A4 介导的代谢几乎没有影响。CYP3A4 诱导剂苯妥英钠可加快本品代谢，与苯妥英钠或其他诱导剂如卡马西平和苯巴比妥合用时,需要注意药物相互作用。非特异性酶抑制剂西咪替丁不抑制本品的代谢。每日750mg 的剂量不影响安替比林、锂盐和劳拉西泮单次剂量的药代动力学。

2. 与酒精或其他中枢神经抑制药合用,可加重中枢抑制作用。

3. 本品有诱发体位性低血压的潜在危险,可能增加某些抗高血压药的作用。

4. 本品能对抗左旋多巴和多巴胺受体激动剂的作用。

5. 与硫利达嗪合用时,本品清除率可增加60%,需调整剂量。

6. 丙米嗪或氟西汀不改变本品药代动力学,但与抗真菌药或大环内酯类抗生素合用需慎重。

阿立哌唑

阿立哌唑(aripiprazole)为喹喏酮类第二代抗精神病药,其化学结构见图3-9。

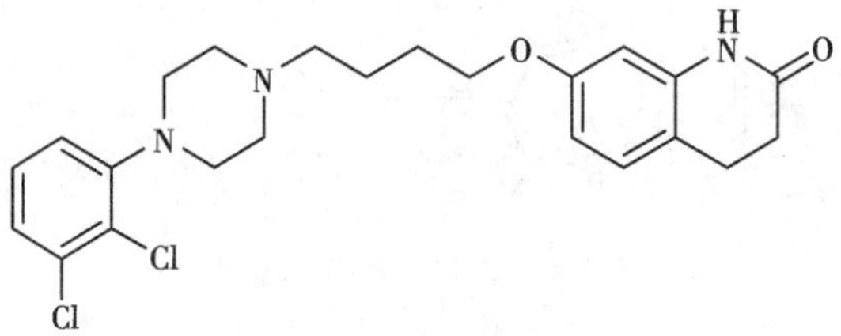

图3-9 阿立哌唑的化学结构

【体内过程】 口服吸收良好,达峰时间(T_{max})为3~5 小时,血浆蛋白结合率大于99%,分布广泛,静脉注射的稳态表观分布容积(V_{dss})为4.9L/kg,经肝脏代谢,$t_{1/2}$约为75 小时。

【作用机制】 本品与多巴胺 D_2 和 D_3 受体、5-HT_{1A} 及 5-HT_{2A} 受体有很高的亲和力,与多巴胺 D_4 受体、5-HT_{2C}、5-HT_7 受体、α_1 受体、H_1 受体及 5-HT 再摄取位点具有中度亲和力。本品通过对多巴胺 D_2 受体和 5-HT_{1A} 受体的部分激动作用及对 5-HT_{2A} 受体的拮抗作用来产生抗精神病作用。

【临床应用】 精神分裂症等精神病性障碍,双相情感障碍的躁狂发作或混合发作。

【不良反应】

1. 常见不良反应 胃肠道功能紊乱,如便秘、消化不良、恶心、呕吐,还有头痛、乏力、焦虑、失眠、困倦、视物模糊、直立性低血压。

2. 少见不良反应 锥体外系不良反应,呈剂量依赖性,如静坐不能、震颤、四肢强直等;催乳素水平升高和体重增加;心动过速和癫痫。

3. 罕见不良反应 流涎、胰腺炎、胸痛、激越、言语障碍、自杀观念、横纹肌溶解、阴茎异常勃起、体温调节受损、迟发性运动障碍、恶性综合征。

【禁忌证】 对本品有过敏反应者禁用。哺乳期妇女服用本药期间建议停止哺乳。慎用或注意事项如下:

1. 心脑血管疾病、肝功能损害、易发生低血压者、癫痫、有患吸入性肺炎风险、脱水患者慎用。

2. 尚未在孕妇中进行适当的控制良好的研究,只有服药的益处大于对胎儿的潜在风险时,方可用于孕妇。

3. 儿童使用本品的安全性与疗效尚未确立。

4. 老年人使用时一般不需调整剂量,但嗜睡、吸入性肺炎的发生率增加。

5. 使用本品治疗阿尔茨海默病需慎重。

6. 有癫痫病史或存在癫痫阈值降低的情况时慎用。

7. 用药时不宜从事驾驶或机器操作等工作。

【药物过量】 服用过量后可出现呕吐、嗜睡及震颤。无特异性解救方法。一旦服药过量,应严密监护,可给予支持及对症治疗,早期可用活性炭。

【药物相互作用】

1. 本品主要作用于中枢神经系统,与其他作用于中枢的药物合用时应慎重。

2. 本品可能诱发低血压,因此可能会增强某些抗高血压药物的疗效。

3. 氟西汀、帕罗西汀、奎尼丁、酮康唑可抑制本药代谢,使本品血药浓度升高。当本品与 CYP3A4 或 CYP2D6 的抑制剂合用时,应减至常量的一半。

4. 卡马西平可降低本药血药浓度,当本品与 CYP3A4 的诱导剂合用时,剂量应加倍。

5. 锂盐、丙戊酸钠、华法林、奥美拉唑对本药的代谢无明显影响。

齐 拉 西 酮

齐拉西酮(ziprasidone)为苯异硫唑类第二代抗精神病药,其化学结构见图 3-10。

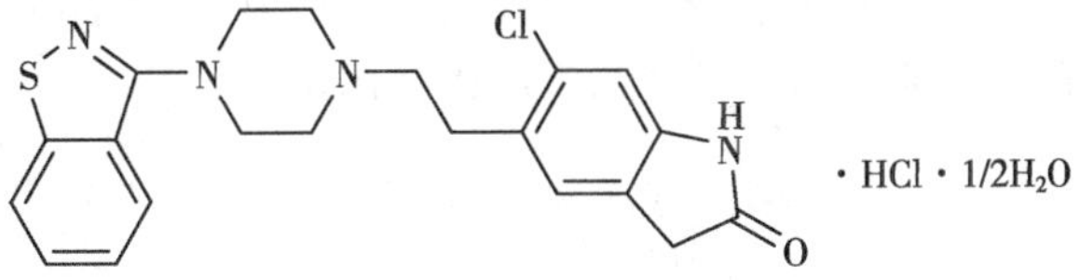

图 3-10 齐拉西酮的化学结构

【体内过程】口服经胃肠道吸收,食物可使本品的吸收增加约 2 倍,达峰时间(T_{max})为 6~8 小时,血浆蛋白结合率大于 99%,广泛分布,表观分布容积(V_d)为 1.5L/kg。口服后主要经肝脏代谢,仅有少量原型药经尿液(<1%)和粪便(<4%)排泄,$t_{1/2}$约为 7 小时。单纯肾损伤对本品的药代动力学无影响。

【作用机制】体外研究显示,本品对多巴胺 D_2 和 D_3 受体、5-HT_{2A}、5-HT_{2C}、5-HT_{1A}、5-HT_{1D} 受体、α_1 受体具有较高亲和力,对 H_1 受体具有中等亲和力。本品对多巴胺 D_2 受体、5-HT_{2A}、5-HT_{1D} 受体具有拮抗作用,对 5-HT_{1A} 受体具有激动作用,并能抑制突触前膜对 5-HT 和 NE 的再摄取。本品的抗精神病作用可能是对多巴胺 D_2 受体、5-HT_2 受体的拮抗产生的。H_1 受体、α_1 受体的拮抗可能与困倦、体位性低血压有关。

【临床应用】精神分裂症等精神病性障碍,双相情感障碍的躁狂发作或混合发作。

【不良反应】

1. 常见不良反应失眠或困倦、激越或静坐不能、无力、头痛、恶心、呕吐、便秘或腹泻、口干或流涎、流感样症状或呼吸困难、心动过速、血压升高或体位性低血压、头晕、皮疹等。

2. 罕见不良反应性功能障碍、胆汁淤积性黄疸、肝炎、抽搐、白细胞或血小板减少或增多、低血钾、低血糖、甲状腺功能减退等。

3. 长期用药可出现锥体外系不良反应和迟发性运动障碍。催乳素水平升高和体重增加较少发生。

【禁忌证】禁用:对本品过敏者;有 QT 间期延长病史者;近期有急性心肌梗死者;非代偿性心力衰竭者;有心律失常病史者。哺乳期妇女服用本药期间建议停止哺乳。

慎用或注意事项如下:

1. 有心脏病、心动过缓、吞咽困难者、低血压倾向、脑血管疾病、严重肝功能损伤、恶性综合征病史者、癫痫病史或癫痫阈值降低(如阿尔茨海默病)者应慎用。

2. 低血钾和低血镁能增加 QT 延长和心律不齐的风险,低血钾/镁的患者应在治疗前补充电解质。

3. 定期监测心电图。

4. 对于伴有糖尿病或有糖尿病危险因素的患者应检测血糖。

5. 只有当孕妇服药的益处大于对胎儿的潜在风险时方可使用。

6. 儿童使用齐拉西酮安全性与疗效尚未评估。

7. 与痴呆有关的老年精神病患者死亡率增加。

8. 用药时不宜从事驾驶或机器操作等工作。

【药物过量】　服用过量齐拉西酮后可能出现锥体外系症状、嗜睡、震颤、焦虑、QTc 间期延长、一过性高血压。一旦过量应给予支持疗法,给氧,洗胃,静脉输液及对症处理,密切观察及监测心电图。

【药物相互作用】

1. 本品易引起剂量依赖性的 QT 间期延长、尖端扭转性室性心动过速,不应与延长 QT 间期的药物合用。

2. 本品可能诱发低血压,因此可能会增强某些抗高血压药物的疗效。

3. 本品可能存在拮抗左旋多巴和多巴胺激动剂的作用。

4. 本品主要作用于中枢神经系统,与其他作用于中枢的药物合用时应慎用。

5. CYP3A4 诱导剂可使本品血药浓度降低;CYP3A4 抑制剂可使本品血药浓度增加。

6. 与抗酸药、口服避孕药、西咪替丁、锂盐无药物相互作用。

注射用甲磺酸齐拉西酮

注射用甲磺酸齐拉西酮(ziprasidone mesylate injection)为苯异硫唑类第二代抗精神病药,是齐拉西酮的注射剂型。

【体内过程】　单剂肌注齐拉西酮的生物利用度为 100%,达峰时间 60 分钟,$t_{1/2}$ 为 2~5 小时。系统生物利用度:肌内注射齐拉西酮的生物利用度为 100%。单次肌内注射给药后,血浆峰浓度通常出现在给药后 60 分钟左右或更早,平均半衰期($t_{1/2}$)为 2~5 小时。暴露量与剂量相关,肌内注射治疗 3 天,几乎没有蓄积。虽然尚未对肌内注射齐拉西酮的代谢和清除进行系统性评估,但预期肌肉给药途径不会改变药物的代谢途径。

【作用机制】　同齐拉西酮。

【临床应用】　适用于治疗精神分裂症患者的急性激越症状。

【不良反应】

1. 常见不良反应应用齐拉西酮后不良反应的发生率≥5%,且与剂量相关,较高剂量齐拉西酮不良反应发生率为头痛(13%)、恶心(12%)和嗜睡(20%)。

2. 罕见不良反应心动过速、尖端扭转型室性心律失常;溢乳;恶性综合征;失眠;过敏性反应、皮疹;体位性低血压等。

3. 在中国进行的验证性临床研究中,经判断与齐拉西酮相关的不良事件共 43 例,主要为嗜睡、心动过速、活动减少、头昏、震颤和静坐不能、肌强直。部分患者血象(白细胞升高)、肝功能(转氨酶)、血糖、甘油三酯、乳酸脱氢酶、CK 表现出升高趋势,但经研究者判断临床意义不大。心电图异常改变:齐拉西酮试验组出现 16 例,其中 ST 段降低 2 例,未采取措施,1 例缓解,1 例继续存在;QT 间期延长 1 例,因失访而不知道结局。

【禁忌证】

对本品过敏者禁用。

1. 在某些情况下,使用能够延长 QT/QTc 间期的药物可能增加尖端扭转型室性心动过速和(或)猝死的风险,这些情况包括:①心动过缓;②低钾血症或低镁血症;③合用其他能够延长 QTc 间期的药物;④先天性 QT 间期延长。因此具有下列情况的患者禁用本品:具有 QT 间期延长病史的患者(包括先天性长 QT 间期综合征);近期出现急性心肌梗死的患者;失代偿性心力衰竭的患者。如果发现患者出现持续性 QTc > 500 毫秒,应停用齐拉西酮。

2. 与痴呆有关的老年精神病患者服用抗精神病药物后死亡率有增加的风险。齐拉西酮未被批准用于治疗痴呆相关的精神病。

3. 齐拉西酮可能引起一些患者发生体位性低血压,相关症状为头晕、心动过速,某些患者可以出现晕厥等,特别是在用药初期和剂量调整期。这可能与齐拉西酮的 α_1 - 肾上腺素拮抗剂特性有关。伴心血管病(心肌梗死、缺血性心脏病、心力衰竭或传导异常)、脑血管病或易出现低血压状况(脱水、血容量不足和服用降压药)的患者应慎用齐拉西酮。

4. 有癫痫病史或癫痫发生阈值降低(如阿尔茨海默病痴呆)的患者应慎用齐拉西酮。在 65 岁及以上的人群中,出现癫痫发生阈值降低的状况可能更为普遍。

5. 有吸入性肺炎风险的患者,应慎用齐拉西酮和其他抗精神病药物。

6. 由于齐拉西酮可能降低患者的判断力、思考力或运动技能,因此服药期间患者应谨慎从事精神警觉性相关的活动,如驾驶机动运输工具或驾驶具有危险性的机械,直到有理由确认,齐拉西酮治疗不会对上述活动产生不良影响为止。

【药物过量】

目前过量用药的试验数据仅限于口服制剂,尚缺乏注射制剂的过量用药试验数据。一旦出现急性药物过量,应建立并保持气道通畅,确保氧气充足和通气。应建立静脉通路并洗胃,应考虑合并使用泻药与活性炭。应立即监测心血管功能并持续监测心电图,以发现可能出现的心律失常。对严重的锥体外系症状,可用抗胆碱能药物处理。齐拉西酮过量时,无特殊的解毒药,透析亦无帮助。可以考虑使用多种药物进行对症处理。应密切进行医学观察和监测,直到患者康复。

【药物相互作用】

1. 代谢途径约 2/3 齐拉西酮经醛氧化酶代谢清除。有临床意义的醛氧化酶抑制剂或激动剂情况尚不清楚。不足 1/3 的齐拉西酮经细胞色素 P450 氧化代谢清除。

2. 体外试验采用人肝微粒体进行的体外酶抑制研究表明,齐拉西酮对 CYP1A2、CYP2C9、CYP2C19、CYP2D6 和 CYP3A4 几乎无抑制作用。因此,与主要经过这些酶代谢的药物合用,齐拉西酮几乎不影响其代谢。几乎没有因为置换作用而造成齐拉西酮与其他药物的相互作用。

3. 齐拉西酮不应与延长 QT 间期的药物合用。

4. 齐拉西酮主要作用于中枢神经系统,与其他作用于中枢的药物合用时应十分谨慎。

5. 齐拉西酮可能诱发低血压,因此可能会增强某些降压药物的疗效。

6. 齐拉西酮可能拮抗左旋多巴和多巴胺激动剂的作用。

氨磺必利

氨磺必利(amisulpride)为苯甲酰胺酶类第二代抗精神病药,其化学结构见图 3-11。

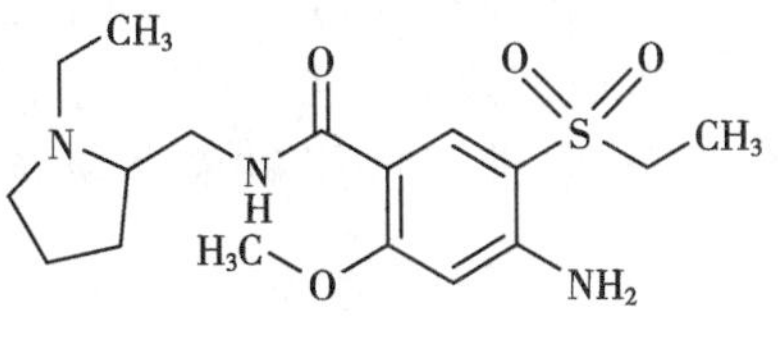

图 3-11 氨磺必利的化学结构

【体内过程】单次口服 200mg 吸收快,吸收后呈现双高峰,分别出现于服药后 1 小时和 3～4 小时。一般后一高峰(54ng/ml)高于前者(38ng/ml)。AUC 为 (603 ± 25) ng·h/ml,达峰时间(T_{max})为 12 小时。绝对生物利用度为 48%(50mg 片剂)。除高碳水化合物饮食减少吸收外,食物不影响生物利用度。体内分布容积为 5.8L/kg。血浆蛋白结合率较低(16%),这些数据提示其在体内的分布不易因生理状况变化和其他用药而改变。

【作用机制】本品在体内选择性多重作用与中枢多巴胺 D_3/D_2 受体及其竞争性拮抗 $5-HT_{7a}$ 受体,是其抗精神病和抗抑郁作用的分子基础,同时对 D_1、D_4、D_5 受体几乎无亲和力,且对 5-HT、肾上腺素能、组胺、胆碱能受体亦无亲和力,对纹状体多巴胺受体阻断不明显,因此其具有较高的疗效和较好的耐受性。

【临床应用】用于治疗以阳性症状(例如幻觉妄想等)和(或)阴性症状(例如反应迟缓情感淡漠及社会能力退缩)为主的急性或慢性精神分裂症,也包括以阴性症状为特征的精神分裂症。

【不良反应】

1. 常见不良反应 血中催乳素水平升高,可引起以下临床症状:溢乳、闭经、男子乳腺发育、乳房肿胀、阳痿、女性的性冷淡;体重增加;锥体外系综合征(震颤、肌张力亢进、流涎、静坐不能、运动功能减退)。

2. 少见不良反应 嗜睡;胃肠道功能紊乱,例如便秘、恶心、呕吐、口干。

3. 罕见不良反应 急性肌张力障碍(痉挛性斜颈、眼球转动危象、牙关紧闭等症状);迟发性运动障碍,尤其是长期服药后,主要症状为不自主的舌或脸部运动;低血压和心动过缓;可引起QT间期延长,极少情况下可引起尖端扭转型室性心动过速;过敏反应;惊厥;恶性综合征。

【禁忌证】对本品有过敏反应者禁用。哺乳期妇女服用本药期间建议停止哺乳。慎用或注意事项如下:

1. 对于已知患有或怀疑患有嗜铬细胞瘤的患者,不应开具含有此药的处方。有报道接受抗多巴胺能药物(包括苯丙酰胺类药物)治疗的嗜铬细胞瘤患者,曾出现过严重的高血压。

2. 由于没有相关的临床数据,15岁以下的儿童不建议服用本药。

3. 已知患有或怀疑患有催乳素依赖性癌症的患者,如催乳素分泌性垂体腺瘤和乳腺癌。

4. 严重肾功能不全(肌酐清除率<10ml/min)。

5. 禁忌的联合使用 舒托必利,多巴胺能激动剂(金刚烷胺、无水吗啡、溴隐亭、卡麦角林、恩他卡朋、利苏力特、培高利特、吡贝地尔、普拉克索、喹那高利、罗匹尼罗)用于治疗帕金森氏病患者时。

6. 不建议的联合使用 酒精,左旋多巴,可能引起尖端扭转性室性心动过速的药物:Ia类(奎尼丁、氢化奎尼丁、丙吡胺)及Ⅲ类(胺碘酮、索他洛尔、多非利特、伊布利特)抗心律失常药物,某些精神抑制药物(硫利达嗪、氯丙嗪、左美丙嗪、三氟拉嗪、氰美马嗪、舒必利、硫必利、匹莫齐特、氟哌啶醇、氟哌利多),其他药物如苄普地尔、西沙必利、二苯马尼、静脉用红霉素、咪唑斯汀、静脉用长春胺、卤泛群、喷他咪丁、司氟沙星、莫西沙星等。

【药物过量】迄今为止,有关急性服药过量的资料有限。过量服药所表现出来的症状通常为药物药理作用的增强,临床症状主要有以下几种:嗜睡,镇静,昏迷,低血压和锥体外系症状。目前还没有特殊的对抗氨磺必利的药。在急性药物过量时,应联合服用其他对症治疗药物并采取适当的解救措施:密切监测各项生命体征。进行心脏监护(由于QT间期延长的危险),直至患者恢复。如果发生严重的锥体外系症状,应进行抗胆碱能药物治疗。氨磺必利极少能通过透析排出。

【药物相互作用】

1. 左旋多巴和多巴胺能激动剂与本品具有相互拮抗作用。

2. 联合使用舒托必利,Ia类(奎尼丁、氢化奎尼丁、丙吡胺)及Ⅲ类(胺碘酮、索他洛尔、多非利特、伊布利特)抗心律失常药物,某些精神抑制药物(硫利达嗪、氯丙嗪、左美丙嗪、三氟拉嗪、氰美马嗪、舒必利、硫必利、匹莫齐特、氟哌啶醇、氟哌利多),苄普地尔,西沙必利,二苯马尼,静脉用红霉素,咪唑斯汀,静脉用长春胺,卤泛群,喷他咪丁,司氟沙星,莫西沙星等。

3. 酒精能增加本品的镇静作用。警觉性的受损可能使驾驶或操作机器发生危险。避免使用酒精性饮料以及含有酒精的药物。

4. 能引起心率减慢的药物(具有减慢心率的钙通道阻滞剂:地尔硫草、维拉帕米;β-阻滞剂;可乐定;胍法辛;洋地黄;抗胆碱酯酶药物:多奈哌齐、利凡斯的明、他克林、安贝铵、加兰他敏、溴吡斯的明、新斯的明)会增加室性心律失常的风险,尤其是尖端扭转性室性心动过速。需临床和 ECG 监测。

5. 联用降低血钾的药物(降低血钾的利尿剂,刺激性轻泻药,静脉用两性霉素 B,糖皮质激素,替可克肽),会增加室性心律失常的风险,尤其是尖端扭转性室性心动过速。在使用本品前纠正任何低血钾,并确保临床、电解质和心电图参数的监测。

6. 与抗高血压药物联用增强抗高血压作用,增加体位性低血压的风险。

7. 与其他中枢神经系统抑制药物吗啡衍生物(止痛药,镇咳药和替代治疗);巴比妥酸盐;苯二氮䓬类药物;非苯二氮䓬类抗焦虑药物;催眠药;具有镇静作用的抗抑郁药物;具有镇静作用的 H_1 抗组胺药物;中枢性抗高血压药物;巴氯芬;沙利度胺合用,增加中枢镇静作用。警觉性的受损可能使驾驶或操作机器发生危险。

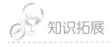 **知识拓展**

抗精神病药的开发

目前可用的多巴胺能抗精神病药现状是:对幻觉、妄想等症状有效,但对阴性症状和认知缺陷疗效不佳;第一代抗精神病药物以 D_2 受体阻断为主,同时阻断 M、α、H 受体带来副作用;第二代抗精神病药物增加 $5-HT_{2A}$ 阻断及选择性阻断或部分激动多巴胺受体。

未来非多巴胺能的抗精神病药开发可能涉及以下几个方向:改善突触可塑性的谷氨酸能和烟碱能抗精神病药;与能量代谢有关的磷酸二酯酶(PDE_{10})也许是治疗的新靶点;Omega -3 和抗氧化剂 N – 乙酰半胱氨酸(NAC)的预防作用;非甾体抗炎药等免疫抑制剂的增效作用。

第四节　抗精神病药的安全性与耐受性

一、概　　念

药物的耐受性是一种便于处理的具有时限性的非致命性治疗反应。可以认为是一种非严重性的副作用,比如某些药物潜在的不良反应:药源性帕金森病、药源性泌乳素升高和性功能障碍,通常会被认为是药物的耐受性反应。随着治疗时间的延长,机体对药物的适应,人体对药物的耐受性会有一定的增高。当机体对药物无法耐受时便会出现安全性问题。药物的安全性是指治疗后急性发生或慢性迁延的危及患者生命安全的事件,比如心肌梗死、代谢综合征、糖尿病、恶性综合征以及药物过敏反应等。药物的安全性和耐受性之间存在某种重叠,耐受性问题可以发展为安全性事件。例如,体重增加和肥胖开始可能只是耐受性反应,但其本身是发生代谢综合征的风险因素,而代谢综合征又可能会使患者发生危及生命的糖尿病或心血管疾病时,就演变为安全性问题。

二、抗精神病药物治疗的安全性和耐受性风险

1. 锥体外系综合征　是抗精神病药物的主要不良反应之一,包括:急性锥体外系症状,常发生于用药后数小时或数天,主要表现为帕金森综合征、静坐不能、急性肌张力障碍;迟发性锥体外系症状(迟发性综合征),一般发生在用药 3 个月以后,表现为迟发性运动障碍(tardive dyskinesia,TD)、迟发性肌张力障碍、迟发性静坐不能、慢性帕金森综合征。第一代抗精神病药物均为多巴胺 D_2 受体拮抗剂,在产生治疗作用的同时也可引起锥体外系综合征,第二代抗精神病药均可不同程度的阻断多巴胺 D_2 受体,特别是中高剂量下,尤其是利培酮、氨磺必利和帕利哌酮。总体而言,第二代抗精神病药的

锥体外系综合征的风险小于第一代抗精神病药。

2. 高催乳素血症　是抗精神病药引起的常见副作用，多见于女性，指催乳素浓度高于 30ng/ml 或在 880～1000m IU/L 之间，与性功能障碍、骨质疏松及治疗依从性差密切相关。女性患者症状包括月经不调（如闭经、经期不规则、痛经）、溢乳、性欲下降以致生育功能障碍等，男性患者症状包括乳房女性化、性功能障碍（如性欲改变、勃起障碍、射精障碍）等。除此以外，长期用药还会导致骨密度下降（甚至骨质疏松）、心血管功能损害、乳腺和前列腺肿瘤，还可能导致精神症状恶化，影响患者服药依从性和生活质量。抗精神病药通过阻断多巴胺漏斗结节通路的 D_2 受体，解除了多巴胺对于催乳素释放的抑制作用而引起催乳素增高。第一代抗精神病药和第二代抗精神病药物中的利培酮、氨磺必利和帕利哌酮多见。

3. 代谢综合征风险　是指肥胖、高血压、脂代谢异常及糖代谢紊乱等多种代谢异常组分在同一个体簇集的一种临床症候群。具备以下 3 项或更多者判定为代谢综合征：腹部肥胖男性腰围 >90cm、女性 >85cm；血甘油三酯 ≥1.7mmol/L 或 150mg/dl；血高密度脂蛋白胆固醇 <1.04mmol/L 或 40mg/dl；血压 ≥130/85mmHg；空腹血糖 ≥6.1mmol/L 或 110mg/dl，或糖负荷后 2 小时血糖 ≥7.8mmol/L 或 140mg/dl，或有糖尿病病史。代谢综合征也是导致心血管疾病的危险因素。主要表现为体重增加和肥胖，血糖升高和糖尿病，血脂异常等方面。

4. 心血管疾病风险　抗精神病药对外周及中枢神经的非特异性的药理作用导致了其心血管副作用，如体位性低血压、心动过速和室性心律失常等，其心血管副作用可能与肾上腺素能受体或胆碱能受体和 hERG 钾通道的阻断有关，也有可能与自主神经功能受损有关。抗精神病药物的心肌毒性包括心肌炎、心肌病等，其中心肌炎发生率最高。服用氟哌啶醇、喹硫平、氯丙嗪、利培酮、氯氮平的患者中均出现过心肌炎症状，且以氯氮平最为显著和频繁。

5. 心源性猝死风险　正在服用抗精神病药者的心源性猝死的年发生率 2.9‰，比普通人群的风险增加了 2 倍。风险范围从氟哌啶醇的 1.72 到硫利达嗪的 5.05，而非典型药物心源性猝死风险至少等同于传统药物并且皆与剂量相关。心源性猝死的原因可能是药物阻断膜内 K^+ 复极电流外流导致 QT 间期延长，引起尖端扭转型室性心动过速。QT/QTc 间期延长是发生尖端扭转型室性心动过速甚至猝死的警告，但并非所有延长 QTc 的药物均导致尖端扭转型室性心动过速及猝死。抗精神病药应用并同时存在先天性长 QT 综合征、心衰、心动过缓、电解质紊乱、女性、老年、肝肾功能异常和低代谢状态等危险因素时，QT 间期延长所致心源性猝死风险增加。大多数抗精神病药均可能出现 QTc 间期延长，并与剂量相关。第二代抗精神病药物中齐拉西酮和氨磺必利可能性最大，其次是喹硫平、利培酮、奥氮平。不过，对于心源性猝死，肥胖、胆固醇升高、糖尿病、高血压、缺乏运动、吸烟等危险因素，远比 QT 间期延长更危险。

6. 粒细胞减少　抗精神病药对造血系统的影响，以氯氮平风险最突出，引起中性粒细胞减少的概率至少比其他抗精神病药要高出 10～20 倍。白细胞总数 $<4.0×10^9$/L 为白细胞减少，白细胞总数 $<2.0×10^9$/L 或中性粒细胞总数 $<1.0×10^9$/L 为粒细胞缺乏的标准。大部分患者发生在治疗后 3 月内，发生机制尚不明确。其他新型抗精神病药也有引起粒细胞缺乏的个案报道。粒细胞缺乏可能因继发感染导致死亡，尤应引起重视。

三、特殊人群的安全性和耐受性

1. 妊娠女性　对于病情严重的患者可能仍需在整个过程中坚持服药，尤其当症状已威胁到患者和胎儿时。第一代抗精神病药物可以通过胎盘，有研究发现这些药物只是轻度增加了胎儿畸形的发生危险性。第二代抗精神病药可引起血糖升高，增加了妊娠期糖尿病的风险，没有明显的致畸形，但有更多的低出生体重和需重症监护的新生儿。大多药物都能透过胎盘到达胎儿的循环系统。所有的抗精神病药都对胎儿有潜在的风险，如喂养困难、行为吵闹、颤抖、反射亢进和黄疸等。接受精神病药物治疗的哺乳期妇女,根据体重计算,母亲体内药物的 1% ～10%/kg 进入孩子体内。应审视药物治疗和哺乳的利弊,如果病情稳定,建议哺乳期间停药。如果病情需要,选用对母体及胎儿毒性最小、最安全的药物,接受低剂量治疗,可以考虑适当进行哺乳。

2. 儿童和青少年 这一时期的患者还处于生长发育阶段,身体各器官未发育成熟,相对脆弱,一般建议药物剂量要小于成人,但也有相当一部分患者需要成人甚至高于成人剂量才能达到相应的血药浓度或临床疗效,主要原因是药物在儿童和青少年中的代谢率高于成人,应该对此保持警觉。急性锥体外系副作用也出现在儿童和青少年患者中,包括肌张力障碍、帕金森样震颤、强直和静坐不能等,减少剂量较使用抗帕金森药物更佳。迟发性运动障碍在治疗 5 个月时即可出现,稳定期用药阶段也会出现。QT 间期延长、尖端扭转性室速和猝死的风险和成人一样存在,尤其是使用硫利达嗪和齐拉西酮时。氯氮平的心血管毒副作用如心肌病、心肌炎和心包炎也可见于儿童和青少年人群。由于神经系统的不成熟,在儿童和青少年患者中出现异常脑电图改变甚至抽搐的概率更高。也有发生恶性综合征的可能性,症状和成人类似。

3. 老年 老年患者的生理变化,包括血流量的变化明显,心肝肾等重要器官功能减退,直接影响药物体内的吸收、分布、代谢及排泄,在进行抗精神病药物的治疗选择、剂量调整时均应慎重,安全性是首先要考虑的问题,不良反应监测极为重要。老年患者常常有多系统的症状和功能损害,风险更高,药物剂量常低于成人,起始剂量一般不超过成人患者的 1/4,并且剂量滴定速度应缓慢,有效剂量为成人剂量的 1/3 ～1/2。有些老年患者需要与年轻患者同样的剂量才能有效,关键在于用药的个体化和缓慢加量及避免不良反应。此外还应注意药物的相互作用,因为老年患者多伴有躯体疾病,如高血压、冠心病、糖尿病等,合并用药常见。药物选择并非取决于疗效的不同,而是以药物的不良反应为选择的根据,要考虑患者躯体情况能否耐受该药不良反应,弄清患者是否合并躯体疾病而须服用其他药物,这些药物与抗精神病药物是否有相互作用。尤其需要注意,联合应用抗精神病药治疗痴呆患者会导致死亡率增高,在使用抗精神病药时需权衡利弊。

第五节 抗精神病药的合理使用

一、抗精神病药的应用原则

抗精神病药的治疗作用可以归于三个方面:①抗精神病作用,即抗幻觉妄想作用(改善阳性症状)和激活或振奋作用(改善阴性症状);②非特异性镇静作用(改善激越、兴奋或攻击);③预防症状复发作用。这类药物主要用于治疗精神分裂症和预防精神分裂症的复发,控制躁狂发作,还可以用于其他具有精神病性症状的非器质性或器质性精神障碍。

抗精神病药的使用原则总体上主要有以下几点:

1. 以单一药物治疗为主,包括各种精神病性障碍的急性发作、复发和病情恶化的病例。疗效不满意时,若无严重不良反应,可在治疗剂量范围内适当增加剂量。经足够剂量、适当疗程(6～8 周)治疗无效时,可考虑换用另一类化学结构的抗精神病药。

2. 经上述治疗,若疗效仍不满意,考虑两种药物合用,以化学结构不同,药理作用有所区别的药物合用较好。达到预期疗效后仍以单一用药为原则。

3. 药物种类、剂量和用法均应注意治疗个体化,因人而异。

4. 治疗中应密切观察,正确评价疗效,注意药物不良反应,及时适当处理并调整剂量。

5. 给药时一般由小剂量开始,逐步增加至有效治疗量。剂量应递增、递减,不宜骤停。药物调整速度和幅度,应根据患者情况和药物性质而定。疗程应充足,急性期治疗至病情缓解后,应有相当时间的巩固治疗,然后再可适当减少剂量作较长时间维持治疗,对精神分裂症等病程冗长的疾病,一般不少于 2～5 年,以预防疾病复发。

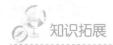知识拓展

精准医学

精准医学是指能够根据患者的特定疾病易感性不同、所患疾病生物学基础和预后不同,以及对某种特定治疗的反应不同,将患者分为不同亚群。精准医学仍是利用疾病的共性规律来治疗疾病,但希望进一步精确到疾病亚型,要根据疾病的分子基础进行分类,并在分子层面,找到最适合的药物或治疗手段使预防或治疗性的干预措施能集中于确定会受益者,从而为那些不会受益的人群节省医疗开支并减少药物不良反应。目前我国在精神疾病领域已开始部署精准医学研究。如何克服精神分裂症的复杂性和异质性以及现有抗精神病药物的靶点单一,促进生物标志物和药物作用靶点的发现,实现精准诊疗,是亟待解决的重大需求。

二、药物的临床选择

抗精神病药的选择主要取决于副作用的差别,见表 3-1。还可按患者的靶症状和药物的作用谱进行选择,见表 3-10。

氯丙嗪镇静作用强,又具有锥体外系反应和自主神经副作用(直立性低血压和抗胆碱能作用)。硫利达嗪锥体外系反应少,但镇静作用强、自主神经副作用严重。氟哌啶醇、奋乃静、三氟拉嗪、氟奋乃静有显著的锥体外系反应,但少有镇静和自主神经作用。舒必利少有锥体外系副反应,对精神分裂症的阴性症状、紧张症以及伴发的抑郁情绪有一定疗效。

第二代抗精神病药氯氮平对难治性和伴自杀的精神分裂症患者有效,几乎无锥体外系反应,但镇静和体重增加作用强、低血压和抗胆碱能作用明显、脑电图异常率高易诱发癫痫,而且在服用该药的患者中有高达 1% 可能发生粒细胞缺乏。虽然氯氮平的临床效能更好,但由于其不良反应严重,临床上应谨慎应用。利培酮、奥氮平和喹硫平等是 20 世纪末在国内上市的第二代抗精神病药。这些药物少见锥体外系反应,但体重增加和糖脂代谢异常较多见;利培酮镇静作用小、自主神经副作用少、催乳素水平升高多见,奥氮平和喹硫平镇静作用强、自主神经副作用较多见。21 世纪上市的阿立哌唑和齐拉西酮,锥体外系反应和体重增加少见,镇静作用小、自主神经副作用少;但阿立哌唑控制精神病性症状作用较弱,齐拉西酮心电图 QT 间期延长较多见。

在剂量充足的情况下,抗精神病药间的治疗效应通常没有多少差异。一般而言,兴奋躁动者宜选用镇静作用强的抗精神病药或采用注射制剂(奥氮平、氟哌啶醇、氯丙嗪等)治疗。对阴性症状为主者的治疗,第二代抗精神病药比第一代抗精神病药更有效。紧张型或伴强迫的患者可选用阿立哌唑或舒必利,难治性患者可选用氯氮平。目前,除氯氮平外,第二代抗精神病药由于锥体外系副作用少、对阴性症状疗效较好,在临床应用中有取代第一代药物的趋势。

如果患者无法耐受某个正在使用的药物,可以换用其他类型的药物。如果一种药物无效,可以换用不同化学结构类别的另一种药物。无效者换药前,应分析是否采用了充足的剂量,是否使用了充足的时间,以及患者服药是否合作。通常,如果药物足量治疗 4~6 周无效,才考虑更换药物。对于初次发病的精神分裂症患者,激越、躁动、攻击和失眠等兴奋症状,可在 2~3 周内控制;幻觉、妄想和思维障碍多在 3~4 周左右见效;而淡漠退缩等阴性症状需较长时间才能改善。慢性患者常常也需用药较长时间才能见效。

长效制剂有利于解决患者的服药不合作从而减少复发,但发生迟发性运动障碍可能性较大。采用口服制剂维持良好的患者很少需要改换成长效制剂治疗。

表 3-10 常用抗精神病药的作用谱

	兴奋躁动	焦虑紧张	幻觉妄想	联想障碍	躁狂状态	消极忧郁	木僵违拗	淡漠退缩	睡眠障碍
氯丙嗪	+++	++	+++	+++	+++	-		+	++
硫利达嗪	++	+++	++	++	-	++	-	-	+
奋乃静	+	++	+++	+++		+		+	+
三氟拉嗪	+	+	++	++			++	++	
氟奋乃静	+	+	++	++	+		++	++	
氯丙噻吨	+	++	+	-	-	+++	+		++
氟哌噻吨	+			+			+	+	
氟哌啶醇	++	+	++	++	+++		+	+	+
舒必利	-	-	++	+			+	+	
利培酮	+		++	+			+	+	
奥氮平	++	+	++	+			+	+	
喹硫平	++	++	+	+	+++	++		+	++
阿立哌唑			+	+			++	+	
齐拉西酮	+		++	+			+	+	
氯氮平	+++	++	++	++		++	-	++	++

+ + + 最有效, + + 较有效, + 部分有效, - 无效

三、剂量和疗程

1. 急性治疗期用药　用药前必须排除禁忌证,做好常规体格和神经系统检查以及血常规、血生化(包含肝肾功能)和心电图检查。首次发作、首次起病或复发、加剧的患者的治疗均视为急性期治疗。此时患者往往以兴奋躁动、幻觉妄想、联想障碍、行为怪异以及敌对攻击等症状为主。

对于合作的患者,给药方法以口服为主。多数情况下,尤其症状较轻者,通常采用逐渐加量法。一般1周内逐步加至有效治疗剂量。急性症状在有效剂量治疗2~4周后可开始改善,多数患者4~8周症状可得到充分缓解。如剂量足够,治疗4~6周无效或疗效不明显者,可考虑换药。剂量应结合每个患者的具体情况实行个体化治疗。门诊患者的用药原则,应注意加量缓慢、每日总剂量相对小。老年、儿童和体弱患者的用量参照药物剂量范围酌情减少。

对于兴奋躁动较严重、不合作或不肯服药的患者,常采用注射给药。注射给药应短期应用,注射时应固定好患者体位避免折针等意外,并采用深部肌内注射。通常使用氟哌啶醇或氯丙嗪。一般来说,肌注氟哌啶醇5~10mg或氯丙嗪50~100mg,必要时24小时内每4~8小时重复一次,但肌注氟哌啶醇的每日总剂量通常不超过40mg、氯丙嗪通常不超过300mg。有时也可以采用静脉注射或静脉滴注给药。患者应卧床护理,出现直立性低血压可以通过升高病床的脚部来改善;出现肌张力障碍可以注射抗胆碱能药物东莨菪碱0.3mg来减轻。由于治疗的目的是使患者安静,也可以应用苯二氮䓬类药物如氯硝西泮、劳拉西泮或地西泮注射给药。此时可以减少合用的抗精神病药物的剂量。

对于紧张型精神分裂症患者,除电抽搐治疗有效外,舒必利静脉滴注可以用于缓解患者的紧张性症状。

2. 巩固治疗期用药　恢复期的巩固治疗也称继续治疗。在急性期症状获得较为彻底缓解的基础上,仍要继续以急性期有效剂量巩固治疗至少6个月,然后可以缓慢减量进入维持治疗。急性期的有效剂量不一定是最大治疗剂量,兴奋激越症状的控制往往需要较大剂量,只有非兴奋状态并且能够耐

受的急性期治疗量才是最佳有效剂量。以利培酮为例,多从 1mg 每日 1 次开始,逐渐增加剂量,如无严重副作用,1 周内加至治疗剂量 2 ~ 6mg/d,复发患者多需较大剂量。出现显著疗效后,如药物副作用能够耐受则继续原有效剂量巩固治疗。待病情充分缓解至少 6 个月后,再以每 6 个月减 1/5 的速率缓慢减至维持剂量,最终利培酮维持剂量不低于 2mg/d。

3. 维持治疗期用药 抗精神病药的长期维持治疗可以显著减少精神分裂症的复发。维持剂量通常比治疗剂量低,传统药物的维持剂量可以减至治疗剂量的 1/2,第二代药物除氯氮平外维持剂量可尽量保持原治疗剂量或略有降低。减量方法是待急性期病情充分缓解至少 6 个月后,再以每 6 个月减 1/5 的速率缓慢减至维持剂量,通常维持剂量不低于 300mg/d 的氯丙嗪或其等效剂量。但过低的维持剂量仍有较高的复发率。维持治疗的时间,根据不同的病例有所差别。由于典型的精神分裂症是一种慢性持续性疾病,多数患者尤其是反复发作、经常波动或缓解不全的患者需要无限期或终身治疗。对于首发的、缓慢起病的患者,维持治疗时间至少 5 年;急性发作、缓解迅速彻底的患者,维持治疗时间可以相应较短。最终,只有不足 1/5 的患者有可能停药。长效制剂在维持治疗上有一定的优势,只要 1 ~ 4 周给药一次,从而减轻了给药负担,并且肌注能保证药物进入体内起到治疗作用。

四、联合用药

联合用药的目的应该是获得比单一用药更好的疗效,并且能降低单一用药的副作用,增加患者对药物的耐受性,或二者取其一。然而,到目前为止,尚没有充分的研究资料表明,在相同折算剂量的情况下,两种或两种以上的抗精神病药联合使用,其疗效好于单一用药。在联合用药时,为了避免严重的副作用,常常要减少用药剂量,从而造成了每种抗精神病药均未达到足够的治疗量,其疗效不但没有提高,副作用反而有所增加。抗精神病药的作用谱并不十分明确。其作用靶症状亦是相对而言。加之,药物之间相互的协同或拮抗作用,可能导致严重的不良反应。因此,对联合用药应该持慎重的态度,认真权衡疗效与副作用的得失,决定是否采用联合用药,采用何种形式。

常用的联合用药有下列几种:①抗精神病药之间的联合应用,常用于难治性精神分裂症的治疗;②与苯二氮䓬类药物联合应用,常用来改善患者的睡眠和焦虑情绪;③与抗抑郁剂联合应用,对紧张症、分裂-情感性精神病有一定疗效,可以消除情感性症状,但可能使思维障碍加重,对情感淡漠、慢性精神分裂症无效;④与锂盐联合应用,锂盐对某些患者的精神分裂样症状疗效较好,可单用锂盐,或锂盐与抗精神病药联合使用;⑤与抗震颤麻痹药联合使用。此类药物的联合使用并不能提高疗效,但可以缓解锥体外系副作用,增加患者对抗精神病药的耐受性。但是,不宜作常规、预防性联合应用,更不宜长期联合应用。

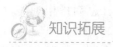
知识拓展

抗精神病药治疗的"物稀为贵"

在中国和其他亚洲国家中用抗精神病药联合治疗精神分裂症要比在西方国家更为常见,其原因尚不清楚,可能与临床医生的盲目信念有关,即认为用多种药物治疗更可能获得满意的临床疗效。抗精神病药物是治疗精神分裂症患者的主要方法,但抗精神病药物的联用及大剂量使用只会大幅增加风险而不会提高临床疗效。人们普遍认为大剂量使用抗精神病药以及多药联用与药物不良反应的发生率增加、持续时间延长、程度更严重等相关。新近的研究证据还表明,抗精神病药联用及抗精神病药物总剂量相应增高会导致较高的纹状体 D_2 受体占有率(致使药物耐受及停药困难),并使精神分裂症中已受损的突触可塑性恶化(使与此状态相关的认知功能损害"雪上加霜")。临床医生需要在精神分裂症的精神药物治疗中遵循"物稀为贵"的原则。

五、过量中毒及其处理

精神药物的故意过量十分常见,精神分裂症患者常常企图服过量抗精神病药自杀,意外过量见于儿童。抗精神病药的毒性比三环类抗抑郁药低,死亡率低。过量的最早征象是激越或意识混浊,可见肌张力障碍、抽搐和癫痫发作,脑电图显示突出的慢波,常有严重低血压以及心律失常、低体温。抗胆碱能作用(尤其是硫利达嗪)可使预后恶化;毒扁豆碱可用作解毒药。由于过量药物本身的抗胆碱能作用,锥体外系反应通常不明显。

治疗基本上是对症性的。大量输液,注意维持正常体温,应用抗癫痫药物控制癫痫。由于多数抗精神病药蛋白结合率较高,血液透析用处不大。抗胆碱能作用使胃排空延迟,所以过量数小时后都应洗胃。由于低血压是 α 和 β 肾上腺素能受体的同时阻断,只能用作用于 α 受体的升压药如间羟胺和去甲肾上腺素等升压,禁用肾上腺素。

 本章小结:

1. 抗精神病药是指临床主要用于治疗精神分裂症和其他精神病性障碍的一类药物。抗精神病药目前主要分为第一代和第二代,其他分类包括化学结构分类、效价分类和药理作用分类等。

2. 第一代抗精神病药主要药理作用为阻断中枢多巴胺 D_2 受体,其他尚可阻断肾上腺素能 α 受体、胆碱能 M_1 受体、组胺能 H_1 受体等。这些药物对精神分裂症患者的幻觉妄想等阳性症状相当有效,治疗中可产生锥体外系综合征和催乳素水平升高等副作用。

3. 第二代抗精神病药除了阻断多巴胺受体外,多数药物还具有较强的 $5-HT_2$ 受体阻断作用,它们对中脑边缘系统的作用比对纹状体系统作用更具有选择性,较少引起锥体外系综合征。

 本章学习目标:

【掌握】抗精神病药的分类;主要药代动力学特征;药理作用和作用机制。
【熟悉】抗精神病药的不良反应及安全性和耐受性。
【了解】抗精神病药的临床应用及合理使用。

 思考题:

1. 哪些抗精神病药的药理作用机制独特?
2. 从药理机制出发,抗精神病药联合使用的未来趋势是什么?
3. 试述对下一代抗精神病药的设想。

制剂与用法

盐酸氯丙嗪(chlorpromazine hydrochloride)　片剂:12.5 毫克/片,25 毫克/片,50 毫克/片;注射剂:10mg/ml,25mg/ml,50mg/2ml。治疗精神分裂症:①口服:成人治疗剂量通常为每日 200～600mg,分次服用。依治疗所需和耐受情况逐渐递增给药。对年老或体弱者应从小剂量开始,以后根据耐受情况徐缓增加药量;②肌内注射或静脉注射:成人肌内注射每次 25～50mg。控制严重兴奋躁动时,可根据需要和耐受情况隔数小时重复用药一次。静脉注射也可使用 25～50mg,用氯化钠注射液稀释至1mg/ml,然后以每分钟不超过 1mg 的速度缓慢注入。一般采用静脉滴注而避免静脉注射,以防意外。对年老或体弱者均应注意从小剂量开始,注射时尤应注意耐受情况,缓慢给药。治疗呕吐:成人口服一次 12.5～25mg,一日 2～3 次,如不能控制,可肌内注射一次 25mg。治疗顽固性呃逆:每次 25～

50mg,每日 3 ~ 4 次。冬眠疗法:用冬眠合剂静滴,用量根据病情而定。

奋乃静(perphenazine) 片剂:2 毫克/片,4 毫克/片;注射剂:5mg/ml,5mg/2ml。治疗精神分裂症:口服从小剂量开始,一次 2 ~ 4mg,一日 2 ~ 3 次。以后每隔 1 ~ 2 日增加 6mg,逐渐增至常用治疗剂量一日 16 ~ 48mg。维持剂量一日 10 ~ 20mg。用于止呕,口服一次 2 ~ 4mg,一日 2 ~ 3 次。肌内注射,用于精神分裂症,每次 5 ~ 10mg,每 6 小时 1 次或根据耐受情况调整用量。静脉注射,用于精神病,每次 5mg,氯化钠注射液稀释至 0.5mg/ml,注射速度每分钟不得超过 1mg。

盐酸三氟拉嗪(trifluoperazine hydrochloride) 片剂:1 毫克/片,5 毫克/片。治疗精神分裂症:口服,从小剂量开始。成人常用量,开始时 5mg,一日 1 ~ 2 次,然后根据需要和耐受情况调整至一日 20 ~ 40mg。老年或体弱者宜谨慎选用本品,开始宜用小量,然后递增。根据患者的耐受情况调整用药剂量。

盐酸氟奋乃静(fluphenazine hydrochloride) 片剂:2mg/片,5mg/片。治疗精神分裂症:口服,从小剂量开始,每次 2mg,一日 2 ~ 3 次。逐渐增至一日 10 ~ 20mg,最高量一日不超过 30mg。

癸氟奋乃静(fluphenazine decanoate) 注射剂:25mg/ml。治疗精神分裂症:深部肌内注射 12.5 ~ 25mg,以后根据病情需要与耐受情况每 2 ~ 4 周重复 1 次。巩固治疗时,可根据病情需要与耐受情况,每 3 ~ 4 周肌内注射 50mg。常在注射后第 2 ~ 4 日出现锥体外系反应,以后逐渐减轻。故对从未经口服抗精神病药物治疗者,第一次注射应从 12.5mg 开始,然后视耐受情况逐渐增加。一次剂量已超过 50mg 时若再增加剂量,一次试增 12.5mg 为宜。

哌泊噻嗪棕榈酸酯(pipotiazine palmitate) 注射剂:50mg/2ml。深部肌内注射,治疗精神分裂症一般从 50 ~ 100mg 开始,然后根据治疗效果与耐受情况每 2 ~ 3 周增量 25mg,通常用量范畴为 50 ~ 100mg,每 4 周肌内注射一次。注射时应使用干燥针管,因易出现药品混浊。

硫利达嗪(thioridazine) 片剂:25 毫克/片,50 毫克/片。口服,治疗精神分裂症开始时 25 ~ 100mg,一日 3 次。然后根据耐受情况和病情所需逐渐增至充分治疗剂量 100 ~ 200mg,一日 3 次。老年、体弱者,从小剂量开始逐渐增加,每日总量低于成年人。

氟哌啶醇(haloperidol) 片剂:2 毫克/片,4 毫克/片。口服,治疗精神分裂症,从小剂量开始,起始剂量一次 2 ~ 4mg,一日 2 ~ 3 次。成人每日常用剂量为 6 ~ 20mg,严重或难治性患者最大可加至每日 40mg。维持剂量一日 4 ~ 20mg。小剂量口服用于治疗抽动秽语综合征。注射液:5mg/ml。肌内注射,用于控制兴奋躁动,每次 5 ~ 10mg,每日 2 ~ 3 次,安静后改为口服。

癸氟哌啶醇(haloperidol decanoate) 注射液:50mg/ml。深部肌内注射:一次 50mg,以后根据病情需要与耐受情况每 4 周重复 1 次,常用剂量范围为每 4 周肌内注射 50 ~ 200mg。

五氟利多(penfluridol) 片剂:20 毫克/片。口服,一次 10 ~ 40mg,一周 1 次。以后根据病情递增至一周 60 ~ 120mg。若用于从未经系统口服短效抗精神病药物治疗者,应从小剂量开始。然后根据耐受情况每周调整剂量一次。

氯普噻吨(chlorprothixene) 片剂:25 毫克/片。口服,治疗精神分裂症。成人常用量:开始一次 25 ~ 50mg,一日 2 ~ 3 次。然后根据临床需要与耐受程度增至每日 400 ~ 600mg。老年、体弱者须从小剂量开始,缓慢增至可耐受的较低的治疗用量。小儿常用量:6 ~ 12 岁,一次 10 ~ 25mg,一日 3 ~ 4 次。

舒必利(sulpiride) 片剂:10 毫克/片,100 毫克/片。口服:治疗精神分裂症,开始剂量为一次 100mg,一日 2 ~ 3 次,然后缓慢增加治疗用量至通常一日 400 ~ 800mg,分次服用。镇吐,一次 50 ~ 100mg,一日 2 ~ 3 次。注射剂:50mg/2ml,100mg/2ml。治疗精神分裂症,肌内注射,一次 100mg,一日 2 次。对木僵、违拗患者可用本品 100mg 稀释于 250 ~ 500ml 葡萄糖氯化钠注射液中缓慢静脉滴注,一日 1 次,滴注时间不少于 4 小时。

氯氮平(clozapine) 片剂:25 毫克/片,50 毫克/片。口服,推荐初始剂量为一次 25mg,一日 1 ~ 2 次,然后每日增加 25 ~ 50mg,如耐受良好,在开始治疗的第二周末将一日总量可增至常用治疗量 300 ~ 450mg。如病情需要,可继续每周加量 1 ~ 2 次,每次增加 50 ~ 100mg。维持剂量一日 200 ~

450mg,最高日剂量不超过 900mg。如停药 2 日或 2 日以上,必须重新以一次 25mg,一日 1～2 次的初始剂量开始,加量速度可增加。老年人小剂量起始,第 1 日 12.5mg,给药 1 次,随后增量不超过一日 25mg。对于帕金森病的老年患者,初始剂量为 6.25mg 或 12.5mg,治疗剂量为 50mg。

利培酮(risperidone) 片剂:1 毫克/片,2 毫克/片;口腔崩解片:1 毫克/片;口服液:30mg/30ml。口服:成人一般开始剂量为每次 1mg,一日 1 次。以后每隔 3～5 天,酌情增加 1mg/d。常用治疗剂量为一日 2～6mg,一日 1 次或分 2 次服用。老年患者开始常用量为一次 0.5mg 或更低,一日 1 次,以后根据耐受情况酌情每次增加 0.5mg,一般治疗量为一日 1～4mg,分 2 次服。高龄患者通常日剂量 1～2mg。临床应用的给药过程中,需注意:①应从小剂量开始给药,注意按个体化的原则,尽量维持在较小的使用剂量;②常用剂量为一日 4～6mg,每日超逾 8mg,疗效未见提高,但不良反应出现的概率增加。

注射用利培酮微球(risperidone for depot suspension) 粉末:25mg,37.5mg,50mg。与稀释液混合后肌内注射:成人推荐剂量为 25mg 肌内注射,两周 1 次。某些患者可能需要更高的剂量,如 37.5mg 或 50mg。老年患者推荐剂量为 25mg 肌内注射,两周 1 次。临床应用的给药过程中,需注意:①应采用附带的注射用针头,通过臀部深层肌内注射的方法给药,左右两侧半臀交替注射。不得静脉给药;②对于从未使用过利培酮的患者,建议在给予本品治疗之前先确定对口服利培酮的耐受性;③在首次注射后的 3 周内,应当保证充分的口服抗精神病药物治疗;④剂量上调的频率不得超过每四周 1 次,在首次采用调整后的较高剂量注射后的 3 周内,无法预测剂量调节的效果。

帕利哌酮缓释剂(paliperidoneextended-release tablets) 片剂:3 毫克/片,6 毫克/片。推荐剂量为 6mg,一日一次,早上服用,可在进食或不进食的情况下服用本品。必须在液体帮助下整片吞服,不应咀嚼、掰开或压碎片剂。起始剂量不需要进行滴定。某些患者可能从最高 12mg/d 的较高剂量中获益,而某些患者服用 3mg/d 的较低剂量已经足够。仅在经过临床评价后方可将剂量增加到 6mg/d 以上,而且间隔时间通常应大于 5 天。当提示需要增加剂量时,推荐采用每次 3mg/d 的增量增加,推荐的最大剂量是 12mg/d。

棕榈酸帕利哌酮注射液(paliperidonepalmitate injection) 0.25ml:25 毫克/支;0.5ml:50 毫克/支;0.75ml:75 毫克/支;1.0ml:100 毫克/支;1.5ml:150 毫克/支。对于从未使用过帕利哌酮口服制剂、利培酮口服制剂或利培酮注射剂的患者,建议在开始本品治疗前,先通过口服帕利哌酮缓释片或口服利培酮确定患者对帕利哌酮的耐受性。建议患者在起始治疗首日注射本品 150mg,一周后再次注射 100mg,前 2 剂起始治疗药物的注射部位均为三角肌。建议维持治疗剂量为每月 75mg,根据患者的耐受情况和(或)疗效,可在 25～150mg 的范围内增加或降低每月的注射剂量。第 2 剂药物之后,每月 1 次注射的部位可以为三角肌或臀肌。建议在给予首剂药物 1 周后注射第 2 剂本品。为了避免药物漏用,可以在预定的时间点(首次给药后 1 周)之前或之后 2 天内给予第 2 剂药物。同样,建议从第 3 剂药物开始每月给药 1 次。为了避免药物漏用,患者可以在每月计划的给药时间之前或之后 7 天内给药。棕榈酸帕利哌酮仅供肌内注射使用。注射时,应缓慢地注入肌肉深部,不要将药物注射到血管内或皮下。注意不要将药物注射入血管中。每剂药物都应一次性注射完毕,不能分次注射。前 2 剂起始治疗药物的注射部位均为三角肌,以后每月 1 次注射的部位可以为三角肌或臀肌。

推荐剂量:起始治疗首日注射棕榈酸帕利哌酮 150mg,一周后再次注射 100mg,建议维持治疗剂量为每月 75mg,根据患者的耐受情况和(或)疗效,每个月都可以调整维持治疗的剂量,可在 25～150mg 的范围内增加或降低每月的注射剂量。剂量调整所产生的全部效应可能需要几个月的时间才能体现出来。

从其他口服抗精神病药换用棕榈酸帕利哌酮:①换药方式:鉴于多数口服抗精神病药的半衰期不到 3 天,所以棕榈酸帕利哌酮应该按照推荐的负荷给药模式使用(第 1 天:150mg;第 8 天:100mg)。原口服抗精神病药物逐渐减量,若口服阿立哌唑、齐拉西酮、氨磺必利或传统药物,建议 1～2 周内完成减量和停药,若口服镇静作用和(或)抗胆碱能作用较强的氯氮平、奥氮平或喹硫平,建议交叉换药的时间更长,一般需2～4周,氯氮平可能需更长的时间,有时甚至为长期小剂量合用;②换药剂量:缺乏除利培酮和帕利哌酮以外的口服抗精神病药与棕榈酸帕利哌酮间等效剂量资料,但棕榈酸帕利哌酮的选择剂量除了参考之前的口服药物的种类和剂量以外以及患者目前所处的疾病时期,是否希望获得比之前用药更进一步的疗效等。

奥氮平(olanzapine) 片剂:5毫克/片,10毫克/片。口服:成人治疗剂量为一日10～20mg,维持量一般为10mg,根据病情和耐受情况调整剂量。老年人、女性、非吸烟者、有低血压倾向者、严重肾功能损害或中度肝功能损害患者,起始剂量为5mg,逐步递增剂量,一次5mg,间期至少一周。

富马酸喹硫平(quetiapine fumarate) 片剂:25毫克/片,100毫克/片,200毫克/片。口服。用于治疗精神分裂症,成人剂量第一日50mg,第二日100mg,第三日200mg,第四日300mg,以后逐渐增加剂量到有效剂量范围。可根据患者的疗效和耐受情况调整剂量,一般一日剂量为300～750mg,分两次给药。双相情感障碍躁狂发作推荐初始剂量一日100mg,分两次口服,每日增量100mg,可在第6日加至800mg,一日增量不超过200mg,一般一日剂量为400～800mg。老年人用药应慎重,起始剂量为一日25mg,以后每日增加25～50mg,有效剂量可能较一般年轻患者低。

阿立哌唑(aripiprazole) 片剂:5mg/片,10mg/片;口腔崩解片:5mg/片。口服。本品不需根据年龄、性别、种族、吸烟状况、肝功能或肾功能调整剂量。起始剂量10mg或15mg,一日1次,用药2周内不应增加剂量,2周后根据个体的疗效和耐受情况增加剂量,速度不宜过快。有效剂量范围为一日10～30mg。

盐酸齐拉西酮(ziprasidone hydrochloride) 胶囊:20mg/粒,40mg/粒,60mg/粒;片剂:20mg/片。口服。成人开始剂量为一次20mg,一日2次。可视病情和耐受情况逐渐加到一次80mg,一日2次。剂量调整间隔一般不应少于2天。常用有效剂量范围一日80～160mg,分两次给药。老年人应低剂量起始,缓慢调整剂量,并密切监测。不同性别、种族人群及轻度肝功能损伤、肾功能损伤的患者,一般无需调整剂量。

注射用甲磺酸齐拉西酮(ziprasidone mesylate injection) 粉末:30mg,也有溶液制剂。肌内注射:推荐剂量为每日10～20mg,最大剂量为每日40mg;如果每次注射10mg(一支),可每隔2小时注射一次;如果每次注射20mg(二支),可每隔4小时注射一次。尚未研究连续肌内注射3天以上的疗效和安全性,如需长期治疗,应尽快改用口服盐酸齐拉西酮片。由于没有评价精神病患者口服齐拉西酮后再肌内注射齐拉西酮的安全性,不推荐患者既口服又肌内注射齐拉西酮。老年患者、肝功能或者肾功能损伤患者肌内注射齐拉西酮的安全性尚未进行系统评价。肾功能损伤患者宜慎用。但不需根据性别和种族调整剂量。在给药前需将单剂量瓶中(30mg)的药物加入本品所附的1.2ml无菌注射用水进行配制,用力摇动直至药物完全溶解,总体积应为1.5ml。配制后每ml溶液中含有20mg齐拉西酮。如果给药剂量为10mg,则抽取0.5ml的配制溶液;如果给药剂量为20mg,则抽取1.0ml的配制溶液。未用的配制溶液应弃去。按照说明书配制后为每1ml溶液中含有20mg齐拉西酮的澄清溶液(总体积1.5ml)。

推荐剂量为每日10～20mg,根据需要最高剂量可达40mg。每隔2小时可注射10mg;每隔4小时可注射20mg,最高剂量可达每日40mg。目前尚无连续注射齐拉西酮超过3天的研究。如需长期治疗,应尽快改用口服齐拉西酮胶囊。

氨磺必利(amisulpride) 片剂:50毫克/片,0.2克/片。通常情况下,若每天剂量小于或等于400mg,应一次服完,若每天剂量超过400mg,应分为两次服用。阴性症状占优势阶段推荐剂量为50～300mg/d。剂量应根据个人情况进行调整。最佳剂量约为100mg/d。阳性及阴性症状混合阶段治疗初期,应主要控制阳性症状,剂量可为:400～800mg/d。然后根据患者的反应调整剂量至最小有效剂量。急性期治疗开始时,可以先以最大剂量400mg/天进行几天肌内注射,然后改为口服药物治疗。口服推荐剂量为400～800mg/d,最大剂量不应超过1200mg。然后可根据患者的反应情况维持或调整剂量。任何情况下,均应根据患者的情况将维持剂量调整到最小有效剂量。肾功能不全:由于氨磺必利通过肾脏排泄,故对于肾功能不全,肌酐清除率为 30~60ml/min 的患者,应将剂量减半,对于肌酐清除率为 10~30ml/min 的患者,应将剂量减至1/3。由于缺乏充足的资料,故氨磺必利不推荐用于患有严重肾功能不全的患者(肌酐清除率 <10ml/min)(见禁忌)。肝功能不全:由于氨磺必利代谢较少,对于患有肝功能不全的患者不需调整剂量。对于急性精神病发作,推荐剂量为 400~800mg/d 根据个体情况最大剂量可到 1200mg/d。开始治疗时不需要特殊的剂量滴定。在治疗期间,应该根据个体反应调整剂量。阳性及阴性症状混合阶段,治疗初期,应主要控制阳性症状剂量可为 400~800mg/d,然后根据患者的反应调整剂量至最小有效剂量,任何情况下均应根据患者的情况将维持剂量调整到最小有效剂量然后根据患者的反应调整剂量至最小有效剂量。阴性症状占优势阶段,推荐剂量为 50~300mg/d,剂量应根据个人情况进行调整,最佳剂量约为 100mg/d。

(王传跃　薄奇静)

第四章

抗 抑 郁 药

抑郁症(depression)是由各种原因引起的,以显著而持久的情绪低落为主要的、基本的或原发的症状,常伴有相应的认知和行为改变;多为间歇性病程,具有反复发作的倾向;轻重程度不一,是一类临床上常见的精神障碍。典型的抑郁症以持续的心境低落、思维迟缓和意志活动减退("三低"症状)为主要临床表现,常伴有兴趣缺乏,快感缺失,在情绪低落的基础上也会伴有"三无"症状,即无望、无助、无用感。抑郁症患者也常伴有睡眠障碍,食欲、性欲下降,体重减轻,甚至自伤、自杀等表现,部分患者可以在一段时期出现幻觉和妄想。

章前案例:郁郁寡欢为哪般?

28 岁的白领小金,事业有成、家庭幸福,性格开朗,与同事朋友关系融洽,是单身闺蜜们美慕的对象。可不知为什么,小金近 2 月以来,总失眠、早醒,醒后难以入睡,觉整天不开心,茶饭不香、人生无味,对什么事情都不感兴趣,认为自己脑子变笨了,觉得自己毫无价值、是家庭的负担、不如一死了之,但否认有自杀的企图和计划。全身乏力、不能上班,在家多卧床,不愿见人、不愿讲话。眼见小金日渐消瘦、憔悴,家人带其到医院检查。医生检查发现,小金既往无类似疾病,也无兴奋、话多、夸大等表现。体格检查:体型消瘦,体重较病前下降 5kg,余未见明显异常。精神检查:意识清,交谈被动合作,情绪低落、悲观厌世,觉能力下降、反应迟钝。实验室检查甲状腺功能等无异常。医生诊断为抑郁症,经服抗抑郁药治疗,小金终于恢复了灿烂的笑颜。

抑郁症的病因和发病机制尚不明确,研究发现可能与大脑内几种神经递质的功能紊乱有关,如去甲肾上腺素(NE)、5-羟色胺(5-HT)、多巴胺(DA)、γ-氨基丁酸(GABA),同时神经内分泌系统如下丘脑-垂体-肾上腺轴(HPA)、下丘脑-垂体-甲状腺轴(HPT)也在抑郁症患者中存在异常。双生子和寄养子研究发现遗传因素在抑郁症发病过程中起重要作用,但是尚未发现明确的易感基因。此外,心理、社会因素也与抑郁症的发病较为密切。抑郁症的治疗是一个全病程治疗的过程,以药物治疗为主,特殊情况下可使用无抽搐电休克治疗,同时心理治疗应贯穿治疗始终。

抗抑郁药(antidepressant)是指临床上主要用于治疗抑郁症或者其他精神障碍中的抑郁症状并防止其复发的一类药物,它们主要是通过增加中枢 5-HT 和(或)NE 等神经递质信号传导来发挥抗抑郁效应。

较早一代的抗抑郁药主要包括三环类(tricyclics)、四环类(tetracyclics)和单胺氧化酶抑制剂(MAOIs)三大类,一直沿用多年。至 20 世纪 80 年代,随着第一个选择性 5-羟色胺再摄取抑制剂(SSRIs)氟西汀(fluoxetine)的上市(氟西汀在国内上市时间为 90 年代),新型抗抑郁剂逐步被研发、上市。随着研究的不断深入,新一代的抗抑郁药物如选择性 5-HT 再摄取抑制剂(SSRIs)、选择性 NE 再摄取抑制剂(NRIs)、5-HT 和 NE 再摄取抑制剂(SNRIs)、5-HT$_{2A}$ 受体拮抗和 5-HT 再摄取抑制剂(SARIs)、

NE 与 DA 再摄取抑制剂(NDRIs),α_2 拮抗剂和 5-HT 拮抗剂,NE 和特异性 5-HT 抗抑郁药(NaSSA)以及褪黑素受体激动剂等被开发出来,并由于其良好的抗抑郁效果和较少的副作用而逐渐取代第一代抗抑郁药的主导地位,而且其应用范围已经扩大到焦虑症、强迫症、恐怖症等和应激障碍及进食障碍、疼痛障碍等,在精神科临床上使用极为广泛。本章将重点介绍目前临床上较常用的几类抗抑郁药。

Antidepressants

Antidepressants are the most prescribed medication for depression. The exact mechanism of antidepressants is unknown. The prevailing theory is that antidepressants increase the concentration of neurotransmitters in the brain to communicate with one another. The neurotransmitters affected by antidepressants include norepinephrine, serotonin and dopamine. The different classes of antidepressants differ in the neurotransmitters they affect. This determines some of their side-effects and potential drug interactions. All available antidepressants are effectiveand for most cases of depression there is no good evidence that any antidepressant is more effective than another.

第一节 选择性 5-HT 再摄取抑制剂(SSRIs)

一、选择性 5-HT 再摄取抑制剂的共同特性

选择性 5-HT 再摄取抑制剂(selective serotonin reuptake inhibitors,SSRIs)是近年来抗抑郁药研究和应用中最重要的一类药物,这类药物包括氟西汀(fluoxetine),帕罗西汀(paroxetine),舍曲林(sertraline),氟伏沙明(fluvoxamine),西酞普兰(citalopram),艾司西酞普兰(escitalopram),它们共同的药效动力学特征就是能够特异性地抑制突触前神经元对突触内 5-HT 的再摄取,而对 NE 的再摄取抑制很小,几乎不影响 DA 的再摄取。

【体内过程】SSRIs 中各种药物的化学结构不同,但具有相同的功能,其药动学和药效学参数也有所不同,主要表现在 $t_{1/2}$ 方面,$t_{1/2}$ 最长的氟西汀可达 2~3 天,其活性代谢产物的 $t_{1/2}$ 达 7~9 天,而其他 SSRIs 的 $t_{1/2}$ 明显较短,且没有明显的活性代谢产物。所有 SSRIs 口服吸收良好,并且不受进食的影响,并在 4~8 小时内达到峰浓度。SSRIs 对不同肝药酶作用不同,氟西汀和帕罗西汀为细胞色素 CYP2D6 强抑制剂,可抑制很多药物,如 TCAs、抗精神病药、抗心律失常药的代谢。氟伏沙明为 CYP1A2 抑制剂,对 TCAs、茶碱代谢有影响,6 种 SSRIs 中西酞普兰、艾司西酞普兰和舍曲林对其他药物代谢的影响较小。

【临床应用】SSRIs 应用非常广泛,适应证包括:抑郁症、焦虑症、惊恐障碍、恶劣心境、恐怖症、疑病症、强迫症、进食障碍以及应激障碍和边缘性人格障碍等。

1. 抑郁症 重性抑郁症(major depressive disorder,MDD)是 SSRIs 最主要的适应证,另外,其适应证还包括双相障碍抑郁相、恶劣心境、躯体疾病所致的抑郁等。对于大多数轻至中度抑郁症来说,SSRIs 可作为首选用药,对于较严重的抑郁症来说,SSRIs 虽然未必是最有效的药物,但此类患者大多能有部分缓解。鉴于抑郁症是一种慢性易复发的精神疾病,一般疗程宜长,包括以减少复燃为目的的巩固治疗和以减少复发为目的的小剂量维持治疗。SSRIs 的轻微副作用为此提供了便利。

2. 强迫症 SSRIs 中的氟西汀、帕罗西汀、舍曲林和氟伏沙明均已被美国食品与药品管理局(FDA)批准用于治疗强迫症。在使用 SSRIs 治疗强迫症中应注意,所有的 SSRIs 尤其是氟西汀在开始用药的前 2~3 周可能加剧强迫症患者的焦虑水平,一般直到第 3~4 周才开始出现抗焦虑和抗强迫

的作用。强迫症的疗程一般较长,用药剂量也高于抑郁症。

3. 惊恐障碍和其他焦虑症 SSRIs中帕罗西汀的抗焦虑作用起效较快,镇静作用也较强;氟西汀镇静作用最弱,尤其是在治疗的前3周可能产生激越的副作用;舍曲林的抗焦虑作用介于氟西汀和帕罗西汀之间。SSRIs可用于治疗惊恐障碍,在随访数月后发现所有的SSRIs均有效,但应以低起始剂量开始,缓慢加量。另外,有研究还发现氟西汀对儿童、青少年的社交恐惧和分离焦虑障碍有治疗作用。

4. 进食障碍 神经性厌食和贪食症在认知、行为等心理治疗无效时可用氟西汀治疗,国外报道氟西汀在60mg/d时对贪食症疗效明显。

5. 其他 由于氟西汀最早上市,因此关于它的研究较多,但其他SSRIs也有和氟西汀相似的药理作用和适应证。研究发现SSRIs还在以下方面有效:①促进减肥;②缓解经前期综合征的焦虑和抑郁;③边缘性人格障碍;④躯体化障碍;⑤拔毛癖;⑥选择性缄默症;⑦注意缺陷/多动障碍;⑧体象障碍;⑨儿童和成人孤独症等。

【作用机制】

1. SSRIs能够高度选择性地抑制突触前膜5-HT的再摄取而增加突触间隙的5-HT浓度,后者可以激活突触后至少14种不同的受体。并且SSRIs不像三环类抗抑郁药一样具有线性的剂量-效应关系,也就是说SSRIs抑制5-HT再摄取的效力和其抗抑郁效果并不直接相关。

2. SSRIs对NE和组胺等神经递质受体几乎没有明显的激动或拮抗效应,这也是之所以SSRIs具有较少的副作用的药理学原因。仅帕罗西汀和氟西汀具有较小的抗胆碱效应,并且远低于三环类和四环类抗抑郁药的抗胆碱效应,对血压和心脏功能的影响较小。

【不良反应】

1. 胃肠道副作用 这是SSRIs最常见的药物副作用,主要包括恶心、厌食、腹泻、稀便、便秘和消化不良,常出现于用药早期,可以先维持在较低剂量,往往随着继续用药可以逐渐减轻以致耐受。氟伏沙明和帕罗西汀发生率相对较高。

2. 中枢神经系统副作用 主要有头痛、头晕、焦虑、紧张不安和失眠、困倦等。另外氟西汀在治疗剂量下可能有0.2%的患者发生癫痫,在高剂量(大于100mg/d)使用时发生率明显增高,氟西汀偶尔还可在老年人中引起锥体外系副反应和情感淡漠;氟西汀较其他SSRIs更易引起焦虑不安和失眠;而氟伏沙明和帕罗西汀较多引起头痛、镇静和嗜睡。

3. 自主神经系统副作用 主要有口干、多汗、震颤。震颤和多汗、口干在使用舍曲林的患者较为常见。

4. 过敏反应 皮疹发生率约4%,少数可泛化并累及呼吸系统,导致肺纤维化和呼吸困难,此时应立即停药。

5. 性功能障碍 性功能障碍包括阳痿、性快感缺失、射精延迟,可见于各种SSRIs。出现性功能障碍时,可予减量或换成无此副作用的药物,如安非他酮等。

6. SSRIs停药综合征 SSRIs尤其是半衰期较短的帕罗西汀、舍曲林和氟伏沙明在连续使用后突然停药可能导致SSRIs停药综合征,此综合征包括躯体症状和精神症状。躯体症状包括平衡障碍(如眩晕、共济失调)、恶心呕吐、疲劳、嗜睡、肌痛、感觉异常、震颤、失眠等;精神症状有焦虑、激越、哭叫、易激惹、过度兴奋、人格解体、注意力不集中、情绪低落、意识错乱和记忆障碍。SSRIs停药综合征可见于大约1/3突然停用帕罗西汀和氟伏沙明的患者,因此使用此两种药物的患者停药时应缓慢减量。氟西汀由于具有较长的半衰期而不易导致SSRIs停药综合征。此综合征的症状一般具有自限性,即使不治疗也可以在2~3周内逐渐缓解,必要时可予以对症支持治疗,并恢复给药。

7. 其他副作用 其他较少见的副作用有:①可能降低血糖浓度,因此糖尿病患者应注意减少其他降血糖药物的用量并监测血糖;②氟西汀导致使用利尿药的患者出现低钠血症。另外,关于孕妇使用SSRIs致畸的可能性尚未有一致的结论,但是大多数研究认为孕妇服用氟西汀对胎儿发育无明显影响,即使如此,若非必要,孕妇应尽量避免使用抗抑郁药物。SSRIs可通过乳汁分泌,因此哺乳母亲不应使用 SSRIs。

【药物相互作用】 与其他药物联合应用,可能会引起严重的不良反应,如癫痫和中枢 5-HT 综合征。SSRIs 与 L-色氨酸和 MAOIs 类药物联用可引起致死性的中枢 5-HT 综合征,此综合征临床表现为颜面潮红、多汗、心动过速、血压升高、恶心、呕吐、腹痛、腹泻、躁动、激越、震颤、反射亢进、精神错乱,严重时可出现类似恶性综合征的高热、肌张力增高、肌阵挛和强直,从而出现横纹肌溶解、酸中毒、蛋白尿、肾衰、休克甚至死亡。中枢 5-HT 综合征见于两种或多种 5-HT 能药联用时,如两种 SSRIs 联用,或 SSRIs 与氯米帕明、曲唑酮、MAOIs 等药物联用。因此,由 MAOIs 改用其他抗抑郁药时,应在停用 MAOIs 药物后经过 10 ~ 14 天的代谢清洗期,再逐渐开始用其他抗抑郁药。同样,由 SSRIs 改用 MAOIs 时也应经历一段时间的代谢清洗期,推荐氟西汀的代谢清洗期为 5 周,舍曲林和帕罗西汀为 14 天。中枢 5-HT 综合征具有致死性,临床上应早期发现,停药并内科急诊处理。

由于 SSRIs 是 CYP2D6 酶抑制剂,可使经由此酶代谢的药物如卡马西平、TCAs、某些抗精神病药的血药浓度升高,如可使地昔帕明的血药浓度提高 3 ~ 4 倍,因此,联用时应适当减量并严密临床监测。

二、常用药物

氟 西 汀

氟西汀(fluoxetine)是一种强效选择性 5-HT 再摄取抑制剂,比抑制 NE 再摄取作用强 200 倍。其抗抑郁疗效与 TCAs 相当,但其耐受性与安全性优于 TCAs。同时对强迫症、贪食症、惊恐障碍等亦有确切疗效。氟西汀的化学结构见图 4-1。

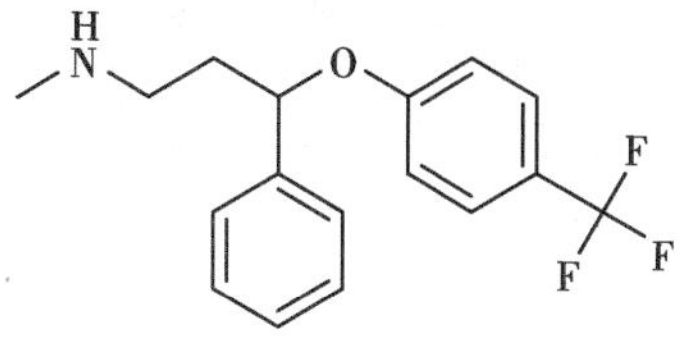

图 4-1 氟西汀的化学结构

【体内过程】 口服吸收良好,进食不影响药物吸收,生物利用度 70%,血浆氟西汀浓度达峰值时间 6 ~ 8 小时,大约 95% 与血浆蛋白结合。易通过血-脑屏障,另有少量可分泌入乳汁。在肝脏代谢为活性产物去甲氟西汀后 80% 经肾脏由尿液排泄,15% 由粪便排泄。氟西汀短期给药半衰期为 1 ~ 3 天,长期给药半衰期为 4 ~ 6 天。去甲氟西汀半衰期较长,为 4 ~ 16 天。一般每日单次给药。2 ~ 4 周后可达稳态血药浓度。肾损害时对本品的药动学过程无明显影响,肝功能损害时,显著影响本品的药动学过程。

【药理作用和机制】 本品为强效选择性 5-HT 再摄取抑制剂,通过选择性抑制 5-HT 转运体,阻断突触前膜对 5-HT 的再摄取,延长和增加 5-HT 的作用,达到抗抑郁的作用。对肾上腺素受体、组胺受体、胆碱能受体、5-HT 受体等几乎没有亲和力。其抗抑郁疗效类似于 TCAs,而抗胆碱能作用及对心血管的副作用小于 TCAs,相较于 TCAs,老年人和心脏病患者易于耐受。

【临床应用】 适用于各型抑郁症的治疗,尤其适用于伴有焦虑的抑郁,以及老年抑郁症。对强迫症、恐怖症、惊恐发作、神经性贪食症亦有疗效。

【不良反应】 不良反应较轻,应用时可较好耐受。早期常见不良反应有失眠、恶心呕吐、头痛头晕、焦虑、激动、惊恐发作、精神紧张、易激惹、震颤、惊厥、冲动、轻躁狂等。7% 的患者有皮疹可能。长期用药可能导致食欲减退或性功能下降。肝病患者服用后半衰期延长,需慎用。肾功能不全者,长期用药需减量。对氟西汀过敏者禁用。

【中毒及处理】 现有的证据显示过量的症状包括恶心、呕吐、痉挛发作、心血管功能失调(从无症状的心律不齐到心搏停止)、肺功能障碍和中枢神经系统功能紊乱(从兴奋到昏迷)。单独过量服用本品导致死亡的报告尚罕见。过量服用建议立刻停药,监测心脏和生命体征,辅以一般对症和支持治疗。本品无特效解毒药。处理过量服药时,须考虑同时服用多种药物的可能性。

【药物相互作用】

1. 禁止与 MAOIs 类药物合用,有引起 5-HT 综合征的可能,正在使用氟西汀或停用氟西汀者 5 周内禁止使用 MAOIs;在停用 MAOIs 后的 14 天内也禁止使用氟西汀。

2. 禁止正在使用利奈唑胺或静脉注射亚甲蓝的患者使用氟西汀,避免增加 5-HT 综合征的发生风险。与西沙必利、匹莫齐特及硫利达嗪等药物合用会引起心脏毒性,有延长 QT 间期的风险。

3. 与 CYP 诱导剂(如卡马西平)合用会降低氟西汀的血药浓度,而与 CYP 同工酶抑制剂(如阿米替林、奋乃静、阿普唑仑等)合用可增加血药浓度。

4. 与华法林、阿司匹林等药物合用有增加出血的风险。

5. 与地高辛合用可增加洋地黄中毒的风险。

帕 罗 西 汀

帕罗西汀(paroxetine)是一种苯基哌啶衍生物,其化学结构见图 4-2。帕罗西汀为强效 5-HT 再摄取抑制剂,通过增加突触间隙递质浓度而发挥抗抑郁作用。抗抑郁疗效与 TCAs 相似,不良作用较 TCAs 少且轻微。

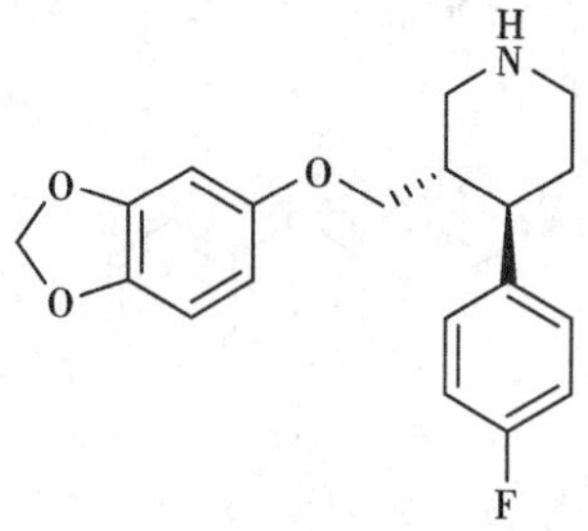

图 4-2 帕罗西汀的化学结构

【体内过程】 口服吸收快,并可完全吸收,生物利用度 50%,食物及药物均不影响其吸收。有首过效应。达峰时间 2～8 小时,半衰期 24 小时,老年人延长。血浆蛋白结合率 95%,可分布至全身各组织及器官,亦可通过乳腺分泌。主要通过肝脏代谢,无活性代谢产物,经过肾脏由尿液排出,小部分经胆汁从粪便排出。

【药理作用和机制】 本品为苯基哌啶衍生物,通过选择性抑制 5-HT 转运体,阻断突触前膜对 5-HT 的再摄取,延长和增加 5-HT 的作用,达到抗抑郁的作用。常用剂量时可微弱地抑制 NE 和 DA 的再摄取,对其他递质无明显影响。

帕罗西汀在 SSRIs 类药物中对 5-HT 的再摄取抑制作用最强,有较强的抗抑郁和抗焦虑作用。研究表明,帕罗西汀比苯二氮䓬类药物起效慢,但降低焦虑频度比苯二氮䓬类药效高。在 SSRIs 中,阻断 5-HT 回收由强到弱依次为帕罗西汀、舍曲林、氟西汀、西酞普兰和氟伏沙明,故理论上帕罗西汀的抗强迫效果应比氟西汀好。

【临床应用】 适用各种类型抑郁症的治疗,包括伴有焦虑的抑郁症。也可治疗强迫症,对伴有或不伴有广场恐怖的惊恐障碍及社交恐怖症/社交焦虑症亦有效。老年人与肝、肾功能不全者初始量和维持量应小。

本品与所有的抗抑郁药一样,治疗期间应根据病情调整剂量。应足量足疗程治疗以巩固疗效,抑郁症状缓解后应维持治疗至少几个月,强迫症和惊恐障碍所需维持治疗的时间更长。停药方法与其他精神科药物相似,需逐渐减量,不宜骤停。

【不良反应】 帕罗西汀的不良反应较 TCAs 少且较轻微。主要有口干、便秘、头痛、恶心、视物模糊、乏力、震颤、性功能障碍、排尿困难等,也可见中枢神经系统症状如兴奋、激越等。偶见神经性水肿、体位性低血压。罕见锥体外系反应。另外,帕罗西汀的抗胆碱能效应较强,虽然常用量 20mg/d 时不会有显著的抗胆碱效应,但用于老年人时也可能会出现认知损害、口干和便秘等。

【中毒及处理】 过量服用本品后,除了不良反应部分提到的症状,恶心、呕吐、瞳孔散大、发热、血压变化、头痛、不自主肌肉收缩、激动、焦虑和心动过速已有报道。无特效解毒药,可按其他抗抑郁药物过量的、临床适用的常规方法处理。

【药物相互作用】 帕罗西汀可抑制 CYP2D6 同工酶,能升高多种精神药物的血药浓度,从而增加其疗效和不良反应。

1. 禁止与 MAOIs 合用,在本品停用 2 周内不得使用 MAOIs。
2. 不能与抑制 CYP2D6 的药物(如甲硫哒嗪等)合用,以免增加这些药物的血药浓度。
3. 与抗精神病药物合用可能加重锥体外系反应。与华法林、阿司匹林等合用增加出血倾向。
4. 不能与匹莫齐特合并使用。

舍 曲 林

舍曲林(sertraline)是一种 SSRIs 类抗抑郁药,通过抑制 5-HT 吸收再摄取而增强 5-HT 功能,从而达到改善抑郁的目的。不良反应小于 TCAs。舍曲林的化学结构见图 4-3。

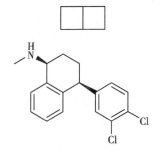

图4-3 舍曲林的化学结构

【体内过程】 口服易吸收,达峰时间 6~8 小时,半衰期 26 小时,老年人延长。血浆蛋白结合率98%,由肝脏代谢为去甲舍曲林,由尿液和胆汁排泄。肝功能不全时用量宜小。舍曲林的活性代谢产物去甲舍曲林抑制 5-HT 重吸收的强度仅为舍曲林的 1/10,故对提高 5-HT 能作用不大。二者进一步代谢后产物经肾脏排泄。半衰期短于氟西汀,停药后易出现停药综合征。

【药理作用和机制】 本品为 SSRIs 类抗抑郁药,选择性抑制 5-HT 转运体,阻断突触前膜对 5-HT 的再摄取,延长和增加 5-HT 作用,从而产生抗抑郁作用。与肾上腺素能受体、胆碱能受体、GABA 能受体、多巴胺能受体、组胺受体、5-HT 能受体及苯二氮䓬类受体均无明显亲和作用,其阻断 5-HT 回收的能力仅次于帕罗西汀,对受体选择性高,因此不良反应较少,老年患者适用。

【临床应用】 适用于治疗各种类型的抑郁症,包括伴随焦虑、有或无躁狂史的抑郁症。也可用于强迫症、社交恐怖症、创伤后应激障碍等的治疗,并有预防抑郁症复发的作用。

【不良反应】 不良反应少。偶见口干、恶心、腹泻、消化不良、失眠、震颤、头晕、疲劳、出汗、男性射精延迟等。发生率明显低于 TCAs。

【中毒及处理】 曾有过量服用舍曲林导致死亡的报道。药物过量症状包括:有因 5-HT 引起的不良反应如嗜睡、胃肠不适(如恶心和呕吐)、心动过速、震颤、激动和头晕。罕有昏迷报道。舍曲林没有特效解毒剂,须开放并保持气道通畅确保充分的供氧及换气,在对症及支持治疗同时,进行心脏及生命体征监测。

【药物相互作用】 舍曲林中度抑制 CYP2D6 同工酶,升高多种精神药物的血药浓度,其引起的不良反应事件较少。但是舍曲林也不能与 MAOIs 药物合用,否则可引起 5-HT 综合征。停用 MAOIs 两周内不能服用本品。

氟伏沙明

氟伏沙明(fluvoxamine)为 SSRIs 类抗抑郁药,可选择性抑制 5-HT 转运体,阻断突触前膜对 5-HT 的再摄取,对 NE 和 DA 影响很弱,是已知的选择性最高的 SSRIs 之一。氟伏沙明的化学结构见图4-4。

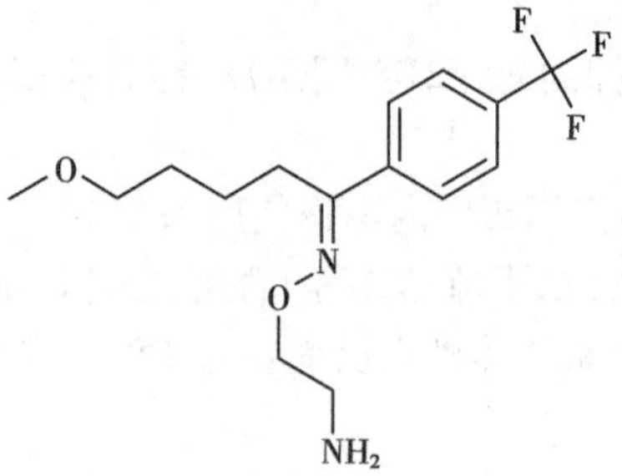

图 4-4 氟伏沙明的化学结构

【体内过程】 口服吸收快而完全,达峰时间 3~8 小时,生物利用度 90% 以上,半衰期 15~20 小时,血浆蛋白结合率 77%。在肝脏代谢,7 天可达稳态血药浓度,无活性代谢产物,94% 从肾脏排泄。肝功能不全时,用量宜小。如突然停药,易出现停药综合征。

【药理作用和机制】 可选择性抑制 5-HT 转运体,阻断突触前膜对 5-HT 的再摄取,对 NE 和 DA 影响很弱,是已知的选择性最高的 SSRIs 之一。其不影响 MAO 活性,对心血管系统无影响。其对 5-HT 再摄取的抑制作用在 SSRIs 中最弱,故氟伏沙明常需高剂量(100mg/d 以上)才能起效。另外,氟伏沙明增加 NE 能不明显,与 TCAs 相比,氟伏沙明抗抑郁治疗缓解率低,治疗难治性抑郁症时不如 TCAs 有效。氟伏沙明有镇静作用,故治疗焦虑性抑郁效果好,而治疗迟滞性抑郁效果差。氟伏沙明治疗焦虑障碍的合并症如抑郁、社交恐怖和强迫性冲动障碍时,其疗效比苯二氮䓬类药物好,发生依赖和撤药反应的概率小于苯二氮䓬类药物。

【临床应用】 氟伏沙明主要用于治疗抑郁症,对各种类型抑郁,包括老年抑郁、产后抑郁都有效。另外还可用于治疗焦虑症、强迫症、社交恐怖症、创伤后应激障碍。

【不良反应】 本品耐受性好。常见不良反应有食欲减退、激越、紧张、焦虑、眩晕、头痛、失眠、嗜睡、震颤、头晕、腹痛、便秘、口干、消化不良、恶心、呕吐及盗汗等。

【中毒及处理】 过量服用本品最常见的是胃肠症状(恶心、呕吐、腹泻),精神不振,眩晕。其他如心脏症状(心动过速、心动过缓、低血压)、肝功异常、惊厥及昏迷等也有报道。偶有患者因有意服用过量马来酸氟伏沙明并合用其他药物而致较严重的合并症。本品无特效解毒剂。如服用过量,应尽快排空胃内容物并对症支持治疗。

【药物相互作用】 氟伏沙明可抑制 CYP1A2、2D6、2C19 同工酶,能升高多种精神药物如氯氮平和 TCAs 的血药浓度,从而增加其疗效和不良反应。氟伏沙明联合华法林能增加华法林血药浓度达 65%,并增加其出血倾向。氟伏沙明同样不能与 MAOIs 药物合用,两药合用可导致 5-HT 能过强,引起 5-HT 综合征。本品与替扎尼定合用可能会引起血压降低、心率减慢。

西酞普兰

西酞普兰(citalopram)是一种二环氢化钛类衍生物,其化学结构见图4-5。西酞普兰通过抑制5-HT再摄取发挥抗抑郁作用。

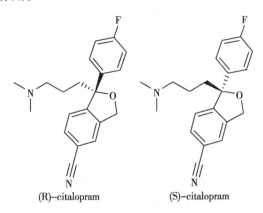

图4-5 西酞普兰的化学结构

【体内过程】 口服吸收良好,且不受食物影响,血药浓度达峰时间2~4小时,生物利用度80%,血浆蛋白结合率低于80%。$t_{1/2}$约35小时,故即使突然停药,其血药浓度也是逐步衰减,不易出现停药综合征。需7天达稳态血药浓度。老年人使用西酞普兰时其血药浓度比年轻人高,故应用于老年人时剂量宜低。原型药物和代谢产物由尿液和粪便排出。经肝脏代谢,由肾脏排出,也可由乳汁分泌。

【药理作用和机制】 本品为SSRIs类抗抑郁药,是外消旋体。可选择性抑制5-HT转运体,阻断突触前膜对5-HT的再摄取,延长和增加5-HT的作用,从而产生抗抑郁的作用。因其具有高选择性,而对5-HT受体、肾上腺素能受体、DA受体、组胺受体、GABA受体、苯二氮䓬类受体及阿片类受体均无亲和性或仅有弱亲和力,故副作用较小,适用于老年人。

【临床应用】 对各种类型抑郁症有效。还可用于治疗创伤后应激障碍、惊恐发作、强迫症、经前期焦虑。对痴呆伴有的抑郁、激越和攻击同样有效,还能显著减少糖尿病神经性疼痛,因此是治疗老年抑郁患者的首选药。

【不良反应】 不良通常轻度且短暂,常发生于用药后1~2周。主要有多汗、口干、失眠、嗜睡、腹泻、恶心和乏力,可发生激素分泌紊乱(如甲状腺功能减退,男子乳房女性化等)、心动过速、味觉异常。

【中毒及处理】 在报告的西酞普兰过量中,已观察到了以下症状:恶心、呕吐、震颤、惊厥、心动过速、QT间期延长、嗜睡、昏迷、低血压、心脏骤停、5-HT综合征、激越、心动过缓、头晕、束支传导阻滞、QRS延长、高血压、瞳孔散大、尖端扭转型室性心动过速、出汗、发绀、过度换气,以及房性和室性心律失常等。

对于西酞普兰,尚无特效解毒药。应给予对症及支持治疗,并使用活性炭、有渗透作用的泻药(例如硫酸钠)和胃排空。如果出现意识障碍,则应该对患者进行气管插管。监测心电图和生命体征。

【药物相互作用】 西酞普兰对CYP2D6的抑制强度很弱,比帕罗西汀低34~53倍,对CYP3A4和CYP1A2无明显抑制作用。西酞普兰与氟哌啶醇、氯丙嗪和奋乃静等抗精神病药联用时,无明显药动学相互作用。另外,西酞普兰与华法林、地高辛均无相互作用,比较安全,可用于治疗老年人或伴心血管疾病的抑郁患者。

艾司西酞普兰

艾司西酞普兰(escitalopram)是一种二环氢化钛类衍生物,是西酞普兰的右旋体,其化学结构见图4-6。艾司西酞普兰通过抑制5-HT再摄取发挥抗抑郁作用。

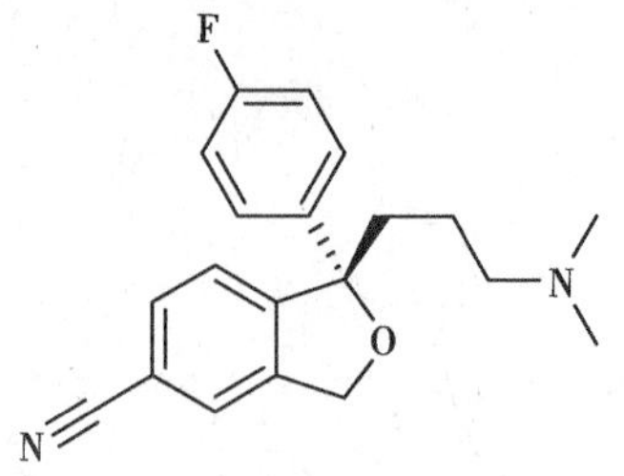

图 4-6 艾司西酞普兰的化学结构

【体内过程】口服吸收良好,且不受食物影响,血药浓度达峰时间 2~4 小时,清除半衰期为27~32 小时,生物利用度 80%,蛋白结合率约为 56%。经肝脏代谢,由肾脏排出,也可由乳汁分泌。

【药理作用和机制】本品为SSRIs 类抗抑郁药,是单一的左旋对映体,在体内对 5-HT 再摄取的抑制作用是外消旋体的 5~7 倍。可选择性抑制 5-HT 转运体,阻断突触前膜对 5-HT 的再摄取,延长和增加 5-HT 的作用,从而产生抗抑郁的作用。

【临床应用】主要用于治疗抑郁症。治疗伴有或不伴有广场恐怖症的惊恐障碍。

【不良反应】同西酞普兰。多发生在开始治疗的第 1~2 周,不良反应较少,常见的是恶心、腹泻、口干、睡眠障碍、头痛、出汗等。

【中毒及处理】关于本品过量的临床资料非常有限,报道的艾司西酞普兰药物过量所见的症状主要为:中枢神经系统(从眩晕,震颤和激越到罕有报道的 5-HT 综合征,痉挛和昏迷),消化系统(恶心、呕吐),心血管系统(低血压,心动过速,QT 间期延长和心律失常)和电解质紊乱(低钾血症,低钠血症等)等。

没有特效解毒药。保持呼吸道通畅、确保足够的氧摄取和呼吸功能非常关键。口服过量药物后尽早洗胃,建议监测心脏和生命体征,并给予系统性支持性治疗。

【药物相互作用】

1. 禁止与非选择性、不可逆性单氨酶氧化酶抑制剂合用。
2. 禁止与利奈唑胺合并用药。
3. 禁止与匹莫齐特合并用药。
4. 在已知患有 QT 间期延长或先天性 QT 综合征的患者中禁用本品。

第二节 5-HT 和 NE 再摄取抑制剂

5-HT 和 NE 再摄取抑制剂(serotonin/norepinephrine reuptake inhibitors,SNRIs)通过抑制 5-HT 和 NE 的再摄取发挥抗抑郁作用。文拉法辛和度洛西汀是该类药物的代表。

文 拉 法 辛

文拉法辛(venlafaxine)为苯乙胺衍生物,其化学结构见图 4-7,是二环类非典型抗抑郁药。文拉法辛具有 NE 和 5-HT 双重摄取抑制作用,有普通型制剂和缓释型制剂 2 种。

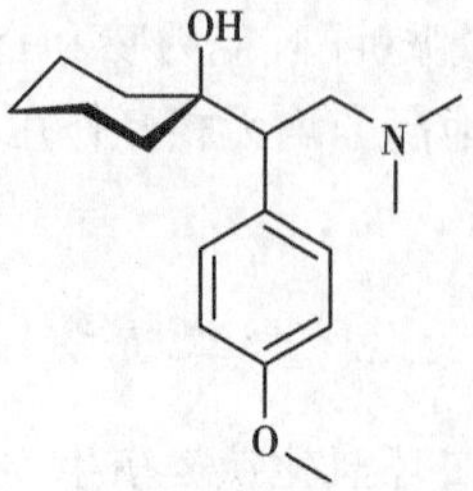

图 4-7 文拉法辛的化学结构

【体内过程】口服吸收良好,文拉法辛达峰时间约 1.5 小时,去甲文拉法辛约 2 小时,与食物同服可延长吸收时间,减少不良反应率,但不影响吸收总量。生物利用度 45%,达峰时间 5.5 小时,有首过效应。血浆蛋白结合率 27%,在肝脏代谢,主要从尿中排出,亦可从乳汁泌出。

【药理作用和机制】本品为苯乙胺衍生物,是二环类非典型抗抑郁药,文拉法辛具有 NE 和 5-HT 双重摄取抑制作用,还有轻度的 DA 再摄取抑制作用,3 种递质的再摄取抑制作用与药物剂量相关。低剂量时以 DA 为主,兼有轻度的 5-HT 作用,中等剂量以 5-HT 和 NE 作用为主,高剂量时则对 NE 的再摄取抑制作用最强,具有抗抑郁作用。镇静作用较弱。

【临床应用】文拉法辛适用于治疗各种类型抑郁症(包括伴有焦虑的抑郁症)和焦虑障碍,也适用于强迫症和慢性疼痛。起效较快是其特点,治疗剂量疗效与 TCAs、氟西汀的疗效相当,对重性或难治性抑郁可获得较好疗效。

【不良反应】常见的不良反应为乏力、寒战、高血压、心悸、恶心、口干、食欲下降、便秘、呕吐、血胆固醇增高、体重减轻、头痛、头晕、性欲下降、肌张力增高、失眠、多汗、瞳孔扩大、视物模糊等。不良反应多在治疗的初始阶段发生,随着治疗的进行,这些症状逐渐减轻。

【中毒及处理】药物过量最常报告的事件包括心动过速、意识水平改变(从嗜睡到昏迷)、瞳孔扩大、癫痫发作和呕吐。其他报告的事件包括心电图变化(如 QT 间期延长、束支传导阻滞和 QRS 延长)、室性心动过速、心动过缓、低血压、横纹肌溶解、眩晕、肝坏死、5-羟色胺综合征和死亡。

药物过量的处理:一般处理措施与其他抗抑郁药过量相似,保证气道通畅和适当的吸氧和换气,监测心率和生命体征,采用一般性的支持和对症治疗。如有吸入风险,不推荐采用催吐,对于出现症状或服药不久的患者可进行洗胃,洗胃时保持呼吸道通畅。可考虑使用活性炭(可限制药物的吸收)。目前尚无特效解毒药。处理药物过量时,应考虑到同时服用多种药物的可能。

【药物相互作用】

1. 与 5-HT 能活性药物合用会引起 5-HT 综合征。

2. 在停用 MAOIs 后至少 14 天内不得使用文拉法辛,对于可逆性单胺氧化酶抑制剂,此间期可相应缩短。停用文拉法辛至少 7 天后方可开始以 MAOIs 进行治疗。

3. 与酒精合用可能增加中枢神经抑制。

4. 与三氟拉嗪等药物合用可能会导致恶性综合征。

度 洛 西 汀

度洛西汀(duloxetine)是一种强效、高度特异性 5-HT、NE 双重再摄取抑制剂。其化学结构见图 4-8。

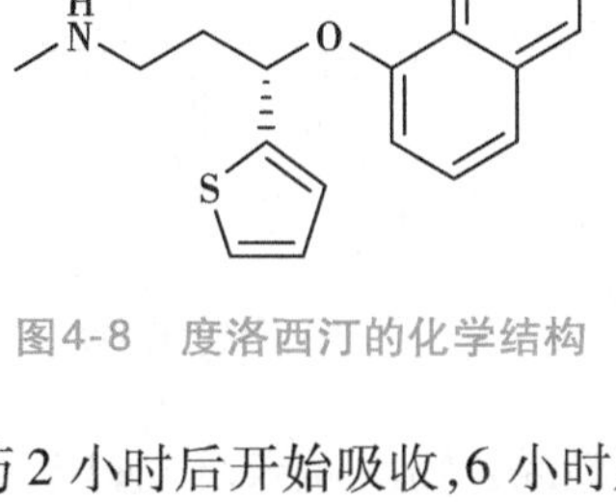

图4-8 度洛西汀的化学结构

【体内过程】口服吸收完全,给药 2 小时后开始吸收,6 小时后血药浓度达到高峰,与食物同服会使血药浓度达峰时间推迟 6-10 小时。服药 3 天后达到稳态血药浓度。血浆蛋白结合率在 90% 以上,主要经肝脏代谢,涉及两种酶:CYP2D6 和 CYP1A2。肠溶胶囊 $t_{1/2}$ 大约为 12 小时(变化范围为 8~17 小时),在治疗范围之内其药代动力学参数与剂量成正比。大部分(约占口服剂量的 70%)以盐酸度洛西汀代谢产物形式经尿液排出,大约 20% 经粪便排出。

【药理作用和机制】度洛西汀是一种强效、高度特异性 5-HT、NE 双重再摄取抑制剂。对突触前膜 5-HT 和 NE 转运体有高度亲和性,也是 DA 转运体的弱抑制剂。对肾上腺素能受体、多巴胺 D_2 受体、组胺 H₁ 受体、M-胆碱受体、阿片类受体、5-HT 能受体、GABA 受体、胆碱能转运体及离子通道上的结合位点等亲和力极低。同时也不抑制 MAO-A、MAO-B。

【临床应用】用于治疗各种抑郁症,还可用于广泛性焦虑障碍、纤维肌瘤痛、糖尿病周围神经性疼痛的治疗。

【不良反应】常见的不良反应包括恶心、口干、便秘、食欲下降、疲乏、镇静、嗜睡、失眠、出汗增多等。可能导致血清转氨酶升高。对度洛西汀过敏者禁用,难以控制的闭角型青光眼患者禁用。

【中毒及处理】过量的体征和症状包括:嗜睡、昏迷、5-HT 综合征、癫痫发作、昏厥、心动过速、低血压、高血压和呕吐。

处理:度洛西汀无特效解毒剂,发生急性过量时,治疗应包括处理任何一种药物急性过量所普遍采用的方法。保持气道通畅、吸氧和通风,监测心率和生命体征,不推荐催吐,对服药不久或仍有症状者如需要可在适当气道保护下插大孔胃管洗胃。活性炭可用于减少度洛西汀在胃肠道吸收,但有些患者使用活性炭效果有限。处理药物过量时应考虑可能包括多种药物,特别注意正在或最近服用度洛西汀的患者摄入过量 TCAs,这类患者的三环类及其活性代谢产物累积可能加重临床症状,需要延长密切观察时间。

【药物相互作用】

1. 禁止与 MAOIs 合用,以免引起 5-HT 综合征。

2. 与中枢神经系统抑制剂合用会加重精神运动性障碍。

3. 与阿司匹林、华法林等合用会导致异常出血。

4. 本品是 CYP2D6 的中度活性抑制剂,能够使 CYP2D6 的作用底物代谢减慢、血药浓度增高。与硫利达嗪合用会导致严重的室性心律失常甚至猝死。

第三节 NE 与 DA 再摄取抑制剂

NE 与 DA 再摄取抑制剂(norepinephrine and dopamine reuptake inhibitors,NDRIs)通过抑制 NE 和 DA 的再摄取发挥抗抑郁作用。安非他酮是该类药物的代表。

安非他酮

安非他酮(amfebutamone)是一种 NE 和 DA 再摄取抑制剂,用于治疗各种抑郁症。其化学结构见图 4-9。

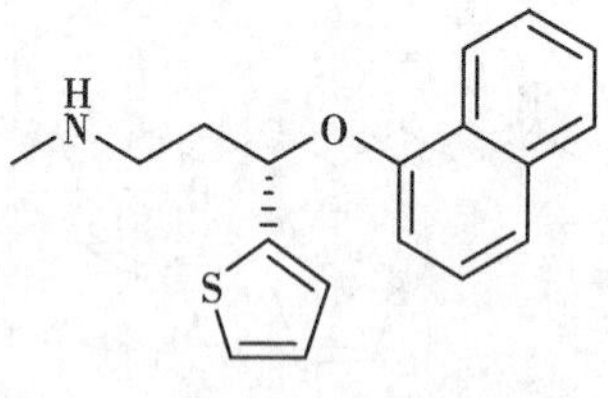

图 4-9 安非他酮的化学结构

【体内过程】安非他酮是一种消旋混合物。尚未研究单个对映体的药理活性和药代动力学。安非他酮的药代动力学曲线呈二室模型。终末相半衰期平均 21 小时,分布相半衰期平均为 3~4 小时。口服用药后仅小部分被吸收,2 小时内达血药峰浓度。在体内被广泛代谢,仅 0.5% 以原药代谢,经尿液排出。代谢产物有羟安非他酮、苏氨酸氢化安非他酮和赤藓糖氢化安非他酮 3 种,主要经肾脏和粪便排泄。

【药理作用和机制】本品的抗抑郁作用机制尚不明确,可能与去甲肾上腺素和多巴胺能作用有关。安非他酮是 NE、DA 再摄取的抑制剂,对 DA 再摄取有轻度抑制作用,对单胺氧化酶没有抑制作用。属于肾上腺能调节剂,安非他酮本身对 NE 和 DA 的再摄取抑制作用很弱,但它的活性代谢物是很强的再摄取抑制剂,而且在脑内的浓度很高,因此可以认为安非他酮类似于药物的前体。安非他酮几乎无镇静作用和抗胆碱作用,不影响心血管系统和血压,用于双相抑郁时转躁狂可能性小。

【临床应用】　适用于治疗各种抑郁症。可单用或与其他抗抑郁药物联用:与心境稳定剂合用治疗双相抑郁,转相的可能性低。该药缓释剂主要用于戒烟,也可用于注意缺陷多动障碍。

【不良反应】　常见不良反应为激越、口干、失眠、头痛、偏头痛、恶心、呕吐、便秘、震颤、厌食、颜面潮红、心动过速、加重精神病性症状等,剂量超过 450mg/d 时易引起癫痫发作。

【中毒及处理】　服用本品过量引起死亡的报道极少。药物过量可能会诱发癫痫发作,其他严重反应包括幻觉、意识丧失以及窦性心动过速等。建议在过量服药后最初 48 小时内进行密切心电监护,保持气道通畅、给氧和通气功能,同时提供一般支持疗法和症状监测,不推荐诱导呕吐。必要时可在服药后或出现某些症状时在保持气道通畅的前提下给予洗胃。目前尚无特异性解毒剂。在治疗过程中还应采取各种对症处理。

【药物相互作用】　与 MAOIs 或利托那韦联用可加重后者毒性。卡马西平可加快本药的代谢,从而降低本药的抗抑郁作用。

第四节　选择性 NE 再摄取抑制剂

选择性 NE 再摄取抑制剂(norepinephrine reuptake inhibitors,NRIs)通过抑制 NE 的再摄取发挥抗抑郁作用。代表药为瑞波西汀。

瑞波西汀

瑞波西汀(reboxetine)是一种选择性 NE 再摄取抑制剂,用于治疗成人抑郁症。其化学结构见图 4-10。

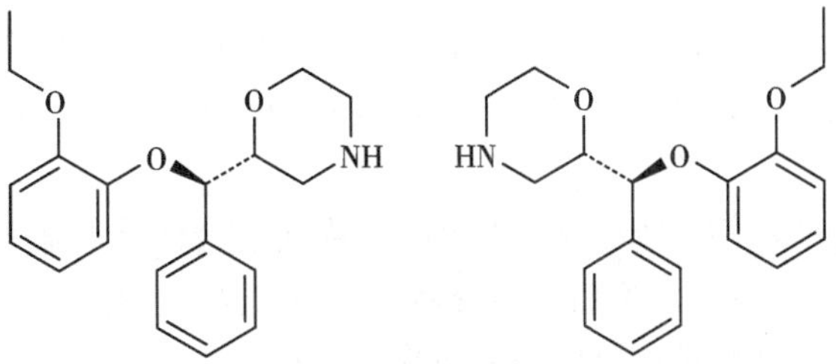

图 4-10　瑞波西汀的化学结构

【体内过程】　口服吸收迅速,2 小时即达到血药峰浓度,若同时进食,会使达峰时间延迟 2~3 小时,半衰期健康成人 13 小时左右,老人 15~24 小时。与 α_1 酸性糖蛋白结合率高达 97%,老人可因肺炎等疾病导致血浆 α_1 酸性糖蛋白浓度升高,将导致瑞波西汀血药浓度升高,肾清除降低,但只要游离浓度不增高,则不增加毒性。重复给药未见药物及其代谢物的蓄积,口服后以原药形式存在于血浆中,经肝代谢,主要经 CYP3A4 同工酶代谢,大部分(76%)由尿液排出。

【药理作用和机制】　通过对 NE 再摄取的选择性阻滞,提高中枢内 NE 的活性,从而改善患者的情绪。对 5-HT、DA 重吸收位点没有亲和力,对毒蕈碱、组胺或肾上腺素受体几无亲和作用,其抗抑郁疗效与氟西汀或地昔帕明相似,对动力缺乏及负性自我感觉等症状的改善更好。

【临床应用】　用于治疗成人抑郁症。

【不良反应】　常见的有入睡困难、口干、便秘、多汗、头痛、眩晕、心率加快、直立性低血压、视物模糊、厌食、恶心、勃起困难、排尿困难、射精延迟、寒战等。

【中毒及处理】过量服用可能出现低血压、焦虑、高血压等症状。本品尚无特效解毒药，一旦出现过量服药，应按照药物过量的一般处理原则进行治疗。

【药物相互作用】不得与 MAOIs 同用。本品主要经 CYP3A4 同工酶代谢，能减少 CYP3A4 活性的药物，如抗真菌剂酮康唑、氟康唑可增加本品的血药浓度。本品与唑类抗真菌剂、三环类抗抑郁剂、抗心律失常药、免疫抑制剂及用于治疗偏头痛或帕金森氏症的麦角衍生物可能有相互作用。

第五节 α₂拮抗剂和 5-HT 拮抗剂

米 安 色 林

米安色林(mianserin)是一种四环类抗抑郁药，抗抑郁疗效和 TCAs 相近或稍逊。其化学结构见图 4-11。

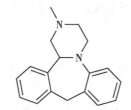

图 4-11 米安色林的化学结构

【体内过程】口服后在胃肠道吸收快，达峰时间 2～3 小时，达稳态浓度时间 6 日，血浆半衰期为 14～33 小时。血浆蛋白结合率为 90%，易透过血-脑屏障。经肝脏代谢，主要在尿中排出。

【药理作用和机制】本品为四环类非典型抗抑郁药，拮抗 α₂肾上腺素受体与 5-HT₂ 受体。米安色林选择性阻断突触前 α₂肾上腺素受体而增加 NE 的释放，对 NE 的再摄取有较弱的抑制作用。在外周，可拮抗组胺而产生镇静作用，也对抗 5-HT。对于心血管的作用小，很少引起低血压，抗胆碱作用轻微，故老年人和心脏病患者易于耐受。其抗抑郁疗效与阿米替林或丙米嗪相当或稍逊，且有较强的催眠镇静作用。

【临床应用】适用于各型抑郁症患者的药物治疗，特别适合伴有心脏病(包括新近患有缺血性心脏病)的抑郁症患者，或正在应用心血管药物治疗的抑郁症患者，或有焦虑、失眠的抑郁症患者。青光眼、排尿困难、脑部器质性病变、癫痫及未控制糖尿病患者慎用。

【不良反应】不良反应少而轻。主要有困倦、疲劳、失眠、口干、便秘、关节痛、水肿、低血压，一般可以耐受，长期应用可逐渐减少。抗胆碱能副作用轻微。偶见谷丙转氨酶一过性增高。粒细胞减少罕见。少数老年人可能出现心电图 T 波改变和 S-T 段降低。

【药物相互作用】禁止与 MAOIs 合用，且停用 MAOIs 两周内不能服用本品。不建议与可乐定、甲基多巴、胍乙啶、普萘洛尔、卡二甲胍合用，如需合用须严密监测血压。与氟哌利多合用，可增加心脏毒性，表现为 QT 间期延长、尖端扭转型室速、心脏骤停。本品能加强乙醇对中枢神经的抑制作用。

第六节 NE 和特异性 5-HT 抗抑郁药

米 氮 平

米氮平(mirtazapine)是第一个对 NE 和 5-HT 具有双重抑制作用的抗抑郁药物，为 NE 和特异性

5-HT 抗抑郁药(noradrenergic and specific serotoninergic antidepressants,NaSSA)。其化学结构与米安色林类似,见图4-12。但作用机制不同。

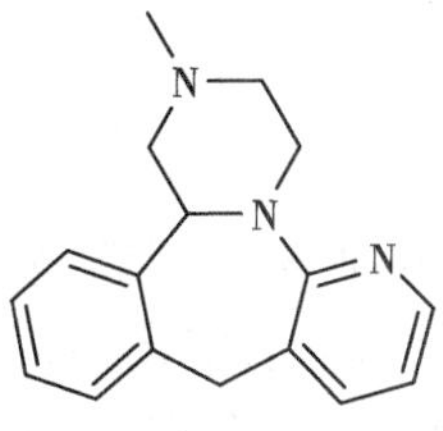

图 4-12　米氮平的化学结构

【体内过程】口服后很快被吸收,食物对其吸收有轻微影响,生物利用度约为50%,约2小时后血浆浓度达峰值。约85%与血浆蛋白结合。米氮平大多在肝脏微粒体中(CYP2D6、CYP3A4)被代谢,其主要代谢方式为脱甲基及氧化反应,随后是结合反应。由于 CYP2D6 的遗传多态性,导致该药在体内的清除速率有较大差异。平均 $t_{1/2}$ 为20~40小时,偶见长达65小时,在年轻人中也偶见较短的 $t_{1/2}$。女性、老人的血药浓度高于男性及成年人。血药浓度在服药3~4天后达到稳态。在所推荐的剂量范围内,米氮平的药代动力学形式为线性。脱甲基后的代谢产物与原化合物一样仍具药理活性,主要(80%)经肾脏排出。肝肾功能不良可引起米氮平清除率降低。

【药理作用和机制】米氮平为两种旋光对映体组成的消旋体,为以下受体的强拮抗剂:组胺 H_1 受体 $>$ 5-HT_{2A} 受体 $=$ 5-HT_{2c} 受体 $=$ 5-HT_3 受体 $> \alpha_2$ 肾上腺素受体。这两种对映体通过作用于中枢神经系统产生抗抑郁作用。其中左旋体阻断中枢突触前膜 α_2 和 5-HT_2 受体,可以使肾上腺素能和 5-HT 能系统活性增加,右旋体阻断 5-HT_3 受体。米氮平的抗组织胺受体(H_1)特性导致镇静,且镇静作用比三环类更强。米氮平阻断 α_2 同源性受体时增加 NE 释放,NE 激动缝际核群 5-HT 细胞体上的 α_1 受体,促进 5-HT 释放。米氮平还阻断 α_2 异源性受体,进一步促进 5-HT 释放。米氮平阻断 α_2 受体后可产生继发性 α_2 受体上调,能增加褪黑素的分泌从而改善睡眠;另外米氮平阻断 5-HT_3 受体的作用可以改善睡眠,并有止呕作用。

【临床应用】

1. 抑郁症　适用于各种抑郁障碍。尤其适用于重度和明显焦虑、激越及失眠的患者。对症状如快感缺乏,精神运动性抑制,睡眠欠佳(早醒),以及体重减轻均有疗效。也可用于其他症状,如对事物丧失兴趣,自杀念头以及情绪波动,本药在用药1~2周后起效。

2. 其他　米氮平可用于治疗惊恐障碍、广泛性焦虑障碍和创伤后应激障碍,改善睡眠障碍。

3. 对本品过敏者、儿童、孕妇、哺乳期妇女禁用。

【不良反应】

1. 常见的副作用　食欲增加,体重增加,嗜睡,镇静,通常发生在服药后的前几周(此时减少剂量并不能减轻副作用,反而会影响其抗抑郁效果)。

2. 在极少的情况下可能发生体位性低血压,躁狂症,惊厥发作,震颤,肌痉挛,水肿,急性骨髓抑制(嗜红细胞增多,粒细胞缺乏,再生障碍性贫血以及血小板减少症),血清转氨酶水平增加,药疹。该药有较好的耐受性,几乎无抗胆碱能作用,对心血管系统无影响。

【中毒及处理】过量使用不引起明显的心脏毒性,在临床试验中,除有镇静过度的副作用外,未观察到其他严重副作用。一旦出现应及时进行洗胃并给予对症和支持治疗。

【药物相互作用】米氮平可加重酒精的抑制作用,因此病人在治疗期间应禁止饮酒。禁与 MAOIs 联用,正在使用 MAOIs 或停药在2周之内的病人不宜使用本药。米氮平可能加重苯二氮䓬类的嗜睡作用,因此合用时应予以注意。

第七节 5-HT₂ₐ拮抗药及5-HT再摄取抑制药

曲 唑 酮

曲唑酮(trazodone)的化学结构不同于其他抗抑郁药,属于四环类非典型抗抑郁药物(图4-13)。其抗抑郁作用近似于三环类和单胺氧化酶抑制剂,能选择性地拮抗5-HT的再摄取,并有微弱的阻止NE再摄取的作用。它的一些侧链与TCAs和吩噻嗪类似,但其结构中还包括了三唑部分,而这部分可能与其抗抑郁作用密切相关。

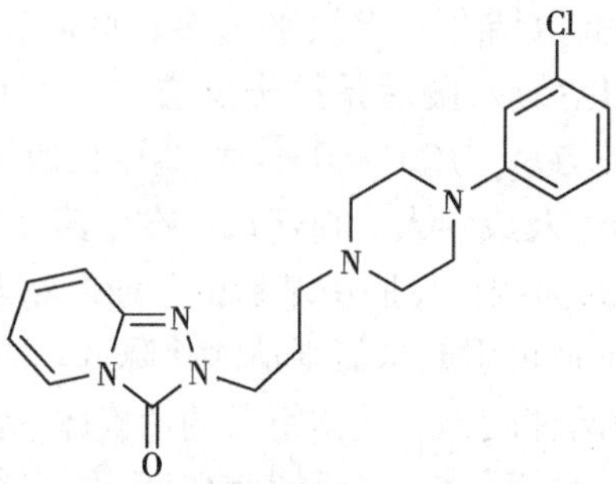

图4-13 曲唑酮的化学结构

【体内过程】曲唑酮口服吸收好,药物达峰时间为1~2小时,$t_{1/2}$为6~11小时。与食物同服可降低其吸收量,89%~95%与血浆蛋白结合,主要在肝脏中进行代谢,活性代谢产物为m-氯苯哌嗪(m-CPP)。本品及代谢产物均可透过血-脑屏障,并分泌到乳汁中。75%的代谢产物通过尿液排泄,肾功能损伤不影响其排泄。

【药理作用和机制】曲唑酮的药理学机制尚不十分清楚。选择性地拮抗5-HT₂ₐ及抑制5-HT再摄取,具有抗抑郁、抗焦虑,镇静、催眠作用。它对5-HT系统既有激动作用又有拮抗作用,与SSRIs相比具有相对弱的5-HT再摄取抑制作用,且对5-HT再摄取的位点具有选择性。位于突触前膜的5-HT受体属于自身受体,对于5-HT的释放起负反馈调节作用。本品通过抑制负反馈调节,增加5-HT的释放,达到抗抑郁的目的。其活性代谢产物m-CPP能够拮抗突触后5-HT₂受体,并激动5-HT₁ₐ受体。长期使用曲唑酮可以降低突触后5-HT₁ₐ受体和β-肾上腺素受体敏感性。有中度抗组胺作用,有微弱阻断突触前α₂-肾上腺素自身受体和较明显的抗突触后α₁-肾上腺素受体作用,可引起直立性低血压。此外,本品还具有中枢镇静作用和轻微的肌肉松弛作用,无抗痉挛作用。可显著缩短抑郁症患者入睡潜伏期,延长整体睡眠时间。

【临床应用】

1. 抑郁症主要用于治疗抑郁症,尤其适用于有睡眠障碍的抑郁症患者;曲唑酮抗抑郁作用与其他第二代抗抑郁药相比,疗效尚较低,对于严重抑郁障碍患者的疗效不理想。

2. 失眠曲唑酮能够显著改善睡眠质量,如增加总的睡眠时间,减少梦魇惊醒次数,减少快眼动(REM)睡眠时间,而且不像三环类药物会减少第4期睡眠的时间。

3. 焦虑症适用于焦虑症,效果优于阿普唑仑。尤其用于治疗伴有抑郁情绪的焦虑症。

4. 不推荐用于18岁以下的儿童及少年。癫痫、轻、中度肝功能不全、肾功能不全、心梗急性恢复期慎用。用药期间不宜参加需要高度集中注意力、警觉度要求高的活动,如驾驶、高空作业等。

【不良反应】曲唑酮的副作用主要是由于拮抗突触后α₁-肾上腺素受体和抗组胺活性所致。表现为镇静作用和体位性低血压,无抗胆碱能副作用。

1. 中枢神经系统副作用　除镇静作用外,头晕、头痛较常见,尤其是老年人;转躁作用较 TCAs 要小。

2. 心血管系统副作用　可出现体位性低血压,与 α_1-肾上腺素受体阻断有关,多在服药后不久出现,4~6 小时后消失,饭中服药可减轻;少数报道曲唑酮在有室性早搏的患者中可引起心律失常;极少数可出现粒细胞减少,若患者出现喉痛、发热应予注意。

3. 泌尿和生殖系统主要的副作用为阴茎异常勃起(持续痛性充血肿胀),往往发生于治疗初 1 个月用低剂量时(低于 150mg/d),也可见于治疗后的 18 个月,可能因 α_1-肾上腺素受体阻断使海绵体平滑肌收缩增强所致。严重的阴茎异常勃起若不及时治疗可能导致永久性阳痿,因此早期发现非常重要,在治疗开始时应告诉患者若发现阴茎的异常勃起应及时向医生反映,此时应予换用其他抗抑郁药。

4. 其他副作用　口干、恶心、呕吐,肠易激惹综合征也较常见。

【中毒及处理】曲唑酮过量使用相对 TCAs 安全,致死罕见,但本品与其他药物合用(乙醇、异戊巴比妥等)时,过量服用本品会引起死亡。单独过量服用本品最严重的不良反应是使阴茎异常勃起,呼吸停止,癫痫发作和心电图异常。目前没有特效解毒药。发生低血压和镇静过度时及时停药,并对症支持治疗。

【药物相互作用】禁止与 MAOIs 联用,停药 14 天内也不可使用 MAOIs;MAOIs 停用 14 天内禁用本品。氟西汀、帕罗西汀等 SSRIs 可降低本品的清除率;本品抑制卡马西平、苯妥英钠在肝脏的代谢,导致后者血药浓度升高。本品抑制中枢降压药(如可乐定)的降压作用。与氯丙嗪、三氟拉嗪、奋乃静等药物合用时,可产生协同降压作用,引起低血压。曲唑酮可加强其他中枢抑制剂的抑制作用,因此不宜与其他镇静催眠药物联用(包括酒)。

第八节　褪黑素受体激动剂

阿戈美拉汀

阿戈美拉汀(agomelatine)于 2009 年 2 月在欧洲上市,是首个褪黑素受体激动剂,同时又是 5-HT 受体拮抗剂。其化学结构见图 4-14。

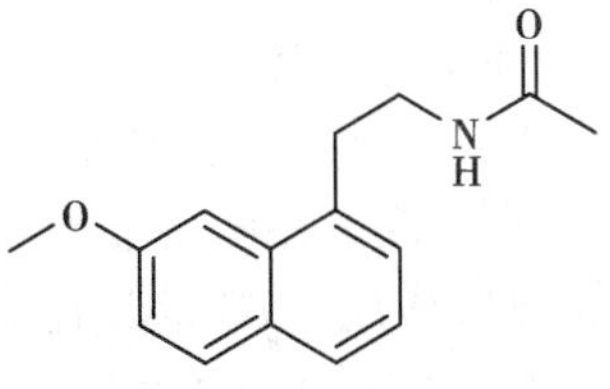

图 4-14　阿戈美拉汀的化学结构

【体内过程】口服后吸收快速且良好(80%),绝对生物利用度低(口服治疗剂量<5%),个体间差异较大。饮食不影响其生物利用度和吸收率。女性的生物利用度高于男性。口服避孕药增加其生物利用度,吸烟则降低其生物利用度。服药后 1~2 小时达到血浆峰浓度。95% 与血浆蛋白结合,不受年龄及肾脏功能的影响。平均血浆半衰期为 1~2 小时,主要经过肝脏 CYP1A2 同工酶迅速代谢,CYP2C9 和 CYP2C19 同工酶也参与代谢,作用较小。其主要的代谢产物无活性,经尿液排出。

【药理作用和机制】本品既是褪黑素受体激动剂,又是 5-HT 受体拮抗剂,具有抗抑郁,改善睡眠的作用。阿戈美拉汀能校正昼夜节律紊乱,使节律得以重建。对睡眠具有正向的时相调整作用,诱导睡眠时相提前,降低体温,引发类褪黑素作用。能特异性地增加前额皮质 NE 和 DA 的释放,细胞外 5-HT 水平未见明显影响。

【临床应用】　主要用于治疗成人抑郁症。肝硬化或活动期肝病患者禁用。

【不良反应】　不良反应轻微,通常为轻至中度,多发生于治疗开始的前两周内。最常见恶心和头晕,还有焦虑、失眠、嗜睡、偏头痛,腹泻、便秘、上腹部疼痛,疲劳、背痛等,多为一过性。

【中毒及处理】　药物过量研究的经验有限。主要包括困倦和上腹部疼痛。尚无阿戈美拉汀的特效解毒剂,药物过量的处理包括对症治疗和常规监测。

【药物相互作用】　本品主要经过 CYP1A2(90%)和 CYP2C9/19(10%)代谢。氟伏沙明是强效 CYP1A2 和中度 CYP2C9 抑制剂,可明显抑制本品的代谢,使其暴露量增高 12~412 倍。因此禁止与强效 CYP1A2 抑制剂(如:氟伏沙明、环丙沙星)联合使用。与中度 CYP2C9 抑制剂(如普萘洛尔、格帕沙星、依诺沙星)联用时应谨慎。禁止与酒精同时使用。

第九节　三环类和四环类抗抑郁药

三环类抗抑郁药(tricyclic antidepressants,TCAs)

三环类抗抑郁药(TCAs)最早在 1898 年合成,由两个苯环和一个咪嗪中央环构成,在此三环基础上通过不同的侧链修饰形成多种不同的衍生物,如咪嗪类、替林类、二苯并䓬类,亦可按其侧链氨基上氮原子结合一个或两个甲基而分为仲胺类(如地昔帕明、去甲替林、马普替林等)或叔胺类(如丙米嗪、阿米替林、多塞平、氯米帕明等)。若在三环的基础上修饰成四个环状分子,则称为四环类抗抑郁药(tetracyclic antidepressants,TeCAs)。三环类抗抑郁药(TCAs)由于其化学结构和药理作用与吩噻嗪类抗精神病药类似,最初被认为可用于治疗精神分裂症,后来发现其对精神分裂症无效,却可以明显改善抑郁情绪。因此在 20 世纪 50 年代至 80 年代成为临床首选的一线抗抑郁药,但在 90 年代以后随着副作用更小的新型抗抑郁药的出现,其主导地位已经被 SSRIs 所取代。但 TCAs 中的某些药物如氯米帕明、阿米替林等由于其较好的疗效和价格低廉仍是临床上较常用的药物。

【体内过程】　TCAs 药物口服多在小肠吸收,吸收较完全,有显著的首过效应,血药浓度 2~8 小时达峰值。本类药物亲脂性高,分布容积较大。与血浆蛋白结合率约 90%,故中毒时血液透析不易充分清除。TCAs 血浆清除 $t_{1/2}$ 平均 30~48 小时,仲胺类稍长。TCAs 需 5~7 天达稳态血药浓度,躯体疾病、其他药物和物质依赖、妊娠均可影响达稳态时间。主要经肝脏代谢,肾脏排泄。

【药理作用和机制】　TCAs 短期作用可以减少突触前膜对 NE 和 5-HT 的再摄取,使突触间隙的 NE 和 5-HT 神经递质浓度增加,发挥抗抑郁作用。TCAs 还能阻断突触后组胺(H_1、H_2)和毒蕈碱型(M)胆碱受体以及 α-、β-肾上腺素和 5-HT 受体,对 DA 影响较小。TCAs 的药理作用主要是抗抑郁,另外,部分 TCAs 还具有镇静、抗焦虑、抗强迫作用。

TCAs 长期作用则可导致 β-肾上腺素受体和 $5-HT_2$ 受体的下调,这与其临床起效时间(一般为 2~4 周)相关,而 NE 和 5-HT 神经递质再摄取抑制可发生于数天甚至数小时后。研究发现其他受体如 $α_1$-受体上调和 $α_2$-受体、$5-HT_2$ 受体下调可能也与其治疗作用有关。

尽管 TCAs 主要作用于中枢神经系统,但其对自主神经系统的抗胆碱能作用可以导致一系列副作用。对心血管系统也有显著的影响,过量时具有明显的心脏毒性,可导致心肌收缩力下降、低血压和心动过速等。

三环类抗抑郁药(TCAs)的药理学特点见表 4-1。TCAs 的药理特点与临床关系见表 4-2。

表 4-1 三环类抗抑郁药(TCAs)的药理学特点

分类和药名	突触前摄取阻断			突触后受体阻断					
	NE	5-HT	D_2	ACh	H_1	H_2	5-H_1	5-H_2	D_2
叔胺类									
阿米替林	++	++	+/-	++++	++++	+++	+/-	+++	+/-
氯米帕明	++	+++	*	+++	*	+++	*	+++	+/-
多塞平	+	*	+/-	+++	++++	++	+	++	+/-
丙米嗪	++	++	*	++	+++	++	*	++	+/-
仲胺类									
地昔帕明	+++	*	*	+	+	+	*	+	+/-
去甲替林	++	*	*	++	+++	+	*	+++	+/-

注:++++指作用极强,+++指较强,++指中等强度,+指低强度,*指作用轻微,-指无作用

表 4-2 三环类抗抑郁药(TCAs)的药理特点与临床关系

特点	可能临床关系
抑制 NE 再摄取	缓解抑郁
	震颤
	心动过速
	失眠
	勃起和射精障碍
	阻断胍乙啶降压效应
	增强 NE 加压作用
抑制 5-HT 再摄取	缓解抑郁
	胃肠道功能紊乱、恶心、腹泻
	加重或减轻焦虑(剂量依赖)
	性功能障碍
	锥体外系副作用
	与 L-色氨酸、MAOIs 相互作用
抑制 DA 再摄取	加剧精神病
	缓解帕金森病
阻断 M 受体	视物模糊
	口干
	窦性心动过速
	便秘
	尿潴留
	认知功能受损
阻断 α_1-受体	增强抗高血压药的降压作用,体位性低血压,头昏,嗜睡
阻断 α_2-受体	阻断可乐定和 α 甲基多巴的抗高血压作用
阻断 D_2 受体	锥体外系运动障碍
阻断 H_1 受体	镇静
	体重增加

【临床应用】

1. 抑郁症 TCAs主要用于治疗抑郁症和预防抑郁症复发,也可用于治疗躯体疾病所致的抑郁症状。对抑郁症状具有较好的疗效,但是由于新型抗抑郁药的出现而在临床上使用逐渐减少。

2. 神经症 TCAs可用于治疗多种神经症,如焦虑症、强迫症、恐惧症、躯体形式障碍等。临床上应注意根据患者不同的情况和药物的特性、副作用等来综合考虑,选择不同的药物。如氯米帕明对强迫症的疗效优于其他TCAs和新型抗抑郁药。

3. 还可用于治疗进食障碍及慢性疼痛障碍如偏头痛等。另外,丙米嗪常用于治疗儿童遗尿症;多塞平因其抗组胺作用可用于治疗消化性溃疡;TCAs还可用于治疗创伤后应激障碍和注意缺陷和多动障碍(ADHD)及睡行症等。

4. 禁用于严重的心、肝、肾疾病,癫痫,意识障碍,窄角性青光眼及心脏传导阻滞者;慎用于12岁以下儿童,孕妇,老年人及前列腺肥大者。女性患者在孕期应尽量避免使用TCAs,药物可以通过乳汁并可能对哺乳婴儿引起严重的副作用。在行电休克治疗期间应避免使用TCAs,因其可能引起严重的心脏副作用。

【不良反应】

1. 精神病性作用 TCAs及其他抗抑郁药的一个重要副作用就是导致患者从抑郁状态转变为躁狂状态,对于双相情感障碍患者尤应注意,此时应谨慎把握药物剂量,或者使用不易引起转躁的药物,目前推荐双相情感障碍患者抗抑郁药仅限于抑郁发作时使用,一旦症状缓解则在数周内逐渐停药。另外,TCAs还有可能加剧某些易感患者的精神病性症状。

2. 抗胆碱能作用 主要包括:口干,便秘,视物模糊,尿潴留,记忆障碍,意识混浊甚至谵妄。

3. 镇静 镇静也是TCAs常见的副作用,但对于有睡眠障碍的患者可作为治疗作用。抗组胺能和抗胆碱能效应均可导致镇静作用。

4. 自主神经系统副作用 最常见的是体位性低血压,与α_1-受体阻滞有关,其他自主神经系统副作用还有流涎、心悸等。

5. 心血管系统副作用 在常规治疗剂量就可能引起低血压,心动过速,心电图中T波低平,QT间期延长,QRS波增宽,ST段降低,并导致传导时间延长,故TCAs禁用于有心脏传导阻滞的患者。心脏毒性与血药浓度正相关。

6. 神经系统副作用 TCAs除能引起嗜睡和抗胆碱能作用所致的谵妄外,地昔帕明还常导致舌头和上肢末端的肌阵挛、震颤;氯米帕明可以降低癫痫发生的阈值。

7. 其他副作用 服用TCAs的患者常出现体重增加。其他较少见的副作用还有皮疹、黄疸、粒细胞减少等。

【中毒及处理】 所有TCAs过量使用都可以导致严重的、致死性毒性反应,因此对于有自杀企图的患者每次处方量不应多于一周使用量。药物过量的症状包括激越、谵妄、抽搐、腱反射亢进、肠麻痹和膀胱麻痹、血压和体温失调、瞳孔散大等,之后患者可能进展为昏迷和呼吸抑制、心律失常,而且由于TCAs的半衰期较长,在药物过量后的3~4天内都应该密切监视患者的生命体征,并进行积极的对症支持治疗,维持生命体征的平稳,对有谵妄者可用毒扁豆碱拮抗。血液透析效果往往不甚理想,必要时可试行血液灌注以减少体内药物浓度。

【药物相互作用】 TCAs可与多种药物相互作用,有的可能具有危险性。易受药酶诱导剂或抑制剂影响,导致对TCAs代谢的增强或减弱,从而影响血药浓度。常见的降低TCAs血药浓度的药物有:巴比妥类、水合氯醛、苯二氮䓬类、抗惊厥药、盐酸苯海索、慢性酒中毒、吸烟等;增加TCAs血药浓度的药物有:酒精、哌甲酯、氟西汀、抗精神病药、异烟肼、口服避孕药、β-阻滞剂等。

1. MAOIs增加突触间生物胺的浓度,可出现兴奋、活动过多、瞳孔散大、肌强直、心动过速、意识障碍及严重的高血压现象,禁止联用。

2. 拟交感药物可能导致严重的高血压发作。

3. 降压药与 TCAs 联用可降低降压药效果,甚至引起升压反应。

TCAs 常见药物:阿米替林、氯米帕明、丙米嗪、多塞平。

阿 米 替 林

阿米替林(amitriptyline)是临床上常用的三环类抗抑郁药。其化学结构见图 4-15。

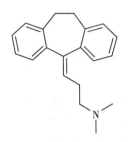

图 4-15　阿米替林的化学结构

【体内过程】 本品口服吸收完全,8~12 小时血药浓度达峰值。在血中 90% 与血浆蛋白结合。部分经肝脏代谢为去甲替林,本产物仍有抗抑郁作用。在体内分布广泛,可透过胎盘屏障,从乳汁中排泄,最终代谢产物由肾脏及肠道排出,排泄慢,24 小时约排出 40%,72 小时排出 60%。停药 3 周仍可在尿中检出。$t_{1/2}$ 为 32~40 小时。

【药理作用和机制】 本品为三环类抗抑郁药物,其作用在于抑制 5-HT 和 NE 的再摄取,对 5-HT 再摄取的抑制更强,镇静和抗胆碱作用亦较强。还可以作用于中枢阿片受体,缓解慢性疼痛。一般用药后 7~10 日可产生明显疗效,具有抗抑郁、抗焦虑,镇静、抗胆碱作用。

【临床应用】 适用于治疗各种类型的抑郁症。对兼有焦虑和抑郁状态的患者,疗效优于丙米嗪。可用来缓解慢性疼痛,亦能用于治疗小儿遗尿症、儿童多动症。禁用于严重心脏病、青光眼、前列腺增生伴有排尿困难、麻痹性肠梗阻、重症肌无力、甲亢、癫痫病史者以及使用 MAOIs 者。

【不良反应】 治疗初期可能出现抗胆碱能反应,如口干、视物模糊、排尿困难、便秘、心悸等。中枢神经系统不良反应可出现嗜睡,震颤、眩晕。可发生体位性低血压。偶见心律失常、癫痫发作、骨髓抑制及中毒性肝损害等。

【药物相互作用】

1. 与舒托必利合用,有增加室性心律失常的危险,严重者可致尖端扭转心律失常。

2. 与乙醇或其他中枢神经系统抑制药合用,中枢神经抑制作用增强。

3. 与肾上腺素、去甲肾上腺素合用,易致高血压及心律失常。

4. 与可乐定合用,后者降压作用减弱。

5. 与抗惊厥药合用,可降低抗惊厥药的作用。

6. 与氟西汀或氟伏沙明合用,可增加两者的血浆浓度,出现惊厥,不良反应增加。

7. 本品与阿托品类合用,不良反应增加。

氯 米 帕 明

氯米帕明(clomipramine)又称氯丙米嗪。为安全可靠,起效迅速的 TCAs。氯米帕明的化学结构见图 4-16。

【体内过程】 口服吸收快而完全,可以广泛分布至全身,并能透过胎盘屏障。生物利用度 30%~40%,蛋白结合率 96%~97%,$t_{1/2}$ 为 22~84 小时。主要在肝脏代谢,活性代谢物为去甲氯米帕明,由尿排出。口服吸收良好,1~2 周可达稳态血浓度。经肝脏代谢,代谢产物去甲氯米帕明浓度比原药浓

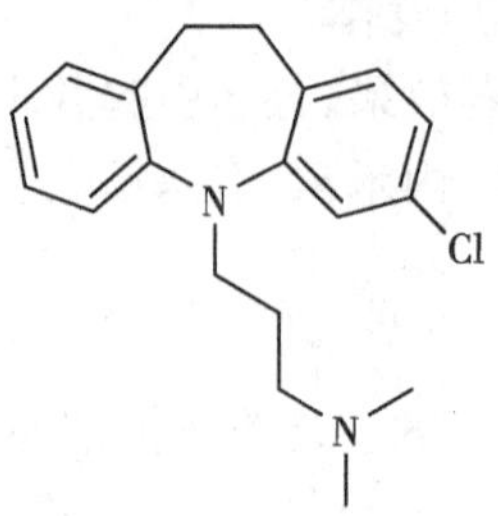

图 4-16 氯米帕明的化学结构

度高 2 倍。血浆蛋白结合率为 97.6%，$t_{1/2}$ 为 21 小时。约 70% 自尿排出，30% 自粪便排出。本品可分泌入乳汁。

【药理作用和机制】 氯米帕明通过抑制突触前膜对 NE 与 5-HT 的再摄取而产生抗抑郁作用，同时还有抗焦虑与镇静作用。亦有较强的抗胆碱能作用。

【临床应用】 用于治疗各种类型、不同严重程度的抑郁障碍。也常用于治疗强迫症、惊恐障碍与焦虑障碍，目前认为其抗强迫疗效强于其他抗抑郁药。

【不良反应】 主要不良反应有口干、出汗、眩晕、震颤、视力模糊、排尿困难、体位性低血压。偶见皮肤过敏、粒细胞减少。大剂量时可产生焦虑、心律不齐、传导阻滞、失眠等。罕见肝损伤、发热、癫痫发作。中枢神经系统不良反应可出现嗜睡，震颤、眩晕。可发生体位性低血压。偶见癫痫发作、心电图异常、骨髓抑制或中毒性肝损害等。严重心脏病、急性心梗、传导阻滞、低血压、青光眼、排尿困难、白细胞过低、已知的 TCAs 过敏者禁用。癫痫患者、12 岁以下儿童、前列腺肥大患者及孕妇慎用。

【中毒及处理】 中毒症状：首发症状一般是严重的抗胆碱能反应，中枢症状有嗜睡、木僵、昏迷、躁动不安、震颤、谵妄、大量出汗、反射亢进、肌肉强直、惊厥等，心血管系统可出现心律失常、心动过缓、传导阻滞，充血性心衰甚至心脏骤停。也可发生呼吸抑制、发绀、低血压、休克、呕吐、高热、瞳孔散大、少尿或无尿等。处理：洗胃，保持呼吸道通畅，采取增加排泄措施，并依病情进行相应对症治疗和支持疗法。

【药物相互作用】 与阿米替林相同。

<h2 style="text-align:center">丙 米 嗪</h2>

丙米嗪（imipramine）又名米帕明，为三环类抗抑郁药，1957 年开始应用于临床，是最早发现的具有抗抑郁作用的化合物。其化学结构见图 4-17。

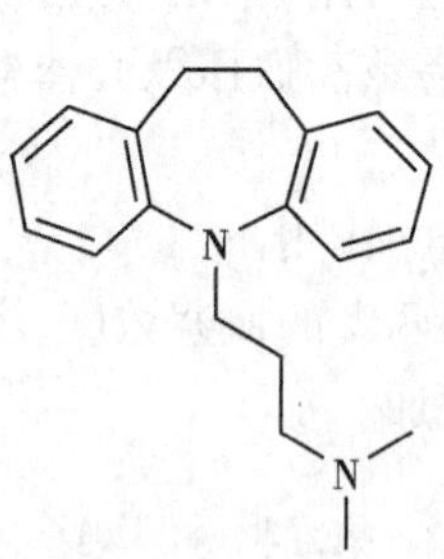

图 4-17 丙米嗪的化学结构

【体内过程】 丙米嗪口服吸收好，生物利用度 29%-77%，蛋白结合率 76%～95%，$t_{1/2}$ 为 9～24 小时。主要在肝脏代谢，活性代谢产物为去甲丙米嗪。自肾脏排泄，可分泌入乳汁，老年病人对本品的代谢与排泄能力下降，敏感性增强，应减少用量。

【药理作用和机制】

1. 对中枢神经系统的作用　正常人服用丙米嗪后出现镇静、嗜睡、头晕、目眩,连续应用数天这些症状可能加重、甚至出现注意力不集中和思维能力下降。但对抑郁症患者连续服用后,却可提高情绪、振奋精神、缓解焦虑、增进食欲、改善睡眠等,但起效慢,常需 1~2 周。

2. 对自主神经系统的作用　治疗剂量丙米嗪能显著阻断 M 胆碱受体,表现出口干、视力模糊、便秘和尿潴留等。

3. 对心血管系统的作用　治疗剂量丙米嗪可降低血压,致心律失常,其中心动过速较常见。心电图可见 T 波低平或倒置。这些作用可能与丙米嗪阻断了单胺类神经递质再摄取,导致心肌中 NE 浓度增高有关。另外,丙米嗪对心肌有奎尼丁样作用,故心血管疾病患者应慎用。

【临床应用】

1. 治疗抑郁症　用于各种原因引起的抑郁。

2. 治疗遗尿症　可试用于小儿遗尿症,剂量依年龄而定,睡前口服,疗程以 3 个月为限。

3. 治疗焦虑和恐惧症　丙米嗪对伴有焦虑的抑郁症患者疗效显著,对恐惧症也有效。

4. 严重心脏病、青光眼、排尿困难、支气管哮喘、癫痫、甲状腺功能亢进、谵妄、粒细胞减少、肝功能损害者、对三环类药过敏者和孕妇禁用。哺乳期妇女在使用本品期间应停止哺乳。6 岁以下儿童禁用。6 岁以上儿童酌情减量。

【不良反应】　治疗初期可能出现失眠与抗胆碱能反应,如多汗、口干、震颤、眩晕、视物模糊、排尿困难、便秘或麻痹性肠梗阻等。大剂量可发生心脏传导阻滞、心律失常、焦虑等。其他有皮疹,体位性低血压。偶见癫痫发作和骨髓抑制或中毒性肝损害。

【药物相互作用】

1. 本品与乙醇合用,可对中枢神经的抑制作用增强。

2. 与抗惊厥药合用,可降低抗惊厥药的作用。

3. 与抗组胺药或抗胆碱药合用,药效相互加强。

4. 与雌激素或含雌激素的避孕药合用,可增加本品的不良反应。

5. 与肾上腺素受体激动药合用,可引起严重高血压与高热。

6. 与甲状腺制剂合用,可互相增效,导致心律失常。

7. 与 MAOIs 合用,有发生高血压的危险。

8. 与香豆素类药物(如华法林)合用,会降低抗凝药的代谢,使出血风险增加。

多　塞　平

多塞平(doxepin)又名多虑平,是临床较常用的 TCAs 抗抑郁药。其化学结构见图 4-18。

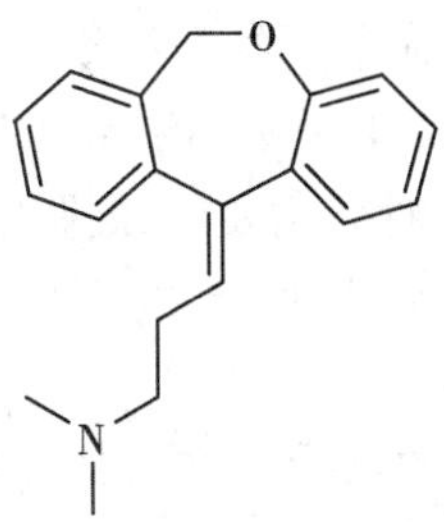

图 4-18　多塞平的化学结构

【体内过程】　口服吸收好,生物利用度为 13%~45%,$t_{1/2}$ 为 8~12 小时。主要在肝脏代谢,活性代谢产物为去甲基化物。代谢物自肾脏排泄,老年病人对本品的代谢和排泄能力下降。

【药理作用和机制】　作用与丙米嗪类似,也具有抗焦虑和镇静作用,抗抑郁作用比后者弱。

【临床应用】 对伴有焦虑症状的抑郁症疗效最佳,焦虑、紧张、情绪低落、行动迟缓等症状数日后即可缓解,显效需 2~3 周。对伴有抑郁、焦虑的躯体性疾病有效。也可用于镇静及催眠。严重心脏病、近期有心肌梗死发作史、癫痫、青光眼、尿潴留、甲状腺功能亢进、肝功能损害、谵妄、粒细胞减少、对三环类药物过敏者禁用。儿童、孕妇及哺乳妇女慎用。

【不良反应】 治疗初期可出现嗜睡与抗胆碱能反应,如多汗、口干、震颤、眩晕、视物模糊、排尿困难、便秘等。其他有皮疹、体位性低血压,偶见癫痫发作、骨髓抑制或中毒性肝损害。

【药物相互作用】

1. 与舒托必利合用,有增加室性心律失常的危险,严重者可致尖端扭转心律失常。
2. 与乙醇或其他中枢神经系统抑制药合用,中枢神经抑制作用增强。
3. 与肾上腺素、去甲肾上腺素合用,易致高血压及心律失常。
4. 与可乐定合用,后者降压作用减弱。
5. 与抗惊厥药合用,可降低抗惊厥药的作用。
6. 与氟西汀或氟伏沙明合用,可增加两者的血药浓度,出现惊厥,不良反应增加。
7. 本品与阿托品类合用,不良反应增加。
8. 与 MAOIs 合用,可发生高血压。

四环类抗抑郁药

在三环的基础上修饰成四个环状分子,则称为四环类抗抑郁药(TeCAs),如马普替林等。虽然同属于 TCAs,但其中央杂环结构明显不同于 TCAs。本品抗抑郁效果与丙米嗪、阿米替林相似,但起效快,不良反应少。

马普替林

马普替林(maprotiline)的化学结构见图 4-19。

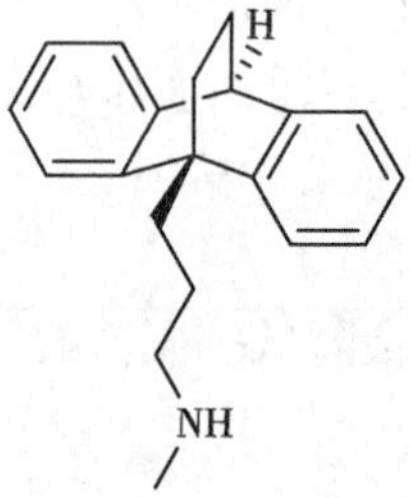

图 4-19 马普替林的化学结构

【体内过程】 口服、注射可迅速吸收,分布至各个组织。静脉注射后 2 小时,海马浓度最高,其次为大脑、小脑皮质、丘脑和中脑。口服后 12 小时达到峰浓度。半衰期为 12~52 小时(平均 43 小时)。活性代谢产物的半衰期更长,达 60~90 小时。主要经尿排出,一般用药后 2~7 天起效。

【药理作用和机制】 能阻断中枢突触前膜对 NE 的再摄取,但不能阻断 5-HT 的再摄取。延长快眼动睡眠(REM)时间,镇静作用与 TCAs 相当。

【临床应用】 适用于各种类型抑郁症的治疗。亦可用于疾病引起的抑郁状态,如产后抑郁、脑血管病伴发抑郁、精神分裂症伴发抑郁,伴有抑郁、激越行为障碍的儿童及夜尿者亦可适用。禁用于癫痫、前列腺肥大伴排尿困难、闭角型青光眼者。

【不良反应】 与 TCAs 相似,但少而轻。抗胆碱作用常见口干、便秘、视物模糊等,可见嗜睡。偶可诱发癫痫大发作、躁狂发作。对于心脏,延长 QT 间期,增加心率。

【中毒及处理】 同丙米嗪。

【药物相互作用】 同丙米嗪。

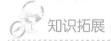

知识拓展

抗抑郁药过量毒性比较

探讨抗抑郁药物致死毒性的研究发现:三环类抗抑郁药(TCAs)及单胺氧化酶抑制剂(MAOIs)毒性最高,为选择性5-HT再摄取抑制剂(SSRIs)的10~27倍;文拉法辛和米氮平的毒性显著低于TCAs,但整体高于SSRIs;目前尚无针对度洛西汀及阿戈美拉汀的系统性数据,但对两者不良反应的自发报告认为过量毒性均较低;在SSRIs中,西酞普兰过量心脏毒性高于其他SSRI,约为SSRIs整体水平的2倍,但其毒性为TCAs的1/10,也尚不及米氮平及文拉法辛的一半;较之于TCAs和文拉法辛,SSRIs延长QRS间期的风险较低;文拉法辛过量或可导致惊厥,对文拉法辛致死毒性的回顾分析认为:患者体质特征在其中起到了部分作用,潜在机制包括心脏毒性、惊厥、5-HT综合征、肌肉毒性及中枢神经系统抑制,对高心律失常风险,控制不佳的高血压及剂量≥300mg/d的患者,须谨慎使用;TCAs的心脏毒性主要由于阻断心脏钠离子通道、致传导功能受损;MAOIs过量时,可与含有酪胺的食物及很多药物发生相互作用,其毒性效应包括高血压危象、5-HT及NE毒性及CNS兴奋和抑制。

第十节 单胺氧化酶抑制剂

单胺氧化酶抑制剂(monoamine oxidase inhibitors,MAOIs)属于非环类抗抑郁药。20世纪50年代初,偶然发现具有MAOIs作用的抗结核病药物异烟肼能够提高情绪,动物实验证实其可逆转利血平引起的淡漠、少动,同时脑内单胺含量升高,经过进一步筛选,1957年试用于抑郁症患者并获得成功。传统MAOIs包括:苯乙肼、异卡波肼、超苯丙环胺,新一代MAOIs以吗氯贝胺为代表。

吗氯贝胺

吗氯贝胺(moclobemide)的化学结构见图4-20。

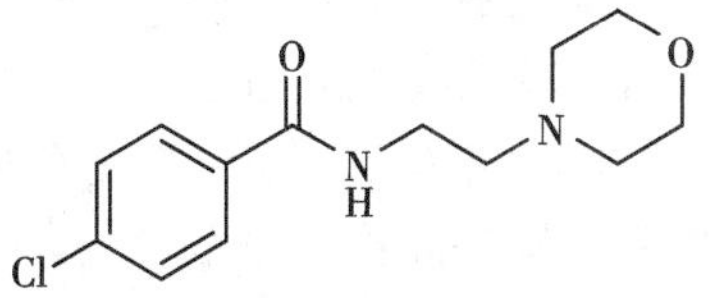

图4-20 吗氯贝胺的化学结构

【体内过程】 口服易吸收,达峰时间为1~2小时,生物利用度与剂量、重复给药正相关。血浆蛋白结合率为50%。体内分布较广,主要经过肝脏代谢,半衰期为2~3小时,可分泌入乳汁。

【药理作用和机制】 MAO是人体内的一种能降解NE、5-HT、DA等生物胺的酶。MAOIs能抑制羟化酶活性,阻止中枢儿茶酚胺和5-HT的羟化和氧化,减少单胺类的降解而使突触间隙单胺递质水平增高,兴奋中枢神经而发挥治疗作用。

【临床应用】 适用于非内源性抑郁,具有恐惧、疑病、强迫症状的非典型性抑郁症。对于应用三环类抗抑郁药疗效差的患者,换用此类药物后有望获得改善。但对各种躯体不适症状的疗效不明显。

【不良反应】 不良反应较其他的抗抑郁药严重。

1. 常见有失眠、头晕、头痛、体位性低血压、腱反射亢进、震颤、无力、多汗、口干,也有嗜睡、排尿困难、阳痿等,也可能出现皮肤过敏反应。

2. 严重且需高度重视的不良反应是高血压危象及中毒性肝损害,应在服药前及服药过程中定期测查血压及肝脏功能。

3. MAOIs 通过抑制 MAO 而增加体内单胺物质含量,而使血压升高,如果同时食用富含酪胺类的食物如奶酪、酵母、鸡肝、酒类等,或用拟交感药物,则易发生严重的高血压危象。其临床表现为头痛、高热、心悸、呕吐、烦躁不安等,甚至出现意识障碍,脑出血和死亡。此种情况可予静脉注射 α 肾上腺素阻滞剂酚妥拉明 5mg 或口服钙通道阻滞剂硝苯地平等。传统 MAOIs 副作用较大,新一代 MAOIs 具有选择性、可逆性,主要产品为吗氯贝胺,无抗胆碱作用和心脏毒性,且不需严格食物限制。

【药物相互作用】 必须重视 MAOIs 的药物相互作用,即使可逆性、选择性的 MAOI 也不宜与 TCAs 或 SSRIs 合用,否则可产生严重副作用(如高血压危象和 5-HT 综合征),应用 MAOIs 时也应注意不食用富含酪胺类的食物和拟交感胺类药物。其他药物方面,如不宜与哌替啶、右美沙芬等合用,与西咪替丁、布洛芬等联用时需减少剂量,但并不禁忌与丁螺环酮、抗高血压药、催眠药和避孕药等合用。

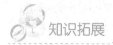
知识拓展

不同亚型抑郁症急性期治疗

抑郁症存在不同的临床表现形式,需要针对不同的临床亚型选择急性期初选治疗。

焦虑性抑郁症急性期治疗:抑郁症通常共患焦虑障碍。共患焦虑的抑郁症患者的首选治疗需要同时兼顾抑郁症状与焦虑症状,选择性 5-HT 再摄取抑制剂(SSRIs)可能会导致治疗初期焦虑症状恶化,需要从低剂量开始滴定或合并使用苯二氮䓬类药。抑郁症的序贯治疗研究显示,使用 SSRIs 治疗焦虑性抑郁症,不仅其临床治愈率仅 25%,而且临床治愈的时间明显滞后。因而,通常建议使用那些可以同时增强去甲肾上腺素、5-HT 活性的抗抑郁药,如去甲肾上腺素能与特异性 5-羟色胺能抗抑郁药(NaSSA)或 5-HT 和去甲肾上腺素再摄取抑制剂(SNRIs)。抗抑郁药联合认知行为治疗也可能是焦虑性抑郁症的有效治疗之一。

伴躯体症状抑郁症急性期治疗:约 1/2～2/3 的抑郁症患者存在突出的躯体症状,如疼痛、睡眠障碍、疲劳等。应用 SSRIs 治疗这些躯体症状突出的抑郁症患者,其临床治愈率为 31%,明显低于无躯体症状的抑郁症患者(43%)。鉴于此,美国精神病学学会于 2010 年指出,对于伴偏头痛和紧张性头痛的抑郁或者非抑郁患者,三环类抗抑郁药(TCAs)较 SSRIs 具有更好的疗效,但 SNRIs 同样被证实具有良好的疗效;而鉴于 SNRIs 具有更好的耐受性,建议共病抑郁症患者优选 SNRIs 治疗。

伴精神病性症状抑郁症急性期治疗:临床研究显示,改良电抽搐治疗(MECT)是治疗此类抑郁症的首要选择,对严重抑郁症、存在明显精神病性症状的抑郁症均具有良好疗效。而抗抑郁药、抗精神病药联合使用治疗精神病性抑郁症的效果优于单一抗抑郁药。

忧郁性抑郁症急性期治疗:忧郁性抑郁症以兴趣或乐趣丧失、对愉悦的事物也缺乏应有的反应,动力缺乏、几乎不参加任何活动为主要表现,或存在晨重夜轻、早醒、食欲减退、体重减轻等特征症状。忧郁性抑郁症患者的自杀风险更大,复发风险更高,MECT 以及抗抑郁药都是有效治疗措施,但心理治疗显然并非上佳选择(尤其是那些以动力和兴趣缺乏为特征的患者)。具有多递质作用的抗抑郁药(SNRIs、NaSSA、TCAs)的治疗作用优于 SSRIs。

第十一节　抗抑郁药的合理应用

抑郁药是当前治疗各种抑郁障碍的主要药物,能有效缓解抑郁心境及伴随的焦虑、紧张和躯体

症状。在抗抑郁药的应用中,需注意以下几点:

1. 诊断要明确,主要强调对抑郁症的正确认识,药物治疗主要是对症治疗,只要存在抑郁症状,就可以给予抗抑郁药治疗,这与对患者同时存在的其他疾病的治疗并不冲突。

2. 治疗前向患者及家人阐明药物性质、作用和可能发生的副作用及对策,争取他们的主动配合,按时按量服药,提高治疗的依从性。

3. 全面考虑患者症状特点、年龄、躯体状况、对药物的耐受性、有无合并症,因人而异个体化合理用药。

4. 抗抑郁药从小剂量开始,逐步递增,通常在 1～2 周内达到有效治疗剂量,根据疗效、副作用和耐受情况可增至足量(有效药量上限)和足够长的疗程(4 周)。

5. 尽可能单一用药,应足剂量、足疗程治疗。

6. 抗抑郁药达到个体能耐受的最大有效剂量或足量(药物剂量上限)至少4周仍无明显疗效,可考虑换用另一种抗抑郁药。换药也可在相同种类间进行,如 SSRIs:西酞普兰无效,可考虑换用帕罗西汀等;但如果两种同类抗抑郁药均无明显效果,建议换用不同种类的抗抑郁药治疗。

7. 联合用药:①一般不主张联用两种以上抗抑郁药;但当换药治疗仍无效时可考虑两种作用机制不同的抗抑郁剂联合使用;②所有的抗抑郁药都可能诱发躁狂或快速循环,对双相情感障碍抑郁发作的患者,心境稳定剂应作为基础性使用,必要时抗抑郁药可联合使用,治疗过程中需密切关注诱发躁狂的可能。对双相快速循环型患者应禁止使用抗抑郁药,以免加重快速循环发作;③对伴有精神病性症状的抑郁发作的患者,急性期可以联合使用抗精神病药物,症状控制后渐减量或停用抗精神病药物。

8. 倡导全程治疗。

9. 治疗期间密切观察患者病情变化和副作用并及时处理。

10. 所有的抗抑郁药在停药时均应逐渐缓慢减量,不要骤停,否则可能出现撤药综合征,表现为头晕、恶心、呕吐、乏力、易激惹与睡眠障碍等症状。

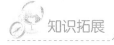知识拓展

抗抑郁药在儿童青少年的使用

FDA 曾在 2004 年发布了一项警告:"在短期治疗儿童青少年抑郁及其他精神障碍的研究中,抗抑郁药增加了自杀观念和行为的风险。"该警告是基于针对 24 项安慰剂对照研究汇总分析的结果:接受抗抑郁药治疗的年轻患者,治疗最初几个月内出现自杀观念及行为的风险是对照组的 2 倍,其中活性药物组为 4%,而安慰剂组为 2%。但在所有的临床研究中,均无自杀成功的病例。

之后,多项抗抑郁药与自杀风险的相关研究在全球范围内开展,现有结果显示:抗抑郁药可降低 65 岁以上老年人的自杀风险;抗抑郁药并不增加 24 岁以上成年抑郁患者的自杀风险;24 岁以下儿童、青少年、成年早期抑郁患者的自杀风险数据尚缺乏。鉴于此类不良反应常发生于治疗早期及剂量递增的过程中,治疗前期须加以监测,并向监护人履行告知义务,以规避相关风险。

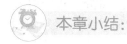本章小结:

1. 抑郁症(depression)是一类临床上常见的精神障碍,以显著而持久的情绪低落为主要的、基本的或原发的症状,常伴有兴趣缺乏,快感缺失,甚至出现自伤、自杀等表现。病程多具有反复发作的特点,轻重程度不一。抑郁症的治疗是一个全病程治疗的过程,以药物治疗为主,特殊情况下可使用无

抽搐电休克治疗,同时心理治疗应贯穿治疗始终。

2. 抗抑郁药(antidepressant)是指临床上主要用于治疗抑郁症或者其他精神障碍中的抑郁症状并防止其复发的一类药物,能有效缓解抑郁心境及伴随的焦虑、紧张和躯体症状。本章着重列举了常用抗抑郁药的种类和一些代表药物的体内过程、药理作用和机制、临床应用、不良反应、中毒及处理和药物相互作用等。但在抗抑郁药的临床应用及治疗选择中,应全面考虑患者症状特点、年龄、躯体状况、对药物的耐受性、有无合并症等,进行因人而异的个体化合理用药。

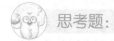 本章学习目标:

【掌握】抑郁症的概念与临床特征,抗抑郁药的药理作用、临床应用及不良反应。

【熟悉】抑郁症的发病机制及临床表现,抗抑郁药的相互作用。

【了解】抗抑郁剂的制剂和用法。

思考题:

1. 简述抗抑郁药的临床应用原则。

2. 对于难治性抑郁症的患者,在诊疗过程中,我们应该注意什么?

制剂与用法

氟西汀(fluoxetine) 片剂:20mg,成人剂量:口服,起始剂量20mg/d,根据临床效果逐步调整剂量。有效剂量为20~60mg/d。儿童不推荐使用。对于治疗有效患者推荐维持治疗10周以上。应根据患者个体差异小心调整用药剂量,以最低有效剂量维持治疗。停药时一般不需逐步递减剂量。

帕罗西汀(paroxetine) 片剂:20mg。口服,建议每日早餐时顿服,药片完整吞服勿咀嚼。成人起始剂量:治疗抑郁症、社交恐怖症、社交焦虑症时每日1次,每次20mg,每周以10mg量递增,根据国外经验每日最大量可达50mg。治疗惊恐障碍时起始剂量10mg/d,有效剂量40mg/d,治疗强迫症时起始剂量20mg/d,一般剂量为40mg/d。均为每周以10mg量递增。肝肾功能损伤的患者,推荐剂量为20mg/d。

舍曲林(sertraline) 片剂:50mg。每日一次口服给药,早或晚服用均可。可与食物同时服用,也可单独服用。成人起始剂量为每日1次,每次50mg,最大剂量200mg/d,调整剂量的时间间隔不应短于1周。儿童强迫症(6~12岁)中,本品起始剂量应为25mg,每日一次;在青少年中(13~17岁),本品起始剂量应为50mg,每日一次。临床试验证明,25~200mg/d范围内给药可有效治疗儿童强迫症患者(6~17岁)。

氟伏沙明(fluvoxamine) 片剂:50mg。口服,应用水吞服,不应咀嚼。抑郁症:起始剂量50mg/d或100mg/d,晚上一次服用。建议逐渐增量直至有效。常用有效剂量为100mg/d且可根据个人反应调节,个别病例可增至300mg/d。若每日剂量超过150mg,可分次服用。氟伏沙明用于预防抑郁症复发的推荐剂量为100mg/d。强迫症:推荐的起始剂量为50mg/d,服3~4天。通常有效剂量为100~300mg/d。应逐渐增量直到达到有效剂量。成人每日最大剂量为300mg,8岁以上儿童和青少年每日最大剂量为200mg。单剂量口服可增至每日150mg,睡前服,若每日剂量超过150mg,可分2~3次服。如果服药10周内症状没有改善应继续使用本品。对肝肾功能异常的患者,起始剂量应较低并密切监控。

西酞普兰(citalopram) 片剂:20mg。每日口服一次。可在一天的任何时候服用,不需要考虑食物摄入情况。成人推荐剂量20mg/d,最大剂量为每日40mg。通常在服药2~4周后开始出现抗抑郁效果。老年患者(>65岁):应将剂量减少至10~20mg/d。建议最大剂量为20mg/d。儿童和青少年

（<18 岁）不适用。重度肾功能损伤（肌酸酐清除率小于 30ml/min）的患者需谨慎使用。建议轻度或中度肝功能不全的患者在最开始两周的治疗中使用 10mg/d 的初始剂量，最大剂量可增加至每天 20mg。重度肝功能不全患者在进行剂量调整时需格外谨慎。CYP2C19 慢代谢的患者：建议在最开始两周的治疗中使用 10mg/d 的最初剂量，最大剂量可增加至 20mg/d。应避免突然停药。

艾司西酞普兰（escitalopram） 片剂：5mg，10mg。口服，每日一次，可以与食物同服。抑郁障碍：起始剂量 10mg/d，最大剂量可以增加至 20mg/d。通常 2~4 周有效。症状缓解后，应持续治疗至少 6 个月以巩固疗效。伴有或不伴有广场恐怖症的惊恐障碍起始剂量为 5mg/d，持续 1 周后增加至每日 10mg，最大剂量每日 20mg。老年患者（>65 岁）推荐常规起始剂量的半量开始治疗，最大剂量也应相应降低。儿童和青少年（<18 岁）不推荐使用。严重肾功能降低的患者慎用。肝功能降低者建议起始剂量 5mg/d，最大剂量每日 10mg。CYP2C19 慢代谢者建议起始剂量 5mg/d，最大剂量增加至每日 10mg。应避免突然停药。

文拉法辛（venlafaxine） 胶囊：25mg；缓释胶囊：75mg 及 150mg 两种规格；缓释片剂：75mg。应在早晨或晚间一个相对固定时间和食物同服，每日一次。起始剂量为 75mg/d，单次服药。对某些新发病患者，可 37.5mg/d 治疗 4~7 天。一些患者对每天 75mg 的剂量无效时可能在剂量提高到最大约 225mg/d 时有效。肝功能不全患者：对于轻度至中度肝功能不全的患者每日总剂量必须减少 50%。对于有些患者，甚至有必要将剂量减少 50% 以上。建议个体化用药。肾功能不全患者每日总剂量必须减少 25%~50%。接受透析治疗的患者，每日总剂量必须减少 50%。对于某些患者应当个体化用药。儿童不推荐使用。老年患者用药应谨慎，剂量应个体化。推荐逐渐减量而不是骤停。

度洛西汀（duloxetine） 片剂：20mg；胶囊：有 30mg 及 60mg 两种规格。口服抑郁症：起始剂量为 40mg/d（20mg 一日二次），有效剂量为 60mg/d（一日一次或 30mg 一日二次）。广泛性焦虑障碍：起始剂量为 60mg/d。一些患者可能需要以 30mg/d 为起始剂量，一周后调整至 60mg/d。维持剂量为 60~120mg/d。肝肾功能不全患者不建议服用本品。尽可能的逐渐减药，而不是骤停药物。

安非他酮（amfebutamone） 片剂：75mg。口服。起始剂量为一次 75mg，一日 2 次（早、晚各一次）；服用至少 3 天后可逐渐增大剂量到一次 75mg，一日 3 次（早、中、晚各一次）；有效剂量 300mg/d，分 3 次口服。在加量过程中，3 日内增加剂量不得超过一日 100mg。作为抗抑郁药，本品通常需要服用 4 周后才能出现明显的疗效，如已连续使用几周后仍没有明显疗效，可以考虑逐渐增加至每日最大剂量 450mg，但每次最大剂量不应超过 150mg，两次用药间隔不得少于 6 小时。

瑞波西汀（reboxetine） 胶囊：4mg。口服。起始剂量一次 4mg，一日两次。2~3 周逐渐起效。用药 3~4 周后视需要可增至一日 12mg，分三次服用。每日最大剂量不得超过 12mg。

米安色林（mianserin） 片剂：30 毫克/片，成人剂量：口服，开始时 30mg/d，根据临床效果逐步调整剂量。有效剂量为 30~90mg/d。老年人开始时不得超过 30mg/d，在密切观察下逐步增加剂量。一般用稍低于正常维持量的剂量，即可获得满意疗效。注意：①每日量可分次服用，但最好能睡前顿服（夜间一次服用科改善睡眠质量）；②临床症状改善后，仍应该维持几个月的药物治疗；③服法：本药为水溶性薄膜衣片，应用少量水吞服，不可嚼碎。

米氮平（mirtazapine） 片剂：15 毫克/片，30 毫克/片。成人剂量：口服，可随水吞服，不要咀嚼。成人起始剂量为每日 1 次，每次 15mg，而后逐渐加大剂量以达到最佳疗效，有效口服剂量为 15~45mg/d。肝肾功能损伤的患者，米氮平的清除能力下降，用药应予注意。米氮平的半衰期为 20~40 小时，因而用药可以每天 1 次，于睡前服下效果更佳，也可分服，早晚各 1 次。应持续服药，最好在症状完全消失 4~6 个月后再停药。如果效果不明显，可增加至最大剂量，如加量后 2~4 周内仍无显著疗效，应立即停止用药。

曲唑酮（trazodone） 片剂：50 毫克/片。成人剂量：口服，开始 50~100mg/d，分次服用，然后每 3~4 天可增加 50mg。门诊病人以 200mg/d 为宜，可分次服用。住院病人最高剂量不超过 400mg/d。通常需要服药 2~4 周才出现最佳效果。长期使用的维持剂量应保持在最低剂量。一旦有足够的疗效,可逐渐减量,建议起效后维持数月。

阿戈美拉汀(agomelatine) 片剂:25 毫克/片。成人剂量:口服,推荐 25mg/d,每日 1 次,睡前口服。2 周后症状无改善,可加至 50mg/d,睡前顿服。与食物同服或空腹服用。停药时不需逐步递减剂量。

阿米替林(amitriptyline) 片剂:25 毫克/片。成人剂量:口服,开始每次 25mg,每日 2~3 次,然后根据病情和耐受情况逐渐增至 150~250mg/d,最高量每天不超过 300mg,维持量 50~150mg/d。

氯米帕明(clomipramine) 片剂:10 毫克/片、25 毫克/片,口服治疗抑郁症与强迫症,初始剂量每次 25mg,每日 2~3 次,1~2 周内缓慢增加至治疗量 150~250mg/d,最高量每天不超过 250mg。治疗恐怖症时剂量为 75~150mg/d,分 2~3 次口服。

丙米嗪(imipramine) 片剂:12.5 毫克/片、25 毫克/片,成人剂量:口服,开始每次 25~50mg,每日 2 次,以后逐渐增至 100~300mg/d,见效后巩固 4~8 周,再渐减量维持数月。老人及儿童根据耐受情况调整剂量。

多塞平(doxepin) 片剂:25 毫克/片。成人常用量:口服,开始每次 25mg,每日 2~3 次,以后逐渐增加至一日总量 100~250mg/d。最高量每天不超过 300mg。

马普替林(maprotiline) 片剂:25 毫克/片。口服。成人常用量:开始每次 25mg,每日 2~3 次,根据病情需要隔日增加 25~50mg,有效治疗量一般为 75~200mg/d,高量不超过 225mg/d,需注意副作用的发生。维持剂量一般为 50~150mg/d,分 1~2 次口服。

吗氯贝胺(moclobemide) 片剂,150 毫克/片。常用剂量为 300~600mg/d,分 2~3 次饭后服用。

(吕路线 赵晶媛)

第五章

心境稳定剂

双相情感障碍(bipolar affective disorder,BPD)简称双相障碍,又称躁狂抑郁症,一般是指既有符合症状学诊断标准的躁狂或轻躁狂发作,又有抑郁发作的一类心境障碍。躁狂的典型表现为情绪高涨、思维奔逸、言语及动作过多;抑郁症的典型表现则相反,表现为情绪低落、思维迟缓、言语及动作缺乏。双相障碍的发病机制目前尚不明确。当前的研究倾向认为,遗传与环境因素在其发病过程中均有重要作用,而以遗传因素的影响更为突出。这些因素可能通过影响中枢神经信息传递等过程,导致躁狂和抑郁等心境症状。双相障碍一般呈发作性病程,躁狂和抑郁常循环发作、交替或不规则等多样形式出现,但也可以混合方式存在,对患者的日常生活及社会功能等产生不良影响。

章前案例:过度吹牛也是一种病

【基本信息】 患者张某,男性,30岁,大学文化,汉族。

【主诉】 兴奋,话多,冲动,易激惹1个月。

【现病史】 近1个月以来,患者出现话多,精力旺盛,睡眠需求减少,常说自己白活了,要做大生意,对家人说自己能力很强,将来可以赚大钱,要给家人买别墅买车。白天活动多,找人聊天,找人吃饭喝酒,主动帮助别人,在大街上见到乞讨的给人家100元钱,称看着别人吃苦自己受不了。爱发脾气,近两周经常和别人争执,甚至发生肢体的冲突,家人无法管理到医院就诊。

【既往史】 体健,否认心脑血管疾病史,否认颅脑外伤、手术史,否认药物及食物过敏史。

【个人史及家族史】 足月顺产,母孕期健康,性格开朗热情,无吸烟史,偶尔饮酒,否认家族性遗传史。

【查体及辅助检查】 未见明显异常。

【精神检查】 患者意识清晰,定向力完整,接触时主动,语量多,语速快,语音高,自称自己能力强,自己很了不起,滔滔不绝。

【诊断】 双相情感障碍,目前为躁狂发作。

Mood stabilizers are medications principally used in the treatment of bipolar disorder. Their goal is to develop a euthymic or normal mood state. There are a number of different mood stabilizers. These are lithium and lamotrigine. Lithium is principally an anti-manic drug, though it appears to have good action in reducing depression in some bipolar disorder sufferers. There are several anti-seizure medications, aside from lamotrigine, that are recognized for their mood-stabilizing properties.

Achieving mood stabilization may be possible through use of one of the mood stabilizers. Very often, people with manic-depressive disorder take more than one of these drugs, or they take other medications that may create more normal mood. Frequently chosen drugs for this purpose are newer antipsychotic drugs, like quetiapine, risperidone, olanzapine, and ziprasidone. Other medications that may help to improve or stabilize mood include benzodiazepines. In rare cases, antidepressants are used, though this may promote a shift to manic or hypomanic states.

心境稳定剂(mood stabilizers, MS)又称抗躁狂药(antimanic drugs),是治疗躁狂以及预防双相障碍的躁狂或抑郁发作,且不会诱发躁狂或抑郁发作的一类药物。目前比较公认的心境稳定剂主要包括锂盐(碳酸锂)和部分抗癫痫药(丙戊酸盐、卡马西平等)。其他一些抗癫痫药如拉莫三嗪、托吡酯、加巴喷丁,及某些非经典抗精神病药物如氯氮平、阿立哌唑、利培酮、奥氮平、齐拉西酮和喹硫平等也有一定的心境稳定剂作用,可列为候选的心境稳定剂,应用于躁狂或双相障碍的急性期和维持期治疗。为了使患者情绪尽快稳定,治疗最初几周也可以合并某些苯二氮䓬类药物。

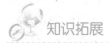 知识拓展

双向情感障碍的患病率

西方发达国家20世纪70~80年代的流行病学调查显示,双相情感障碍的终生患病率为3.0%~3.4%,90年代则上升到5.5%~7.8%。目前,我国对双相障碍的流行病学问题还缺乏系统的调查。从现有资料看来,我国不同地区双相障碍流行病学调查得到的患病率相差悬殊。1982年中国内地12个地区的流行病学调查结果显示双相情感障碍的终生患病率为0.042%;在世界心理健康调查计划中参与的中国深圳市双相障碍Ⅰ型、双相障碍Ⅱ型和阈下双相障碍的终生患病率依次为0.3%、0.2%和1.0%,12个月患病率依次为0.2%、0.2%和0.8%。同为华人地区,台湾与香港的患病率较接近,但明显高于内地。

第一节　锂　　盐

锂是一种碱金属,锂化学性质活泼,自然界中无游离锂,而是以锂离子或锂盐形式存在,对大脑有复杂的生理和药理作用。18世纪锂盐(lithium)广泛应用于一系列临床疾病,如痛风、高血压、神经及消化系统疾病等。1949年澳大利亚医生Cade发现锂有镇静作用,便尝试用于治疗躁狂获得成功,但因锂的毒性作用,一直未能推广。20世纪60年代才开始逐步推广。美国食品药品监督管理局(FDA)于1970年批准锂盐用于治疗急性躁狂发作,4年后批准用于双相障碍的预防。锂盐有很多种,应用于临床治疗的主要是碳酸锂(lithium carbonate),主要包括普通制剂和缓释制剂两种。锂盐因其较好的长期疗效,已成为治疗急性躁狂发作优先选择的药物。

【体内过程】锂盐口服吸收快而全面。锂盐经胃肠道吸收然后经肾排泄。标准制剂在1~2小时内达到血浆峰浓度,缓释制剂在4~5小时达到峰浓度。锂盐可以迅速分布全身,但不易透过血-脑屏障,可以透过胎盘。锂不与血浆蛋白结合,不参与任何代谢过程,绝大部分以尿排出,其他排泄途径为汗液4%~5%,粪便不足1%,可从乳汁排出,因此正在服用锂盐的病人不宜哺乳。同时锂盐的排泄受渗透因子的控制,需要肾功能的完好。锂盐的半衰期约为22小时,4~5天内达到血清稳态浓度,脑脊液达稳态浓度则更慢。老年人肾锂清除率下降,在临床用药时应予以注意。

【药理作用】

1. 抗躁狂发作　锂盐的主要适应证是急性躁狂发作。对典型（或单纯）躁狂效果最好,疗效可达90%。对病程从抑郁发作到正常再出现躁狂的病人比直接从抑郁发作到躁狂的病人效果好。一般来说,锂盐对轻躁狂疗效比重度躁狂疗效明显。

2. 抗双相抑郁　锂盐是治疗急性双相抑郁障碍的一线药物。相关专家临床经验报道,锂盐最能发挥直接的抗抑郁作用,因为常规抗抑郁药有诱发躁狂或快速循环的危险。

3. 预防自杀　有25%~50%的双相障碍患者在他们的一生中企图自杀。对双相障碍患者的死亡研究表明,平均19%自杀成功。锂盐治疗可降低继发于心境障碍的自杀风险的观点已存在了40多年。临床研究显示,锂盐可使双相障碍维持治疗阶段的自杀行为减少85.7%,未接受锂盐治疗的患者,其自杀企图和自杀成功的风险比接受锂盐治疗的患者高8.6倍,而中止锂治疗后,自杀率增加,但逐渐停用锂盐可以减少中止锂盐治疗后自杀发生的风险性。因此,锂盐除了稳定情绪外,还有预防自杀的作用。

4. 消除精神分裂症的情感症状　锂盐只对精神分裂症情感症状有效,对核心症状无效。分裂情感约77%有效,但往往需要和抗精神病药联用。因此,锂盐对分裂情感性精神障碍及精神分裂症的激越和兴奋躁动都有增效作用。

5. 减轻冲动攻击行为　多数资料表明抗攻击性是除了对双相障碍外锂盐的又一公认作用。锂盐可以减轻冲动攻击性,适用于精神病人的攻击行为、儿童行为问题、精神发育迟滞病人的暴怒等。

6. 增效抗抑郁药　锂盐具有增强抗抑郁药疗效的作用,尤其是难治性抑郁。锂盐可以增强三环类抗抑郁药(TCAs)、单胺氧化酶抑制剂(MAOIs)、曲唑酮和选择性5-HT再摄取抑制剂(SSRIs)的疗效。在常规抗抑郁药无效时,可以联用锂盐,约一半患者在1~2周内产生效果。

7. 治疗焦虑障碍　焦虑障碍应用锂盐治疗的研究资料很少。开发试验和病例报道资料表明,锂盐对创伤后应激障碍(PTSD)的治疗有效。同时病例报道支持锂盐可以治疗难治性惊恐障碍和强迫症。

8. 非精神科作用　锂盐对血管性头痛和中性粒细胞减少症有效;锂盐还有止血作用,能使出血时间缩短,出血量减少;锂盐有升高造血干细胞的作用,可用于抗癌放疗和化疗以缓解对骨髓造血细胞的抑制;锂盐还具有抗病毒的作用,抑制某些DNA病毒复制,可用于单纯疱疹的治疗。

【作用机制】　锂盐的作用机制尚不十分明确,它既能治疗急性躁狂发作,又对双相情感障碍的反复循环具有预防和治疗作用。作用机制比较复杂,可能与以下几个方面有关。

1. 锂对信号传导的影响　锂对细胞内的第二信使系统的影响是近年来锂治疗双相障碍作用机制的研究热点。有人认为第二信使磷脂酰肌醇(PI)和腺苷酸环化酶(AC)两个系统不平衡可能导致抑郁或者躁狂发作。锂抑制肌醇磷酸酶,抑制三磷酸肌醇(IP_3)脱磷酸化生成肌醇,使磷脂酰肌醇-4,5-二磷酸(PIP_2)含量降低,下调PI系统功能,中枢神经系统很多递质受体如α_1、M_1、$5-HT_2$等都与PIP_2偶联,这就为锂通过稳定关键脑区递质的平衡,对躁狂和抑郁起双向调节作用提供了比较合理的解释(图5-1)。此外,锂对生成环腺一磷(cAMP)的AC有影响。锂对AC有抑制作用,并可优先抑制脑中肾上腺素敏感性AC,从而产生抗躁狂作用。锂也影响肾、甲状腺的AC,这与副作用有关,如引起局限性肾单位萎缩或间质性纤维变性、甲状腺功能低下等。

2. 锂盐对神经递质的影响

(1)5-羟色胺(5-HT):锂盐影响5-HT摄取、合成、代谢和释放。锂盐的抗抑郁作用是因为增高了中枢神经系统5-HT的浓度,锂盐具有5-HT激动剂的作用。锂盐能增强5-HT的神经传导作用。同时,短期锂盐治疗能增加脑内5-HT和5-羟吲哚乙酸(5-HIAA)的浓度。锂盐在临床上可增加抗抑郁药的疗效,有50%的难治性抑郁症在加用锂盐后变为有效,可能与此机制有关。锂盐还能使双相患者的血小板对5-HT摄取低下的功能变为正常。

(2)多巴胺(DA):锂盐对DA的作用可能是使其功能降低,一是可能通过抑制DA敏感型腺苷酸环化酶(AC),减弱G蛋白的功能或与DA受体的偶联。另外,锂盐可抑制躁狂时DA受体的超敏,可

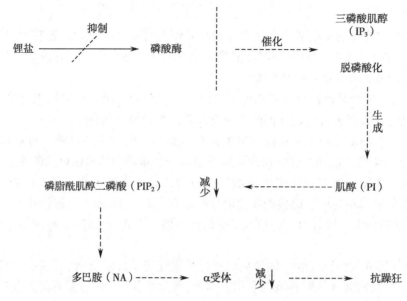

图 5-1　锂盐对磷脂酰肌醇代谢的影响

以阻断 DA 受体拮抗剂引起的突触后 DA 受体超敏的行为和电生理改变。锂盐还可抑制兴奋剂安非他明引起的欣快和运动增多,也可能与抑制 DA 的功能有关。

（3）去甲肾上腺素（NE）：锂盐对 NE 的影响表现在使用时间和脑区的不同,单次使用锂盐可引起 NE 的合成与释放增加,连续使用则相反,推测锂盐可增加单胺氧化酶（MAO）的活性。临床研究发现,锂盐能减少躁狂患者的 NE 释放,但能增加抑郁患者的 NE 释放。目前认为,锂盐对 NE 的调节作用是通过影响 α_2 自受体和 β 受体的作用而实现。

（4）乙酰胆碱（ACh）：胆碱能系统与情感障碍有关,锂盐能够改变脑内 ACh 的突触作用过程。连续使用锂盐 10 天后可发现 ACh 的合成、转运和释放增加。锂盐使 ACh 活性增加有利于躁狂的缓解。躁狂与抑郁的转化与脑内 NA-ACh 的平衡假说有关,躁狂相 ACh 减少且 NE 增加,而抑郁相 ACh 增加且 NE 减少。拟胆碱药毒扁豆碱能治疗躁狂,但诱发抑郁。对双相情感障碍患者,长期使用抗抑郁药会引起 ACh 减少与 NE 增加,导致转相为躁狂。

（5）γ-氨基丁酸（GABA）：GABA 是 CNS 的抑制性神经递质,它本身可以减弱儿茶酚胺的作用。有研究发现双相躁狂患者的 GABA 水平降低,在锂盐治疗后恢复了正常。在双相抑郁患者,也发现了 CSF 中 GABA 水平下降的证据。锂盐对 GABA 的调节作用与对双相心境的调整作用也可能有关。

3. 神经可塑性学说　新的研究表明,锂盐还可以抑制一种在代谢中起作用的酶叫作糖原合酶激酶3（GSK-3）（图 5-2）。GSK-3 是将化学信号从细胞质内传导到细胞核内的几个信号通路的一个重要组成部分。在细胞内 GSK-3 有不同的作用,这些不同的作用可能与锂盐的治疗效果有关。它的作用之一是调节特定的转录因子的活性。转录因子是蛋白质分子,它们的作用就像开关,打开激活或关闭特定的基因。一个很重要并已得到证明的例子是 Wnt 信号通路。Wnt 有促进细胞生存、增殖、分化和迁移等功能,而且在许多不同的组织,包括神经组织和神经突触形成中起着重要的作用。Wnt 信号分子一旦与其特定的细胞膜受体结合,就能有效的阻断 GSK-3 的功能。锂是一种 GSK-3 的强效抑制剂,由此激活 Wnt 信号通路,促进细胞存活。Wnt 信号通路的激活也有可能通过其他的作用机制来控制躁狂抑郁症,比如说,增加 BDNF 的产生,提高神经突触的数量。

4. 锂与电解质　锂作为碱金属离子,经离子通道进入细胞内,置换细胞内钠,引起细胞兴奋性降低。此外,锂的许多化学性质与钙和镁离子相似,或许可取代钙和镁的某些生理功能,如影响钙离子调控的神经递质的释放,与镁参与 cAMP 的生成等。

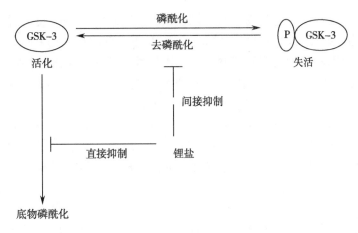

图 5-2　锂盐与糖原合成酶激酶(GSK-3)

【临床应用】

1. 躁狂发作　锂盐主要应用于躁狂症和双相情感障碍中,是目前的首选药物,对躁狂症以及双相情感障碍的躁狂发作或抑郁发作均有治疗和预防复发的作用。

2. 预防和维持治疗　双相障碍一旦诊断,患者就会在其今后的人生中不时地受到复发风险的折磨。因此,在情感障碍急性发作得到控制后,其预防和维持治疗的意义重大。而锂盐是情感障碍维持治疗中的首选药物,可减少发作频率,缩短发作时程,减轻发作严重程度。

3. 难治性抑郁　对单相抑郁急性发作用抗抑郁药治疗效果欠佳的患者,使用锂盐具有增效的作用。

4. 其他　锂盐可用于治疗精神分裂症和分裂情感性精神病的情感症状,可减轻冲动攻击性,在酒精或精神活性物质滥用方面也具有一定的增效作用。

【不良反应】锂盐治疗时约 20% 病人无副作用,约 30% 主诉有较重副作用。多数副作用与剂量有关,且多为一过性。不良反应主要涉及以下几个方面:

1. 消化系统　表现为食欲减退、恶心、呕吐、口干、烦渴、上腹不适、腹泻、稀便、多尿等。如出现频繁呕吐和严重腹泻,则可能是中毒先兆,应减量或停药。

2. 运动系统　表现为震颤、偶有锥体外系反应(EPS)、抽搐等。锂盐所致震颤,类似于特发性震颤,可能随着年龄增大而加重。但多数患者能适应手部细颤,也可用普萘洛尔 10mg 每日 2～3 次(哮喘、房室传导阻滞禁忌)缓解上述震颤。

3. 心血管系统　锂盐对血压作用不明显。表现为良性可逆性 T 波改变、QRS 翻转或增宽、心律不齐、心动缓慢、窦房结功能障碍等。少数病人可出现窦性心律失常合并晕厥发作,应立即停药。

4. 内分泌系统　治疗早期常出现一过性轻度甲状腺功能异常,很少或无任何临床意义。锂抑制甲状腺激素生成、释放和利用,有些患者可引起甲状腺肿大和甲状腺功能低下。锂盐治疗期间最好定期(6 个月)或可疑时进行甲状腺功能 TSH 和 T_3、T_4 检查。

5. 泌尿系统　早期可见多尿,以后逐渐消失,但长期应用锂盐治疗会出现肾浓缩功能降低、多尿症(肾源性尿崩症)、肾病综合征等。锂盐治疗期间应定期检测肾功能。

6. 神经系统　表现为乏力、嗜睡、反应迟缓、注意力不集中、烦躁不安、缺乏主动性,构音不全、意识障碍。有些患者出现近记忆力损害等。如出现粗大震颤则提示血药浓度已接近锂中毒水平,应立即停药并密切观察。

7. 其他　表现为皮疹、局部脱发,锂盐治疗可加重痤疮、银屑病;体重增加;白细胞增多等。

【中毒及处理】锂盐治疗中的生化监测,包括血清锂盐浓度的测定是治疗的标准程序。治疗剂量血清锂浓度范围为 0.6～0.8mmol/L。锂盐浓度高于 0.8mmol/L 时可增加肾损伤的风险。血清锂浓度上升到 1.4mmol/L 以上,体内积蓄过多锂时,可出现锂中毒。引起锂中毒的原因很多,包括肾锂廓清率下降、肾脏疾病、钠摄入减少、患者自服过量、年老体弱以及血锂浓度控制不当等。

　　治疗中出现的锂中毒往往有先兆或早期中毒症状,如反复出现呕吐、腹泻、极度乏力、困倦、轻度意识障碍、手细颤变为粗颤等,这些症状并非同时出现,且不良反应与中毒之间并无截然分界。

　　典型中毒的表现为不同程度的意识模糊、构音困难、共济失调、抽搐,病情进一步发展可出现昏迷、血压下降、心律失常等。中毒程度往往与血锂水平成正相关,1.4～2.0mmol/L 为轻度,2.0～2.5mmol/L 为中度,2.5～3.0mmol/L 为重度,3.0mmol/L 以上可危及生命。

　　一旦发生锂中毒,处理措施应立即停药和清除过多的锂如洗胃(可用 0.9%生理盐水),输液,矫正脱水,维持适当体液和电解质平衡。严重中毒可用血液透析,同时应 4～6 小时重复监测血锂浓度,并给予支持和对症治疗。英国国家优化与保健研究所(NICE)推荐在锂盐治疗首年,每 3 个月检测一次血浆锂盐浓度,此后每 6 个月检测一次。

　　【药物相互作用】

　　1. 锂盐与其他心境稳定剂　在双相情感障碍的治疗中合并用药比较常见,锂盐经常与其他心境稳定剂合用。多种心境稳定剂会有协同作用,但同时也会增加不良反应发生的风险。如锂盐与丙戊酸盐联合用药对预防复发更有效,对躁狂、双相抑郁和快速循环都有效,但增加了镇静、震颤或体重增加等不良反应;锂盐与卡马西平联合应用有更快速的抗躁狂作用,但同时增加了神经毒性的风险。

　　2. 锂盐与抗抑郁药　锂盐与抗抑郁药广泛联合应用,多数资料提示轻的副作用常见。与选择性5-HT再摄取抑制剂(SSRIs)合用时,会增加发生 5-HT 综合征的危险,包括精神和行为的改变(兴奋或镇静)、运动症状(静坐不能、虚弱或共济失调)和自主神经障碍(恶心或呕吐、眩晕、出汗、发热)等。

　　3. 锂盐与抗精神病药　锂盐与第一代抗精神病药如氟哌啶醇合用常常会增加神经毒性损害甚至迟发性运动障碍;锂盐与第二代抗精神病药合用也会诱发不良反应的发生。如锂盐与氯氮平合用对难治性双相障碍有效,但同时增加糖尿病性酮症酸中毒、恶性综合征和神经系统不良反应;锂盐与利培酮合用也会引起发热、白细胞计数增多等不良反应的增加。

　　4. 锂盐与苯二氮䓬类药物　有报道显示在某些双相障碍患者治疗中,苯二氮䓬类药可以成功替代抗精神病药。在急性躁狂治疗中,锂盐与氯硝西泮、劳拉西泮合用有效且易耐受。

　　5. 锂盐与电抽搐治疗(electroconvulsive therapy,ECT)　接受 ECT 与锂盐合并治疗的患者可能出现神经毒性反应,包括谵妄和记忆损害。

　　6. 锂盐与非精神药物　锂盐与非甾体抗炎药(NSAIDs)合用时,NSAIDs 会增加锂盐中毒的风险,因此合用时候必须仔细检测毒性表现和血锂浓度。

第二节　抗癫痫药

　　有多种抗癫痫药物可以作为心境稳定剂,如丙戊酸盐(valproate)、卡马西平(carbamazepine)、拉莫三嗪(lamotrigine)、加巴喷丁(gabapentin)和托吡酯(topiramate)等,而丙戊酸盐、卡马西平、拉莫三嗪是疗效比较肯定,临床应用比较广泛的药物。

一、丙戊酸盐

　　近 20 年来,丙戊酸盐(valproate)的应用大幅增加,常用的有丙戊酸钠和丙戊酸镁以及双丙戊酸缓释剂,主要用于癫痫及双相障碍的治疗。1966 年美国首次批准丙戊酸盐用于治疗躁狂症,如今已在绝大多数国家得到批准。丙戊酸盐通常被视为与锂盐具有同等效用的心境稳定剂。对躁狂发作疗效与锂盐相似,对伴有混合特征的双相障碍、快速循环型双相障碍以及锂盐治疗无效的患者效果更好。

　　【体内过程】丙戊酸盐口服后主要在胃内吸收,且吸收快而完全。1～6 小时血中达到药物峰浓度,吸收后主要分布于肝、肾、脑等组织,易通过胎盘。丙戊酸盐与蛋白有很高的结合率,主要与血清蛋白结合,且与血清蛋白浓度成一定的比例。丙戊酸盐主要在肝脏代谢,代谢的途径为 CYP450 酶和线粒体 β-氧化酶系统,清除半衰期通常为 5～20 小时,但人体内线粒体和微粒体酶的相互作用而可能会改变丙戊酸盐的代谢情况。

【药理作用】

1. 抗癫痫发作　对于原发性癫痫和继发性癫痫发作都有一定疗效,并作为单纯和复杂癫痫小发作的单一和辅助治疗。

2. 抗躁狂发作　研究表明,丙戊酸盐对躁狂发作患者躁狂疗效较锂盐更好,临床改善更明显。对于快速循环、混合发作、双相Ⅱ型及分裂情感障碍的患者,丙戊酸盐能减少躁狂及抑郁发作的频度和强度。

3. 抗抑郁发作　有资料显示,长期服用丙戊酸盐在减轻抑郁方面可能更有效,丙戊酸盐的预防性抗抑郁作用优于它的急性抗抑郁作用。

4. 减少冲动攻击行为　丙戊酸盐在减少攻击症状、易激惹方面有优势。有研究显示丙戊酸钠对于痴呆患者以及老年期双相情感障碍患者的易激惹和激越症状(包括行为紊乱、攻击行为、激越、敌意及冲动行为等)都有改善。

5. 精神分裂症的增效剂　丙戊酸盐在精神分裂症患者的应用正逐渐增多。在联合应用丙戊酸盐与单一应用抗精神病药治疗精神分裂症患者的对比研究中,其阳性与阴性症状量表(PANSS)总分及阳性症状分量表较单一用药组有明显改善。丙戊酸盐对精神分裂症具有辅助、增效的作用。

6. 其他　丙戊酸盐能成功治疗伴有情感症状特征的脑器质性综合征患者以及伴有双相情感障碍或症状特点的精神发育迟滞患者。

【作用机制】丙戊酸盐稳定心境的作用机制至今尚不完全清楚,可能与阻断电压敏感的钠通道、并能增加 GABA 的浓度有关。另外它还能降低多巴胺的周转,降低 N-甲基-D-天冬氨酸(NMDA)介导的作用发生,降低天冬氨酸的释放,降低脑脊液生长抑素(somatostatin)的浓度。

【临床应用】

1. 癫痫发作　丙戊酸盐是广谱抗癫痫药物,对各种类型的癫痫发作都有一定疗效。

2. 躁狂发作　主要用于急性躁狂发作和双相障碍的治疗和预防。一般认为其对混合性或心境恶劣性躁狂和快速循环发作的治疗效果较好,对于锂盐疗效不佳或不能耐受的患者是较为理想的替代药物,特别是双相Ⅱ型有较好的维持疗效。

3. 其他　也适用于分裂情感障碍和器质性障碍,包括脑外伤、EEG 异常、躯体疾病或内科疾病引起的躁狂症状。能减轻同时伴有物质滥用(主要是酒精)的双相障碍患者的躁狂及抑郁症状。

【不良反应】丙戊酸盐通常情况下耐受性良好,与其他抗癫痫药、锂盐及抗精神病药相比,不良反应发生较少,而且较少引起认知功能损害,较少引起肾脏不良反应、锥体外系症状、甲状腺功能异常、心脏病变、皮肤及过敏反应等。但丙戊酸盐可引起良性的和潜在的致命不良反应。

1. 常见的剂量相关不良反应　①胃肠刺激症状(如厌食、恶心、消化不良、呕吐、腹泻);②神经系统症状(如震颤和镇静);③良性的转氨酶升高;④体重增加,食欲增加。这些不良反应通常会随着剂量的减少和时间的推移而减轻。

2. 不常见的不良反应　①造血系统不良反应(血小板及白细胞数量减少),可减量并密切观察;②脱发,通常发生在治疗早期,常是一过性的,并且女性比男性脱发更加频繁,可减量或通过补充锌和硒的摄取而改善;③共济失调;④构音困难。

3. 罕见的特异质不良反应　①不可逆的肝功能衰竭;②急性出血性胰腺炎;③极罕见的粒细胞缺乏症。虽然都是罕见的不良反应,但都可能是致命的。因此在服药期间应注意定期检测肝功能和血象。

【中毒及处理】治疗期间,如果不良反应持续存在的话,应立即减量。关于丙戊酸盐过量服用的问题,丙戊酸盐导致的昏迷能被纳洛酮所逆转,而且血浆丙戊酸盐浓度可通过血液透析及血液灌流而降低。因此医生需要教导患者了解肝脏及血液学功能紊乱的症状体现,如若发生及时向医生报告,并给予支持和对症治疗。

【药物相互作用】丙戊酸盐的蛋白结合率高,并且大部分在肝脏代谢,因此与其他影响蛋白结合及代谢的药物合用时,可能产生潜在的药物相互作用。

1. 丙戊酸盐与其他心境稳定剂　丙戊酸盐与锂盐联合用药对预防复发有效,但却导致震颤加剧;丙戊酸盐与卡马西平合用,能促进丙戊酸盐的代谢,降低丙戊酸盐的血药浓度。

2. 丙戊酸盐与抗抑郁药　抑制代谢的药物会增加丙戊酸盐的血浆浓度,如阿米替林、氟西汀能增加丙戊酸盐的血药浓度;而与三环类抗抑郁药合用,会增加三环类抗抑郁药的血药浓度。

3. 丙戊酸盐与抗精神病药　会加强镇静、EPS、谵妄和木僵等不良反应。

4. 丙戊酸盐与苯二氮䓬类　丙戊酸盐与地西泮合用会增加地西泮的血药浓度;与氯硝西泮合用时可引起失神性癫痫状态。

5. 丙戊酸盐与非精神药物　由于丙戊酸盐是唯一一个不诱导肝微粒体酶的抗癫痫药,与其合用会增加其他被代谢的药物的血浆浓度。如与苯巴比妥、苯妥英钠合用,会加强镇静作用。

二、卡马西平

卡马西平(carbamazepine,CBZ)是一种广谱抗癫痫药(图5-3)。1963年报道有抗癫痫作用,不久发现癫痫病人用该药后,焦虑、躁动、激惹和抑郁情绪都有改善。1971年日本Takezaki和Honaoka首次报道用卡马西平治疗10例双相躁狂病人和10例躁狂病人。1973年Okuma等人又进行了急性抗躁狂和预防的研究,奠定了卡马西平对情感障碍的治疗地位。

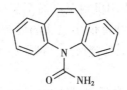

图5-3　卡马西平的化学结构

【体内过程】卡马西平水溶性差,胃肠溶解率低,口服吸收慢而且不规律,个体差异大。口服4～8小时血中药物浓度达峰值,吸收后迅速遍布全身组织,70%～80%与血浆蛋白结合,脑脊液浓度占血浆游离药物浓度的27%～31%。体内分布不均匀,脑、肝、肾浓度较高,可通过胎盘。卡马西平经肝脏代谢,清除半衰期18～55小时,成人慢性用药过程中半衰期为10～30小时。

【药理作用】

1. 抗癫痫发作　卡马西平可用于抗癫痫发作,对单纯癫痫、复合部分和全身强直-阵挛抽搐都有效,对失神发作无效。

2. 抗躁狂发作　卡马西平可用于抗躁狂发作,起效比锂盐快,耐受性较好,是一种理想的替代药物,也可用于双相障碍的预防。

3. 抗抑郁作用　卡马西平的抗抑郁作用弱于其抗躁狂作用,有研究显示在抑郁、间断性抑郁发作和亚慢性的患者中,服用卡马西平的患者血清T_4浓度大幅度降低,可以观察到卡马西平的抗抑郁作用。

4. 其他　具有抗利尿作用,慢性用药可引起甲状腺功能低下及尿游离皮质醇分泌增多;具有抗胆碱能作用;对发作性疼痛综合征如三叉神经痛也有效。

【作用机制】卡马西平有两个主要机制:

1. 作用于K^+、Na^+离子通道,降低高频重复放电。

2. 作用于突触和突触后传导。这两个机制主要与其抗癫痫的作用有关,稳定心境的机制尚不是很清楚。卡马西平急性或亚急性治疗的作用包括增加纹状体的胆碱能神经传递、减少由多巴胺、去甲肾上腺素和5-羟色胺激动的腺苷酸环化酶的活性、降低多巴胺、去甲肾上腺素和GABA的周转,这些可能与临床抗躁狂作用有关。

【临床应用】

1. 癫痫发作和三叉神经痛　卡马西平对多种发作形式的癫痫,如单纯部分发作、全身强直-阵挛发作等均有效,但对失神发作无效。卡马西平亦被多个国家批准用于三叉神经痛的治疗。

2. 躁狂发作　对混合性躁狂、重症躁狂、焦虑/心境恶劣、躁狂及快速循环型效果较好,且具有一定的预防作用;对锂盐治疗无效或不能耐受锂盐不良反应的患者也有效。

3. 心境稳定剂的替代品　由于卡马西平的体重增加作用相对较小,有一定的优势,因此对于那些为体重增加和肥胖而苦恼的患者来说,卡马西平是其他心境稳定剂的重要的替代品。

4. 其他　在精神科中尚可试用于边缘性人格障碍,发作性冲动以及人格解体及感知障碍为主要症状的非典型抑郁;也可试用于难治性精神分裂症。

【不良反应】

1. 常见的不良反应　恶心、呕吐、口干、嗜睡、头晕、头痛、视力模糊、眼球震颤,复视、过度镇静。通常历时短暂,与剂量有关,减量或停药可逆,但老年人一般都比较敏感。

2. 严重的不良反应

(1)过敏性皮疹:发生率为10%～15%,少数可发展为剥脱性皮炎和毒性表皮细胞坏死,可致死,应急诊处理。

(2)房室传导阻滞、窦性心动过缓或阿-斯综合征:心脏病人应禁止应用,老年人也应慎用卡马西平。

(3)肝功能异常:发生率可达20%,肝过敏反应多发生在治疗第一个月,可伴有发热、皮疹及腹痛,一旦发生可致死,应立即停药并急诊处理。

(4)粒细胞减少(缺乏)及再生障碍性贫血:发生率低,与剂量无关。一般多发生在治疗期的3～6个月内,也有较晚发生的,难预测,但一旦发生可致死。在服药期间应定期监测血象,密切观察病人的临床表现。

(5)低钠血症:发生率约为6%～31%,老年病人易出现,一旦发生应停药。

(6)一过性粒细胞减少和不自主运动,如出现应立即停药或换药。

(7)致畸风险:卡马西平有致畸风险,包括低出生体重、颅面部畸形、指趾发育不全和脊柱裂,妊娠期妇女禁用。

【中毒及处理】　服用卡马西平剂量大,持续时间长,代谢有障碍等情况下可能发生中毒。急性中毒可出现激惹性增高、木僵甚至昏迷,剂量过大可致死。因此一旦发现中毒,应立即停药并对症处理,洗胃、加强利尿、腹膜或血液透析。目前尚无卡马西平的特效解毒药。

【药物相互作用】　临床上卡马西平与其他药物之间的相互作用显著,增加了治疗双相障碍的复杂性。

1. 卡马西平与其他心境稳定剂　在双相障碍治疗中经常联合使用卡马西平和锂盐,有更快速的抗躁狂作用,但同时增加了神经毒性的风险;卡马西平与丙戊酸盐合用,能促进丙戊酸盐的代谢,降低丙戊酸盐的血药浓度;卡马西平与拉莫三嗪合用时,会使拉莫三嗪的血药浓度减半。

2. 卡马西平与抗抑郁药　卡马西平可以增加一些抗抑郁药的代谢,而一些抗抑郁药也可以抑制卡马西平的代谢,所以在与抗抑郁药合用时需要进行剂量的调整。如氟西汀、氟伏沙明可以抑制卡马西平的代谢从而导致卡马西平的浓度和毒性增加;而舍曲林、帕罗西汀和西酞普兰则不改变卡马西平的代谢。

3. 卡马西平与抗精神病药　卡马西平可以增加氟哌啶醇、奥氮平、阿立哌唑、利培酮的代谢,使其血药浓度下降。

4. 卡马西平与苯二氮䓬类药　卡马西平与苯二氮䓬类合用通常有很好的疗效,但却通过诱导CYP3A3/4 使苯二氮䓬类浓度降低,可能会降低氯硝西泮或阿普唑仑的浓度。

5. 卡马西平与滥用物质　乙醇与卡马西平不存在药代动力学的相互作用,而且卡马西平可以减弱酒精戒断症状,所以在双相障碍患者酒精滥用的情况下,卡马西平具有潜在的价值。

6. 卡马西平与非精神药物　卡马西平与其他非精神药物之间的相互作用也有很重要的临床意

义。卡马西平可通过诱导肝药酶使某些药物疗效降低,如类固醇(激素类避孕药、地塞米松、泼尼松龙),甲基黄嘌呤(茶碱、氨茶碱),抗病毒药(蛋白酶抑制剂)等;一些药物也会增加卡马西平的血药浓度和临床毒性,如异烟肼,降血脂药(吉非贝齐、烟酰胺)等。

三、拉莫三嗪

拉莫三嗪(lamotrigine)为苯三嗪类衍生物,1994 年获 FDA 批准上市。它是一种新型抗癫痫类药物,目前拉莫三嗪已被作为心境稳定剂广泛应用和研究。拉莫三嗪可考虑作为双相Ⅱ型障碍单一用药,对双相Ⅰ型障碍常考虑拉莫三嗪与其他情感稳定剂联合使用。

【体内过程】 口服吸收快,并快速地通过血-脑屏障,可通过胎盘。口服 2~3 小时达到峰浓度,蛋白结合率较低,为 55%,主要经肝脏代谢,尿液中较多见而在粪便中少见。消除半衰期为 24 小时。

【药理作用】

1. 抗癫痫发作　拉莫三嗪可用于各种类型癫痫的治疗。

2. 抗躁狂发作　可用于急性躁狂发作的治疗,延迟情绪异常发作。

3. 抗抑郁发作　拉莫三嗪能改善心境、反应灵敏度和社会功能,适于双相抑郁发作和双相快速循环型心境障碍,也可作为难治型抑郁的增效剂。

4. 减少冲动攻击行为　可用于治疗人格障碍、冲动行为、痴呆的攻击、重度精神发育迟滞的自伤行为,降低冲动性减少攻击行为。

【作用机制】 拉莫三嗪的作用机制和苯妥英钠相似,可能与谷氨酸神经递质有关,同时可以轻度增加血浆 5-HT 浓度。

【临床应用】

1. 癫痫发作　拉莫三嗪是抗癫痫药物,主要用于辅助治疗难治性不典型失神发作、肌阵挛发作、失张力发作及强直发作等。

2. 双相障碍　由于拉莫三嗪对双相障碍抑郁发作的疗效明显优于躁狂发作,适用于双相障碍抑郁发作的急性期治疗及维持期治疗,特别是急性治疗和预防Ⅰ型和Ⅱ型双相障碍的抑郁发作。拉莫三嗪是心境稳定剂中唯一抗抑郁作用大于抗躁狂作用的药物。

3. 其他　有个案研究显示,拉莫三嗪可用于治疗人格障碍、冲动行为、痴呆的攻击性、边缘人格、PTSD、分裂性情感障碍、重度精神发育迟滞的自伤行为、阿尔茨海默病以及严重脑外伤时意识不清所致认知损害。

【不良反应】 常见的不良反应:头晕、头痛、视力模糊、复视、共济失调、恶心、呕吐、失眠、疲倦、口干等。少数人会出现皮疹,主要是斑丘疹或麻疹,一般在服药后 2~8 周出现,应立即停止用药并咨询医生。极少数人可出现严重的皮疹,包括 Stevens-Johnson 综合征、中毒性表皮坏死松解症,具有潜在的致命风险,一旦出现必须立即停药,对症治疗,并进行肝脏、肾脏和血象的监测。

【中毒及处理】 一旦出现中毒,立即停药并对症处理,洗胃、加强利尿、腹膜或血液透析。

【药物相互作用】 使用拉莫三嗪作为某些酶诱导剂如卡马西平、苯妥英钠、苯巴比妥的辅助用药会降低拉莫三嗪的血药浓度;与丙戊酸盐合用可以导致迅速有效的代谢竞争;拉莫三嗪与口服避孕药、口服黄体酮、甲羟孕酮注射剂等合用未见相互作用。

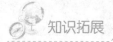 知识拓展

其他新型抗癫痫药

托吡酯(topiramade)为新型抗癫痫药。一些联合治疗的开放研究证实托吡酯具有抗躁狂作用。口服吸收快,2 小时达峰浓度,半衰期约 21 小时。不良反应有食欲减退、认知损害、乏力、嗜睡等。

少见不良反应有口干、感觉异常、味觉异常、消化不良、体重减轻、共济失调、抑郁、流涎等。

加巴喷丁(cabapentin)对双相躁狂发作具有治疗作用。此药能改变GABA的合成与释放,阻断电压钠离子通道,影响单胺类神经递质的释放。患者对常用心境稳定剂缺乏疗效时可加用本品。治疗剂量为800~1800mg/d,最高可达2400mg/d,半衰期约5小时,应分3次口服。不良反应主要有嗜睡、眩晕、共济失调。

第三节 第二代抗精神病药

双相情感障碍与精神分裂症的部分症状存在重叠,因此目前抗精神病药物成为又一类治疗双相障碍的选择药物。但由于第一代抗精神病药(如氯丙嗪、氟哌啶醇等)在治疗双相障碍躁狂发作时会诱发抑郁发作且产生较多不良反应,因此不能称之为心境稳定剂。自从20世纪90年代以来,第二代抗精神病药物逐渐用于双相障碍治疗并取得较好疗效,同时因其在不良反应方面明显优于第一代抗精神病药物,因此目前临床应用较为广泛。

第二代抗精神病药(second-generation antipsychotics),又称为非传统抗精神病药、非典型抗精神病药。利培酮、奥氮平、喹硫平、齐拉西酮及阿立哌唑等第二代抗精神病药物具有稳定心境的作用,可以单独使用或与其他情感稳定剂合用治疗躁狂发作,喹硫平单独使用可治疗双相障碍抑郁发作。第二代抗精神病药主要通过拮抗多巴胺 D_2 受体而对躁狂发作起治疗作用,但不同的第二代抗精神病药还有其他抗躁狂机制,如奥氮平、利培酮、喹硫平、齐拉西酮还通过拮抗 α_1-肾上腺素受体和组胺 H_1 受体(除利培酮外)而抗躁狂,奥氮平还有拟 γ-氨基丁酸受体作用,故而亦发挥抗躁狂作用。同时第二代抗精神病药还具有起效快,缓解抑郁,改善精神病性症状,改善认知功能等特点,且不良反应少,特别是第二代抗精神病药与锂盐或丙戊酸钠联合治疗急性期的疗效显著优于单一使用锂盐或丙戊酸钠的治疗,在双相障碍躁狂发作的治疗方面具有突出的优势。

一、奥 氮 平

奥氮平(olanzapine)是第二代抗精神病学研究较深入的一种,是第一个通过多年研究被FDA批准用于急性躁狂的抗精神病药。对混合性躁狂和双相抑郁发作都有疗效。奥氮平和氟西汀复方制剂(symbyax)已经被美国FDA批准用于治疗双相抑郁。

【体内过程】 口服易吸收且不受食物影响。口服5~8小时达峰浓度,血浆蛋白结合率约为93%,经肝脏代谢,约有75%主要以代谢物的形式从尿中排出,30%从粪便排出。消除半衰期为27~38小时,女性长于男性。

【药理作用】 除抗精神病作用外,奥氮平尚具有下列药理作用:

1. 抗躁狂发作 奥氮平作为心境稳定剂,能改善双相情感障碍的躁狂症状。近年来研究表明,奥氮平是一种安全有效的治疗躁狂急性发作的药物。

2. 抗抑郁发作 奥氮平也有抗抑郁效应,礼来公司将奥氮平作为一种抗抑郁治疗手段与氟西汀合成了一种复方制剂(symbyax)。

【作用机制】 奥氮平与多种受体具有亲和力,包括5-$HT_{2A/C}$、5-HT_3、5-HT_6、多巴胺 $D_{1~5}$、$M_{1~5}$、α_1及 H_1 受体,对5-HT_2 受体的亲和力比多巴胺 D_2 受体高。可阻断5-HT、多巴胺和M受体,选择性地抑制间脑边缘系统多巴胺能神经功能,而对纹状体的多巴胺能神经功能影响很小。

【临床应用】 除治疗精神分裂症外,奥氮平能有效控制双相I型急性躁狂发作;对双相抑郁发作也有相当疗效,单用或与抗抑郁药合用,控制双相抑郁发作。可用于降低双相障碍躁狂和抑郁的复发率。

【不良反应】

1. 最明显的不良反应 体重增加。用药前体重指数(BMI)较低者增加更明显。

2. 常见的不良反应 头昏、食欲增加、口干、便秘、嗜睡。

3. 少见的不良反应 迟发性运动障碍,一般较少发生,但长期用药可增加发生的风险;肝脏转氨酶、催乳素、总胆固醇及尿酸升高;提高血脂、血糖、胰岛素水平,增加高血糖和糖尿病的风险。

4. 罕见的不良反应 光敏反应;皮疹、肝炎和阴茎异常勃起,极少数病人出现抽搐,其中多有抽搐既往史和抽搐高危因素。

【中毒及处理】中毒(常规剂量30倍)时表现:嗜睡、发音含糊、视物模糊、呼吸抑制、低血压等。中毒处理:奥氮平中毒无特殊解毒剂。发现中毒应立即停药并给予对症处理和支持疗法。如洗胃(如病人意识不清,应先插管)和给予活性炭,可减少奥氮平的吸收;给予静脉补液和肾上腺素受体激动药(如去甲肾上腺素)以纠正低血压和循环衰竭;给予心血管系统监护以防心律失常。

【药物相互作用】

1. 奥氮平与其他心境稳定剂 奥氮平与锂盐或丙戊酸盐合用可更有效预防躁狂复发;美国精神病学会(American Psychiatric Association,APA)指南推荐,抗精神病药与心境稳定剂联用作为严重躁狂发作的首选治疗方案。

2. 奥氮平与精神科药物 奥氮平与氟伏沙明合用会降低奥氮平的代谢;奥氮平与氟西汀合用对精神病性抑郁、难治性抑郁和双相抑郁都有效。

3. 奥氮平与非精神科药物 奥氮平与乙醇合用,可出现镇静作用增强;奥氮平可拮抗多巴胺受体激动剂的作用。

二、利 培 酮

利培酮(risperidone)为苯异噁唑类第二代抗精神病药。2003年被FDA批准用于治疗急性躁狂与混合性发作。利培酮联用心境稳定剂的疗效优于心境稳定剂的单独使用,见效更快。

【体内过程】利培酮口服易吸收,不受食物影响。口服1~2小时血药浓度达峰值,血浆蛋白结合率约为90%。经肝脏代谢,原型药物及代谢产物主要经肾脏排泄,少量随粪便排出,老年人和肾功能损害者排泄减慢。消除半衰期为2~4小时。

【药理作用】除抗精神病作用外,利培酮尚具有如下药理作用:

1. 抗躁狂发作 利培酮能控制双相躁狂发作急性期症状。

2. 抗抑郁发作 关于利培酮治疗双相抑郁的研究很少,但Shelton等人研究发现利培酮能显著改善患者抑郁症状,且引起躁狂和轻躁狂的转换率很低。

【作用机制】对多巴胺D_2受体和$5-HT_2$受体具有较高的亲和力,其抗精神病效应与上述两种受体阻断作用有关,其中,对皮层5-HT受体阻断作用与边缘系统多巴胺受体阻断作用尤为重要。此外,它对α_1、α_2肾上腺素受体以及H_1组胺受体具有中度亲和力;对$5-HT_{1A}$、$5-HT_{1C}$和$5-HT_{1D}$受体也有一定的亲和力;而对多巴胺D_1受体的亲和力则较低。

【临床应用】除治疗精神分裂症以外,还应用于躁狂急性发作、双相躁狂发作、混合性发作、精神病性及双相循环发作。利培酮比其他心境稳定剂更能快速有效的控制青少年双相障碍的躁狂症状。

【不良反应】

1. 最明显的不良反应 引起阳痿。

2. 常见的不良反应 头晕、口干、失眠、焦虑、头痛、激越、体重增加、锥体外系反应等。

3. 少见的不良反应 催乳素水平升高,进而降低卵巢类固醇含量,导致妊娠困难,闭经、溢乳和性功能障碍;直立性低血压;增加老年患者脑卒中风险。

【中毒及处理】若出现迟发性运动障碍和肌肉僵直,意识障碍等,应立即停药并给予对症处理和支持疗法。如洗胃,并且在患者意识恢复前给予密切观察。

【药物相互作用】

1. 利培酮与其他心境稳定剂　利培酮与锂盐或丙戊酸盐合用对躁狂发作的治疗有更好的疗效；APA 指南推荐，抗精神病药与心境稳定剂联用作为严重躁狂发作的首选治疗方案。

2. 利培酮与精神科药物　长期与氯氮平合用可减少利培酮自体内清除；三环抗抑郁药和一些 β-受体阻断剂会增加利培酮的血药浓度。

3. 利培酮与非精神科药物　利培酮与乙醇或其他具有中枢抑制作用的药物合用，中枢抑制作用可互相增强；利培酮与降压药物合用可增强利培酮的低血压效应。

三、喹硫平

喹硫平（quetiapine）为二苯硫氮䓬类第二代抗精神病药。2004 年经 FDA 批准可用于急性躁狂的治疗，包括单一治疗，与锂盐或双丙戊酸钠联合治疗。

【体内过程】　口服吸收好，血浆蛋白结合率为 83%，体内分布广。经肝脏代谢，主要以代谢产物排泄，73% 由尿液排出，20% 由粪便排出。清除半衰期为 6～7 小时。

【药理作用】　除抗精神病作用外，喹硫平尚具有如下药理作用：

1. 抗躁狂发作　喹硫平能改善双相障碍的躁狂发作或混合性发作。

2. 抗抑郁发作　能明显改善双相抑郁症状，具有较好的耐受性。

3. 其他　镇静作用较强。

【作用机制】　喹硫平对 5-HT 受体有高度亲和力，大于多巴胺 D_1 和 D_2 受体。对 H_1 受体和 α_1 受体亦有较高的亲和力，而对 α_2 受体亲和力低，但对 M 受体和苯二氮䓬受体基本没有作用。

【临床应用】　除应用于治疗精神分裂症，还可应用于双相情感障碍的躁狂发作、混合发作以及抑郁发作；喹硫平能改善患者的抑郁症状，且引起躁狂或轻躁狂发作率低；同时对双相障碍患者的焦虑症状改善显著。

【不良反应】

1. 常见的不良反应　困倦、头痛、头晕、心悸和直立性低血压、甲状腺激素水平轻度降低。

2. 少见的不良反应　便秘、口干、消化不良、肝功能异常、焦虑、体重增加和皮疹，轻度无力、鼻炎、白细胞减少、嗜酸性粒细胞增多，血清甘油三酯和胆固醇水平增高，长期服用有导致糖尿病的风险。

3. 罕见的不良反应　锥体外系不良反应较少发生，癫痫、恶性综合征和阴茎异常勃起。

【中毒及处理】　若出现意识障碍，应立即停药并给予对症处理和支持疗法，并且在患者意识恢复前给予密切观察。

【药物相互作用】

1. 喹硫平与其他心境稳定剂　喹硫平与锂盐或丙戊酸盐合用对躁狂发作的治疗和预防复发有更好的疗效；喹硫平联合拉莫三嗪有利于难治性双相抑郁的治疗；APA 指南推荐，抗精神病药与心境稳定剂联用作为严重躁狂发作的首选治疗方案。

2. 喹硫平与精神科药物　喹硫平与丙米嗪或氟西汀合用，不改变喹硫平的药代动力学。

3. 喹硫平与非精神科药物　喹硫平与酒精或其他中枢神经抑制药合用，可加重中枢抑制作用；喹硫平与抗高血压药合用，可能诱发体位性低血压的潜在危险。

四、阿立哌唑

阿立哌唑（aripiprazole）为喹啉酮类第二代抗精神病药。2004 年经 FDA 批准可用于治疗躁狂和混合性发作。曾被誉为"第一个更新一代的非典型抗精神病药物"。

【体内过程】　口服吸收良好，分布广泛。口服 3～5 小时达峰浓度，血浆蛋白结合率大于 99%。经肝脏代谢，清除半衰期约为 75 小时。

【药理作用】　抗躁狂发作：阿立哌唑能有效改善躁狂症状，患者耐受性好，没有体重增加、催乳素升高及 QTC 间期延长的不良反应。

【作用机制】　阿立哌唑作用机制独特,是 DA 和 5-HT 系统的稳定剂,它通过对 D_2 受体、5-HT_{1A} 受体的部分激动作用以及对 5-HT_{2A} 受体的拮抗作用,起到平衡调节而发挥作用。

【临床应用】　除治疗精神分裂症,还可应用于双相情感障碍的躁狂发作或混合发作。2009 年在加拿大防治指南中曾提出,阿立哌唑单用治疗可以有效地预防双相障碍的复发并且作为预防治疗的一线用药。但是不能改善抑郁或注意缺陷多动障碍症状。

【不良反应】

1. 常见不良的反应　恶心、呕吐、头痛、乏力、焦虑、失眠、困倦、视物模糊、直立性低血压。

2. 少见的不良反应　锥体外系不良反应。

3. 罕见的不良反应　流涎、胰腺炎、胸痛、激越、言语障碍、迟发性运动障碍。

【中毒及处理】　服用过量会可出现呕吐、嗜睡及震颤,无特异性解救方法。一旦出现中毒表现,应立即停药,早期可用活性炭,密切监护,并给予对症治疗。

【药物相互作用】

1. 阿立哌唑与其他心境稳定剂　对于心境障碍,阿立哌唑与锂盐、丙戊酸盐合用比单一用药有更有效的改善作用;APA 指南推荐,抗精神病药与心境稳定剂联用作为严重躁狂发作的首选治疗方案。

2. 阿立哌唑与精神科药物　氟西汀、帕罗西汀、奎尼丁、酮康唑可抑制阿立哌唑的代谢,使其血药浓度升高。

3. 阿立哌唑与非精神科药物　与抗高血压药合用,可能诱发体位性低血压。

五、齐拉西酮

齐拉西酮(ziprasidone)是一种苯异硫唑类非典型抗精神病药,2004 年获得美国 FDA 批准作为合并用药治疗双相障碍躁狂发作的临床适应证。

【体内过程】　口服盐酸齐拉西酮后经胃肠道吸收良好,分布广泛,6~8 小时达血浆峰浓度,1~3 天达到稳态血浓度,血浆蛋白结合率大于 99%,口服齐拉西酮后主要经肝脏充分代谢,仅少量原型药经尿液(<1%)和粪便(<4%)排泄。

【药理作用】　除抗精神病作用外,齐拉西酮能有效改善双相躁狂发作急性期症状。

【作用机制】　齐拉西酮对 D_2、5-HT_{2A}、5-HT_{1D} 受体具有拮抗作用,对 5-HT_{1A} 受体具有激动作用。齐拉西酮能抑制突触对 5-HT 和 NE 的再摄取。

【临床应用】　除治疗精神分裂症,还可应用于双相情感障碍的躁狂发作或混合发作。

【不良反应】

1. 常见不良反应　失眠或困倦、激越或静坐不能、无力、头痛、恶心、呕吐、便秘或腹泻、口干或流涎、流感样症状或呼吸困难、心动过速、血压升高或体位性低血压、头晕、皮疹等。

2. 罕见不良反应　性功能障碍、胆汁淤积性黄疸、肝炎、抽搐、白细胞或血小板减少或增多、低血钾、低血糖、甲状腺功能减退等。

3. 长期用药可出现锥体外系不良反应和迟发性运动障碍。催乳素水平升高和体重增加较少发生。

【中毒及处理】　服用过量齐拉西酮后可能出现锥体外系症状、嗜睡、震颤、焦虑、QT_c 间期延长、一过性高血压。一旦过量应给予支持疗法,给氧,洗胃,静脉输液及对症处理,密切观察及监测心电图。

【药物相互作用】

1. 本品易引起剂量依赖性的 QT 间期延长、尖端扭转型室性心动过速,不应与延长 QT 间期的药物合用。

2. 本品可能诱发低血压,因此可能会增强某些抗高血压药物的疗效。

3. 本品可能存在拮抗左旋多巴胺和多巴胺激动剂的作用。

4. 本品主要作用于中枢神经系统,与其他作用于中枢的药物合用时应慎重。

5. 与其他心境稳定剂合用　卡马西平为 CYP3A4 诱导剂,每天两次、连续 21 天服用 200mg 卡马西平,患者齐拉西酮的 AUC 降低约 35%。卡马西平剂量越高,齐拉西酮的 AUC 降得越多。齐拉西酮(40mg,一日两次)与锂(450mg,一日两次)合用 7 天,不会影响锂的稳态血药浓度或肾清除率。

第四节　其他药物

由于传统的心境稳定剂在疗效上有一定的局限性,苯二氮䓬类也具有抗躁狂和心境稳定作用,在常规心境稳定剂疗效不佳时可以考虑换用或加用苯二氮䓬类药物,本节做简要介绍。

苯二氮䓬类药物

苯二氮䓬类(benzodiazepines,BZDs)是一类具有镇静、催眠及抗焦虑等作用的药物。可用于抗精神病药、情感稳定剂显效之前,躁狂、抑郁伴发的焦虑、失眠的辅助药物。常用的有氯硝西泮和劳拉西泮。

【体内过程】苯二氮䓬类药物,口服吸收快而且完全。口服 0.5 ~ 8 小时达峰浓度,血浆蛋白结合率较高。脂溶性高,能通过血-脑屏障。经肝脏代谢,可经乳汁排出,故不建议哺乳妇女服用苯二氮䓬类药物。消除半衰期 2 ~ 160 小时。

【药理作用】

1. 抗焦虑作用　这是苯二氮䓬类药物的主要作用。可以减轻或消除焦虑不安、紧张、恐惧情绪。

2. 镇静催眠作用　对睡眠的各期都有不同程度的影响。

3. 抗惊厥作用　几乎所有的苯二氮䓬类药物都升高痉挛阈并有较强的抗惊厥作用。

4. 骨骼松弛作用　小剂量的苯二氮䓬类可抑制脊髓和脊髓上的运动反射。

5. 其他　苯二氮䓬类药物能加强麻醉药、巴比妥类和酒精的抑制作用。

【作用机制】苯二氮䓬类药物对 BZDs 受体有较高亲和力和特异性,不同苯二氮䓬类药物亲和力不同,且亲和力大小与体内药理学强度相关。

【临床应用】

1. 焦虑症　BZDs 治疗焦虑起效快,副作用小,治疗第一周即可见明显改善。

2. 失眠症　BZDs 对各种原因引起的失眠都有效。

3. 抗癫痫　BZDs 对癫痫持续状态有较好效果。

4. 双相障碍辅助治疗　氯硝西泮起效快,可作为锂盐和抗精神病药的辅助用药,增进心境稳定剂的抗躁狂疗效,以控制急性躁狂和兴奋躁动的病人,值得注意的是,BZDs 使用时一旦患者病情稳定,即应减量或停药,不宜长期用药。

5. 其他　内镜检查和麻醉前诱导。

【不良反应】一般来说,BZDs 的耐受性好,副作用小,但剂量过大或敏感患者可出现以下不良反应:

1. 神经系统　常见镇静、嗜睡、头晕、困倦、记忆力受损、还可影响协调运动功能,对某些行为(如驾驶或操纵机器)会有潜在危险,应提前向患者讲明。少数患者可能出现脱抑制现象,如失眠、噩梦、焦虑、恐惧、愤怒、攻击行为、自杀自残观念,脑器质性疾病和既往有冲动行为者发生率较高。

2. 心血管系统和呼吸系统　治疗剂量下对健康人心血管和呼吸系统作用轻微,对心率、节律和肺功能均无明显影响,较安全。但大剂量或静脉给药可引起血压降低、心率加快。慢性梗阻性肺疾病或睡眠呼吸暂停病人,可引起呼吸困难、呼吸暂停发作。

3. 胃肠系统　少数人服用后可出现恶心、呕吐、腹部不适、腹泻等。饭后服用可减轻或消失。

4. 泌尿系统　老年人可引起尿失禁,也可引起性功能障碍。

5. 其他　较少见的有关节痛、肌无力、多汗、中性粒细胞减少、口干、发热、体重增加等;静脉注射可出现静脉炎或静脉血栓。

【中毒及处理】BZDs 过量常见,但中毒严重者较少。过量处理主要为支持呼吸和循环功能。静脉注射氟马西尼(fumazenil)可有效拮抗 BZDs 的过量中毒,但要注意其诱发戒断症状。

【药物相互作用】

1. BZDs 与其他镇静药、乙醇合用　引起明显的镇静和中枢神经抑制,加重嗜睡、昏睡、呼吸抑制、昏迷,严重者可致死。如临床需合用时宜降低剂量,并密切监护病人。

2. BZDs 与肝药酶诱导剂合用　BZDs 与利福平、卡马西平、苯妥英钠或苯巴比妥等药物可显著缩短 BZDs 的消除 $t_{1/2}$,清除率增加。

3. BZDs 与肝药酶抑制剂合用　BZDs 与西咪替丁等药物可抑制 BZDs 在肝脏的代谢,使 BZDs 镇静作用增强,时间延长。

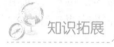 知识拓展

心境稳定剂增效剂

对于难治性双相障碍患者,特别是难治性双相快速循环发作患者,心境稳定剂增效剂如钙通道拮抗剂(如尼莫地平、维拉帕米),甲状腺素,5-羟色胺$_{1A}$受体拮抗剂(如丁螺环酮、吲哚洛尔等)可考虑与心境稳定剂联合应用。有研究表明钙通道拮抗剂对躁狂症状有效,对抑郁症状也有一定的疗效。主要与心境稳定剂联用治疗难治性双相障碍。临床上使用钙通道拮抗剂应避免与口受体阻断剂或其他钙离子拮抗剂合用。甲状腺激素主要有三碘甲腺原氨酸(T_3)和甲状腺素(thyroxin, T_4),或国产粗制甲状腺素。主要与心境稳定剂联用治疗难治性快速循环发作,也可作为抗抑郁药的增效剂治疗双相Ⅱ型的难治性抑郁患者。目前已有一些开放研究表明,吲哚洛尔(pindolol)能增强 5-羟色胺重摄取抑制剂的抗抑郁作用。

第五节　心境稳定剂的合理应用

合理用药应贯彻于临床各个领域,对于双相情感障碍的治疗也不例外。随着抗精神病药物的增多,对于患者的治疗有了更多的选择,临床上出现多种抗精神病药物联用的现象,联用后副作用增多,反而对患者不利。合理地选择药物、使用剂量、治疗疗程以及合理的控制不良反应对于精神疾病的治疗至关重要。如何选择心境稳定剂? 治疗中应注意如下几点:

1. 明确诊断,早期用药。

2. 药物选择应个体化,单纯躁狂发作首选锂盐或丙戊酸盐。

3. 疗效不佳者,可以两种心境稳定剂合用;病情严重者,可以加抗精神病药。

4. 双相障碍症状缓解后,原则上需采取维持治疗,通常初次发作者需维持用药 1 年,多次发作者需维持 5 年的治疗,用药期间应定期检测肝功和肾功。

双相障碍的治疗以情感稳定剂的使用为主,急性期多 2 种或以上药物联合治疗,根据躁狂或抑郁症状的不同选择药物。维持期用药可以联合也可以选择单一用药,但主张以情感稳定剂维持治疗,慎用或仅短期联合使用不易转躁的抗抑郁药物,预防复发、避免发展成快速循环型双相障碍,是一切治疗的基础。因为发展成为快速循环型是双相障碍致残的主要元凶。治疗中要高度意识到,要避免抗抑郁药物导致的快速循环。

药物联合使用并非越多药物联合越好,根据病人个体情况,合理应用最少种类的联合、尽量短期联合使用,不仅对降低医疗费用有益,而且对减少药物不良反应意义重大。

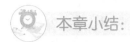 **本章小结：**

双相情感障碍是一种反复发作、致残率高、造成沉重社会负担的疾病。心境稳定剂,又称抗躁狂药物,是治疗躁狂及预防双相情感障碍的躁狂或抑郁发作、且不会诱发抑郁或躁狂发作的一类药物。主要包括锂盐(碳酸锂)和某些抗癫痫药物如丙戊酸盐、卡马西平等。新一代抗精神病药物如奥氮平、利培酮、喹硫平、齐拉西酮和阿立哌唑等,可以用于躁狂或双相障碍的急性期治疗和维持治疗;为了使患者情绪尽快稳定,治疗最初几周也可合并应用苯二氮䓬类药物。

我们在临床实践中应尽力提高对该病的识别率和治疗率,同时在双相障碍的治疗中,应将心境稳定剂作为药物治疗的基础,掌握心境稳定剂的合理应用原则、临床中的剂量用法、药物相互作用及不良反应等。慎重联合应用非经典的抗精神病药及新型抗抑郁药等其他药物,及时采用 ECT,同时辅助心理干预,可改善治疗效果及预后。

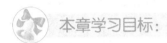 **本章学习目标：**

【掌握】双相情感障碍的常规用药治疗的方法。锂盐、丙戊酸盐、奥氮平、利培酮等常见抗躁狂药的作用特点和临床应用。

【熟悉】各类心境稳定剂的药物相互作用机制和联合用药原则。

【了解】各类心境稳定剂的药物不良反应,中毒表现以及急救措施。

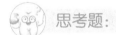 **思考题：**

1. 对心境稳定剂的选择,下列描述错误的是
   A. 双相Ⅰ型急性躁狂或双相Ⅱ型轻躁狂发作,可首选锂盐
   B. 既往对锂盐缺乏疗效,则选用丙戊酸盐或卡马西平
   C. 如不能耐受锂盐,选用丙戊酸盐或卡马西平
   D. 对快速循环发作或混合性发作应首选丙戊酸盐或卡马西平
   E. 对双相抑郁障碍患者,必须使用抗抑郁剂

2. 23 岁的女性患者,兴奋话多 2 周入院。甲状腺功能检查发现 T_3 和 T_4 升高,TSH 降低;精神状况检查发现话多,兴奋,爱管闲事,易激惹,自述心情高兴。该患者首选的心境稳定剂是
   A. 碳酸锂　　　　　　B. 丙戊酸钠　　　　　　C. 卡马西平
   D. 氯氮平　　　　　　E. 苯妥英钠

3. 治疗急性躁狂发作时,为了迅速控制患者的高度兴奋症状,应合并应用
   A. 心境稳定剂　　　　B. 苯二氮䓬类　　　　　C. 抗精神病药
   D. SSRIs　　　　　　E. TCAs

制剂与用法

碳酸锂(lithium carbonate)　普通口服制剂:0.5 ~ 1.5g/d,分 1 ~ 2 次服用;维持治疗为 0.6 ~ 0.9g/d;缓释制剂:每日 0.3 克/次,2 日后给予 0.3 克/次,每日 2 次,2 日后增至 0.9g/d,2 日后给予 1.2 ~ 1.5g/d,分次餐后服用。

丙戊酸盐(valproate)　普通剂型:急性躁狂:200mg,每日 2 ~ 3 次,每隔 3 天增加 200mg/日,直至

达到期待效果,最大剂量为1.8g/d;缓释剂型:初始剂量为250mg(10～15mg/kg),每日2次,可酌情逐渐增加至治疗剂量,治疗剂量为1000～2000mg(20～30mg/kg),每日2次。

卡马西平(carbamazepine)　躁狂患者300～600mg/d,分2～3次服用,最大日剂量为1.2g。

拉莫三嗪(lamotrigine)　成人初始剂量为每日25毫克/次,2周后每日50毫克/次,维持2周后,每隔1～2周加量一次,最大增加量为50～100mg,至最佳疗效,通常需6～8周;维持剂量为100～200mg/d,分1～2次服用。儿童初始剂量为每日1mg/kg,维持剂量为每日3～6mg/kg。

奥氮平(olanzapine)　常用剂量范围为每日20毫克/次,根据临床评估结果调整剂量,加药间隔应≥24小时,停用时应逐渐减少剂量;精神分裂症、预防双相情感障碍复发,初始剂量为10mg/d;躁狂发作:单独用药的初始剂量为15mg/d,合并治疗的初始剂量为10mg/d。

利培酮(risperidone)　初始剂量为1毫克/次,2次/日,剂量渐增至第3日为3mg,以后每周调整1次剂量。最大疗效剂量为4～6mg/d;老年患者初始剂量为0.5mg每日2次。

喹硫平(quetiapine)　双相情感障碍的躁狂发作:单一治疗或作为情绪稳定剂的辅助治疗时,第1日100mg,第2日200mg,第3日300mg,第4日400mg。到第6日可进一步将剂量调至800mg/d。但增加幅度不得超过200mg/d。可根据患者的临床反应和耐受性将剂量调整为常用有效剂量范围400～800mg/d。老年人和肝、肾功能损害者:初始剂量为25mg/d,以后每日增加幅度为25～50mg,直到有效剂量。以上所有剂量均分2次服用。

阿立哌唑(aripirazole)　有片剂和口腔崩解片两种剂型,常用剂量为10～15mg,每日1次,用药2周后可根据个体的疗效和耐受情况适当调整,但加药速度不宜过快。

齐拉西酮(ziprasidone)　本品现有注射剂和胶囊两种剂型,推荐成人口服起始剂量20mg每日2次,最大80mg每日2次。

氯硝西泮(clonazepam)　急性躁狂早期:口服6～12mg/d,分2次服用;肌内注射:1～2毫克/次,每日1～2次;最大剂量20mg/d。

劳拉西泮(lorazepam)　急性躁狂早期:6～12mg/d,分2～3次服用,最大剂量20mg/d。

(朱　刚　王　媛)

第六章

抗焦虑药和镇静催眠药

焦虑障碍（anxiety disorder）是一种以焦虑为主的神经症性障碍，以广泛性和持续性焦虑或反复发作的惊恐不安为主要特征。焦虑作为一种精神症状，可有主观的体验与客观的表现。患者主观体验常常为没有明确客观对象和具体观念内容的提心吊胆和恐惧不安的心情，客观表现为运动性不安、肌肉紧张和自主神经功能紊乱。遗传因素、生化因素、心理因素及环境因素等与焦虑障碍的发生有关，特别是中枢去甲肾上腺素（NE）、5-羟色胺（5-HT）神经递质系统的改变与焦虑障碍的关系受到了越来越多的关注。

睡眠障碍（somnipathy）指睡眠-觉醒过程中表现出来的各种功能障碍。睡眠障碍是临床常见的问题，可表现为失眠、过度嗜睡、发作性睡病、睡眠异常行为（睡行症、夜惊、梦魇）以及与呼吸相关的睡眠障碍等。其中，失眠症（insomnia）是最常见的睡眠障碍，患者对睡眠的数量或质量不满意，存在睡眠的始发（sleep onset）和维持（sleep maintenance）障碍，可有入睡困难、多梦、早醒、频繁地觉醒或醒后再入睡困难、醒后不适等表现形式。睡眠障碍通常与多种心理、生理及社会环境因素等有关，如失眠常可引起患者出现焦虑、抑郁情绪，而焦虑、抑郁情绪的存在会进一步影响睡眠的质量，睡眠环境的突然改变、服用咖啡因等具有兴奋作用的物质、疼痛等也会影响睡眠质量。

章前案例：发作性心慌、恐惧为哪般？

患者小张，女，27岁，已婚，白领，家庭幸福，事业有成，性格开朗。可不知为什么，近5月以来，小张经常会出现发作性的头晕、心慌、呼吸困难、多汗、极度恐惧，有濒死感。认为自己患了心脏病，曾电话求助120到综合医院心内科就诊。除心电图提示"窦性心动过速"，其余多项检查指标并未发现明显的问题，给予口服普萘洛尔、输液治疗后病情缓解。但后来多次出现上述类似症状，发作无明显的诱因，亦无明显的规律，多则每周出现2~3次，少则几周出现1次，每次持续数分钟至1小时不等。后经心内科医生建议，小张到心理科就诊，经进一步收集病史，完善相关检查，心理科医生明确诊断为焦虑障碍（惊恐发作）。经服抗焦虑药与心理治疗，小张病情完全缓解。目前在服药巩固治疗，近几个月来未再出现紧张不适的情况。

抗焦虑药（anxiolytics）是指一类主要用于缓解焦虑、恐惧和紧张的药物，常用于治疗焦虑障碍、各种心身疾病、睡眠障碍、应激障碍等疾病。主要包括苯二氮䓬类、5-HT$_{1A}$受体激动药、抗抑郁药、巴比妥类等。因巴比妥类治疗剂量与中毒剂量比较接近，容易过量引起急性中毒，严重者可致死，故已很少使用，目前常用的抗焦虑药是苯二氮䓬类药物、5-HT部分激动剂和抗抑郁药等。

镇静催眠药（sedative-hypnotics）是指能引起镇静和近似生理性睡眠的药物，它们对中枢神经系统具有广泛的抑制作用。小剂量镇静催眠药引起安静或思睡状态，表现出镇静作用；较大剂量镇静催眠药引起睡眠，即催眠作用。有些药物如苯二氮䓬类、抗抑郁药既有镇静催眠又有抗焦虑的作用。现常用的镇静催眠药主要包括苯二氮䓬类与新型非苯二氮䓬类药物及有镇静作用的抗抑郁药等。

　　焦虑与失眠作为常见的精神症状,可单独出现,也可同时存在,如在临床常见的抑郁障碍中,常可共病焦虑、失眠。因此,抗焦虑药和镇静催眠药是精神科临床最为广泛使用的处方药物之一。

Benzodiazepines and Anxiety Disorders

　　Anxiety is an unpleasant state of tension, apprehensionor uneasiness——a fear that seems to arise from an unknown source. Episodes of mild anxiety are common life experiences and do not warrant treatment. However, the symptoms of severe, chronic, debilitating anxiety may be treated with anti-anxiety drugs. Since all of the anti-anxiety drugs also cause some sedation, the same drugs often function clinically as both anxiolytic and hypnotic agents. Benzodiazepines, the most important class, are used for treating both anxiety states and insomnia. Benzodiazepines act by binding to a specific regulatory site on the $GABA_A$-receptor, thus enhancing the sensitivity to Benzodiazepines.

第一节　苯二氮䓬类药物

　　苯二氮䓬类(Benzodiazepines,BZDs)药物是一类具有镇静、催眠及抗焦虑等作用的药物,该类药物以其明显优于巴比妥类药物的特性,于20世纪60年代以来广泛应用于睡眠障碍、焦虑障碍的治疗。代表性药物如地西泮、氯氮䓬、氯硝西泮、艾司唑仑等。它们均为1,4-苯并二氮䓬的衍生物,其化学结构见图6-1和表6-1。

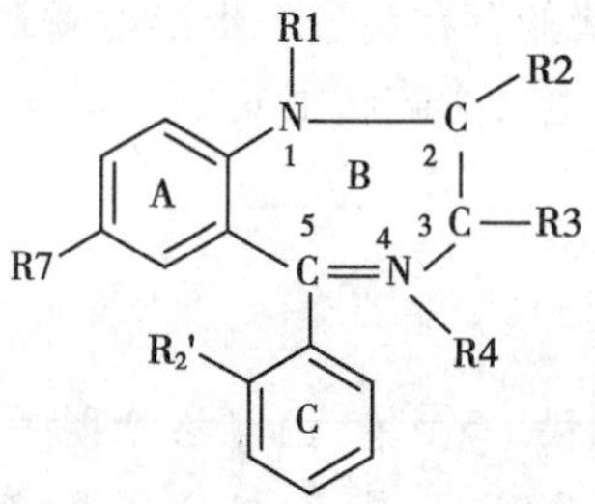

图6-1　苯二氮䓬类药物的母核结构

表6-1　常用部分苯二氮䓬类药物的化学结构

药名	R_1	R_2	R_3	R_7	R_2'
地西泮	—CH_3	=O	—H	—Cl	—H
氯氮䓬	(—)	—$NHCH_3$	—H	—Cl	—H
奥沙西泮	—H	=O	—OH	—Cl	—H
劳拉西泮	—H	=O	—OH	—Cl	—Cl
氟西泮	—$CH_2CH_2N(C_2H_5)_2$	=O	—H	—Cl	—F
硝西泮	—H	=O	—H	—NO_2	—H
氯硝西泮	—H	=O	—H	—NO_2	—Cl
三唑仑	连接成三氮唑环		—H	—Cl	—Cl
艾司唑仑	连接成三氮唑环		—H	—Cl	—H

【体内过程】 该类药物口服后吸收迅速而完全,脂溶性高,与血浆蛋白结合率多在70%以上,可迅速通过血-脑屏障。肌内注射,由于体液pH的影响,吸收缓慢而不规则,故急需发挥疗效时应口服或静脉注射。BZDs主要在肝脏代谢,主要活性代谢物去甲西泮、奥沙西泮、替马西泮仍有药理作用。目前临床常用的BZDs的药代动力学特点,见表6-2。

根据药物作用特点和半衰期长短,可将该类药物分为短效、中效和长效3类。

短效BZDs如三唑仑,半衰期不足10小时,作用迅速而短暂,对维持睡眠效果差。主要用于入睡困难者,一般无延续效应,对患者白天精神状态影响较小。

中效BZDs如阿普唑仑、艾司唑仑、劳拉西泮,半衰期在10~20小时,多用于入睡困难、易醒的患者。用量较高时常有后遗效应。

长效BZDs如地西泮,半衰期在20小时以上,起效较慢,容易在体内蓄积,常有后遗效应,影响患者白天的精神状态。

表6-2　苯二氮䓬类药物药代动力学及其作用特点

药名	口服生物利用度(%)	血浆蛋白结合率(%)	半衰期(h)	活性代谢物	作用特点
地西泮	100	99	20~70	去甲地西泮 奥沙西泮	抗焦虑、催眠、抗癫痫、酒依赖替代治疗。抗焦虑、肌松作用比氯氮䓬强5倍,抗惊厥作用强10倍
硝西泮	78	85	18~36	—	催眠作用显著,抗惊厥作用较强
氯硝西泮	98	80	26~50	—	抗惊厥作用比地西泮及硝西泮强
氟西泮	—	95.5	50~100	N₁-脱烷基西泮	催眠作用强
氯氮䓬	86	96	5~30	去甲氯氮䓬 奥沙西泮	抗焦虑、镇静、催眠、抗惊厥、中枢性肌松弛
劳拉西泮	90	85	10~20	—	抗焦虑作用较强
阿普唑仑	—	80	12~15	α-羟基阿普唑仑	抗焦虑、催眠
艾司唑仑	—	93	10~24		较强的镇静、催眠、抗惊厥、抗焦虑作用和较弱的中枢性骨骼肌松弛作用
三唑仑	—	90	1.5~5.5	—	催眠作用比硝西泮及氟西泮强
奥沙西泮	—	98	5~12	—	抗焦虑抗惊厥作用强
咪达唑仑	—	97	1.5~2.5		特别适用于最初入睡困难及早醒后再入睡困难者

【药理作用】 不同的BZDs药理作用类似,但由于对苯二氮䓬受体的选择性不同,加之药代动力学差异较大,因此临床用途并不完全相同。

1. 抗焦虑　BZDs抗焦虑作用选择性较高,抗焦虑作用可能是通过作用于边缘系统中的苯二氮䓬受体而实现的。如地西泮低剂量即可抑制调节情绪反应的边缘系统中海马和杏仁核神经元电活动的发放和传递,明显改善恐惧、紧张、忧虑、失眠、震颤等症状,并对各种原因引起的焦虑均有显著疗效。

2. 镇静催眠　小剂量BZDs有镇静作用,随着药物使用剂量增加,可有催眠作用,能明显缩短入睡潜伏期,显著延长睡眠持续时间,减少觉醒次数。主要延长非快动眼睡眠的第2期,明显缩短慢波睡眠期,可减少发生于此期的夜惊或夜游症,而对快动眼睡眠的影响不明显。进一步加大剂量不会引起全身麻醉。BZDs镇静催眠作用有以下优点:①治疗指数高,安全范围较大;②对快动眼睡眠的影响较小,停药后出现反跳性 REMS 延长较巴比妥类轻,但可明显缩短或取消 NREMS 第 4 相,因此可减少发生于此时期的夜惊或夜游症;③对肝药酶几乎无诱导作用,不影响其他药物的代谢;④依赖性、戒断症状较轻;⑤思睡、运动失调等一般副作用较轻。目前 BZDs 已取代了巴比妥类药物成为临床最常用的镇静催眠药。

3. 抗惊厥、抗癫痫 地西泮等很小剂量即能有效对抗戊四唑、印防己毒素等诱导的动物惊厥,而对士的宁及电刺激诱发的惊厥则需较大剂量才有效。地西泮具有抑制癫痫病灶异常放电扩散的作用。具有很强的抗惊厥和抗癫痫作用,虽不能减少惊厥原发病灶的放电,却能抑制惊厥病灶的放电向周围皮层及皮层下扩散,终止或减轻惊厥的发作。目前认为地西泮的抗惊厥、抗癫痫作用与促进中枢抑制性递质 γ-氨基丁酸(GABA)的突触传递功能有关。临床上可用于辅助治疗破伤风、子痫、小儿高热惊厥及药物中毒性惊厥。地西泮对癫痫大发作能迅速缓解症状,对癫痫持续状态疗效显著,静脉注射地西泮是临床治疗癫痫持续状态的首选。

4. 中枢性肌肉松弛 地西泮等有较强的中枢性肌松作用,特别是静脉给药尤为显著,可缓解动物的去大脑僵直,也可减轻人类大脑损伤所致的肌肉僵直。地西泮发挥肌肉松弛作用时一般不影响正常活动。地西泮在小剂量时抑制脑干网状结构下行系统对 γ 神经元的易化作用,较大剂量时增强脊髓神经元的突触前抑制,抑制多突触反射,引起肌肉松弛。临床上可用于治疗大脑麻痹患者、脑血管意外、脊髓损伤等引起的中枢性肌强直,也用于缓解局部关节病变、腰肌劳损及内镜检查所致的肌肉痉挛。

5. 其他

(1)呼吸功能:一般剂量对正常人呼吸功能无影响,较大剂量可轻度抑制肺泡换气功能,有时可致呼吸性酸中毒,对慢性阻塞性肺部疾病患者,上述作用大大加剧。

(2)心血管作用:小剂量作用轻微,较大剂量可降低血压、减慢心率。

(3)麻醉前给药:以减少麻醉药用量,增强麻醉药的安全性,减少不良反应,疗效优于吗啡及氯丙嗪。临床上常作心脏电击复律或内镜检查前用药。

【作用机制】研究发现,哺乳动物大脑存在广泛的苯二氮䓬类受体,而且其分布的脑区与中枢抑制性神经递质 GABA 受体分布的脑区相似。GABA 受体既与氯离子(Cl⁻)通道偶联,又与苯二氮䓬类受体间存在功能联系。GABA 及 GABA 激动剂能够促进 BZDs 与其受体位点的结合。BZDs 中枢作用可能与其作用于脑内不同部位 GABA 受体有关。GABA 受体包括 γ-氨基丁酸 A(GABA$_A$)受体和 γ-氨基丁酸 B(GABA$_B$)受体两个亚型。GABA$_A$ 受体为离子通道型受体,GABA$_B$ 受体为 cAMP 偶联受体。BZDs 作用于 GABA$_A$ 受体,该受体与 Cl⁻ 通道偶联。在通常情况下,GABA$_A$ 受体处于抑制状态,不与 GABA 结合,神经元处于兴奋状态。当 BZDs 与 GABA$_A$ 受体结合后,GABA$_A$ 受体的抑制被解除,GABA$_A$ 受体与 GABA 的结合增加,使细胞膜对 Cl⁻ 通透性增加,Cl⁻ 大量进入细胞膜内引起膜超极化,使神经元兴奋性降低。

一般认为 BZDs 抗焦虑作用主要与药物作用于边缘系统、杏仁核和海马内的受体有关,镇静催眠作用与药物作用于脑干网状结构上行激活系统及皮质有关。

【临床应用】

1. 抗焦虑 长期以来,BZDs 一直是焦虑障碍治疗的主要药物,但因不良反应(如认知损害,精神运动性损害,白天镇静、嗜睡、药物依赖、戒断症状)及症状缓解不稳定,现已不再为临床首选。但因其起效快,仍可作为严重的焦虑障碍短期治疗的首选药物。

2. 镇静催眠 口服 BZDs,可以改善各种睡眠。另外,也可用于谵妄状态、不安腿综合征、躁狂状态的治疗。

3. 酒依赖戒断症状的处理 由于酒精与 BZDs 药理作用相似,在临床上常用此类药物来缓解酒依赖患者的戒断症状。

4. 抗癫痫 可用于各种原因引起的肌肉痉挛及癫痫发作的治疗。

【不良反应】该类药物毒性小,安全范围较大。常见不良反应有:

1. 神经系统不良反应　较常见,大约 4%～9% 的服用 BZDs 的患者会出现嗜睡、镇静、困倦、乏力,大约 2% 的患者出现共济失调,其他较为少见的神经系统不良反应包括头疼、眩晕、精神迟钝等。BZDs 会影响精细动作,故驾驶员、高空作业人员、精细操作人员慎用。另外,有报道称长期服用 BZDs 的患者停药后会出现癫痫发作。

2. 遗忘效应　BZDs 可以导致顺行性遗忘,尤其是在静脉给药时更易出现。BZDs 对记忆的影响与 GABA$_A$ 受体密切相关,研究发现外显性记忆主要与 GABA$_A$ 受体的 α_1 和 α_5 亚基有关,而程序性记忆主要被 α_1 亚基调控。记忆损伤可能与药物与 GABA$_A$ 受体亲和力有关,在所有的 BZDs 中,三唑仑、劳拉西泮与阿普唑仑最有可能引起记忆损伤,而奥沙西泮对记忆的影响较小。

3. 药物耐受及依赖、戒断症状　长期应用可产生耐受性,用于催眠耐受性产生较快,而用于抗焦虑则耐受性产生缓慢。长期应用还可产生精神和躯体依赖性,尤其是使用短效的 BZDs,形成躯体依赖性后停用本药可出现戒断症状,如失眠、焦虑、兴奋、心动过速、呕吐、出汗及震颤,甚至惊厥,也可出现感冒样症状以及感觉障碍等。这些症状严重程度和剂量大小有关,故不宜长期服用,宜短期或间断性用药,尽可能应用能控制症状的最低剂量,停药时逐渐减少剂量,以避免出现戒断症状。

4. 脱抑制反应　少数患者在服用 BZDs 后可出现兴奋、激越、欣快、行为控制能力下降、言语增多、睡眠障碍、甚至出现幻觉,有脑器质性疾病的患者更易出现,停药后可很快好转。

5. 心血管和呼吸抑制　常规治疗剂量的 BZDs 对健康人的心血管系统和呼吸系统无明显影响,但大剂量或静脉给药时可导致心肺功能抑制、血压下降或心脏停搏,尤其是对于合并慢性阻塞性肺病的患者、肥胖患者可能更易于引起呼吸抑制。

6. 其他　偶见恶心、呕吐、食欲减退、腹部不适等消化道副作用,餐后用药可减轻。老年患者可出现尿失禁,其他较少见的不良反应有口干、皮疹、多汗、中性粒细胞减少等。

【禁忌证】老年患者、肝、肾和呼吸功能不全者、驾驶员、高空作业和机器操作者慎用。新生儿、急性闭角型青光眼、重症肌无力者、孕妇和哺乳期妇女禁用。

【药物相互作用】

1. 与其他中枢抑制药、乙醇合用,增强中枢抑制作用,加重嗜睡、昏睡、呼吸抑制、昏迷,严重者可致死。临床如必须合用,宜降低剂量,并密切监护病人。

2. 肝药酶诱导剂利福平、卡马西平、苯妥英钠或苯巴比妥等药物可显著缩短地西泮的消除 $t_{1/2}$,清除率增加。

3. 肝药酶抑制剂如西咪替丁等药物可抑制地西泮在肝脏的代谢,导致清除率降低,$t_{1/2}$ 延长。

地　西　泮

地西泮(diazepam,valium)又名安定,其化学结构见图6-2。地西泮于1961年合成,1965年首先用于治疗癫痫持续状态,为目前临床上常用的镇静、催眠及抗焦虑药之一。

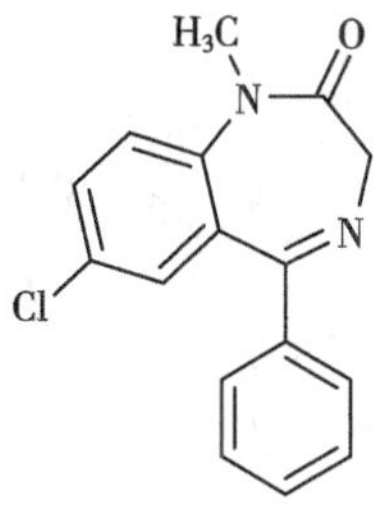

图6-2　地西泮的化学结构

【体内过程】口服吸收快而完全,0.5～2 小时血药浓度达峰值。肌内注射吸收缓慢而不规则,静脉注射迅速进入中枢而生效,但快速再分布,故持续时间短。$t_{1/2}$为20～70小时,血浆蛋白结合率高达99%。地西泮及其代谢物脂溶性高,容易透过血-脑屏障;可通过胎盘,可分泌入乳汁,故临产前应用时可使新生儿出现肌无力、低血压、低体温及轻度呼吸抑制,乳儿可出现倦怠和体重减轻,因此,产前及哺乳妇女忌用这类药物。本药有肠肝循环,故长期用药有蓄积作用,停药后消除较慢。主要以代谢物的游离或结合形式经肾排泄。

【药理作用】 本药为长效BZDs,可引起中枢神经系统不同部位的抑制。具有抗焦虑、镇静、催眠、抗惊厥、抗癫痫及中枢性肌肉松弛作用。

【作用机制】 地西泮与$GABA_A$受体复合物上的苯二氮䓬受体结合,诱导受体发生构象变化,促进GABA与$GABA_A$受体结合。$GABA_A$受体激活导致Cl^-通道开放,Cl^-内流,引起突触后神经元的超极化,抑制神经元的放电。这种抑制转译为降低神经元兴奋性,减少下一步去极化兴奋性递质。地西泮增加氯通道开放的频率,可能通过增强GABA与其受体的结合或易化GABA受体与Cl^-通道的联系来实现。

【临床应用】 地西泮对癫痫持续状态具有显著疗效,为首选药物。也常用于广泛性焦虑障碍、惊恐发作、失眠、有酒依赖急性期戒断症状的患者。

【不良反应】 低剂量时少而轻微,常见的不良反应有嗜睡、头昏、乏力等,大剂量可有共济失调、震颤。偶见低血压、呼吸抑制、视力模糊、皮疹、尿潴留、抑郁、精神紊乱、白细胞减少。久服可产生依赖性和成瘾性,需增加剂量,且突然停药有戒断症状出现,表现为失眠、焦虑、兴奋、心动过速、呕吐、出汗及震颤,甚至惊厥。静脉注射速度过快可引起呼吸和循环功能抑制,严重者可致呼吸及心脏停搏。

【禁忌证】 新生儿、青光眼患者、重症肌无力患者、孕妇及严重肝病患者禁用。

【药物相互作用】

1. 能增强其他中枢抑制药的作用,若同时应用应注意调整剂量。酒精能增强本品作用,治疗期间应避免饮酒或含酒精的饮料。

2. 易成瘾,与其他可能产生依赖性的药物合用时,产生依赖性的危险性增加。

3. 与抗高血压药和利尿降压药合用,可使降压作用增强。

4. 与西咪替丁、普萘洛尔合用,本药清除减慢,血浆半衰期延长,合用时应注意调整剂量。

5. 利福平可增加本药的消除,使血药浓度降低;异烟肼抑制本品的消除,致血药浓度增高。

6. 与左旋多巴合用时,可降低后者的疗效。

7. 与地高辛合用,可增加地高辛血药浓度而致中毒。

8. 与扑米酮合用由于减慢后者代谢,需调整扑米酮的用量。

<h2 style="text-align:center">硝 西 泮</h2>

硝西泮(nitrazepam)的化学结构见图6-3。

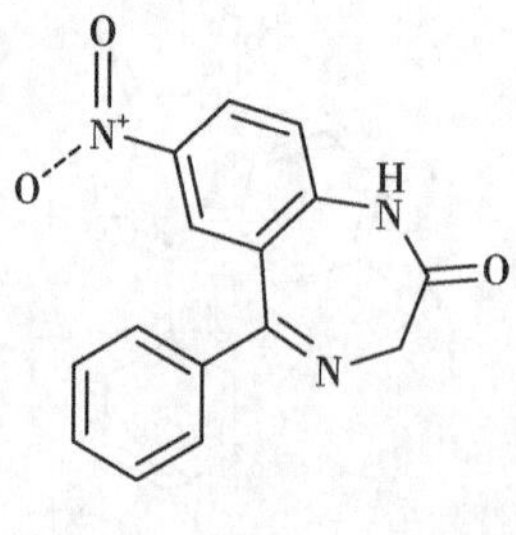

图6-3 硝西泮的化学结构

【体内过程】 硝西泮口服易吸收,生物利用度为78%,2小时达峰浓度。血浆蛋白结合率高达

85%，$t_{1/2}$为18~36小时。本药在肝脏代谢，大部分以代谢产物形式随尿液排出，20%随粪便排出。可通过胎盘及乳汁分泌。

【药理作用】 具有镇静及显著催眠作用；还具有中枢性肌松弛作用和抗惊厥作用。

【作用机制】 选择性作用于大脑边缘系统，与中枢苯二氮䓬受体结合，而促进GABA的释放，促进突触传导功能有关。

【临床应用】 其催眠作用良好，引起近似生理睡眠，醒后无明显后遗效应。服药后30分钟左右起作用，维持6~8小时。高热惊厥患者服用后可减轻或消除抽搐发作，还可用于抗癫痫和麻醉前给药。对癫痫持续状态有显效，与其他抗惊厥药合用有协同作用，可用于混合型癫痫，尤其适用于婴儿痉挛及阵发性肌痉挛。镇静及明显的催眠和抗惊厥作用。抗癫痫作用强，主要用于小发作，尤其对肌阵挛性发作和婴儿痉挛有较好疗效。

【不良反应】 常见头晕、乏力、困倦、头痛等，减量或停药后可消失。偶见皮疹、肝损害、骨髓抑制。

【禁忌证】 白细胞减少者、重症肌无力者及对本品过敏者。

【药物相互作用】

1. 与易成瘾的和其他可能成瘾药物合用时，成瘾的危险性增加。

2. 与酒精、具有镇静作用的抗抑郁药及其他中枢抑制药合用时，可相互增效。

3. 与抗酸药合用时可延迟本品的吸收；与西咪替丁合用时可以抑制本品的肝脏代谢，从而使清除减慢，血药浓度升高。

4. 与抗高血压药或与利尿降压药合用时，可使降压作用增强。

5. 与普萘洛尔合用时可导致癫痫发作的类型和（或）频率改变，应及时调整剂量。

6. 与卡马西平合用时，由于肝微粒体酶的诱导可使两者的血药浓度下降，清除半衰期缩短；与左旋多巴合用时，可降低后者的疗效。

7. 与抗真菌药酮康唑、伊曲康唑合用，可提高本品疗效并增加其毒性。

氯 硝 西 泮

氯硝西泮（clonazepam，氯硝安定）的化学结构见图6-4。

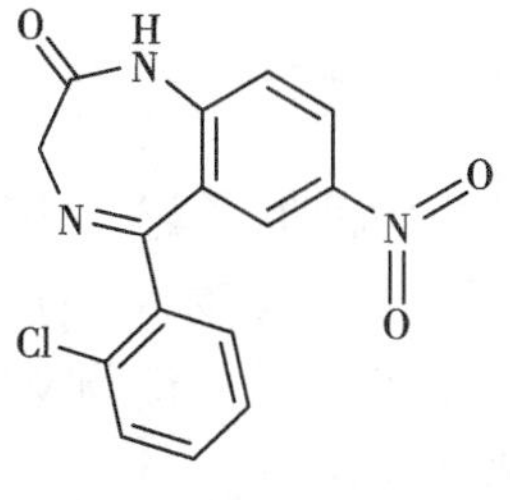

图6-4 氯硝西泮的化学结构

【体内过程】 氯硝西泮口服吸收良好，1~4小时血药浓度达峰值，作用维持6~8小时。血浆蛋白结合率为85%，表观分布容积为1.5~4.4L/kg，$t_{1/2}$为26~50小时。主要在肝脏代谢，其代谢产物7-氨基氯硝西泮仅有微弱活性，代谢产物以游离或结合形式经尿排泄，在24小时内仅有小于口服量的0.5%以原药形式排出。

【药理作用】 临床上可用于各种焦虑、失眠以及各种癫痫和惊厥，具有广谱抗癫痫作用，对各型癫痫均有效，对小发作和肌阵挛发作疗效最佳。

【作用机制】 参见地西泮。

【临床应用】 催眠、抗焦虑、抗癫痫。

【不良反应】 常见的不良反应有嗜睡、共济失调及行为紊乱；有时可见焦虑、抑郁等精神症状及头昏、乏力、眩晕、言语不清等。偶见皮疹、复视及消化道反应。长期服用可产生耐受性。久服突然停药可加剧癫痫发作,甚至诱发癫痫持续状态。有报告用于合并有大发作的癫痫小发作者可加重其大发作,故应配伍应用控制大发作的药物。

【禁忌证】 青光眼患者、对本药及其他 BZDs 过敏者、严重呼吸功能不全者禁用。

【药物相互作用】

1. 与中枢神经系统抑制剂、阿片类镇痛药、单胺氧化酶抑制药或具有中枢神经抑制作用的降压药合用时,中枢神经抑制作用增强。

2. 本药与氯氮平合用,增加呼吸停止和(或)心脏停搏的危险。

3. 本药可降低左旋多巴的作用;降低地昔帕明的稳态血药浓度水平。

4. 与卡马西平合用,两药的代谢均加快,血药浓度降低。与大量三环类抗抑郁药合用时,可降低惊厥阈,降低本药的抗惊厥效应。

5. 西咪替丁可降低本药及其他通过硝基还原作用代谢的 BZDs 的清除率。

6. 与丙戊酸合用时,在少数病例中可发生失神持续状态。与扑米酮合用时,可能由于药物代谢的改变,导致癫痫发作形式的改变,有时需减少扑米酮的用量。

氟 西 泮

氟西泮(flurazepam,氟安定)的化学结构见图 6-5。

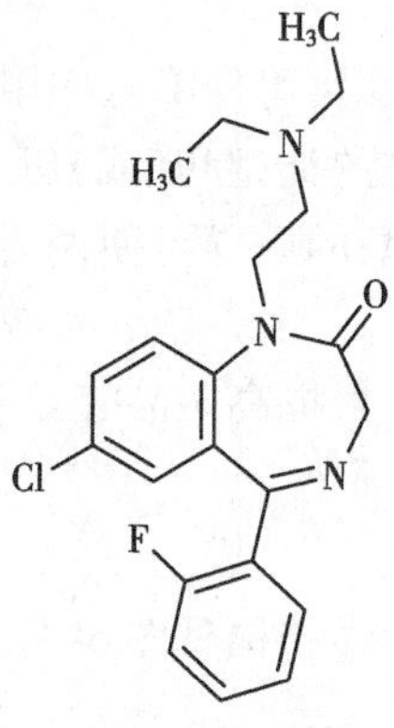

图 6-5 氟西泮的化学结构

【体内过程】 氟西泮是长效苯二氮䓬类镇静催眠药,作用与地西泮相似,但其催眠作用较强。口服吸收良好,但存在明显的首过效应,主要活性代谢物 N- 去烷基氟西泮的 $t_{1/2}$ 长达 $50 \sim 100$ 小时,老年患者则更长,该代谢物在体内积聚,造成后遗效应。代谢物及少量原型药经尿排出。

【药理作用】 具有抗焦虑、镇静、催眠等作用。

【作用机制】 参见地西泮。

【临床应用】 用于各种失眠,如入睡困难、夜间常醒、早醒、梦游症及夜惊等。

【不良反应】 常见不良反应为嗜睡。其他可有头痛、头晕、乏力、共济失调、恶心、呕吐和排尿障碍等。肝肾疾病患者、妊娠妇女及儿童不宜服用。

【禁忌证】 对 BZDs 过敏者与睡眠性呼吸暂停综合征患者禁用。

【药物相互作用】 参见地西泮。

氯 氮 䓬

氯氮䓬(chlordiazepoxide)的化学结构见图 6-6。

【体内过程】 氯氮䓬口服后吸收完全但较缓慢,肌内注射吸收缓慢且不规则,与血浆蛋白结合率可高达 96% , $t_{1/2}$ 为 $5 \sim 30$ 小时,药物缓慢地进入脑组织,也能透过胎盘。在体内经肝脏代谢为去甲氯

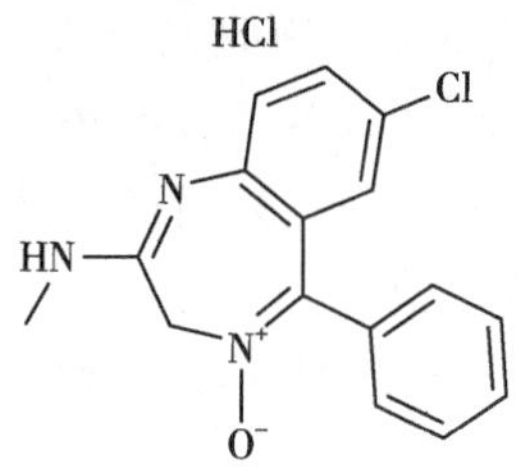

图6-6 氯氮䓬的化学结构

氮䓬、地莫西泮、去甲西泮等,这些代谢物均具活性,且在体内代谢缓慢,故长期应用可引起代谢物积聚。原型及代谢物均由尿排出。

【药理作用】 具有镇静、催眠、抗焦虑、骨骼肌松弛作用和抗惊厥作用。

【作用机制】 为苯二氮䓬受体的激动剂,作用部位与机制尚未完全阐明,认为可以加强或异化GABA的抑制性神经递质的作用,GABA在苯二氮䓬受体相互作用下,主要在中枢神经各部位起突触前和突触后的抑制作用。

【临床应用】 曾用于抗焦虑、镇静催眠。因长期应用,体内蓄积较严重,目前已较少用。

【不良反应】 常见嗜睡、便秘等不良反应,大剂量时可发生共济失调、皮疹、乏力、头痛等症状,偶见中毒性肝炎及粒细胞减少症。长期大量服用可产生耐受性和成瘾,男性病人可导致阳痿。久服骤停可引起惊厥。老年人用药后易引起精神失常,甚至昏厥,故应慎用。

【禁忌证】 白细胞减少者、孕妇、哺乳妇女及对本品过敏者。老年、严重肝肾疾病患者慎用。

【药物相互作用】

1. 与易成瘾的和其他可能成瘾的药物合用时,成瘾的危险性增加。

2. 与酒精、全麻药、可乐定、镇痛药、单胺氧化酶A型抑制药和三环抗抑郁药合用时,可彼此相互增效,应适当减量。

3. 与抗酸药合用时可延迟本品的吸收。

4. 与抗高血压药或与利尿降压药合用于全麻时,可使降压作用增强。

5. 与钙离子通道拮抗药合用时,可能使低血压加重。

6. 与西咪替丁合用时可以抑制肝脏转化本类药的中间代谢产物如氯氮䓬和地西泮,从而使清除减慢,血药浓度升高,但对劳拉西泮无影响。

7. 普萘洛尔与苯二氮䓬类抗惊厥药合用时,可导致癫痫发作的类型和频率改变,应及时调整剂量,包括普萘洛尔在内的血药浓度可能明显降低。

8. 与卡马西平合用时,由于肝微粒体酶的诱导,使两者的血药浓度下降,清除半衰期缩短。

9. 与左旋多巴合用时,可降低后者的疗效。

劳 拉 西 泮

劳拉西泮(lorazepam)的化学结构见图6-7。

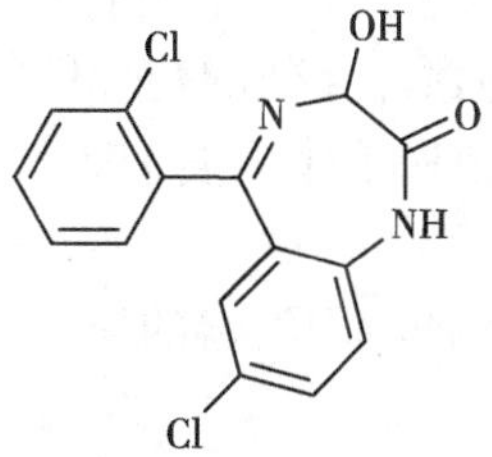

图6-7 劳拉西泮的化学结构

157

【体内过程】 劳拉西泮是短效苯二氮䓬类镇静催眠药,肌内注射与口服吸收性质相似。口服迅速在胃肠道被吸收,生物利用度约为90%,血浆蛋白结合率约为85%,2小时左右血药浓度达峰值,$t_{1/2}$为10~20小时。可以通过血-脑屏障和进入胎盘,还可分泌到乳汁中。在肝内可与葡萄糖醛酸结合,其代谢产物葡萄糖醛酸盐无活性,经肾脏排泄。

【药理作用】 作用与奥沙西泮相似,有较强的抗焦虑及抗惊厥作用,诱导入睡作用显著,持续时间持久。

【作用机制】 参见地西泮。

【临床应用】 临床主要用于焦虑障碍以及由焦虑、紧张引起的失眠,亦用于手术前给药。

【不良反应】 嗜睡、镇静和共济失调是最常见的不良反应。高剂量或非胃肠道给药会造成呼吸抑制和低血压。反复用药较易产生依赖性。

【禁忌证】 对BZDs过敏者、急性闭角型青光眼及重症肌无力者禁用。老年及肝肾功能不全者慎用。

【药物相互作用】

1. 和其他BZDs一样,本品与其他中枢神经系统抑制剂如酒精、巴比妥类、抗精神病药、镇静催眠药、抗焦虑药、抗抑郁药、麻醉性镇痛药、镇静性抗组胺药、抗惊厥药和麻醉剂联合应用时,可使中枢神经系统抑制剂的作用增强。

2. 应用茶碱或氨茶碱可能降低包括劳拉西泮在内的BZDs的镇静作用。

3. 与丙磺舒联合应用时,由于半衰期的延长和总清除率的降低,可能导致劳拉西泮起效更迅速或作用时间延长。当与丙磺舒合用时,需要将劳拉西泮的给药剂量降低至原来剂量的50%。与丙戊酸盐合用可能导致劳拉西泮的血浆药物浓度增加,清除率降低。当与丙戊酸盐合用时,应将劳拉西泮的给药剂量约降低至原来剂量的50%。

阿普唑仑

阿普唑仑(alprazolam,佳静安定,甲基三唑安定)的化学结构见图6-8。

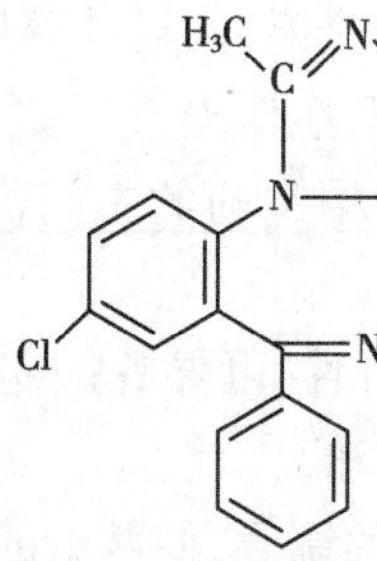

图6-8 阿普唑仑的化学结构

【体内过程】 阿普唑仑口服吸收迅速而完全,1~2小时即可达血药浓度峰值,2~3天血药浓度达稳态,$t_{1/2}$为12~15小时。吸收后分布于全身,并可透过胎盘屏障,乳汁中亦有分布。经肝脏代谢为活性物质α-羟三唑安定,但浓度太低无临床意义。最后自肾脏排出体外,体内积蓄量极少。

【药理作用】 为新的BZDs,具有同地西泮相似的药理作用,有抗焦虑、抗惊厥、抗抑郁、镇静、催眠及肌肉松弛作用,且抗焦虑、镇静催眠肌肉松弛作用强于地西泮,其抗焦虑作用比地西泮强10倍。

【作用机制】 参见地西泮。

【临床应用】 主要用于焦虑、恐惧、各种原因引起的失眠的短期治疗,也可用于改善酒精急性期戒断症状。

【不良反应】 不良反应与地西泮相似,但较轻微。少数患者有倦乏、头晕、口干、恶心、便秘、视力模糊、精神不集中等。近期报道,久用后停药有戒断症状,应避免长期使用。

【禁忌证】 对 BZDs 过敏者、急性闭角型青光眼及重症肌无力者禁用。严重慢性阻塞性肺部病变、驾驶员、高空作业者、危险精细作业者及肝肾功能不全者慎用。

【药物相互作用】 参见地西泮。

艾 司 唑 仑

艾司唑仑(estazolam,三唑氯安定,舒乐安定)的化学结构与三唑安定相似,见图 6-9。

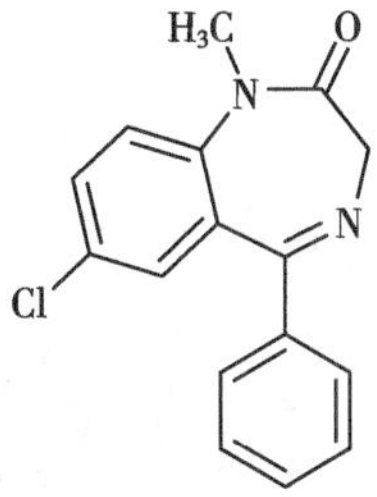

图 6-9 艾司唑仑的化学结构

【体内过程】 艾司唑仑是中效苯二氮䓬类镇静催眠药,为新型 BZDs 药物,口服吸收较快,$t_{1/2}$ 为 10~24 小时,血浆蛋白结合率为 93%,经肝脏代谢,肾脏排泄,排泄较慢。

【药理作用】 具有控制焦虑、抗癫痫、镇静、肌肉松弛剂等作用,催眠作用较强,强度约为硝西泮的 2.5~4 倍。

【作用机制】 参见地西泮。

【临床应用】 临床上用于各种类型的失眠、焦虑、抗惊厥和抗癫痫。

【不良反应】 不良反应较小,临床上使用较多,个别患者有轻度乏力、嗜睡、口干、头胀等不适反应,减量即可;大剂量使用可有震颤、共济失调;罕见皮疹、白细胞减少等,长期使用可产生依赖性。

【禁忌证】 妊娠期妇女、新生儿及对本药过敏者禁用。

【药物相互作用】 参见地西泮。

三 唑 仑

三唑仑(triazolam)俗名为蒙汗药,其化学结构见图 6-10。

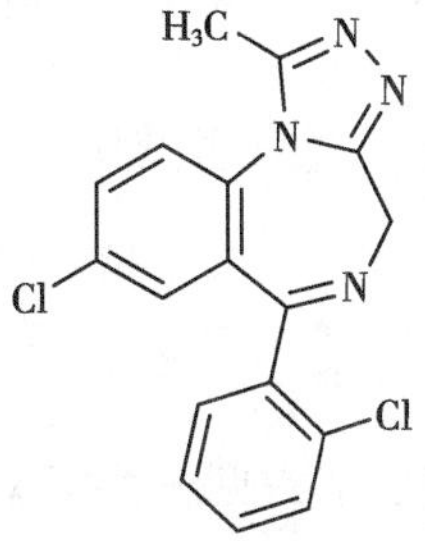

图 6-10 三唑仑的化学结构

【体内过程】 三唑仑是短效苯二氮䓬类镇静催眠药,口服后吸收迅速而完全,诱导入睡迅速,口服后 15~30 分钟即可生效,达峰时间约 1.3 小时,$t_{1/2}$ 为 1.5~5.5 小时,血浆蛋白结合率约 90%。大部分经肝代谢,代谢产物无催眠作用,仅少量以原型排出,排泄 $t_{1/2}$ 短于 4 小时,极少在体内蓄积。

【药理作用】 具有抗惊厥、抗癫痫、抗焦虑、镇静催眠、中枢性骨骼肌松弛和暂时性记忆缺失(或称遗忘)作用。催眠作用比地西泮强 45 倍。

【作用机制】 参见地西泮。

【临床应用】临床曾用于治疗各种类型的失眠症。由于$t_{1/2}$短,对睡眠维持困难者疗效较差。尽管该药次晨无宿醉现象,但因该药易产生依赖,近年来在市场上呈泛滥趋势,甚至被当做毒品使用,目前已纳入国家严格管制的精神药品,作为镇静催眠药已较少使用。

【不良反应】常见不良反应是嗜睡、肌无力、头晕和头痛,应用较大剂量顺行性记忆缺失和异常行为发生率增高。长期用药较其他 BZDs 更易产生依赖性。

【禁忌证】对 BZDs 过敏者禁用。老年及肝肾功能不全者慎用。

【药物相互作用】参见地西泮。

奥 沙 西 泮

奥沙西泮(oxazepam)的化学结构见图 6-11。

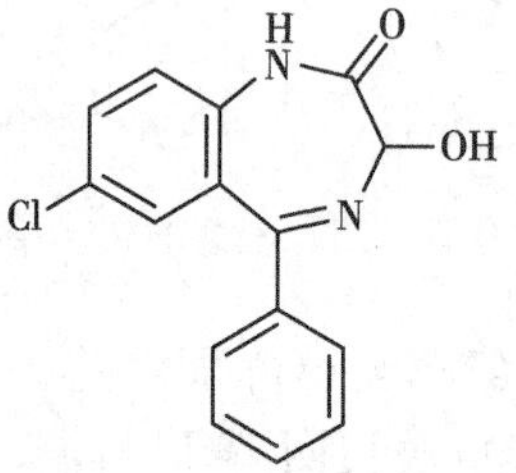

图 6-11 奥沙西泮的化学结构

【体内过程】奥沙西泮是短效苯二氮䓬类镇静催眠药,为地西泮、氯氮䓬、地莫西泮的活性代谢物。口服吸收慢,约 49~90 分钟生效,约 2~4 小时血药浓度达峰值,能通过胎盘屏障,也可分泌入乳汁,与血浆蛋白结合率高(98% 左右),$t_{1/2}$ 为 5~12 小时。在肝脏与葡萄糖醛酸结合而灭活,代谢物及少量原型药由尿排出。

【药理作用】本品为地西泮的主要代谢产物。药理作用与地西泮相似但较弱。

【作用机制】参见地西泮。

【临床应用】对焦虑、紧张、失眠、头晕以及部分神经症性障碍有效。对控制癫痫大、小发作也有一定作用。

【不良反应】可有视物不清、头昏、头痛、恶心、呕吐、尿潴留等,减量或停药后自行消失。罕见白细胞减少、过敏反应、肝功受损、记忆障碍、兴奋等。长期应用可致依赖性,突然中断药物可出现戒断症状。

【禁忌证】妊娠期妇女、新生儿及对本药过敏者禁用。

【药物相互作用】参见地西泮。

咪 达 唑 仑

咪达唑仑(midazolam,咪唑安定)的化学结构见图 6-12。

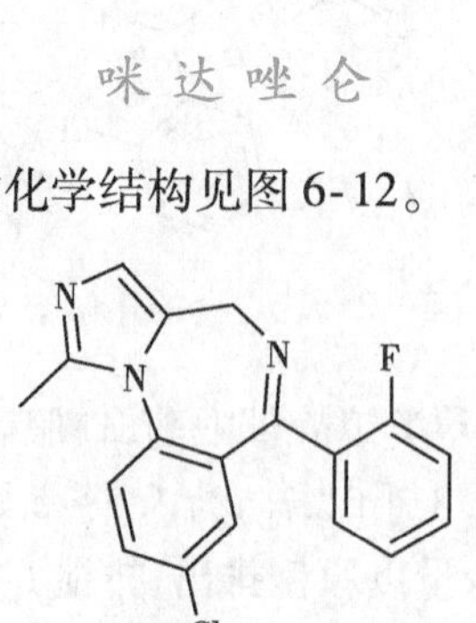

图 6-12 咪达唑仑的化学结构

【体内过程】咪达唑仑口服吸收快,达峰时间 0.4～0.7 小时,血浆蛋白结合率 97%,$t_{1/2}$ 为 1.5～2.5 小时,经肝脏代谢或与葡萄糖醛酸结合而失活,最后自肾脏排出。

【药理作用】本品具有典型的 BZDs 药理活性,可产生抗焦虑、镇静、催眠、抗惊厥及肌肉松弛作用。肌内注射或静脉注射后,可产生短暂的顺行性记忆缺失,使患者不能回忆起在药物高峰期间所发生的事情。本品作用特点为起效快而持续时间短。服药后可缩短入睡时间(一般自服药到入睡只需 20 分钟),延长总睡眠时间,而对快波睡眠(REM)无影响,次晨醒后,患者可感到精力充沛、轻松愉快。无耐药性和戒断症状或反跳。毒性小,安全范围大。

【作用机制】参见地西泮。

【临床应用】适用于各种失眠症、睡眠节律障碍。尤其适用于最初入睡困难及早醒后再入睡困难者。也可作为外科手术、诊断时诱导睡眠用。

【不良反应】常见的不良反应有低血压、谵妄、幻觉、心悸、皮疹、过度换气,少见不良反应有视物模糊、头痛、头晕、手脚无力、麻刺感。此外,还有心率加快、血栓性静脉炎、皮肤红肿、呼吸抑制。个别患者会出现顺行性遗忘。长期大剂量使用有成瘾性。

【禁忌证】重症肌无力、嗜铬细胞瘤、器质性脑损伤、严重呼吸功能障碍者慎用;妊娠期妇女、新生儿及对本药过敏者禁用。

【药物相互作用】参见地西泮。

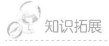 知识拓展

苯二氮䓬受体拮抗剂——氟马西尼

氟马西尼(flumazenil,安易醒)是第一个人工合成的苯二氮䓬受体拮抗剂。其化学结构与苯二氮䓬类近似,作用于中枢的苯二氮䓬受体,竞争性拮抗苯二氮䓬受体激动剂(如地西泮、咪达唑仑等)和反向激动剂(如-卡波林衍生物)的中枢效应。在健康人试验中亦已证明静脉注射或口服氟马西尼能拮抗地西泮、氟硝西泮和咪达唑仑等的多种药理作用。氟马西尼还具有弱的激动剂样和弱的反向激动剂样药理活性,但对巴比妥类和三环类过量引起的中枢抑制无对抗作用。临床主要用于苯二氮䓬类过量引起的中枢深度抑制者的解救。如对累积剂量达 5mg 而不起反应者,则该病人的抑制状态并非由苯二氮䓬类所引起。本药还用于改善酒精性肝硬化病人的记忆缺失等症状。

通常病人对氟马西尼能很好耐受。常见的不良反应有恶心、呕吐、烦躁、焦虑不安、不适感等。有癫痫病史者可能诱发癫痫,长期服用或注射苯二氮䓬类药物者使用氟马西尼可能诱发戒断症状。

第二节　其他镇静催眠药

一、新型非苯二氮䓬类催眠药

近年来,BZDs 作为最常见的镇静催眠药在临床上得到了广泛使用,尽管其安全性明显优于巴比妥类,但因其本身也存在着呼吸抑制、依赖和滥用等问题,在一定程度上限制了其临床应用。20 世纪 80 年代以来,新型非苯二氮䓬类药物引起了人们的关注,并逐渐用于睡眠障碍的治疗。新型非苯二氮䓬类催眠药的代表性药物有唑吡坦、佐匹克隆、扎来普隆。唑吡坦具有咪唑并吡啶结构,化学名为 N,N,6-三甲基-2-(4-甲基苯基)-咪唑并[1,2-a]吡啶-3-乙酰胺酒石酸盐。佐匹克隆属环吡咯酮类化合物,化学名是 6-(5-氯吡啶-2-基)-7-[(4-甲基哌嗪-1-基)羰氧基]-5,6-二氢吡咯[3,4-b]吡嗪-5-酮。扎来普隆属吡唑并嘧啶类化合物,化学名是 3-[3-氰基吡唑(1,5-a)并嘧啶-7]-N-乙基乙酰苯

胺。因此,该类药物的化学结构与苯二氮䓬类药物的化学结构(均为 1,4-苯并二氮䓬的衍生物)不同。新型非苯二氮䓬类药物具有起效快、疗效明显、作用时间短、"宿醉作用"少、不良反应少、无耐药性及成瘾性较低等特点,正逐渐成为临床医生治疗失眠的主要手段之一。

唑 吡 坦

唑吡坦(zolpidem)的化学结构见图 6-13。

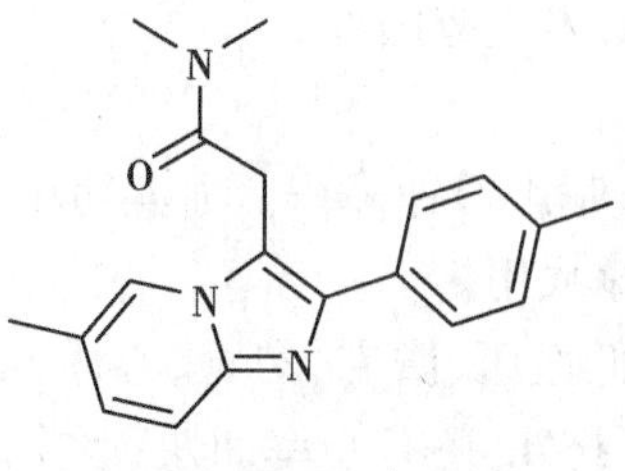

图 6-13 唑吡坦的化学结构

【体内过程】唑吡坦口服吸收好,食物使药物吸收降低。达峰时间为 0.5~3 小时,生物利用度约为 70%,血浆蛋白结合率为 92%,平均消除 $t_{1/2}$ 为 2~4 小时,在肝脏代谢为无药理活性的代谢产物,约 56% 通过肾脏排泄,37% 经粪便排泄,本品对肝药酶无诱导作用。老年及肝肾功能不良者,清除率低,$t_{1/2}$ 延长。

【药理作用】为短效咪唑并吡啶类催眠药,唑吡坦仅有单一的镇静催眠作用,可缩短入睡时间,减少夜间觉醒次数,延长总睡眠时间,改善睡眠质量,对睡眠结构的影响小于 BZDs。由于作用受体选择性高,没有抗焦虑、抗惊厥和肌肉松弛作用等精神运动性损害,停药后不出现反跳现象。

【作用机制】可选择性地作用于中枢神经系统 ω_1 受体,增加 GABA$_A$ 受体对 GABA 的亲和力,导致 Cl$^-$ 通道开放,Cl$^-$ 内流引起细胞膜超极化而抑制神经元冲动。

【临床应用】临床主要用于失眠症的短期治疗。

【不良反应】不良反应少见,有腹痛、恶心、呕吐、腹泻、头晕、停药后失眠、皮疹、瘙痒、半夜起床可出现反应迟钝、摔倒。有些病人用药后 1 小时内未能入睡,可能出现记忆减退、眩晕、步履不稳、幻觉、意识障碍等。滥用本品可能导致药物依赖。

【禁忌证】对本品过敏者、梗阻性睡眠呼吸暂停综合征、重症肌无力、严重肝功能不全、急性呼吸功能不全伴呼吸抑制、15 岁以下儿童、妊娠及哺乳期妇女禁用。

【药物相互作用】与丙米嗪联用,可降低丙米嗪的峰浓度。与氯丙嗪合用,可减少警醒和影响精神运动。服用本品时饮酒可影响精神运动。与氟西汀合用时,本品的半衰期延长。

佐 匹 克 隆

佐匹克隆(zopiclone,唑吡酮,吡嗪哌酯)的化学结构见图 6-14。

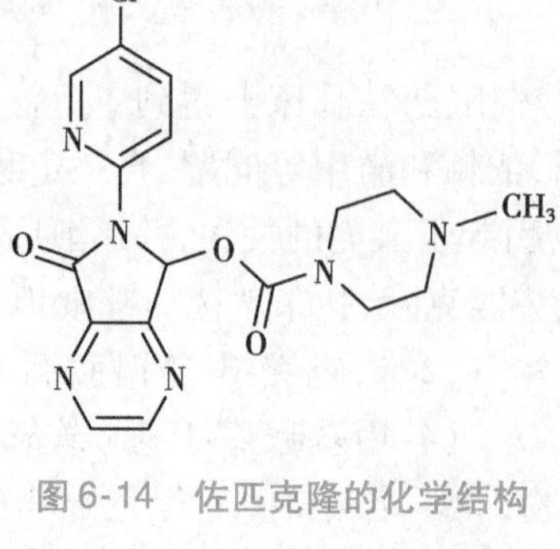

图 6-14 佐匹克隆的化学结构

【体内过程】 佐匹克隆口服吸收迅速,用药后 1.5 ~ 2 小时可达血药浓度峰值,口服 7.5mg,峰浓度为 64 ~ 86ng/ml,口服生物利用度为 80%,血浆蛋白结合率为 45%。在组织中分布较广,分布容积为 100L。通过肝脏代谢,主要代谢产物为无药理活性的 N-甲基佐吡克隆,N-氧化产物有一定的药理活性,大多数药物以代谢物的形式由肾脏排泄,消除 $t_{1/2}$ 为 5 ~ 6 小时。

【药理作用】 本品作用迅速,具有催眠、镇静、抗焦虑、肌松和抗惊厥作用。与 BZDs 相比作用更强。

【作用机制】 为环吡咯酮化合物,其结构与 BZDs 不同,与 BZDs 结合于相同受体的同一部位的不同区域,即该药与 BZDs 作用的位点不同,通过激动 GABA 受体,而增强 GABA 的神经抑制作用。

【临床应用】 可用于各种原因引起的失眠症,尤其适用于不能耐受次晨残余作用的患者。

【不良反应】 不良反应可见困倦、口苦、口干、肌无力、头痛;长期用药后突然停药可出现反跳性失眠、噩梦、恶心、呕吐、焦虑、肌痛、震颤。罕见有痉挛、肌肉颤抖、意识模糊。

【禁忌证】 禁用于对本品过敏者、呼吸功能代偿不全者及严重肝功能不全者;孕妇、哺乳妇女及15 岁以下儿童不宜使用;用药期间禁止饮酒;用药时间不宜过长,一般不超过 4 周,可间断使用;用药期间不宜驾车或从事机械操作;停药时逐渐减量。

【药物相互作用】 与神经肌肉阻滞药(筒箭毒,肌松药)或其他中枢神经抑制药同服可增强镇静作用。与苯二氮䓬类抗焦虑药和催眠药同服,出现戒断综合征的可能性增加。

扎来普隆

扎来普隆(zaleplon)的化学结构见图 6-15。

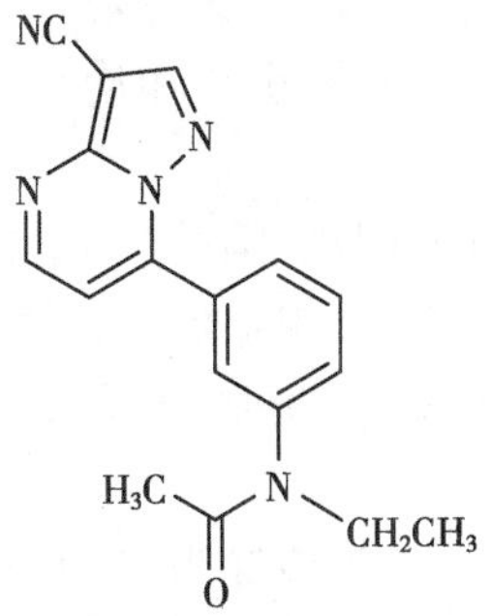

图 6-15 扎来普隆的化学结构

【体内过程】 扎来普隆口服后,吸收迅速且完全,1 小时左右达到血浆峰浓度。其绝对生物利用度大约为 30%,有明显的首过效应。对蛋白结合率的变化不敏感,均匀分布于血液中。口服给药后,扎来普隆被广泛地代谢,主要被醛氧化酶代谢为 5-氧-扎来普隆,代谢产物均无药理活性,在尿中,仅有不超过剂量的 1% 是原药。清除 $t_{1/2}$ 大约为 1 小时,在体内很少积蓄。

【药理作用】 扎来普隆具有镇静、催眠和抗惊厥作用。可缩短睡眠潜伏期,增加总的睡眠时间,提高睡眠效率。

【作用机制】 选择性地作用于 $GABA_A$ 受体复合物中的苯二氮䓬受体 ω_1 亚型,并作用于 $GABA_A$ 受体亚型复合物,产生中枢抑制作用,而达到催眠的效果。

【临床应用】 本品适用于入睡困难的失眠症的短期治疗。

【不良反应】 服用后后遗效应较轻,常见的反应有头痛、嗜睡、眩晕、口干、厌食、腹痛、恶心、呕吐、乏力、记忆困难等。

【禁忌证】 对本品过敏者、严重肝肾功能不全者、严重呼吸困难患者及重症肌无力患者禁用。

【药物相互作用】 与神经肌肉阻滞药(筒箭毒,肌松药)或其他中枢神经抑制药有协同作用。与酶诱导剂(如利福平)合用,会使本品的 C_{max} 和 AUC 降低 4 倍。

二、具有镇静作用的抗抑郁药物

抗抑郁药在失眠症治疗中的使用近年越来越广泛。抗抑郁药用于失眠症治疗的促睡眠剂量一般低于抗抑郁治疗剂量。与唑吡坦等非苯二氮䓬类药物相比,虽然镇静性抗抑郁药物并没有表现出优越的安全性,但评价其安全性的研究大多使用的是抗抑郁治疗剂量,而非镇静睡眠剂量。

三环类抗抑郁药

三环类抗抑郁药(TCAs)为经典的抗抑郁药,于20世纪50年代末开始用于临床。代表性药物有米帕明(imipramine)、氯米帕明、阿米替林和多塞平等。TCAs又可再分为叔胺类如米帕明、阿米替林、多塞平和仲胺类,后者多为叔胺类去甲基代谢物如地昔帕明(desipramine)、去甲替林(nortriptyline)。马普替林属四环类,但其药理性质与TCAs相似。

【体内过程】具有口服吸收快的特点。主要分布于心脏、肝脏和大脑等组织中,血药浓度达峰时间为2~8小时,约90%与血浆蛋白结合,经羟基化和去甲基代谢后,部分去甲基产物如去甲替林(阿米替林的代谢产物)、去甲米帕明(米帕明的代谢产物),仍具有抗抑郁作用。所有代谢产物最后经肾脏以尿液的形式排出。血浆清除半衰期为30~48小时,达稳态时间为5~14天。

【药理作用】具有抗抑郁、改善焦虑、镇静作用。

【作用机制】主要通过抑制突触前膜对单胺递质5-HT和NE的再摄取,增加突触间隙单胺递质的浓度,达到治疗抑郁的效果。对正常人不会产生兴奋或精神振奋的作用。同时该类药物具有较强的抗胆碱能效应与镇静作用。

【临床应用】TCAs临床疗效肯定,可用于治疗各种类型的抑郁障碍,也可用于强迫性障碍、惊恐障碍、慢性疼痛综合征、儿童遗尿、进食障碍等的预防和治疗;对焦虑、失眠有一定的疗效。可用于伴有焦虑、失眠的抑郁症患者。

【不良反应】常见的为口干、便秘、排尿困难、瞳孔扩大、视物模糊等抗胆碱能作用及体位性低血压、心动过速、心电图ST-T段的非特异性改变、传导延迟、心律失常等心血管系统不良反应,其他可能发生的不良反应有困倦、头昏、嗜睡、体重增加、记忆力减退、转为狂躁状态、性功能减退以及细微震颤,偶见癫痫发作、药疹和粒细胞减少。

【禁忌证】严重的心脏(如心肌梗死、心脏传导阻滞、心衰)、肝脏(如肝硬化)、肾脏(如尿毒症、肾衰)疾病、癫痫、急性闭角型青光眼以及对TCAs过敏者禁用,儿童、孕妇以及前列腺肥大患者应慎用。

【药物相互作用】与低效价抗精神病药物(如氯丙嗪)、抗胆碱能药物(如苯海索)合用,可加重抗胆碱不良反应;与I类抗心律失常药(如普鲁卡因胺、奎尼丁)合用,可加重心脏传导系统的抑制,导致或加重心律失常;与MAOIs及SSRIs等其他抗抑郁药合用,可增加TCAs的血药浓度,可互相增效,不良反应增加,特别是增加5-HT综合征出现的风险;与苯二氮䓬类、乙醇等中枢神经系统抑制剂合用,可使中枢神经的抑制作用增强;与卡马西平、苯妥英钠、苯巴比妥等肝药酶诱导剂合用,可导致TCAs血药浓度降低,药效下降。

α_2-拮抗和5-HT$_2$、5-HT$_3$拮抗剂

米氮平(mirtazapine)1994年10月在荷兰首次上市,1996年6月通过美国FDA认证,为α_2-拮抗和5-HT$_2$、5-HT$_3$拮抗剂的代表性药物。

【体内过程】口服吸收快,不受食物影响,生物利用度约为50%,服用后约2小时血药浓度达峰值,3~4天血药浓度达稳态,血浆半衰期为20~40小时,蛋白结合率80%,代谢后主要经肾脏随尿液排出。

【药理作用】抗抑郁、镇静、催眠。

【作用机制】 主要阻断 NA 神经元突触末梢的肾上腺素 α_2 自受体和对突触前 5-HT 神经元末梢有抑制作用的 α_2 异受体,可同时增加 NA 和 5-HT 的释放,使突触间隙中两种递质的浓度增高。又通过 NA 的释放而刺激 5-HT 神经元的兴奋性 α_1-肾上腺素受体来增强 5-HT 能神经元的放电和传导。米氮平对 5-HT 的作用具有独特性,既激活突触后的 5-HT$_1$ 受体而介导 5-HT 胺能神经元的传导,又阻断突触后的 5-HT$_2$ 和 5-HT$_3$ 受体。

【临床应用】 适用于各种抑郁,尤其是中、重度伴有失眠的抑郁症的治疗。

【不良反应】 常见不良反应为镇静、倦睡、头晕、疲乏、食欲和体重增加。

【禁忌证】 禁止与 MAOIs 合用。有严重心、肝、肾疾病以及白细胞计数偏低的患者慎用。不宜与乙醇等中枢神经抑制剂合用,一般不与其他抗抑郁药联用。

5-HT 受体拮抗和再摄取抑制剂

5-HT 受体拮抗和再摄取抑制剂(SARIs)的代表性药物主要有曲唑酮(trazodone)和奈法唑酮(nefazodone)。

曲 唑 酮

【体内过程】 该药口服吸收好,空腹服用曲唑酮约 1 小时达血药峰值浓度,与食物同服可能会增加药量的吸收,降低最高血药浓度同时延长达到最高浓度的时间。血浆蛋白结合率 85% ~ 95%,半衰期约为 5 ~ 9 小时,服药后 4 天内达稳态,主要经尿排泄。

【药理作用】 具有抗抑郁、抗焦虑及很强的镇静催眠作用。

【作用机制】 能阻断 5-HT 的重吸收,其代谢产物 m-氯苯基哌嗪(mCPP)具有拮抗 5-HT 作用。其抗抑郁作用可能与阻断 5-HT 的重吸收及拮抗 5-HT 有关。除具有抗抑郁的作用外,因曲唑酮较强的 H$_1$、α_2 受体拮抗作用,因而有很强的镇静催眠作用。其抗焦虑作用除了它对 5-HT 系统的作用以外,还与阻断 H$_1$ 受体以及阻断 α 肾上腺素受体尤其是突触前 α_2 受体引起明显的镇静催眠作用有关。

【临床应用】 临床主要用于治疗各种轻、中度抑郁障碍,特别是伴焦虑、失眠的轻、中度抑郁。

【不良反应】 常见的反应为嗜睡、疲乏、头昏、头痛、口干、心动过速、恶心、呕吐等。少数患者可出现阴茎异常勃起。偶可发现与剂量有关的体位性低血压(进餐时同时服药可减轻),也与 α_2 受体拮抗有关。

【禁忌证】 禁止与 MAOIs 联用。不宜与酒精等中枢抑制剂合用,也不宜和降压药联用,与其他 5-HT能药物联合使用应慎重。

奈 法 唑 酮

【体内过程】 口服后能完全迅速吸收,1 ~ 3 小时内血药浓度达峰值,连续服药 2 ~ 5 天达到血浆稳态浓度。半衰期为 2 ~ 5 小时,大部分经粪便排泄。

【药理作用】 药理作用类似曲唑酮,具有良好的抗抑郁及镇静催眠作用。

【作用机制】 通过抑制 5-HT 再摄取和拮抗 5-HT$_2$ 受体发挥作用。

【临床应用】 用于轻、中度抑郁,尤其适用于伴有迟滞或睡眠障碍的抑郁症患者。

【不良反应】 常见的有口干、嗜睡、头晕、乏力、恶心和便秘。近来有引起严重肝损害发生的报道,已引起高度重视。

【禁忌证】 本药对 CYP3A4 有抑制作用,与由该酶代谢的药联用应慎重。可轻度增高地高辛血药浓度,地高辛治疗指数低,两药不宜联用。

四环类抗抑郁药——米安色林

【体内过程】 米安色林(mianserin)口服吸收快,达峰时间 3 小时,达稳态浓度时间 6 天,主要由尿排出,$t_{1/2}$ 平均为 32 小时。

【药理作用】 具有抗抑郁、镇静、抗焦虑作用。

【作用机制】 为四环类抗抑郁药物,通过选择性抑制 NE 再摄取发挥作用。

【临床应用】 用于各种抑郁障碍,特别适用于有焦虑、失眠的抑郁患者。

【不良反应】 抗胆碱能、心血管毒副作用小,对肝、肾功能影响小,主要不良反应有头晕、乏力、嗜睡。罕有粒细胞减少。

【禁忌证】 低血压,白细胞计数低的患者禁用。

三、褪黑素类催眠药

褪黑素是由松果体分泌的神经内分泌激素,具有抗氧化、调节生殖功能,也能在特异性褪黑素受体介导下调节睡眠觉醒周期。褪黑素水平下降与失眠有关,外源性褪黑素可显著缩短睡眠潜伏期,产生轻度的促睡眠作用。褪黑素受体激动剂多通过选择性激动褪黑素 MT_1、MT_2 受体发挥镇静催眠作用。MT_1 受体激活可抑制视交叉上核神经元的活动,减弱视交叉上核神经元发送的觉醒信号,减弱生物钟或"起搏点"的促觉醒作用,使睡眠信号占优势,诱导睡眠发生。MT_2 受体激活使视交叉上核神经元产生生物反馈信号,调节正常睡眠-觉醒周期的时相转换和昼夜生物节律效应。

目前,褪黑素受体激动剂主要包括阿戈美拉汀、雷美替胺和特斯美尔通等。阿戈美拉汀既是褪黑素受体激动剂,又是 5-HT 受体拮抗剂,具有抗抑郁,改善睡眠的作用。关于阿戈美拉汀的详细资料参见第四章。

雷 美 替 胺

雷美替胺(ramelteon)的化学结构见图 6-16。

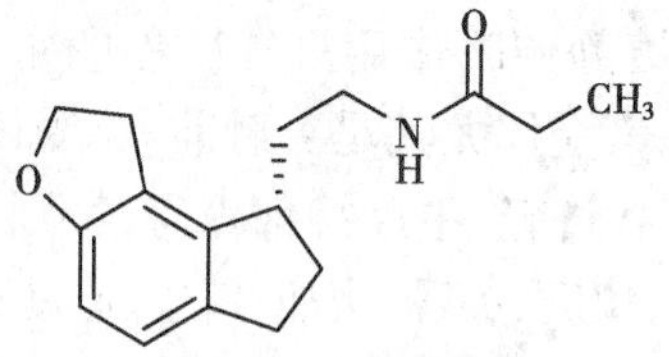

图 6-16 雷美替胺的化学结构

【体内过程】 雷美替胺空腹给药吸收迅速,达峰浓度的中位值约为 0.75 小时,血浆蛋白结合率 70%。静脉给药后平均表观分布容积约为 73.6L。代谢时首先被氧化成羟基或羧基的衍生物,进而转变成葡萄糖苷酸。口服后显示较强的首过效应,血清峰浓度(C_{max})和药-时曲线下面积(AUC)个体差异较大。本品在肝脏主要通过 CYP1A2 代谢,CYP2C 亚族和 CYP3A4 也参与其代谢,呈单相快速消除,从尿液中可检出其总量的 84%,从粪便中可检出 4%,以原型排出体外的药量不到 0.1%。服药后 96 小时排泄基本完成。

【药理作用】 为高选择性的 MT_1 和 MT_2 受体激动剂,其对 MT_1 和 MT_2 受体的亲和力是 MT 受体的 1000 倍,起效快,半衰期短,对 GABA 受体无亲和力,因其不与 GABA 受体复合物等神经递质受体结合,故无其他镇静、催眠药的后遗不良反应(乏力、嗜睡等),对多数酶的活性影响小,长期用药亦无成瘾性。

【临床应用】 雷美替胺可明显减少成人慢性原发性失眠患者入睡潜伏期并增加总睡眠时间,且无次日残留效应。适用于长期用药的失眠症患者,对慢性失眠和短期失眠疗效显著。

【不良反应】 不良反应较少,长期用药没有依赖性,可有头痛、嗜睡、疲劳、胃肠道反应等,但发生率和程度均较低。

【禁忌证】 目前尚未见孕妇、哺乳期妇女应用本品安全性的研究报道。

【药物相互作用】 与氟伏沙明等酶抑制剂联用,可致本品血药浓度升高;而与利福平等强 CYP 酶诱导剂联用,可致本品血药浓度降低。

四、组胺（H₁）受体拮抗剂

组胺是速发变态反应过程中由肥大细胞释放出的一种介质,可引起毛细血管扩张及通透性增加、平滑肌痉挛、分泌活动增强等。组胺与受体结合后可产生强大的生物效应,其中组胺 H_1 受体与Ⅰ型变态反应(过敏反应)的关系较为密切。因该类药物可以缩短睡眠潜伏期,具有明显诱导睡眠的作用,临床上有时也作为镇静催眠药物来改善睡眠。常用的药物有苯海拉明、异丙嗪、赛庚啶等。

【体内过程】 该类药物口服易吸收,15~60分钟后起效,一次给药作用一般只可维持3~6小时,因半衰期一般都较短,需要每天多次服药。其主要经肝脏代谢。除镇静作用,还能导致便秘、排尿困难、口干、咳嗽、恶心和呕吐等。

【药理作用】 组胺 H_1 受体拮抗剂以其对细胞上组胺受体位点的可逆性竞争作用而阻止组胺作用于靶细胞,通过阻滞和拮抗 H_1 受体而发挥抗过敏作用。因第一代 H_1 受体拮抗剂分子量较小,并具有脂溶性,易透过血-脑屏障进入脑组织,对中枢神经系统产生镇静、嗜睡等抑制作用。但该类药物抑制中枢神经活动的机制尚不明确。

【临床应用】 主要用于Ⅰ型变态反应的治疗,也可用于睡眠障碍的治疗。

【不良反应】 可有胃部不适,上腹痛、腹泻、便秘、排尿困难、口干、咳嗽、恶心和呕吐等;偶见血小板减少。

【禁忌证】 对该类药物过敏者禁用。新生儿和早产儿禁用。肾衰竭时,应延长给药的间隔时间。重症肌无力、闭角型青光眼、前列腺肥大者禁用。

【药物相互作用】 该类药物可短暂影响巴比妥类药和磺胺醋酰钠等的吸收。与对氨基水杨酸钠同用可降低后者血药浓度。可增强中枢神经抑制药的作用。

五、水 合 氯 醛

【体内过程】 水合氯醛(chloral hydrate)消化道或直肠给药均能迅速吸收,1小时达高峰,维持4~8小时。脂溶性高,易通过血-脑屏障,分布全身各组织。血浆 $t_{1/2}$ 为7~10小时。在肝脏迅速代谢成为具有活性的三氯乙醇。三氯乙醇进一步与葡糖醛酸结合而失活,经肾脏排出,无滞后作用与蓄积性。本药可通过胎盘和分泌入乳汁。

【药理作用】 是一种氯化的乙醇衍生物,系安全和有效的催眠药,口服水合氯醛15~30分钟内即能入睡,持续时间为4~8小时。该药不影响 REM 睡眠,醒后无不适感,大剂量可产生抗惊厥作用。

【临床应用】 主要用于失眠及子痫、破伤风、小儿高热引起的惊厥等。对失眠短期应用有效,连续服用超过两周则无效。

【不良反应】 对黏膜有较强刺激性,胃炎及消化道溃疡患者不宜口服,直肠炎和结肠炎的患者不宜灌肠给药。大剂量能抑制心肌收缩力,对严重心、肝、肾病患者禁用。长期服用可产生耐受性和成瘾性,突然停药可引起撤药症状。本品能通过胎盘,能分泌入乳汁,可致新生儿撤药反应或婴儿镇静。

【禁忌证】 肝、肾、心脏功能严重障碍者禁用。间歇性血卟啉病患者禁用。

【药物相互作用】 与中枢神经抑制药有协同作用。与抗凝血药同用时,抗凝效应减弱,应定期测定凝血酶原时间,以决定抗凝血药用量。

第三节 5-HT 部分激动剂

阿扎哌隆类(azapirones)是近年来推出的新一类非苯二氮䓬类抗焦虑剂,该类药物主要通过激动突触间隙的某些 5-HT 受体亚型而发挥抗焦虑的作用。临床上常用的有丁螺环酮、坦度螺酮等。

丁 螺 环 酮

丁螺环酮(buspirone)的化学结构见图 6-17。

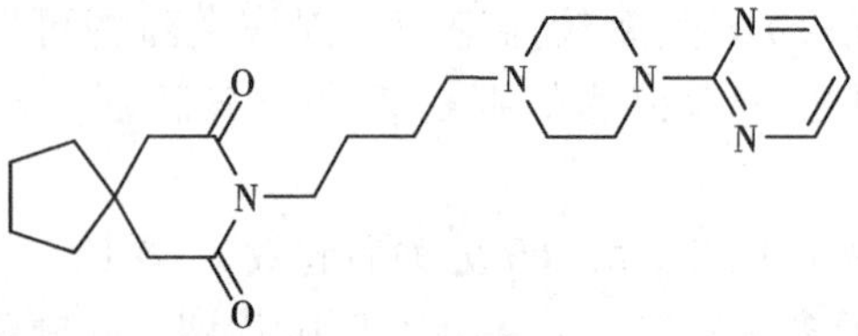

图 6-17　丁螺环酮化学结构

【体内过程】丁螺环酮口服吸收快而完全,约 0.5 ~ 1 小时达血浓度高峰,有明显的首过效应,$t_{1/2}$ 为 1 ~ 14 小时,血浆蛋白结合率为 95%。大部分在肝内代谢,其代谢产物为 5-羟基丁螺环酮和 1-(2-嘧啶基)-哌嗪,仍有一定生物活性。口服后,约 60% 由肾脏排泄,40% 由粪便排出。

【药理作用】与 BZDs 不同,无镇静、肌肉松弛和抗惊厥作用,具有显著的抗焦虑作用。

【作用机制】中枢神经系统 5-HT 是参与焦虑反应的重要递质,抑制中枢 5-HT 递质系统具有抗焦虑效应。丁螺环酮为 5-HT$_{1A}$ 受体的部分激动剂,其抗焦虑作用可能与其激活中枢 5-HT 神经元的 5-HT$_{1A}$ 受体,从而抑制 5-HT 神经递质的转换、降低 5-HT 神经系统的功能有关。此外,丁螺环酮对中枢 DA 受体和 α_2 受体的拮抗作用可能参与其抗焦虑作用。

【临床应用】用于焦虑障碍的治疗,如焦虑性激动、内心不安和紧张状态。

【不良反应】头晕、头痛为最常见的不良反应,其他可有恶心、呕吐、口干、便秘、失眠、食欲减退等。偶有心电图改变及肝功损害。无明显的生理依赖性和成瘾性。

坦 度 螺 酮

坦度螺酮(tandospirone)的化学结构见图 6-18。

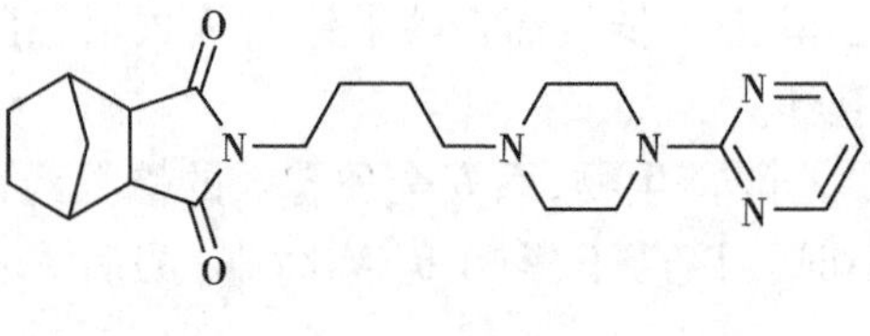

图 6-18　坦度螺酮的化学结构

【体内过程】坦度螺酮口服吸收良好,健康成年人单次口服坦度螺酮 20mg 时,达峰时间为 0.8 小时,消除 $t_{1/2}$ 为 1.2 小时。较长时间连续服用后,药物在体内无蓄积。药物在体内代谢完全,在体内的代谢产物为丁烯链的开裂和降冰片烷环及嘧啶环的氢氧化物。70% 从尿液中排泄,21% 从粪便中排泄。

【药理作用】通过高度选择性地与 5-HT$_{1A}$ 受体结合,激动突触后膜 5-HT$_{1A}$ 受体进而抑制亢进的 5-HT 神经活动,使 5-HT 与突触后膜的两种受体(5-HT$_{1A}$ 和 5-HT$_{2A}$)的结合重新恢复平衡状态,从而发挥抗焦虑的作用。坦度螺酮还可通过激动海马回和中隔的 5-HT$_{1A}$ 受体,进而抑制焦虑信号产生和传导,最终抑制焦虑所导致的交感神经系统的异常活动,从而抑制末梢的躯体化症状。

【临床应用】临床用于各种焦虑障碍的治疗。

【不良反应】不良反应较少,最常见的反应为恶心、呕吐、食欲缺乏等胃肠道反应,但程度较轻;可有嗜睡、头晕、心动过速、疲劳不适、心慌等。

第四节　其他抗焦虑药

一、β 受体拮抗剂

代表性药物为普萘洛尔(propranolol),该药通过阻断周围交感神经的 β-肾上腺素能受体,有效缓解焦虑障碍的各种躯体性症状如心悸、震颤和心动过速等,临床常联合其他抗焦虑药物使用以增强疗效。常用剂量为 20～60mg/d,2～3 次服用。禁忌证为心脏传导阻滞、心率小于 60 次/分、收缩压小于 90mmHg、支气管痉挛、代谢性酸中毒等。

二、抗抑郁药物

以选择性 5-HT 再摄取抑制剂(selective serotonin reuptake inhibitors,SSRIs) 为代表的新型抗抑郁药除了用于抑郁障碍的治疗外,也被用于焦虑障碍的治疗,该类药物尤其适用于焦虑、抑郁共患的情况。三环类药物(TCAs)和单胺氧化酶抑制剂(MAOI)也具有一定的抗焦虑作用,但因不良反应较大,近年来已很少用。

5-HT 再摄取抑制剂

【体内过程】虽然 SSRIs 类药物作用机制相同,但不同 SSRIs 对肝细胞色素 P450(CYP)酶亚型的抑制作用强度不同,体内代谢过程不尽相同。SSRIs 的药动学参数见表 6-3。

表 6-3　6 种 SSRIs 的药动学参数

药物	达峰时间(h)	蛋白结合率(%)	生物利用度(%)	半衰期(h)	清洗期(d)	稳态时间(d)	血药浓度(ng/ml)
氟西汀	4～8	95	50	7～15	35	28～35	100～300
帕罗西汀	3～8	95	50	20	14	5～7	30～100
氟伏沙明	2～8	77	50	15	14	5～7	
舍曲林	6～8	95	50	22～36	14	5～7	25～50
西酞普兰	1～6	80	50	33～35	14	5～7	
艾司西酞普兰	3～4	55	80	27～33	14	7	

【药理作用】抗抑郁、抗焦虑。

【作用机制】有关 SSRIs 的研究最多。SSRIs 主要是通过选择性阻断某些 5-HT 转运体,阻碍 5-HT 的再摄取,增加突触间隙递质浓度而发挥治疗作用。有观点认为,SSRIs 等抗焦虑、抗抑郁的机制可能是通过增强 5-HT 能神经的传导,使得脑源性神经营养因子及其他营养因子含量提高,从而改善海马的神经可塑性。

【临床应用】研究表明,SSRIs 抗焦虑疗效肯定、不良反应小、长期使用不会产生药物依赖。但抗抑郁药物抗焦虑起效较慢,通常需 1～2 周的时间。

氟西汀有一定的精神振奋作用,可显著改善抑郁症患者的精神运动性抑制和无力、疲乏;除用于抑郁症外,还可用于强迫症、恐惧症等的治疗。

帕罗西汀是第一个获美国 FDA 批准治疗广泛性焦虑的 SSRIs,在 SSRIs 中选择性抑制 5-HT 再摄取的能力最强,临床起效快,耐受性好。现 FDA 已批准帕罗西汀可用于广泛性焦虑症、惊恐障碍、社交焦虑后顿服症、强迫症、创伤后应激障碍等焦虑性疾病的治疗。

舍曲林是美国处方量最大的抗抑郁品牌药,对抑郁症和强迫症疗效肯定,是第一个获准用于治疗儿童青少年情感障碍的 SSRIs，目前也被 FDA 批准用于焦虑障碍的治疗。

氟伏沙明为 SSRIs 中阻断 5-HT 回收强度最弱的一种，作用温和，通常需较高剂量才能起效，超剂量时相对安全。适用于各种类型的抑郁症与强迫症，特别适用于有自杀倾向的抑郁症患者，也可用于社交焦虑症、惊恐障碍等的治疗。

西酞普兰与其他几种 SSRIs 比较，具有选择性更高、对其他神经递质及其受体以及认知功能与精神运动性行为的影响更小的特点，故常用于老年患者与躯体疾病伴发抑郁症的患者。

艾司西酞普兰为西酞普兰的左旋异构体，对 5-HT 的再摄取抑制具有高度选择性，于 2002 年被美国 FDA 批准用于抑郁症的治疗。用于重性抑郁症和广泛性焦虑障碍的治疗。不良反应主要有恶心、呕吐、头晕头痛、出汗、嗜睡、激素分泌紊乱、性功能失调等。

【不良反应】SSRIs 常见的不良反应为上述的中枢神经系统与消化道 5-HT 能兴奋的症状，多数持续时间短，呈一过性，可产生耐受。严重者可出现 5-HT 综合征；部分患者可有性功能障碍（阳痿、射精延缓、性感缺失等）与撤药综合征，而抗胆碱能与心血管不良反应较少见，且即使出现，程度也较轻。罕见的有血象改变以及低钠血症。

【药物相互作用】SSRIs 可抑制肝细胞色素 P450 同工酶的代谢，因而可使由这些酶代谢的其他药物（如抗精神病药、TCAs 等）的血浓度升高，导致不良反应的发生或加重。SSRIs 对 P450 酶的抑制强弱见表 6-4。

表 6-4　SSRIs 抑制 P450 酶的潜在作用

	CYP1A2	CYP2C	CYP2D6	CYP3A4
氟伏沙明	+ + + +	+ +	0	+ + +
氟西汀	0	+ +	+ + + +	+ +
（代谢物）			+ + + +	+ + +
舍曲林	0	+ +	+	+ +
（代谢物）		+ +	+ +	+ +
帕罗西汀	0	0	+ + + +	0
西酞普兰	0	0	0	0

0 基本没有抑制作用；+ 弱抑制；+ + ～ + + + 中至强抑制；+ + + + 极强抑制

5-HT 和去甲肾上腺素再摄取抑制剂

5-HT 和去甲肾上腺素再摄取抑制剂（serotonin-norepinephrine reuptake inhibitors，SNRIs）以文拉法辛（venlafaxine）、度洛西汀（duloxetine）为代表药物。

文拉法辛

【体内过程】口服易吸收，与该药代谢密切相关的两种酶是 CYP3A4 和 CYP2D6。CYP2D6 将其生物转化为主要的活性代谢产物——氧位去甲基文拉法辛，同时 CYP3A4 将文拉法辛转化为非活性代谢产物 N-去甲基文拉法辛。蛋白结合率低，仅 27%，因而不会引起与蛋白结合率高的药物之间置换作用。

【药理作用】具有抗抑郁、抗焦虑作用。

【作用机制】通过阻断 5-HT 和 NE 的重摄取，提高两者在突触间隙的浓度，从而发挥抗抑郁作用，同时具有轻度抑制 DA 再摄取的作用，具有不同程度的抗焦虑作用。研究证实，该药低剂量时主要表现为抑制 5-HT 的再摄取，中等剂量同时抑制 5-HT 和 NE 的再摄取，而高剂量时则主要为抑制 NA 的再摄取。

【临床应用】文拉法辛治疗广泛性焦虑障碍疗效肯定,与帕罗西汀疗效相当。抗抑郁作用明显优于SSRIs,对所有类型的抑郁症均有良好疗效。

【不良反应】文拉法辛可引起恶心、激越、性功能障碍、失眠、头痛、高血压;撤药反应常见,如胃肠反应、头晕、出汗等;度洛西汀可引起胃部不适、头痛、口干、睡眠障碍、多汗、便秘、尿急、性功能障碍等,可见撤药反应。

【禁忌证】对该药过敏者禁用。闭角型青光眼、严重心脏疾患、高血压、甲状腺疾病、血液病、肝肾功能不全以及癫痫患者慎用。

【药物相互作用】与SSRIs或MAOIs合用时,可引起高血压、肌阵挛、不自主运动、焦虑不安、意识障碍乃至昏迷和死亡;在由一种药物转换为另一种药物治疗时,需7~14天的清洗期。与普萘洛尔等β-受体阻滞剂或阿米替林等TCAs或普鲁帕酮等抗心律失常药合用,可竞争性地抑制本品的代谢;与西米替丁合用时,可使本品清除率降低。

度 洛 西 汀

【体内过程】口服吸收良好,给药6小时后血药浓度达峰值。食物不影响该药的最高血药浓度,但延迟达峰时间,从6小时延至10小时,并轻微减少吸收程度(AUC)。度洛西汀与人血浆蛋白结合率较高。主要通过肝脏代谢,血浆消除半衰期约12小时(范围是8~17小时),在治疗范围内其药代动力学与剂量成比例。服药后3天血药浓度达稳态。

【药理作用】具有抗抑郁、抗焦虑作用。

【作用机制】通过阻断5-HT和NE的重摄取,提高两者在突触间隙的浓度,从而发挥抗抑郁作用,且其抑制5-HT和NE重摄取的能力比文拉法辛更强,拟NE与拟5-HT较文拉法辛更接近平衡。

【临床应用】临床用来治疗各种类型的抑郁及焦虑障碍。

【禁忌证】对该药过敏者禁用。禁止与MAOIs联用。闭角型青光眼、严重心脏疾患、高血压、甲状腺疾病、血液病、肝肾功能不全以及癫痫患者慎用。

【药物相互作用】与MAOIs合用易出现中枢神经毒性或5-HT综合征等严重不良反应,甚至死亡。与SSRIs及TCAs等合用时,由于其代谢受到抑制,血药浓度增加,发生药物不良反应的危险性增加。

三、新型GABA能抗焦虑药

目前对于新型抗焦虑药物的研发以及对已有药物抗焦虑作用的研究正方兴未艾。抗癫痫药物可以增加GABA释放,或者抑制GABA转氨酶从而减少GABA的降解,正被试用于焦虑障碍的治疗。

噻 加 宾

噻加宾(tiagabine)的化学结构见图6-19。

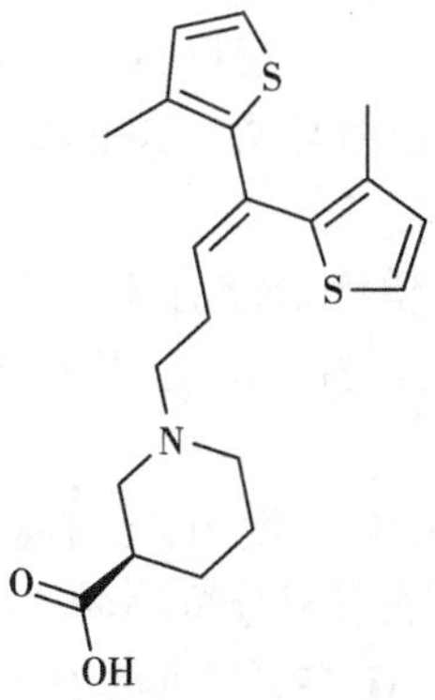

图6-19 噻加宾的化学结构

【体内过程】 噻加宾口服易吸收,摄入后90分钟血药浓度达峰值。生物利用度为90%~95%,血浆蛋白结合率为96%,$t_{1/2}$为5~8小时。主要经肝细胞色素P4503A代谢,约63%经粪便排出,25%经尿排出。

【药理作用】 为选择性γ-氨基丁酸再摄取抑制剂(selective GABA reuptake inhibitor,SGRI),通过阻断突触前膜对GABA的再摄取而增加突触间隙GABA浓度,从而达到抗惊厥作用,可能具有一定的抗焦虑作用。

【临床应用】 噻加宾是目前唯一的主要用于治疗成人和儿童的癫痫局限性发作的药物,可单独应用,也可和其他抗癫痫药合用。近年来,国外有研究报道,噻加宾可显著改善伴有焦虑情绪的重度抑郁症状患者的焦虑、抑郁情绪。但噻加宾治疗广泛性焦虑障碍的疗效不确定,不作为首选用药。

【不良反应】 主要不良反应与剂量有关,如困倦、头晕、头痛、注意力不集中、共济失调、胃肠道反应等。肝功能不良、孕妇及哺乳期妇女禁用或慎用。

四、第二代抗精神病药

低剂量的第二代抗精神病药有时也被用于控制焦虑症状,但其疗效远不如BZDs、阿扎哌隆类药物肯定,并且不良反应较多。已有的小样本安慰剂对照研究提示奥氮平、利培酮可以增加氟西汀的抗焦虑效果。小样本对照研究显示喹硫平治疗广泛性焦虑的疗效与丁螺环酮相当,但起效更快。喹硫平短期控制广泛性焦虑障碍的作用也较帕罗西汀起效快,但帕罗西汀治疗6周的总体疗效优于喹硫平。但抗精神病药有可能导致锥体外系副作用、高催乳素血症以及高血糖、高血脂等代谢异常,故仅在其他抗焦虑药物效果不好或者已经出现BZDs依赖的情况下,才考虑使用小剂量的抗精神病药作为辅助治疗。

第五节 治疗恐惧症的药物

恐惧症(phobia)又称恐惧性神经症,是以恐惧症状为主要临床表现的神经症。恐惧对象有特殊环境、人物或特定事物,每当接触这些恐惧对象的时候患者立即产生强烈紧张的内心体验。这种恐惧的强烈程度与引发恐惧的情境通常都很不相称,令人难以理解。

在恐惧症中,社交恐惧症(social phobia,social anxiety disorder,SAD)是一个常见的、慢性的精神障碍,起病于青少年,人群终身患病率大约15%。近年国外研究发现,其年患病率高达7.9%,已成为位居前三大常见精神疾病之列,仅次于重度抑郁发作和酒精依赖。病人害怕社交或职业场合,感到强烈的焦虑和痛苦,并竭力回避,常损害病人的社会功能,是目前精神医学研究的热点之一。

恐惧症的发病与多种因素有关,其中包括神经生化异常、遗传因素等。在焦虑障碍中至少涉及两条作用相反的5-HT通路。一条上行通路从背侧中缝核到杏仁核和额叶皮质,被认为可促进条件性恐惧,一条下行通路从背侧中缝核到导水管周围灰质,被认为可抑制非条件性恐惧。以上两条通路中,上行通路的5-HT有致焦虑作用,下行通路的5-HT能有抗焦虑作用。左旋多巴标记的药理学研究发现胞突突触后部位5-HT能功能异常。恐惧症患者多巴胺功能降低,纹状体部位的多巴胺减少。

药物治疗是主要的治疗手段,用于恐惧症治疗的药物较多,不断有新药问世,常用药物与上述抗焦虑药物类似,有BZDs、非苯二氮䓬类药物、抗焦虑药、抗抑郁药等,这些药物在治疗恐惧症方面各有优势和不足。

自20世纪90年代以来,随着SSRIs的广泛使用,已有越来越多的随机对照研究证实,药物治疗的疗效优于心理治疗,尤其在急性期。目前的荟萃分析(Meta analysis)提示,SSRIs具有抗焦虑和抗抑郁双重功能,无依赖性,不良反应少已作为SAD等治疗的一线用药;尽管单从疗效来看,BZDs起效快,疗效好,可以作为恐惧症治疗的一种选择,然而,长期应用BZDs易导致依赖,停药出现戒断反应,且恐惧症共病抑郁和酒精滥用的风险较高,因此尚不建议 BZDs 作为恐惧症的一线治疗药物。帕罗西汀、舍曲林、文拉法辛缓释剂较常用。

第六节 抗焦虑药和镇静催眠药的合理应用

一、抗焦虑药的合理应用

焦虑障碍是临床常见疾病,除心理、物理治疗外,药物治疗非常重要。但因具有抗焦虑作用的药物种类较多,不同的药物药理作用、作用机制、不良反应等差别较大,故需规范、合理使用药物。

根据我国《焦虑障碍防治指南》及临床用药一般原则,焦虑障碍的药物选择与应用应遵循如下原则:

1. 诊断必须明确。

2. 根据不同亚型和临床特点选择用药 如焦虑合并抑郁的患者,可以首选具有抗抑郁与抗焦虑作用的药物治疗;如焦虑合并严重的失眠问题,可以首选 BZDS 治疗;抗精神病药物所引起的焦虑,可选用 β 受体拮抗剂。

3. 个体化用药 一般应从小剂量开始应用,根据个体对药物的反应、病情的缓解情况来调整药物的剂量与种类。

4. 妊娠和哺乳期间的女性用药 尽量不用药或少用药,如果用药应选择对胎儿或婴儿影响小的药物,如,可首选新一类非苯二氮䓬类抗焦虑剂阿扎哌隆类。

5. 尽量单一用药。

6. 需密切观察病情变化和积极处理出现的不良反应。

7. 应将药物的性质、作用、不良反应及对策告知患者和家人。

8. BZDs 的使用原则

(1)药物的选择:BZDs 品种甚多,临床使用时可根据其药理学特点及患者的临床症状选择合理的药物。抗焦虑作用以地西泮、氯硝西泮、阿普唑仑、艾司唑仑为主,镇静催眠作用以氯硝西泮、三唑仑、氟西泮为主,肌肉松弛作用以地西泮、氯硝西泮为主。劳拉西泮仅通过葡萄糖醛酸结合途径代谢,奥沙西泮是地西泮的最终代谢产物,不需要在肝脏进行代谢,故对于肝功能损害者以及老年人可能更为适用。对于急性焦虑或者间断发作的焦虑、或者入睡困难,可以选择短效药物,而对于反复发作的焦虑或持续的焦虑状态、或者早醒症状,宜选择半衰期较长的药物。对于有药物依赖、酒精依赖的患者伴发的焦虑,应尽量避免长期使用 BZDs。尽管 BZDs 对于阻塞性睡眠呼吸暂停的患者是安全的,但理论上任何一种 BZDs 都有可能引起致命性的呼吸抑制,因此对于有呼吸系统疾病的焦虑障碍患者,应慎用 BZDs。

(2)药物剂量的调整:应从小剂量开始,逐渐增加剂量至焦虑症状得以控制或者患者出现轻度不良反应。一般口服给药,短效药物每日 2~3 次,长效药物推荐每日 1 次给药,可以晚间睡前服用。停用 BZDs 时应缓慢减量,避免突然停药出现原有精神症状的反跳或戒断症状。

(3)药物使用的时间:BZDs 连续使用 4 周就有可能出现耐受,故不宜长期使用。对于确有必要需长期使用抗焦虑药物的患者,推荐在治疗早期使用 BZDs,以尽快缓解焦虑,然后逐渐换用其他抗焦虑药物如丁螺环酮、坦度螺酮进行长期的维持治疗。

二、镇静催眠药的合理应用

睡眠障碍是临床常见疾病,药物治疗非常重要。与抗焦虑药类似,因药物种类较多、药物药理作用、作用机制、不良反应等的差别较大,故也需合理使用。

（一）失眠症的药物治疗策略

中华医学会神经病学分会睡眠障碍学组于 2012 年制订了《中国成人失眠诊断与治疗指南》,推荐了失眠症的药物治疗策略（Ⅰ级推荐:基于循证医学 1 级证据或获得大多数认可的 2 级证据,若无禁忌可直接用于临床实践;Ⅱ级推荐:基于循证医学 2 级证据或高度一致的专家共识,适应证充分时可应用;Ⅲ级推荐:基于循证医学 3 级证据或专家共识,可在与患者讨论后采用;Ⅳ级推荐:可选择性方案,需告知患者可能的潜在风险,不用于无适应证的患者）（表6-5）。

表6-5　失眠的药物治疗策略

1. 失眠继发于或伴发于其他疾病时,应同时治疗原发或伴发疾病。

2. 药物治疗的同时应当帮助患者建立健康的睡眠习惯。

3. 药物治疗开始后应监测并评估患者的治疗反应。长期、难治性失眠应在专科医生指导下用药。

4. 如具备条件,应在药物干预的同时进行认知行为治疗（Ⅰ级推荐）。

5. 原发性失眠首选短效苯二氮草类受体激动剂,如唑吡坦、佐匹克隆和扎来普隆（Ⅱ级推荐）。

6. 如首选药物无效或无法依从,更换为另一种短-中效的苯二氮草类受体激动剂或者褪黑素受体激动剂（Ⅱ级推荐）。

7. 添加具有镇静作用的抗抑郁药物（如多塞平、曲唑酮、米氮平或帕罗西汀等）,尤其适用于伴随焦虑/抑郁症状的失眠患者（Ⅱ级推荐）。

8. 苯二氮草类受体激动剂或褪黑素受体激动剂可以与抗抑郁剂联合应用（Ⅱ级推荐）。

9. 老年患者推荐应用非苯二氮草类药物或褪黑素受体激动剂（Ⅱ级推荐）。

10. 抗组胺药物、抗过敏药物以及其他辅助睡眠的非处方药不用于慢性失眠的治疗。

11. 对于长期应用镇静催眠药物的慢性失眠患者,不提倡药物连续治疗,建议采用间歇治疗或按需治疗的服药方式,同时建议每 4 周进行一次评估（Ⅲ级推荐）。

（二）镇静催眠药的合理应用原则

1. 全面分析患者病情　勿盲目使用 BZDs,确需使用,参见 BZDs 的使用原则。

2. 对与躯体疾病有关的睡眠障碍,应首先针对躯体疾病进行积极治疗;对心理社会因素引起的睡眠障碍,可先给予心理治疗。

3. 尽量单一用药　合并用药时应注意镇静催眠药物与其他药物间的相互作用。用药期间避免饮用酒精、或使用其他的中枢神经系统抑制剂。

4. 注意耐受性和依赖性　可采取间歇服药方法（即每周数晚服药而不是每晚用药）或者交替使用不同镇静催眠药物的方法,以免产生耐受。

5. 对有精神活性物质滥用史的患者宜选择新型非苯二氮草类药。

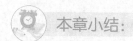 本章小结:

焦虑和失眠是临床常见症状,尤其是在抑郁障碍中,常可共病焦虑、失眠。研究认为焦虑障碍、睡眠障碍的发病与多种心理、生理及社会环境因素等有关。焦虑、失眠症状的治疗应采取药物结合心理的综合治疗手段。近年来,多种抗焦虑与镇静催眠药不断得到研发与用于临床。目前常用于临床的药物有 BZDs、5-HT_{1A} 受体激动药、抗抑郁药等。不同药物的药理作用、作用机

制、不良反应等不同,不同患者的焦虑、失眠特点及躯体状况也不尽相同。因此,临床用药应注意规范化,尽量单一用药,做到个体化用药,同时应密切观察病情变化和积极处理出现的不良反应。

 本章学习目标:

【掌握】 抗焦虑药和镇静催眠药的作用特点、临床适应证及使用原则。

【熟悉】 抗焦虑药、镇静催眠药的种类、作用机制及主要不良反应。

【了解】 焦虑障碍、睡眠障碍的临床表现、发病机制。

 思考题:

1. 试述苯二氮䓬类抗焦虑和镇静催眠作用的药理作用机制。

2. 抗焦虑与镇静催眠药的选用应注意哪些事项?

制剂与用法

地西泮(diazepam) 片剂:2.5 毫克/片,5 毫克/片;注射液:10mg/2ml。抗焦虑、镇静:2.5 ~ 5 毫克/次,每日 3 次,严重状态可增至 5 ~ 10 毫克/次,每日 3 次;或深部肌内注射,10 毫克/次,4 小时后可重复,待症状控制后在改为口服。对失眠的患者,成人 5 ~ 10 毫克/次,睡前服用。对有酒依赖戒断症状的患者,地西泮治疗的首剂量为 10 ~ 15 毫克/次,每日 3 次,口服,2 ~ 3 日后逐渐减量。癫痫持续状态:成人可予 10 ~ 20 毫克/次,以不超过 5mg/min 的速度静脉注射,1 天内可重复 2 ~ 4 次;或加入 5% 的葡萄糖注射液中静脉滴注,24 小时内用量不超过 10mg。静脉注射显效快且较其他药物安全,但偶可引起呼吸抑制,宜缓慢注射。对癫痫小发作及小儿阵挛性发作不如硝西泮。对有酒依赖戒断症状的患者,地西泮治疗的首剂量为 10 ~ 15 毫克/次,每日 3 次,口服,2 ~ 3 天后逐渐减量。

硝西泮(nitrazepam) 片剂:5 毫克/片。催眠:5 ~ 10 毫克/次,睡前服。抗癫痫:5 ~ 30mg/d,分 3 次服。极量:200mg/d。

氯硝西泮(clonazepam) 片剂:0.5 毫克/片,1 毫克/片。抗焦虑可予 0.5 ~ 2mg/d,分 2 ~ 3 次口服,临床常用的是将本品 1 ~ 2mg 入液静脉滴注来改善焦虑情绪;抗癫痫可予 1 ~ 8mg/d,最大剂量可用至 20mg/d,分 3 ~ 4 次口服;静脉注射用于控制癫痫持续状态,成人 1 ~ 4mg 于 30 秒内缓慢推注,必要时可持续静脉滴注。催眠常用剂量为氯硝西泮 1 ~ 2 毫克/次,睡前服用。

氟西泮(flurazepam) 胶囊剂:15 毫克/粒,30 毫克/粒。催眠:15 ~ 30 毫克/次,睡前服。年老体弱者应从 15mg 开始,以后按需调整剂量。

氯氮䓬(clorazepate) 片剂:5 毫克/片,10 毫克/片。抗焦虑、镇静:5 ~ 10 毫克/次,每日 3 次,老年及虚弱者剂量酌减,以后根据情况再予调整。催眠:10 ~ 20 毫克/次。睡前服。用于抗癫痫,每天 30 ~ 60mg,分 2 ~ 3 次服用。

劳拉西泮(lorazepam) 片剂:每片 0.5mg,1mg,2mg;注射液:2mg/2ml,4mg/2ml。焦虑症或焦虑状态,成人 1 ~ 2 毫克/次,2 ~ 3 次/天,以后按需调整剂量,一般每日用量不应超过 10mg。治疗失眠,成人 1 ~ 2 毫克/次,睡前服用。

阿普唑仑(alprazolam) 片剂:每片 0.4mg。焦虑症或焦虑状态的治疗,初始剂量为 0.2 ~ 0.4 毫克/次,每日 3 次,以后根据病情逐渐调整剂量;失眠的治疗,剂量为 0.4 ~ 0.8 毫克/次,睡前服用。用于急性酒精戒断症状的治疗,初始剂量为 0.4 ~ 1.2 毫克/次,每日 2 ~ 3 次,以后根据病情逐渐调整剂量。

艾司唑仑(estazolam) 片剂:1毫克/片,2毫克/片。成人常用量:抗焦虑,一次1~2mg,一日3次。催眠,1~2mg,睡前服。抗癫痫、抗惊厥,一次2~4mg,一日3次。

三唑仑(triazolam) 片剂:0.25毫克/片,0.5毫克/片。催眠:成人0.25~0.5毫克/次,睡前口服。年老体弱者应从0.125mg开始,以后按需调整剂量,睡前服。

奥沙西泮(oxazepam) 片剂:15毫克/片。成人常用量:抗焦虑,一次15~30mg,一日3~4次。镇静催眠、急性酒精戒断症状,一次15~30mg,一日3~4次。一般性失眠,15~30mg,睡前服。

咪达唑仑(midazolam) 注射液:5mg/ml、10mg/2ml。

氟马西尼(flumazenil) 注射液:0.5mg/5ml,1mg/10ml。用法:用于苯二氮䓬类过量中毒:开始时以0.1~0.2mg静脉注射,每60秒重复1次,直到清醒再以静脉滴注维持,维持量为0.1~0.4mg/h。总量不超过2mg。

唑吡坦(zolpidem) 片剂:10毫克/片。口服给药,成人常用推荐剂量为10~20毫克/次,临睡前服药或上床后服用。老年患者或肝功能不全者剂量应减半,即为5~10毫克/次。本品不应用于18岁以下的患者。根据患者的症状,本品可连续使用或按需使用,但连续用药时间一般最长不超过4周,短暂性失眠用药时间一般控制在2~3周内。

佐匹克隆(zopiclone) 片剂:7.5毫克/片。成人常用剂量为7.5mg,睡前服用。老年人开始治疗时,每次3.75mg,睡前服用。必要时,遵医嘱增加剂量到7.5mg,睡前服用。

扎来普隆(zaleplon) 胶囊:5毫克/粒,10毫克/粒。催眠,临床常用剂量为5~10mg/次,睡前服用。一般一次不超过20mg。

米帕明(imipramine) 片剂:12.5毫克/片、25毫克/片。治疗焦虑、抑郁,开始剂量每次25mg,每日3次,逐渐增加至每次50mg,每日3~4次。维持剂量为每日75~150mg。镇静催眠,25~50mg,睡前服用。

氯米帕明(clomipramine) 片剂:25毫克/片。治疗抑郁症与强迫性神经症,初始剂量一次25mg,一日2~3次,1~2周内缓慢增加至治疗量一日150~250mg,高量一日不超过300mg。治疗恐怖性神经症,剂量为75~150mg/d,分2~3次口服。

阿米替林(amitriptyline) 片剂:10毫克/片、25毫克/片。口服,成人常用量开始一次25mg,一日2~3次,然后根据病情和耐受情况逐渐增至一日150~250mg,一日3次,高量一日不超过300mg,维持量一日50~150mg。

多塞平(doxepin) 片剂:25毫克/片、50毫克/片、100毫克/片。口服,成人常用量开始一次25mg,一日2~3次,然后根据病情和耐受情况逐渐增至150~250mg/d,一日3次。

米氮平(mirtazapine) 片剂:15毫克/片、30毫克/片、45毫克/片。起始剂量应为每日15毫克,逐渐加大剂量至获最佳疗效。有效剂量通常为15~45mg/d,晚上顿服。

曲唑酮(trazodone) 片剂:50毫克/片、100毫克/片、150毫克/片、300毫克/片。治疗抑郁症:开始口服150mg/d,如需要,可每3~4d增加每日总量50mg到达300~400mg/d,分次饭后服用;重症患者可增量至600mg/d;老年人或对药物敏感者开始服100mg/d,渐增加至300mg/d。作为改善睡眠的辅助治疗,可予50~100mg,睡前顿服。

奈法唑酮(nefazodone) 片剂:50毫克/片、100毫克/片。成人开始口服50~100mg,每天2次,3~7天后可加量至200mg,每天2次,如必要,可给予最大剂量300mg,每天2次。老年人,特别是女性,可能有较高的血药浓度,当剂量达到100~200mg,每天2次时即可获得最高的疗效。一般开始给予50mg,每天2次。

米安色林(mianserin) 片剂:10毫克/片、20毫克/片、30毫克/片。口服,20mg~30mg/d,渐增至90mg/d。分次服或睡前顿服。

阿戈美拉汀(agomelatine) 片剂:25毫克/片。推荐剂量为25mg,每日1次,睡前口服。

如果治疗2周后症状没有改善,可增加剂量至50mg每日1次,即每次2片25mg,睡前服用。

雷美替胺(ramelteon)　片剂:8 毫克/片。每次 8mg,睡前服用。

丁螺环酮(buspirone)　片剂:5 毫克/片。口服。开始一次 5mg,一日 2～3 次。第二周可加至一次 10mg,一日 2～3 次。常用治疗剂量一日 20～40mg。

坦度螺酮(tandospirone)　片剂:5 毫克/片。常用剂量为每次 10mg 口服,每日 3 次随病人年龄、症状等的不同可适当增减,最高日剂量不得超过 60mg 或遵医嘱。

（李　武）

第七章

促 认 知 药

　　痴呆(dementia)是指由脑部病变引起的一种综合征,表现为慢性持续进行性的全面认知能力下降,包括学习、记忆、视空间、语言、理解和判断能力的显著下降。临床诊断时表现为在意识清醒的情况下具有两项或两项以上认知能力受损并伴有行为和感觉异常,导致日常生活和社会交往能力明显减退。此类疾病常常累及65岁以上人群。但近年的研究显示,其发病年龄有下降的趋势。根据发病原因,痴呆可分为阿尔茨海默病(Alzheimer's disease,AD)、血管性痴呆(vascular dementia,VaD)、路易体痴呆(dementia with Lewy Bodies,DLB)、额颞叶痴呆(frontotemporal dementia,FTD)及其他原因导致的痴呆。其中AD和VaD在老年痴呆患者中占主要地位。从1906年德国医生Alois Alzheimer首次描述了这种疾病至今,AD已有一百多年的历史。这一个多世纪间,人们在一步步的认识和了解这种疾病,同时也在寻找有效的治疗药物。遗憾的是,时至今日,仍没有任何一种治疗药物可以阻止AD的进展。这就意味着患者一旦患病,脑内神经元就在经历着不可逆的变性和死亡过程,最终导致患者的死亡。

章前案例:阿尔茨海默病的发现

　　1906年11月,在一次国际会议上,来自德国的Alois Alzheimer医生公布了一个病例:1901年,在家人陪同下,一位51岁已婚妇女Auguste Deter前来就诊。Auguste典型的临床症状为:严重的记忆障碍,讲话困难,很难理解别人对她说的话。这些症状迅速恶化并发展成卧床不起。患者于1906年因为褥疮和肺炎导致的重度感染去世。Alois Alzheimer医生在征得患者家属的同意后对Auguste进行了尸体解剖,发现患者的大脑严重萎缩,尤其是大脑皮层部分。镜下观察可见广泛分布的小血管内脂肪沉积物、坏死的脑细胞和异常的沉积物。随后5年,先后有11例类似病例报道。1910年,以命名和分类大脑疾病著称的精神病学家Emil Kraepelin提议将此病命名为Alzheimer's disease。

第一节　概　述

一、阿尔茨海默病

　　据美国*World Alzheimer Report 2015*统计的数字显示:2015年全球已有老年痴呆(AD和VaD)患者4.68千万,到2050年将达到1.31亿。2015年全球用于老年痴呆治疗的医疗费用已经达到8180亿,到2030年这部分支出将达到2万亿。此外,据Alzheimer's Association(AA)报告显示:与以往相比较,2013年死于肿瘤和心血管系统疾病的人数明显下降,但死于老年痴呆的人数却上升了68%。

　　尽管AD的发病机制尚未阐明,研究认为其与遗传、衰老、环境和社会心理等多种因素有关。依据

AD 的发病是否与遗传因素有关,AD 可分为遗传性 AD 和散发性 AD。无论哪种 AD,其典型病理特征均表现为弥漫性脑萎缩,其中以大脑前额叶、顶叶、颞叶前中部和海马区的萎缩最为明显,同时伴有脑沟增宽、脑裂增大、脑回变窄和脑室扩大。镜检以脑内细胞外间隙 β-淀粉样蛋白(β-Amyloid peptide,Aβ)沉积形成的老年斑(senile plaques,SP)和神经元内 Tau 蛋白过度磷酸化形成的神经纤维缠结(neurofibrillary tangles,NFT)为典型病理改变。此外,尚可见小胶质细胞激活以及胆碱能神经元和突触丢失。

AD 的发生是一个非常复杂的过程。随着研究的不断深入,科学家发现神经炎症、氧化应激、钙超载、线粒体缺陷、能量代谢障碍、神经营养因子减少、雌激素水平下降、高胆固醇血症、慢性脑缺血等均与 AD 的发病有关。基于临床 AD 患者脑组织典型的病理特征和遗传因素,目前比较公认的假说有 4 个:基因假说(gene hypothesis)、胆碱能假说(cholinergic hypothesis)、β-淀粉样蛋白级联假说(amyloid hypothesis)和 Tau 蛋白假说(Tau hypothesis)。

1. 基因假说 早期的研究发现,AD 的发生有家族倾向。临床上将 AD 患者是否具有家族性分为遗传性和散发性 AD。随着分子生物学研究的不断进展,目前已经证实 1 号染色体、14 号染色体、19 号染色体以及 21 号染色体与不同年龄发病的 AD 存在连锁关系。通常情况下,在 65 岁之前发病的遗传性 AD,称为早老性痴呆。65 岁以后发病的患者称为晚发 AD。散发性 AD 的发病年龄大多发生于 65 岁以后。研究发现有众多基因与 AD 发病有关,淀粉样蛋白前体(amyloid protein precursor,APP,21 号染色体)、早老素-1(presenilin 1,PS1,14 号染色体)和早老素-2(presenilin 2,PS2,1 号染色体)基因突变被认为是诱发早老性痴呆的主要基因。此外,载脂蛋白 ApoEε4 基因突变(19 号染色体)和编码 α 巨球蛋白的 A2M(α2-macroglobulin,12 号染色体)基因第 24 号外显子缬氨酸/异亮氨酸多态性与晚发 AD 的发生有密切关系。

2. 胆碱能假说 中枢胆碱能系统与学习记忆密切相关。胆碱能假说(图 7-1)认为基底前脑胆碱能神经元的损伤和坏死,导致其投射到海马和皮层的胆碱能神经元释放 ACh 下降和胆碱功能下降。ACh 被认为与近事记忆密切相关,而近事记忆障碍是 AD 早期的主要临床表现。该假说也是目前应用胆碱酯酶(acetylcholinesterase,AChE)抑制药和 M 胆碱能受体激动药治疗 AD 的理论基础。但胆碱能假说也存在着缺陷:①AD 的胆碱能突触传递障碍可以解释 AD 的主要症状,但是无法解释 AD 患者出现的情感障碍和行为异常。随着基础研究的不断深入,人们发现在 AD 患者脑内,除 ACh 外,多种与情绪反应和行为异常有关的神经递质和肽类递质释放减少,如去甲肾上腺素减少与 AD 患者的情感症状有关;5-HT 减少与 AD 患者的抑郁和攻击行为有关等;②碱酯酶抑制药可以缓解认知能力下降的症状,却不能阻止疾病的发展进程。这提示胆碱功能下降可能不是 AD 发生的使动因素,也说明 AD 发病机制的复杂性。

3. β-淀粉样蛋白级联假说 β-淀粉样蛋白级联假说认为 Aβ 在脑内沉积形成的老年斑是 AD 病理改变的中心环节,可引发一系列病理过程,这些病理过程又进一步促进 Aβ 沉积,从而形成一种级联式放大反应。Aβ 是 β 淀粉样蛋白前体蛋白(β-amyloid precursor protein,β-APP)酶切下来的 4kD 的小肽片段。生理情况下,APP 可在 α 分泌酶和 γ 分泌酶的先后作用下形成酶解产物 sAPPα、P3 和 C-末端片段 AICD。同时,APP 还可以在 β 分泌酶(BACE1)的作用下形成酶解产物 sAPPβ 和 C-末端片段(AICD)。如图 7-2 所示,酶解产物 sAPPβ、P3 和 sAPPα 将被释放出细胞。正常情况下,sAPPα 对神经元具有保护作用,而 sAPPβ 需再经 γ 分泌酶水解形成 39~43 个氨基酸组成的多肽即 Aβ。Aβ 主要有 $Aβ_{1~40}$、$Aβ_{1~42}$ 和 $Aβ_{1~43}$ 三种类型。正常情况下 90% 为 $Aβ_{40}$,只有少量 $Aβ_{42}$ 和 $Aβ_{43}$。免疫细胞化学研究显示 AD 患者脑内 $Aβ_{42/40}$ 比值升高。增多的 $Aβ_{42}$ 和 $Aβ_{40}$ 在脑内沉积,通过激活小胶质细胞,引发炎性反应;损害线粒体引起能量代谢障碍,氧自由基生成增多,导致氧化应激损害;激活细胞凋亡途径,介导细胞凋亡;激活蛋白激酶,促进 Tau 蛋白异常磷酸化;Aβ 还可以损害胆碱能神经元,引起乙酰胆碱系统的病变。这些病理改变又可促进 Aβ 生成增多和异常沉积,产生正反馈的级联放大效应,最终导致神经元减少,递质异常,引发临床认知和行为症状。

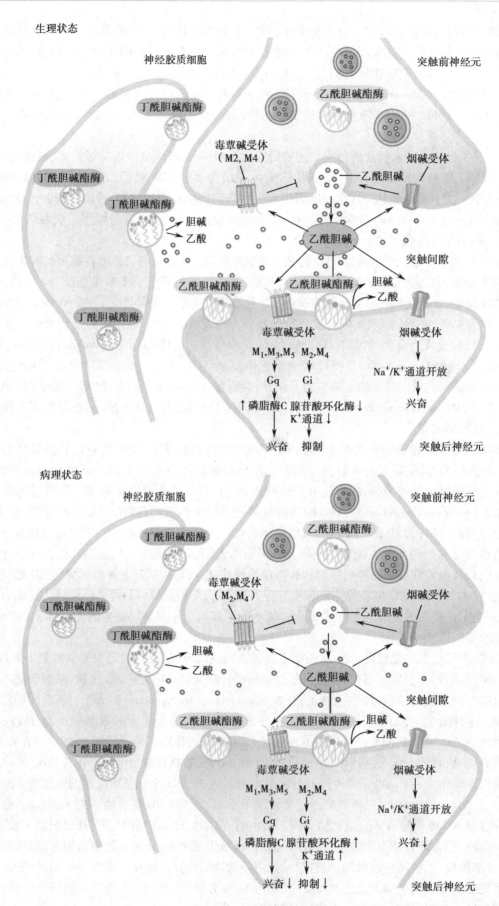

图 7-1 胆碱能假说

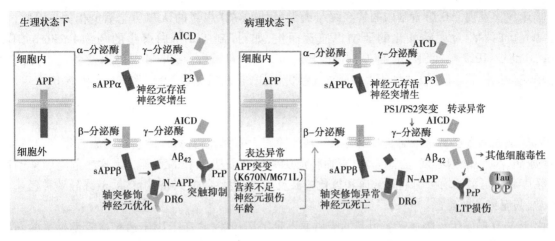

图 7-2　β-淀粉样蛋白级联假说

Aβ 级联假说提示针对 AD 的治疗可以从阻止或恢复脑内 Aβ 沉积入手,阻止由 Aβ 沉积引起的后续的级联反应。目前主要有两种降低 Aβ 形成的方式:①抑制 BACE1 的分泌或(和)活性,预防或减少 Aβ 形成;②通过主动或被动免疫的方式清除脑内淀粉样物质的沉积、预防或减少 Aβ 的聚集及增强 Aβ 的清除。但 Aβ 沉积是否是 AD 发病的起始环节目前仍有争议,且目前针对 Aβ 沉积的 AD 治疗药物(如 Alzhemed 和抗 β-淀粉样蛋白抗体)均没有在临床试验中取得预期疗效,Aβ 级联假说也因此受到质疑。然而,由于 Aβ 在 AD 患者出现临床表现前的 10 年左右的时间即已经开始形成,目前有科学家认为针对 Aβ 研发的药物失败的主要原因可能是由于药物无法逆转已经形成的病理改变,因此,早期干预可能会取得较好的疗效。

4. Tau 蛋白假说　Tau 蛋白假说认为神经微管相关蛋白 Tau 异常是导致疾病发生的始动因素。神经微管相关蛋白 Tau 与微管蛋白结合促进其聚合形成微管,参与神经递质在轴突内的传递过程。当 Tau 蛋白发生过度磷酸化时会彼此相互结合形成神经纤维的缠结(neurofibrillary tangles),失去与微管蛋白结合的能力,破坏细胞骨架,使神经细胞失去在轴突内传递和释放神经递质的能力,最终导致细胞的死亡。

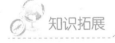 知识拓展

AD 药物研发现状及其启示

在过去的 30 年,越来越多的研究结果都在揭示着 Aβ 生成与 AD 发生发展的关系,支持着 Aβ 假说。这些研究促使人们希望基于 Aβ 假说来实现对 AD 的治疗。因此,许多针对 Aβ 的抗体与疫苗以及 β 分泌酶和 γ 分泌酶的抑制剂应运而生。尽管人们对这些治疗方法寄予厚望,但临床试验的结果却不容乐观。在过去的 10 多年,许多 β 分泌酶抑制剂、γ 分泌酶抑制剂或调节剂以及 Aβ 的疫苗因为严重的副作用或者不能改善认知状况而被迫中止了临床试验。其中包括 BACE1 抑制剂 Rosiglitazone和 LY2886721,γ 分泌酶抑制剂或调节剂 Semagacestat, avagacestat 和 tramiprosate,Aβ 的疫苗 AN1792,ACC-001 和 Aβ 抗体 Bapineuzumad。2014 年 1 月,新英格兰杂志报道,针对 Aβ 而研发的最有希望的两个单克隆抗体 solanezumab 和 Bapineuzumab 临床试验也宣告无效。2015 年 6 月,罗氏公司被迫中止了 sembragiline 的临床试验,这是继 2014 年 gantenerumad 临床试验中止后,罗氏在 AD 药物开发中遭受的又一打击。临床试验的屡屡失败令人沮丧,也向我们揭示了 AD 新药研发的艰难。但这些失败绝不是没有意义的,它会成为 AD 药物开发中的基石,帮助我们更好的理解 AD 这一复杂疾病。虽然一些药物对中到重度的 AD 没有治疗作用,但却对疾病早期的患者的认知有一定的改善。这就提示人们药物干预的时间窗是非常重要的,只有我们早干预才有可能对 AD 起作用。

临床尸检发现,AD 患者脑内的神经纤维缠结斑块与 AD 患者的认知功能呈负相关。因此,一些针对 Tau 蛋白发生过度磷酸化的药物也应运而生,如:抑制 Tau 蛋白聚集的药物 Paclitaxel,Davunetide,BMS-241027 等;GSK-3β 抑制剂 Np-103,SAN-161,Lithium chloride 等;以及免疫治疗药,Tau 蛋白单克隆抗体等。但是,这些药大多尚处于研究阶段,目前尚无被 FDA 批准的药物上市。

<h2 style="text-align:center">二、血管性痴呆</h2>

VaD 是在脑血管病的基础上发生的认知功能障碍。研究表明,VaD 的诱发因素有很多,包括高血压、糖尿病、高血脂、冠心病、心律失常、充血性心力衰竭以及吸烟和酗酒等。由这些危险因素引起的高血粘度和脑低灌注均可引起脑缺血和氧化应激反应,促发谷氨酸兴奋性毒性,最终导致神经递质释放异常,甚至细胞的死亡。

由于 VaD 的发生与脑血管病引起的脑供血不足密切相关,临床上用于治疗血管性痴呆的药物主要包括:①脑代谢改善药,包括吡拉西坦、茴拉西坦、奥拉西坦、吡硫醇、艾地苯醌和脑蛋白水解物等;②脑循环改善剂,包括扩血管药(双氢麦角碱、麦角溴烟酯和银杏叶提取物)和钙通道阻滞剂(尼莫地平和氟桂利嗪)。

<h2 style="text-align:center">第二节　胆碱酯酶抑制剂</h2>

胆碱功能下降是 AD 和 VaD 早期的病理生理特征。乙酰胆碱酯酶(AChE)抑制剂通过抑制乙酰胆碱(ACh)在突触间隙的降解,提高突触间隙 ACh 的含量,有效改善轻、中度 AD 患者的认知功能。胆碱酯酶抑制剂作用位点见图 7-3。因胆碱酯酶抑制剂未能解决胆碱能神经元的变性和坏死的问题,因此这类药物仅能缓解症状,不能有效延缓和阻止病程的进展。第一代的可逆性非选择性胆碱酯酶抑制药他克林(tacrine)于 1993 年获得美国 FDA 批准用于治疗轻、中度 AD。但由于他克林不良反应

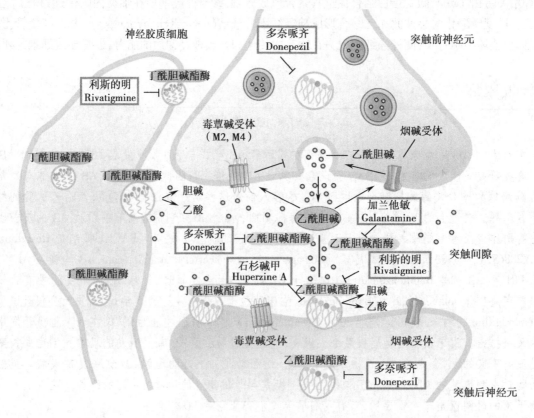

图 7-3　胆碱酯酶抑制剂作用位点

较多,特别是对肝脏毒性较大,已停用。目前用于临床的胆碱酯酶抑制药有多奈哌齐、利斯的明、加兰他敏、石杉碱甲和美曲膦酯等。

多奈哌齐

多奈哌齐(donepezil)是六氧吡啶类氧化物,属第二代可逆性中枢 AChE 抑制药,也是唯一一个同时经美国 FDA 和英国 MCA 批准用于轻、中度 AD 治疗的药物。多奈哌齐的化学结构见图 7-4,常用其盐酸盐。

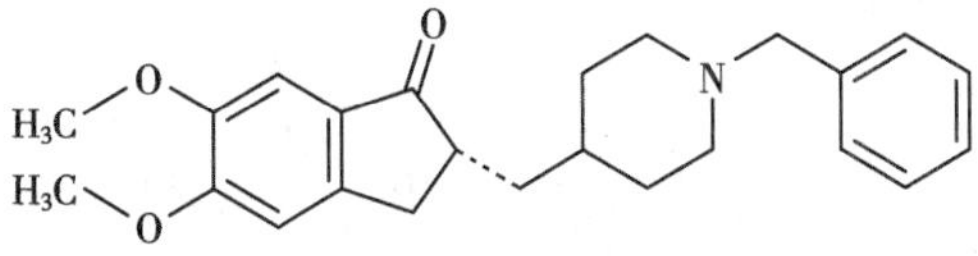

图 7-4　多奈哌齐的化学结构

【体内过程】口服后吸收良好,约 3~4 小时达血浆峰值浓度。饮食和服药时间对本品吸收无影响。生物利用度为 100%,消除 $t_{1/2}$ 约 70 小时。治疗开始后 3 周内达稳态血药浓度,血浆蛋白结合率为 95%,组织分布尚未明确。在肝脏经细胞色素 P450 酶系代谢。口服多奈哌齐 30% 在体内以原型形式存在或转化成 6-氧-去甲基多奈哌齐(11%,具有盐酸多奈哌齐相似活性的代谢产物)、Donepezil-cis-N-oxide(9%)、5-氧-去甲基多奈哌齐(7%)以及 5-氧-去甲基多奈哌齐的葡萄糖醛酸结合物(3%)。代谢产物主要经肾脏排泄,少量以原药形式经尿排出。

【药理作用和机制】多奈哌齐是可逆性的选择性中枢 AChE 抑制剂,作用时间长,对丁酰胆碱酯酶(BuChE)无作用。本品通过抑制突触前和突触后胆碱能神经元以及突触间隙 AChE 活性,抑制 ACh 分解,提高突触间隙 ACh 含量。多奈哌齐也抑制外周 AChE 活性,引起胃肠道副作用。与他克林相比,多奈哌齐效果更强,选择性更高,且无肝毒性。

【临床应用】用于轻、中度认知障碍的老年性痴呆的治疗。

【不良反应】常见不良反应包括:恶心、腹泻、失眠、呕吐、肌肉痉挛、乏力、倦怠与食欲减退,症状通常轻微且短暂,不必调整剂量。连续服药症状可缓解。较少见的不良反应包括头痛、头晕、精神紊乱(幻觉、易激惹、攻击行为)、体重减轻、视力减退、胸痛、关节痛、抑郁、多梦、嗜睡、皮疹、胃痛、尿频或无规律。报道有极少的不良反应为昏厥、心动过缓或心律不齐、窦房传导阻滞、房室传导阻滞、心脏杂音、癫痫或黑便。

【禁忌证和注意事项】

1. 本品过敏者或有哌啶类衍生物过敏史者禁用。

2. 病窦综合征、室上性心脏传导疾病、胃肠道疾病活动期或溃疡病者、哮喘病史或阻塞性肺疾病史者、癫痫病史者慎用。

3. 妊娠及哺乳期妇女慎用。

4. 轻、中度肝肾功能不全者无需调整用药。

5. 用药后出现无法解释的肝功能损害、精神系统症状,应考虑减量或停药。

【中毒及解救】服用过量会引起胆碱能危象,表现为严重的恶心、呕吐、流涎、出汗、心动过缓、低血压、呼吸抑制、惊厥等。应用一般支持疗法,并给予阿托品类抗胆碱药治疗。

【药物相互作用】

1. 与拟胆碱药、β-肾上腺素受体拮抗药、神经肌肉阻滞剂有协同作用。

2. 与抗胆碱药合用,相互降低药效,不应合用。

3. 细胞色素 P450 酶系 CYP3A4 和 CYP2D6 同工酶的诱导剂苯妥英钠、卡马西平、地塞米松、利福平、苯巴比妥可提高本品的清除率,降低血药浓度,降低疗效,需酌情增加剂量。

4. CYP3A4 和 CYP2D6 同工酶的抑制剂酮康唑和奎尼丁抑制本品的代谢,增加血药浓度需注意可能出现的不良反应。

5. 酒精可能会降低本品的浓度,故两者合用应慎重。

利 斯 的 明

利斯的明(rivastigmine)是氨基甲酸类衍生物,属第二代可逆性中枢 AChE 抑制药。1997 年底在瑞士上市,2000 年获得美国 FDA 批准,目前已获准在欧洲、亚洲以及南美洲的一些国家使用。利斯的明的化学结构见图 7-5,常用其重酒石酸盐。

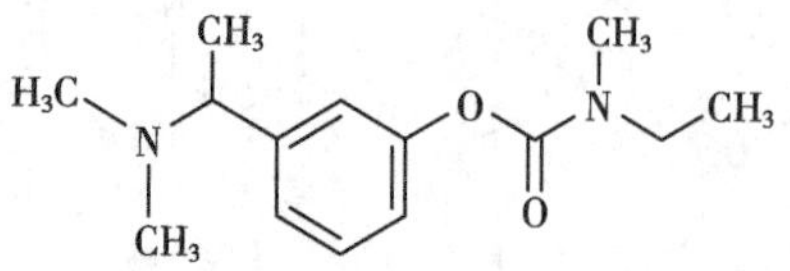

图 7-5 利斯的明的化学结构

【体内过程】 口服吸收良好,96% 迅速吸收,血药浓度达峰时间约为 1 小时。与食物同时服用可使其血浆达峰时间延长 90 分钟。消除 $t_{1/2}$ 为 1 小时。血浆蛋白结合率为 40%。重酒石酸利斯的明可通过血-脑屏障,人口服 3mg 后约 1.5 小时内,脑脊液 AChE 活性下降近 40%。在肝脏内主要通过胆碱酯酶水解代谢;多数肝脏细胞色素 P450 的同工酶很少参与其代谢,因此,本品与由这些酶代谢的其他药物间不存在药代动力学的相互作用。90% 代谢产物经肾脏排泄。本品目前还有经皮控释贴片,可以贴于背部、胸部或上臂,持续 24 小时释放药物,维持稳定的血药浓度,并且避免由胃肠道给药引起的不良反应。

【药理作用和机制】 因利斯的明化学结构与 ACh 结构相似,其可作为底物与 AChE 结合形成氨基甲酰化复合物,抑制 AChE,直到酯位上的甲酰基部分被羟基取代才恢复其活性,产生所谓的可逆性抑制作用。本品也是 BuChE 抑制剂。由于 BuChE 主要存在于胶质细胞,当皮质神经元死亡出现神经胶质细胞代偿增生时,利斯的明对 BuChE 的抑制作用可能发挥更重要的作用。利斯的明对脑 AChE 的亲和力是外周的 10 倍,对中枢 AChE 的抑制作用明显强于对外周的作用。动物实验表明本品对皮层和海马的 AChE 抑制作用较强,而对纹状体、脑桥以及心脏的 AChE 抑制作用很小。此外,利斯的明还可抑制细胞膜内 APP 的形成。

【临床应用】 利斯的明对记忆力、注意力和方位感下降的疗效较好。本药是目前该类药中唯一对日常生活中的认知行为及综合能力有显著疗效的 AChE 抑制药。适用于轻、中度认知障碍的老年性痴呆的治疗。对伴有心脏、肝脏以及肾脏等疾病的 AD 患者具有独特的疗效。

【不良反应】 可出现轻至中度的不良反应,通常不予处理,服药 2~3 天后大多可自行消失。常见的不良反应有恶心、呕吐、腹泻、腹痛、食欲缺乏、眩晕和头痛。还可见体重和食欲下降、焦虑、无力、疲劳和失眠等。

【禁忌证和注意事项】

1. 已知对本品或氨基甲酸盐衍生物过敏者禁用。

2. 病态窦房结综合征、重度心律不齐、胃十二指肠溃疡活动期、呼吸系统疾病、尿道梗阻、癫痫患者慎用。

3. 妊娠、哺乳期妇女慎用。

4. 如果病人在增加剂量后出现严重不良反应而不能耐受,可以停药数天后,再从最小剂量给起,逐渐增加剂量到患者能够耐受的最佳剂量。此外,本品的过量表现及处理见多奈哌齐。

【药物相互作用】

1. 与其他类的胆碱酯酶抑制剂、拟胆碱药及除极化型肌松剂合用时,可增强其作用,出现协同效应。

2. 与抗胆碱能药物合用可能干扰其疗效。

3. 尼古丁能够使本品的消除率增加 23%。

加兰他敏

加兰他敏(galanthamine)是从紫花石蒜、红花石蒜等分离得到的生物碱,其药物成分与欧洲山区水仙花和雪莲花鳞茎提取的生物碱相同,也属于第二代可逆性中枢 AChE 抑制药。加兰他敏的化学结构见图 7-6。本药 2001 年获得美国 FDA 批准,用于轻、中度 AD 的治疗,临床有效率为 60% 左右。其疗效与他克林相当,但无肝毒性。目前在许多国家加兰他敏被推荐为治疗轻、中度 AD 的首选药物。

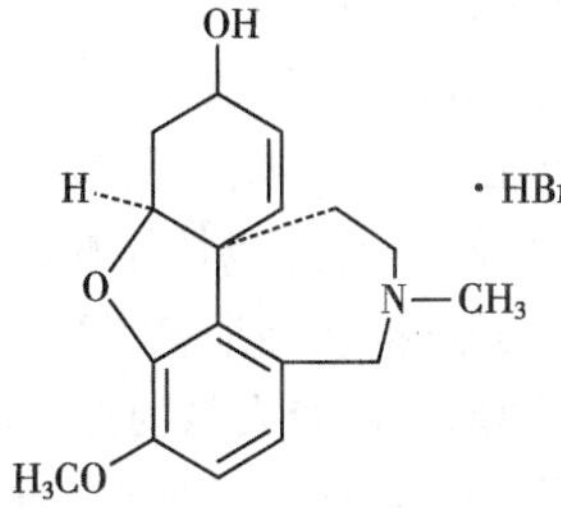

图 7-6 加兰他敏的化学结构

【体内过程】 口服吸收迅速、完全,口服后 45 分钟血浆药物浓度达峰值。消除 $t_{1/2}$ 为 5.7 小时。部分经肝脏代谢,部分经肾以原型排泄。

【药理作用和机制】 ①抑制中枢突触间隙 AChE 活性,抑制 ACh 的分解;②增强 ACh 的刺激作用及去极化作用,调节 ACh 受体的表达;③对脑内的烟碱乙酰胆碱受体(nAChR)具有正性变构作用,通过增强 α_7nAChR 的作用发挥神经保护作用,达到改善记忆及认知功能的目的。

【临床应用】

1. 适用于治疗轻、中度 AD,有效率 50%~60%。服药后 6~8 周治疗效果明显。

2. 用于重症肌无力。

3. 儿童脑性麻痹。

4. 脊髓灰质炎后遗症、多发性神经炎和脊神经根炎。

5. 拮抗氯化筒箭毒碱中毒。

【不良反应】 早期恶心、呕吐及腹痛等胃肠反应,不影响继续用药。治疗剂量偶可致过敏反应。超量可有流涎、心动过缓、头晕、腹痛等。

【禁忌证和注意事项】 癫痫、机械性肠梗阻、支气管哮喘、心绞痛、心动过缓、运动功能亢进及青光眼患者禁用。

石杉碱甲

石杉碱甲(huperzine A)是我国研究人员从石杉科石杉属植物蛇足石杉(千层塔)中分离得到的生物碱。石杉碱甲的化学结构见图 7-7。1994 年初被国家食品药品监督管理总局(CFDA)批准在我国用于 AD 的治疗。

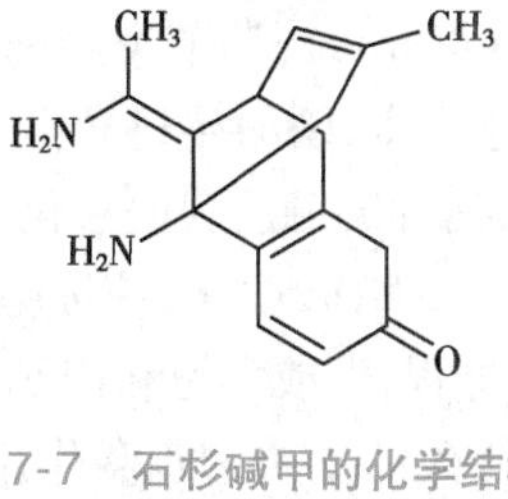

图 7-7 石杉碱甲的化学结构

【体内过程】石杉碱甲分子量小,生物活性高,有较高的脂溶性,易透过血-脑屏障。口服后 1 小时达血药峰浓度。其进入中枢后较多地分布于额叶、颞叶和海马等与学习和记忆密切相关的脑区。动物实验表明,本品口服吸收迅速而完全,生物利用度为 96.9%。消除 $t_{1/2}$ 为 4 小时。少量药物可通过胎盘进入胎儿体内。主要通过尿液以原型及代谢产物形式排出体外,24 小时排出给药量的 73.6%。少量经粪便排出。

【药理作用和机制】石杉碱甲为具有高选择性、可逆性 AChE 抑制剂,对 BuChE 抑制作用弱于多奈哌齐、他克林、利斯的明和加兰他敏。低剂量石杉碱甲对 AChE 既具有强大的抑制作用,使分布区内神经突触间隙的 ACh 含量明显升高,显著增强神经元兴奋的传导速度,强化学习与记忆脑区的兴奋作用,发挥改善认知功能、增强记忆保持和促进记忆再现的作用。此外,动物实验发现石杉碱甲可通过上调 PKC 水平,增加分泌型 APP 的释放并改善 Aβ 沉积引起的学习记忆障碍、提高脑内多巴胺、单胺及 GABA 能功能发挥神经细胞保护作用、有效对抗多种损伤剂造成的细胞毒性作用,例如过氧化氢、去血清、缺血缺氧等诱发的氧化应激、细胞凋亡、线粒体功能损伤和炎症反应等。

【临床应用】用于中老年良性记忆障碍及各型痴呆患者的记忆认知功能及情绪行为障碍。提高患者指向记忆、联想学习、图像回忆、无意义图形再认及人像回忆等能力。对痴呆患者和脑器质性病变引起的记忆障碍亦有改善作用。尚可用于治疗患儿精神发育迟滞、重症肌无力、脑血管疾病、脑创伤、器质性精神障碍、外周血管阻塞性疾病、糖尿病神经病变、急慢性跟腱疼痛和运动性肌肉创伤等疾病。

【不良反应】偶见恶心、头晕、出汗、腹痛、视力模糊等。个别患者出现瞳孔缩小、呕吐、心率改变、流涎和嗜睡等。

【禁忌证和注意事项】

1. 对本品过敏者、严重心动过缓、低血压、心绞痛、癫痫、哮喘、肠梗阻、肾功能不全、尿路梗阻者禁用。

2. 药物用量存在个体差异,一般应从小剂量开始给药。如果出现不良反应,减少剂量后症状可缓解或消失。严重者需先停药,再用阿托品对抗其症状。

3. 本品慎与碱性药物配伍,其他配伍禁忌参见多奈哌齐。

第三节　谷氨酸受体拮抗药

谷氨酸(glutamate,Glu)能神经元是构成中枢神经网络的主要神经元,分布于各脑区,主要为投射神经元,不形成特殊核团。谷氨酸被释放后,与不同的兴奋性氨基酸受体结合,诱发突触后神经元兴奋。根据不同激动剂选择性不同,谷氨酸受体可分为三类:N-甲基-D-天门冬氨酸(N-methyl-D-aspartate,NMDA)能选择性激活的受体称为 NMDA 受体;对 α-氨基羟甲基噁唑丙酸(AMPA)有较高敏感性的受体称为 AMPA 受体;对海人藻酸(kainic acid,KA)敏感的受体称为 KA 受体。这三类受体均属配体门控离子通道受体(ionotropic glutamate receptors,iGlutRs),产生兴奋性突触后电位(excitatory postsynaptic potential,EPSP)介导中枢神经系统的兴奋性突触传递过程。其中 NMDA 受体是被谷氨酸活化的主要受体之一,是形成长时程突触增强(long-term potentiation,LTP)的分子基础。而 LTP 被认为是形成学习和记忆的主要神经元机制。此外,还有一类与 G 蛋白偶联的谷氨酸受体,被激活后影响磷脂酰肌醇代谢或腺苷酸环化酶活性,导致突触后 IP_3、DG、cAMP 浓度的变化,故称为亲代谢型谷氨酸受体(metabotropic glutamate receptors,mGluRs),调节突触前递质的释放和突触后神经元的兴奋性。

在生理状态的学习和记忆加工形成过程中,瞬时生理释放量的谷氨酸(微摩尔级)作用于突触后膜 AMPA 受体,介导突触后膜 Na^+、K^+ 内流,诱导突触后膜去极化,这一膜电位的改变促使结合在 NMDA 受体上的 Mg^{2+} 以电压敏感性作用的方式离开 NMDA 受体,使细胞外 Ca^{2+} 迅速通过细胞膜进入突触后神经元内,并启动细胞内一系列酶解信号转导过程,促成学习和记忆的形成。AD 或 VaD 时,持续过多或过少的谷氨酸释放对 AMPA 受体产生短暂或持久的不协调刺激作用,致使突触后膜产生不稳定持续去极化

（信号噪声），降低 Mg^{2+} 对电压变化的感受性，Mg^{2+} 失去了对 NMDA 受体的调节作用，而使 Ca^{2+} 持续内流，导致 Ca^{2+} 超载。同时，由于脑内能量缺乏使得细胞膜 Na^+/K^+-ATP 酶及其他泵活性下降，又使得谷氨酸重摄取减少，最终导致谷氨酸在突触间隙的堆积，突触后膜产生持续去极化，发放动作电位。轻中度谷氨酸堆积作用于神经元，过度激活 iGlutRs 和 mGluRs，导致细胞内 Ca^{2+} 超载，氧自由基生成增多，触发线粒体介导的凋亡的发生；当高浓度谷氨酸堆积在突触间隙时，则通过作用于突触后膜，使大量 Na^+、Ca^{2+} 内流，并激发 Cl^- 和水的内流，导致神经元及其细胞器急剧肿胀，最终因肿胀破裂死亡。因此，谷氨酸兴奋性毒性被认为是神经元死亡的"最后公路"。NMDA 受体拮抗剂作用机制见图 7-8。

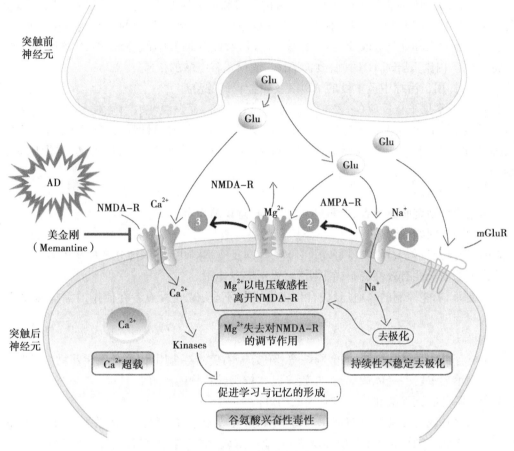

图 7-8　NMDA 受体拮抗剂作用机制

美　金　刚

美金刚（memantine）是第一个被 FDA 批准用于中、重度 AD 治疗的药物，也是唯一一个用于 AD 治疗的 NMDA 受体拮抗剂。我国国家食品药品监督管理总局（CFDA）于 2006 年 9 月批准盐酸美金刚片进口，2013 年批准国产盐酸美金刚溶液和盐酸美金刚片用于中度至重度 AD 的治疗。美金刚的化学结构见图 7-9，常用其盐酸盐。

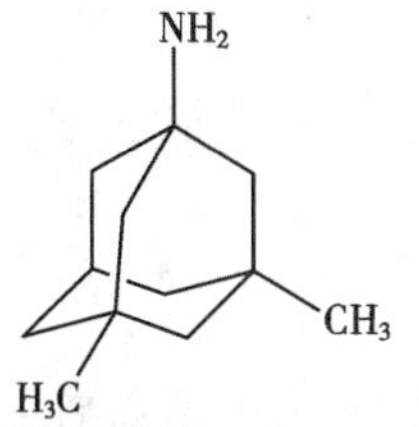

图 7-9　美金刚的化学结构

【体内过程】口服后吸收充分,3~8小时后达血药浓度高峰。食物不影响其吸收。绝对生物利用度为100%,血浆蛋白结合率为45%。吸收入血后在体内主要分布于脑、肾和肺中。肝中药物浓度较低,小部分在肝脏代谢,且代谢产物均无NMDA受体拮抗活性。尚无资料表明细胞色素P450酶系参与了本品代谢。消除$t_{1/2}$为60~100小时,碱性条件会使药物消除速率减慢。60%~80%盐酸美金刚以原型从肾排泄,部分经过肾小管分泌和重吸收。

【药理作用和机制】美金刚是一种电压依赖性、低到中等程度的亲和性、非竞争性的开放性NMDA受体拮抗药。美金刚与NMDA受体快速结合并能快速解离的动力学特征使其在不同谷氨酸释放量的情况下,以不同的作用机制发挥药理作用,促进和保护学习和记忆的形成过程。当谷氨酸以病理量过度释放时,美金刚可阻断Ca^{2+}通道,减弱细胞内Ca^{2+}超载,阻止Ca^{2+}超载引起的谷氨酸神经毒性反应,包括线粒体损伤、细胞凋亡和坏死等改变;当谷氨酸释放过少时,美金刚则通过降低Mg^{2+}浓度或与NMDA受体解离,促进Ca^{2+}内流,延长LTP时间,改善记忆过程所需谷氨酸的传递。

【临床应用】用于治疗中至重度的AD以及帕金森病的治疗。

【不良反应】常见不良反应(<2%):幻觉、头晕、头痛、意识混沌、疲倦、便秘、呕吐、背痛、镇静。其他不良反应包括:过敏反应、低体温、心绞痛、心律失常、心梗、血栓性静脉炎、房颤、低血压、体位性低血压、肺动脉栓塞、肺水肿、感觉异常、锥体外系症状、偏瘫、胃肠道出血、尿失禁、排尿困难、呼吸困难、哮喘等。

【禁忌证和注意事项】

1. 对本品或金刚烷胺过敏者、严重肝功能不全、意识障碍者禁用。

2. 妊娠及哺乳期妇女禁用。

3. 慎用于肾功能不全、轻、中度肝功能不全、癫痫及癫痫病史者、精神分裂症病史者。

4. 对儿童的安全性有效性资料尚不明确,故不推荐使用。

5. 心肌梗死、未能控制的高血压、失代偿的心功能不全、碱性尿液者在使用时需监测本品的血药浓度。

【药物相互作用】

1. 避免与NMDA受体拮抗剂,如金刚烷胺、氯胺酮、右美沙芬合用,以避免发生药物中毒性精神病。

2. 美金刚增加多巴胺受体激动剂、左旋多巴和抗胆碱药物的药效。

3. 美金刚降低巴比妥类和神经阻滞剂的药效。

4. 与丹曲洛林或巴氯酚等抗肌痉挛药物合用时,会改变这些药物的作用效果,需调整剂量。

5. 碱化尿液的药物(如碳酸酐酶抑制剂、双氯非那胺、醋甲唑胺、碳酸氢钠)会降低美金刚的肾清除率。

6. 与雷尼替丁、西咪替丁、普鲁卡因胺、奎尼丁、奎宁、尼古丁合用时,因共用肾脏阳离子转运系统,可能相互产生竞争性拮抗作用,影响药物在肾脏的清除。

7. 与氢氯噻嗪合用会使其血浆水平下降。

8. 酒精可以加重本品的不良反应。

第四节　脑功能改善药

一、脑代谢改善药

吡拉西坦

吡拉西坦(piracetam)属吡咯烷酮类药物,为中枢递质γ-氨基丁酸脱掉一分子水形成的环状化合物。吡拉西坦的化学结构见图7-10,化学名称为2-氧化-1-吡咯烷基乙酰胺。

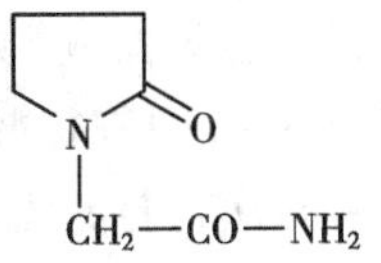

图 7-10 吡拉西坦的化学结构

【体内过程】口服易吸收,口服后 30~45 分钟血药浓度达到峰值,生物利用度大于 90%。血浆蛋白结合率 30%,消除 $t_{1/2}$ 为 5~6 小时。药物吸收入血后迅速透过血-脑屏障进入脑脊液,并分布至大脑皮层、嗅球和脑干,容易通过胎盘屏障。体内分布容量为 0.6L/kg。吡拉西坦口服后不能被肝脏代谢酶分解,90% 以上原型形式从尿和粪便中排泄。肾脏清除速度为 86ml/min。大便排出量约为 1%~2%。

【药理作用和机制】吡拉西坦为脑代谢改善药,从多个途径激活、保护和修复大脑神经细胞:①激活腺苷酸激酶,促使脑内 ADP 转化为 ATP,改善脑内能量代谢和葡萄糖利用率;②促进 ACh 合成并增强胆碱能神经元兴奋传递;③抵抗物理因素和化学因素所致的脑功能损害,改善记忆和回忆能力,提高学习能力;④改善由缺氧所致的逆行性遗忘。

【临床应用】适用于急、慢性脑血管病、脑外伤、各种中毒性脑病等多种原因所致的记忆减退及轻、中度脑功能障碍;酒精中毒、药物以及 CO 引起的记忆障碍;儿童发育迟缓导致的智力低下;老年性记忆减退。

【不良反应】本品不良反应少,并且短暂而轻微。常见不良反应有:①消化道不良反应:恶心、腹部不适、腹胀、腹痛等,症状的轻重与服药剂量直接相关;②中枢神经系统广泛性兴奋症状:焦虑、失眠、头痛、易激惹、震颤等,但症状轻微,且与服用剂量大小无关。停药后以上症状消失;③偶见轻度肝功能损害,表现为轻度转氨酶升高,但与药物剂量无关。肝肾功能障碍者慎用并应适当减少剂量。

【禁忌证和注意事项】对本品过敏者、肝功能不全、严重肾功能不全者禁用;锥体外系疾病,亨廷顿舞蹈症者禁用本品,以免加重症状;本品易通过胎盘屏障,故孕妇禁用;新生儿禁用。此外,轻、中度肾功能不全者、合并多种疾病的老年患者、甲状腺功能低下患者慎用。由本品引起的头痛可以通过服用胆碱能活性药物来缓解。

【药物相互作用】

1. 与抗凝药华法林联合应用,可延长凝血酶原时间,抑制血小板聚集。故两者合用需要调整抗凝药物的剂量,预防出血。

2. 与抗癫痫药物合用应减少抗癫痫药物用量。

茴拉西坦

茴拉西坦(aniracetam)属吡咯烷酮类药物,是新一代 γ-内酰胺类脑功能改善药,为脑代谢增强剂。茴拉西坦的化学结构见图 7-11,化学名称为 1-(4-甲氧基苯酰基)-2-吡咯烷酮。为吡拉西坦衍生物。具有起效快,作用强,毒性低的特点。

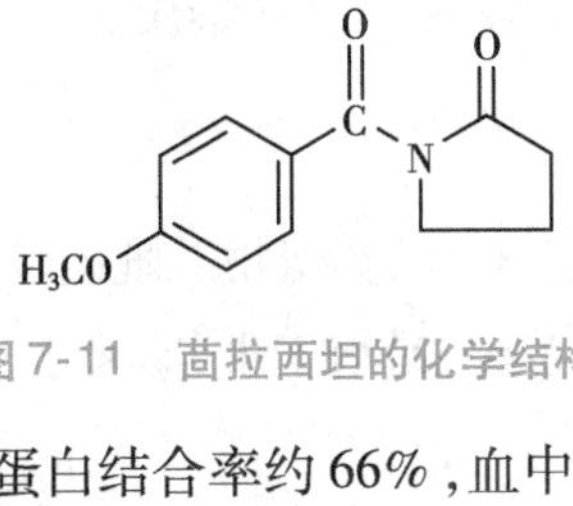

图 7-11 茴拉西坦的化学结构

【体内过程】口服吸收迅速,血浆蛋白结合率约 66%,血中消除 $t_{1/2}$ 为 20~30 分钟,2 小时后血药浓度已难测出。本品存在明显首过效应,口服后仅 0.2% 能进入全身循环。在体内分布广泛,可达肝、肾,并能透过血-脑屏障。主要在肝脏代谢,大部分代谢产物为 N-茴香碱-GABA,仍具有促智活性。84% 由尿排出,0.8% 经粪便排出,另 11% 随 CO_2 形式呼出。尿中主要代谢产物为 N-对甲氧基苯甲酰氨基丁酸和 5-羟基-2-吡咯烷酮。

【药理作用和机制】 本品为脑代谢增强剂,透过血-脑屏障选择性地作用于中枢神经系统,具有激活和保护神经细胞作用:①通过激活中枢神经系统中谷氨酸受体发挥促智作用;②促进海马部位 ACh 的释放,增强胆碱能传递,阻止东莨菪碱引起的逆行性遗忘;③拮抗因电休克、环乙亚酰胺、亚硝酸钠等引起的脑缺氧动物模型的记忆减退;本品不具有镇静或兴奋作用,亦没有扩血管作用。临床研究显示,本品对于各种原因引起的记忆减退、认知障碍等痴呆症状具有良好疗效,尤其是对提高认知能力较为显著,并能改善短期及长期记忆功能,使注意力集中,且能提高推理、判断和抽象思维能力。

【临床应用】 用于脑血管病后的记忆功能减退、VaD 和中老年记忆减退(健忘症)。可以提高生活能力,并促进记忆再现。对帕金森病症状亦有改善作用。对脑梗死后遗症的情绪不稳定和抑郁状态亦具有较好的疗效。

【不良反应】 不良反应发生率低且症状轻微。主要表现为激动、失眠、头痛、眩晕、腹泻、皮疹等。一般不需停药。偶见口干、嗜睡、食欲减退和便秘。

【禁忌证和注意事项】 对本药过敏者或对其他吡咯烷酮类药物过敏者禁用。对严重肝、肾功能障碍、妊娠及哺乳期妇女者慎用。本品可加重亨廷顿舞蹈病患者的症状。

奥拉西坦

奥拉西坦(oxiracetam)为新一代脑代谢改善药,属新型吡咯烷酮类(γ-氨基丁酸的环形衍生物)。奥拉西坦的化学结构见图 7-12,化学名称为 2-[-4 羟基吡咯烷-2-酮-1-基]-乙酰胺。首次由意大利史克比切姆公司于 1974 年合成,1987 年上市。我国 1997 年成功研制胶囊剂。

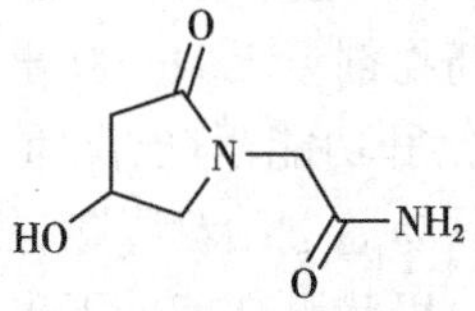

图 7-12 奥拉西坦的化学结构

【体内过程】 口服吸收迅速,达峰时间约 1 小时,峰浓度 48.34 ~ 54.96μg/ml,消除 $t_{1/2}$ 为 3 ~ 6 小时。药物吸收后在体内分布广泛,主要以肾脏、肝脏和肺内浓度最高。表观分布容积 27.45 ~ 36.18L。药物与血浆蛋白的结合率低,很少透过胎盘屏障,主要以原型从肾脏排出。

【药理作用和机制】 本品为促智药。通过促进磷酰胆碱和磷酰乙醇胺合成,提高大脑中 ATP/ADP 的比值,使脑中蛋白质和核酸的合成增加,促进脑内代谢。本品可对抗由物理和化学因素所致的脑功能损伤和记忆障碍。对缺氧所致的逆行性健忘有改进作用。并可改善老年性痴呆和记忆障碍症状患者的记忆和学习功能。

【临床应用】 适用于轻、中度 VaD、AD 以及脑外伤等引起的记忆与智能障碍。

【不良反应】 不良反应少,偶见皮肤瘙痒、恶心、精神兴奋、头晕、头痛、睡眠紊乱,但症状较轻,停药后可自行恢复。对本品过敏者、严重肾功能损害者禁用。

吡硫醇

吡硫醇(pyritinol)系吡哆醇(维生素 B_6)的类似物。吡硫醇的化学结构见图 7-13,常用其盐酸盐,为白色或淡黄色结晶性粉末。无臭,味苦涩,易溶于水,略溶于乙醇。

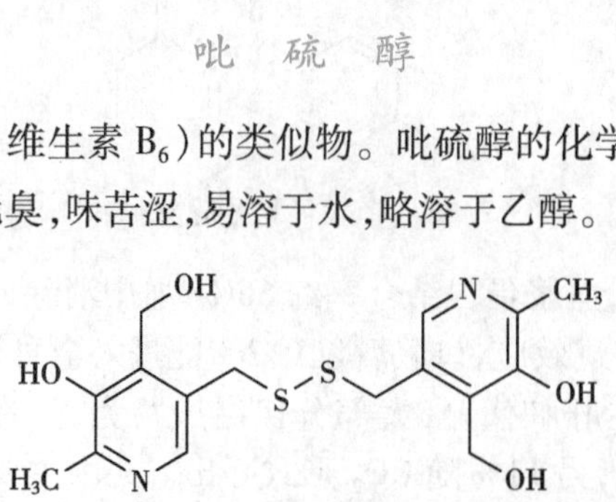

图 7-13 吡硫醇的化学结构

【体内过程】　口服 $2 \sim 4$ 小时血中浓度达高峰,在中枢神经系统内维持 $1 \sim 6$ 小时,并在体内完全代谢吸收。在脑、肝、肾、乳汁中浓度高。主要经肝脏代谢,经肾脏消除,消除 $t_{1/2}$ 为 $3 \sim 4$ 小时。

【药理作用和机制】　本品为脑代谢改善药,在多个环节参与脑代谢过程:①改善脑的生物电活动过程;②增加脑血流量,促进脑内葡萄糖及氨基酸代谢,改善全身同化作用,改进氨基酸代谢;③影响某些神经递质的形成。对边缘系统和网状结构亦有刺激作用。在临床上表现为增强记忆,集中注意力,改善学习和认知功能。

【临床应用】　本品适用于脑外伤后遗症、脑炎及脑膜炎后遗症等的头晕胀痛、失眠、记忆力减退、注意力不集中、情绪变化的改善;亦用于脑动脉硬化、老年痴呆性精神症状等。

【不良反应】　不良反应较轻。偶尔引起皮疹、恶心等,停药后即可恢复。注射部位可能出现静脉炎、疼痛,停药后亦可消失。

【禁忌证和注意事项】

1. 肝功能不全、糖尿病患者慎用。

2. 动物实验可引起子代唇裂,妊娠期妇女慎用。乳汁中含量高,哺乳期妇女慎用。

3. 滴速不宜过快,不能静脉快速推注。

4. 本品宜单独使用,尽量不与其他药物配伍使用(尤其是氯化钾及碱性药物)。

5. 有文献报道,本药与维生素 C、阿昔洛韦、葛根素等存在配伍禁忌。

艾 地 苯 醌

艾地苯醌(idebenone)为醌类衍生物,其化学结构见图 7-14。

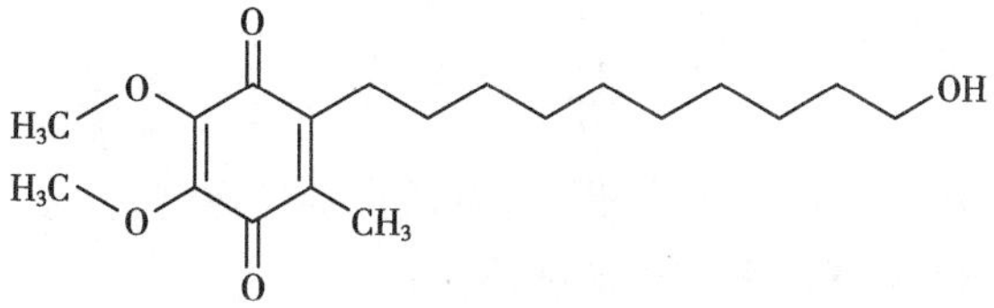

图 7-14　艾地苯醌的化学结构

【体内过程】　口服吸收良好,3 小时达血药浓度峰值,消除 $t_{1/2}$ 为 8 小时。24 小时内尿中排泄为 32% ,而且大部分为代谢产物。连续用药在体内无蓄积。

【药理作用和机制】　本品为辅酶 Q_{10} 的类似物,为促脑代谢药。艾地苯醌能激活脑线粒体活性,抑制脑线粒体生成过氧化脂质和由脂质过氧化作用所致的膜障碍,比辅酶 Q_{10} 更易通过生物膜,抗氧化功效是辅酶 Q_{10} 的 100 倍。提高脑内葡萄糖利用率,使脑内 ATP 产生增加,改善脑缺血时的脑能量代谢。降低血小板所产生的凝血噁烷,抑制血小板聚集,从而维持血管壁的完整性及其正常生物学功能。本品能改善主观症状、语言、焦虑、抑郁、记忆减退、智能下降等精神行为障碍。

【临床应用】　用于慢性脑血管病如脑梗死和脑出血后遗症及脑外伤等所引起的脑功能损害。

【不良反应】　发生率 3% 左右,主要有过敏性皮疹、胃肠不适、兴奋、颤抖、失眠等。偶见白细胞减少和肝功能损害。

【禁忌证和注意事项】　对本品过敏,妊娠及哺乳期妇女禁用。长期服用需监测肝功能。

脑蛋白水解物

脑蛋白水解物(cerebrolysin)是猪脑组织经提取、分离、精制而得的无菌制剂。内含游离氨基酸约 16 种,并含少量肽。

【药理作用和机制】 本药可透过血-脑屏障,进入神经细胞,以多种方式发挥其神经元保护作用:①促进蛋白质合成,增加脑组织的抗缺氧能力,调节和改善神经元的能量代谢,保护神经细胞免受各种缺血和神经毒素的损害;②激活腺苷酸环化酶和催化其他激素系统;③促进突触的形成,诱导神经元的分化,改善记忆。

【临床应用】 适用于改善失眠、头痛、记忆力下降、头昏及烦躁等症状。可促进脑外伤后遗症、脑血管疾病后遗症、脑炎后遗症、急性脑梗塞和急性脑外伤的康复。也可用于以注意及记忆障碍为主要表现的器质性脑病性综合征:AD、VaD 和混合性痴呆。

【不良反应】 体内及体外实验、毒理实验均显示无任何潜在的致畸、致敏或致癌作用。注射过快会有轻度热感,极少数病例会出现寒颤、轻度发热,且多与病人体质有关。

【禁忌证和注意事项】

1. 对本品过敏者、癫痫持续状态和大发作间歇期、严重肾功能障碍者禁用。

2. 孕妇、哺乳期妇女禁用。

3. 当药品性状发生改变时。

4. 老年人使用本品时如发现排尿量过多,且 2~3 天内不能自行缓解时应停止使用。

【药物相互作用】

1. 本品不能与平衡氨基酸注射液在同一输液瓶中输注。如同时应用平衡氨基酸注射液,应注意可能出现氨基酸不平衡。本品 1ml 相当于脑蛋白 1g 的含氮物质。

2. 与抗抑郁药同时服用,可导致精神紧张,建议减少后者剂量。

3. 同时服用单胺氧化酶抑制剂,二者药效有相加作用。

4. 与胞磷胆碱、复方丹参、维生素 B_{12} 等合用,具有协同作用,可能会相互提高疗效。

二、脑循环改善药

脑循环改善剂是临床上用于治疗 VaD 的药物,包括直接扩血管药(双氢麦角碱、麦角溴烟酯和银杏叶提取物)和钙通道阻滞药(尼莫地平和氟桂利嗪)等。

(一)直接扩血管药

二氢麦角碱

二氢麦角碱(dihydroergotoxine mesylate)是由等量的甲磺酸双氢麦角高碱(dihydroergocornine mesylate)、甲磺酸双氢麦角克碱(dihydroergocristine mesylate)和甲磺酸双氢麦角开碱[甲磺酸双氢-α-麦角开碱(dihydro-α-ergocryptine mesylate):甲磺酸双氢-β-麦角开碱(dihydro-β-ergocryptine mesylate)=2:1]所组成。二氢麦角碱的化学结构见图 7-15。

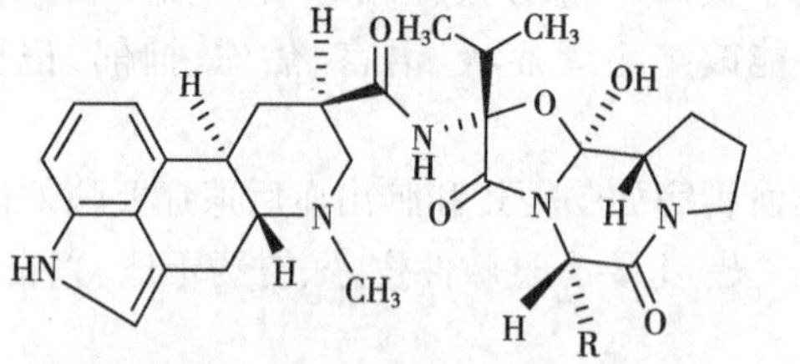

图 7-15 二氢麦角碱的化学结构

R = Dihydroergocornine —CH(CH₃)₂

Dihydroergocristine —CH₂C₆H₅

Dihydro-α-ergocryptine —CH₂CH(CH₃)₂

Dihydro-β-ergocryptine —CH(CH₃)CH₂CH₃

【体内过程】口服吸收迅速,经 0.5～1.5 小时血浆浓度达峰值。由于首过效应,生物利用度在 5%～12% 之间。该药体内分布容积为 1100L(约 16L/kg),血浆蛋白结合率为 81%。消除为双相:即 1.5～2.5 小时的短 $t_{1/2}$(α 相)和 13～15 小时的长 $t_{1/2}$(β 相)。在肝脏内代谢,主要代谢酶是 CYP3A4,代谢产物多为相应的羟化物。甲磺酸双氢麦角碱主要随胆汁经粪便排泄。尿中以原型药及其代谢物形式排出原药物的 2%。全部清除率约为 1800ml/min。老年患者的血浆浓度比年轻患者稍高。因仅有少量的药物通过肾脏排泄,肾功能障碍不影响药物的消除。

【药理作用和作用机制】本品为 α- 肾上腺素能受体拮抗药,以及突触后膜 5-羟色胺和多巴胺受体激动剂。①与 α-肾上腺素能受体结合,舒张外周及脑内血管,降低血管阻力,改善脑组织血液循环;②抑制由去甲肾上腺素介导的 ATP 酶和腺苷酸环化酶的活性,抑制 ATP 的分解,增强脑细胞对葡萄糖的有氧氧化,改善神经细胞对能量的利用情况,增加神经元电位活力,使微循环得以改善;③激动突触后膜 5-羟色胺和多巴胺受体,并增强突触前膜 5-羟色胺、多巴胺的释放,改善神经传递功能。

【临床应用】①用于老年人退化性脑循环障碍、老年性痴呆、脑动脉硬化症及中风后遗症等引起的头晕、头痛、注意力不集中、记忆力减退、抑郁、疲劳感等症状;②用于偏头痛急性发作和血管性头痛、肢端疼挛、带状疱疹和慢性便秘。

【不良反应】二氢麦角碱不良反应较多,使用时应予以注意。

1. 血管痉挛可导致四肢疼痛、跛行,短暂的心动过速。长期或大剂量使用二氢麦角碱后,可出现麦角中毒症状,表现为严重的肌肉疼痛、心绞痛、短暂的窦性心动过速和心动过缓及高血压或低血压。

2. 中枢神经系统症状大剂量和(或)长期使用,可引起四肢及手指和脚趾感觉异常、下肢无力、头痛、意识模糊、嗜睡,并可能出现惊厥。皮肤发冷或四肢麻木和针刺感是即将出现麦角中毒的标志。

3. 消化系统症状大剂量或长期使用二氢麦角碱时,可出现恶心、呕吐、上腹不适、腹泻、便秘等症状。有报道,联用二氢麦角碱与肝素预防深静脉血栓形成时,出现肠缺血和继发坏死。

4. 肾毒性可导致急性肾衰竭,表现为皮肤色素沉着和表皮脱落、指甲变白,尿多或者尿少,血浆的尿素氮和肌酐明显升高。经治疗,患者在 3 周内临床康复。

5. 眼慢性麦角中毒时可出现瞳孔缩小。

6. 呼吸系统症状有报道长期服用二氢麦角碱可出现胸膜增厚或渗液、间质性肺炎。停药后,症状均可消失。

7. 皮肤①慢性麦角中毒时可见局部水肿和瘙痒症;②周围血管疾病患者可见外周坏疽的症状;③联合使用肝素预防深静脉血栓形成,可见皮肤和肌肉坏死。

【禁忌证和注意事项】对麦角生物碱过敏者、周围血管病变、心肌梗死、未控制的高血压、严重肝或肾功能不全、持续低血压或休克、败血症、同时使用其他血管收缩药或升压药(可引起极度高血压)、24 小时内使用过其他特殊药物如麦角类、美西麦角、5-HT$_1$ 拮抗药(如舒马坦)等、血管外科手术。因二氢麦角碱有催产作用和致畸性,故孕妇和哺乳期妇女禁用。

【药物相互作用】

1. 与可卡因、肾上腺素、去甲肾上腺素、利多卡因、氯雷他定、米多君、二醋酸麦迪霉麦、环己丙甲胺、伪麻黄碱、阿托那韦、沙拉新等药联用,可致血压骤升。

2. 与具有收缩血管作用的药物佐米曲坦、舒马曲坦、利扎曲坦、那拉曲坦联用,延长血管痉挛反应。

3. 与右苯丙胺、西布曲明联用,可致血清素综合征,表现为意识错乱、精神状态改变、出汗、震颤、肌阵挛、寒战、反射亢进、高血压。可能的机制为增加了突触的血清素水平,使得血清素受体过度刺激。

4. 与安泼那韦、那非那韦、沙奎那韦、印地那韦、硝酸甘油、地拉夫定、克拉霉素、地红霉素、伊法维仑、红霉素、红霉素-磺胺异噁唑、醋竹桃霉素等药联用,可致麦角中毒或者增加麦角中毒的危险,表现为恶心、呕吐、血管痉挛性缺血等,可能的机制是减少了双氢麦角碱在体内的代谢。

麦角溴烟酯

麦角溴烟酯(nicergoline)为淡黄白色结晶性粉末,在低级醇和丙醇中易溶,在氯仿或苯中溶解,在乙醚中微溶。

【体内过程】 口服5mg,达峰时间约3～4.5小时,24小时内60%从尿中排出。

【药理作用和作用机制】 本药对血管、血小板及神经元α受体均具有阻滞效应,还具有钙通道阻断作用,以及降压、抗血小板凝集和抗血栓的作用。可加强脑细胞能量的新陈代谢;促进氧和葡萄糖的利用;通过促进神经递质多巴胺的转换增强神经传导;加强脑部蛋白质生物合成,改善慢性脑功能不足;增加脑血流量和提高警觉性,可改善老年人记忆力。

【临床应用】

1. 轻、中度痴呆,改善老年人慢性脑功能不全的临床症状:如智力减退、注意力、记忆力、情绪障碍及老年人的眩晕症。

2. 下肢慢性阻塞性动脉病所致的间歇性跛行(二期)的协助治疗。

3. 眼科视网膜血管性病变(糖尿病性,高血压性)、老年人视网膜黄斑变性,可改善青光眼患者的视野。

4. 急性脑血管意外,特别是缺血性的。

5. 下肢动脉炎急性症候群。

6. 老年性的高血压、良性前列腺增生症。

【不良反应】 主要有胃肠道反应(恶心、呕吐、腹泻)、皮肤潮红、困倦、头晕、失眠、低血压。用药8周以上,可有尿频、口裂现象及血尿素氮、总胆固醇改变。

【药物相互作用】 可加强抗高血压药物的作用。

阿米三嗪/萝巴新

阿米三嗪/萝巴新(almitrine/raubasine)是一种复方制剂,含阿米三嗪和萝巴新。阿米三嗪的化学结构见图7-16,萝巴新的化学结构见图7-17。

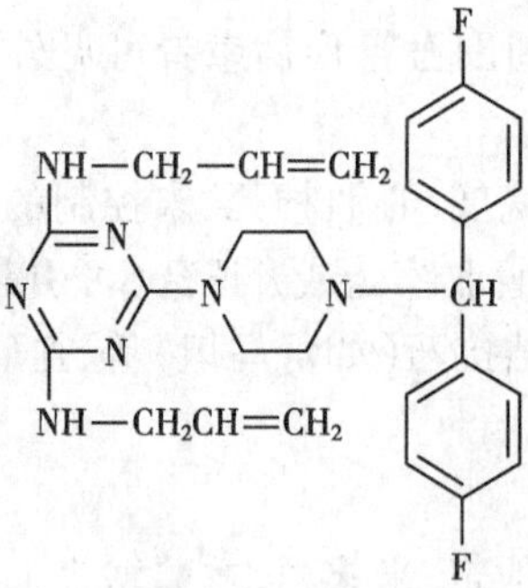

图7-16 阿米三嗪的化学结构 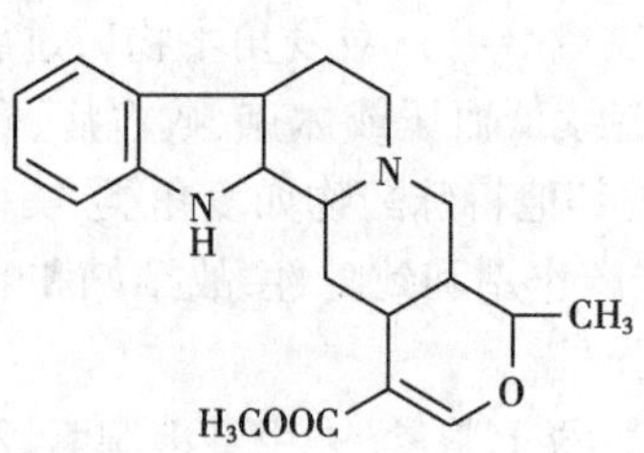　　　　图7-17 萝巴新的化学结构

【体内过程】 本品的两种成分口服吸收较好,但吸收速率不等,阿米三嗪的血浆浓度在服药后2～5小时达高峰,而萝巴新只要1小时。在体内的消除半衰期萝巴新约10小时,阿米三嗪则较慢,长达50小时。本品在肝脏代谢,由粪便排出。与多种药物都没有相互作用。

【药理作用和作用机制】 阿米三嗪作用于颈动脉体化学感受器,兴奋呼吸,从而增强肺泡-毛细血管的气体交换,增加动脉血氧分压和血氧饱和度,改善大脑用氧能力。萝巴新可增加大脑线粒体的氧利用,增强阿米三嗪的作用强度和作用维持时间。二者合用使脑组织氧供应和利用增强,促进新陈代谢,有抗缺血及改善脑代谢和微循环的作用。

【临床应用】 用于治疗亚急性或慢性脑功能不全,如记忆力下降、缺血性听觉、前庭、视觉障碍和脑血管意外后的功能恢复。

【不良反应】 极少数患者可有恶心、呕吐、头晕。用药过量可致心动过速、低血压、呼吸急促和呼吸性碱中毒。有长期应用出现周围神经病(表现为肢端感觉异常或疼痛)、肝功能异常的报道,可伴有体重下降,停药后自行消失。

【禁忌证和注意事项】 对本品中的任一成分过敏者、严重肝功能损害、周围神经病变者禁用。①轻、中度肝功能不全者慎用;②妊娠期妇女及哺乳期妇女慎用;③用药初期和调整剂量期,应进行适当的血气监测;④在发生周围神经病变、过敏反应、体重下降超过 5% 等时,应立即停药。

【药物相互作用】 ①与茶碱类药物合用,可增加茶碱毒性;②与硝苯地平合用,可降低本品疗效;③单胺氧化酶抑制剂避免与含阿米三嗪的本品合用。

银杏叶提取物

银杏叶提取物(ginkgo biloba leaf extract)含有 24% 的黄酮苷和 6% 的萜烯。黄酮苷主要是山奈酚和槲皮素的葡萄糖鼠李糖苷,萜烯包括银杏内酯(3.1%)和白果内酯(2.9%)。为浅黄棕色可流动性粉末,有固有的香气,味苦。

【体内过程】 口服由胃肠道吸收,其中黄铜苷达峰时间 1.5 ~ 3 小时,消除 $t_{1/2}$ 为 2 ~ 4 小时。银杏内酯达峰时间 1 ~ 2 小时,消除 $t_{1/2}$ 为 4 ~ 6 小时。白果内酯达峰时间 1 ~ 2 小时,消除 $t_{1/2}$ 为 3 小时。主要以原型由尿排出,部分由粪便排出。

【药理作用和作用机制】 本品有扩张冠状动脉和脑血管,改善微循环,促进心、脑组织代谢,发挥对神经细胞的保护作用;拮抗血小板活化因子(PAF),降低血小板聚集,改善血液流变学;清除自由基和抑制细胞膜脂质过氧化。

【临床应用】

1. 主要用于脑部、外周血管及冠状动脉血管障碍的患者,包括脑卒中和急慢性脑功能不全及其后遗症。对于 AD、VaD 及混合性痴呆等患者应用本品后,智力可有所提高,但对有明显痴呆者作用仍不佳。

2. 耳部血流及神经障碍耳鸣、眩晕、听力减退、耳迷路综合征。

3. 眼部血流及神经障碍糖尿病引起的视网膜病变及神经障碍、老年黄斑变性、视力模糊、慢性青光眼。

4. 周围循环障碍各种动脉闭塞症、间歇性跛行症、手脚麻痹冰冷、四肢酸痛。

【不良反应】 不良反应甚微。极少数应用者可出现胃肠道不适、头晕、头痛、血压降低等。

【禁忌证与注意事项】 对银杏、银杏叶提取物过敏者禁用。妊娠期妇女及心力衰竭者慎用。

（二）钙通道阻滞药

脑缺血时 Ca^{2+} 进入细胞内是细胞中毒死亡的最后共同途径,因此,及时应用钙拮抗剂,阻止钙离子内流,可减少神经元中毒死亡,减轻脑损害。另外,钙拮抗剂还能阻断自由基引起的细胞破坏,从而起到保护脑细胞的作用。常用的药物有尼莫地平、氟桂利嗪、桂利嗪等,应在发病后 6 ~ 12 小时内给药。这类药物副作用小,较安全,已广泛应用于临床,使用时应注意观察血压的变化。

尼 莫 地 平

尼莫地平(nimodipine)是二氢吡啶类钙拮抗剂,是临床应用最广泛的脑细胞保护药,其化学结构见图 7-18,化学名称为 1-甲基乙基-2-甲氧乙基-1,4-二氢-2,6-二甲基-4-(3-硝基苯基)-3,5-吡啶二羧酸酯。

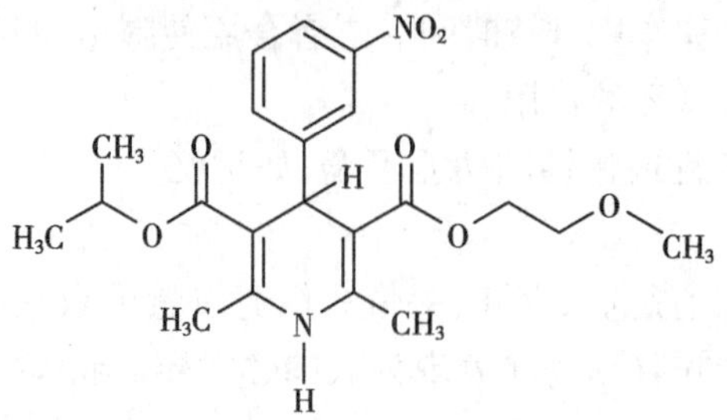

图 7-18　尼莫地平的化学结构

【体内过程】口服给药几乎全部吸收。老年人服药 0.6～1.6 小时血药浓度达峰值,与血浆蛋白结合率为 97%～99%,其绝对生物利用度为 5%～15%,消除 $t_{1/2}$ 为 1.1～1.7 小时。代谢产物 50% 从肾脏排泄,30% 从胆汁排泄。

【药理作用和机制】尼莫地平易通过血-脑屏障而作用于脑血管及神经细胞,选择性扩张脑血管,而无盗血现象。在增加脑血流量的同时不影响脑代谢。此外,本品还可拮抗 K^+、5-HT、花生四烯酸、过氧化氢、TXA_2、PGF_{2a} 和蛛网膜下腔出血所致脑血管痉挛。有抗抑郁、改善学习记忆功能的作用。另有降低红细胞脆性,血浆黏稠度和抑制血小板聚集作用。

其作用机制为:①尼莫地平可选择性作用于脑组织和脑血管平滑肌细胞膜上的电压依赖性钙通道,抑制细胞外 Ca^{2+} 内流,降低细胞内 Ca^{2+} 浓度,从而解除脑血管痉挛,增加脑血流量,改善脑局部缺血液循环,保护或促进脑细胞的恢复,降低死亡率;②改善局部脑血流量下降和继发的脑缺血性损害,促进神经细胞的恢复;③增强线粒体和内质网等钙库的摄取和储存钙作用,防止钙超载,保护神经元线粒体的完整性,提高脑细胞的缺氧耐受性,减轻脑水肿、颅内高压与继发性脑损害,从而保护脑细胞,降低致残率。

【临床应用】用于治疗蛛网膜下腔出血、缺血性脑血管病、偏头痛、突发性耳聋和各型痴呆症,且均有较好的治疗效果。

【不良反应】①血压下降,血压下降的程度与药物剂量有关;②肝炎;③皮肤刺痛;④胃肠道出血;⑤血小板减少;⑥偶见一过性头晕、头痛、面潮红、呕吐、胃肠不适等。此外,口服尼莫地平以后,个别病人可发生碱性磷酸酶(alkaline phosphatase,ALP)、乳酸脱氢酶(lactate dehydrogenase,LDH)的升高,血糖升高以及个别人血小板数的升高。

【禁忌证与注意事项】弥漫性脑水肿或颅内压显著升高者,年老多病者,肾功能严重损害(肾小球滤过率 <20ml/min),有严重心血管功能障碍及严重低血压者慎用。严重肝功能损害者禁用。

【药物相互作用】

1. 与其他作用于心血管的钙拮抗剂联合应用时可增加其他钙拮抗剂的效用。

2. 当尼莫地平 90mg/d 与西咪替丁 1000mg/d 联合应用 1 周以上时,尼莫地平的血药浓度可增加 50%,这可能与西咪替丁抑制了肝内细胞色素 P450 对尼莫地平的代谢有关。

氟桂利嗪

氟桂利嗪(flunarizine)是另一种研究和应用较多的具有脑细胞保护作用的选择性钙通道阻滞剂。其化学结构见图 7-19。

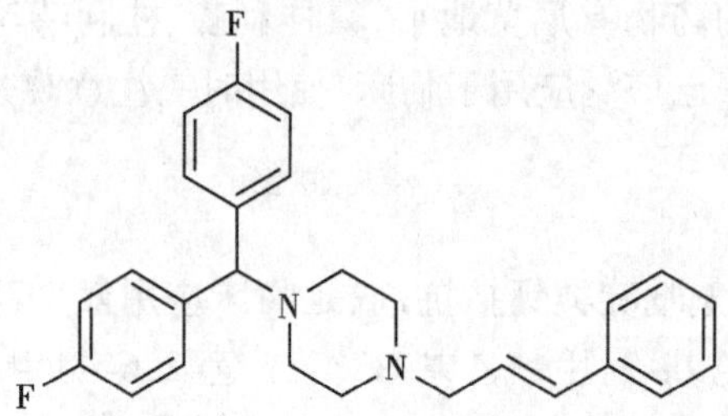

图 7-19　氟桂利嗪的化学结构

【体内过程】本品口服 2～4 小时达血浆峰值，$t_{1/2}$ 为 2.4～5.5 小时，主要分布于肝、肺、胰，并在骨髓和脂肪中积蓄。连服 5～6 周达稳态血浓度，90% 与血浆蛋白结合，可通过血-脑屏障，并可随乳汁分泌。绝大部分经肝脏代谢，经胆汁进入肠道，经大便排泄。

【药理作用】氟桂利嗪通过阻断钙通道防止因缺血等原因导致的细胞内病理性钙超载而造成的细胞损害。对血管收缩物质引起的持续性血管痉挛有持久的抑制作用，对基底动脉和颈内动脉作用尤为明显，其作用比桂利嗪强 15 倍；可抑制前庭动脉收缩，增加耳蜗小动脉血流量，改善前庭器官循环；通过阻断神经细胞的病理性钙超载而防止阵发性去极化和细胞放电，发挥抗癫痫作用；有保护心肌作用，明显减轻缺血性心肌损害；尚有改善肾功能之作用，可用于慢性肾衰竭；另外还有抗组织胺作用。

【临床应用】用于脑血供不足，暂时性脑缺血发作、脑血栓形成、脑栓塞以及蛛网膜下腔出血所导致的脑血管痉挛的疗效好而肯定，预防痴呆的发生；用于耳鸣，脑晕；偏头痛预防；用于癫痫辅助治疗。

【不良反应】

1. 中枢神经系统的不良反应　①嗜睡和疲惫感最为常见；②长期服用者可以出现抑郁症，以女性病人较常见；③锥体外系症状，表现为不自主运动、下颌运动障碍、强直等。多数用药 3 周后出现，停药后消失。老年人中容易发生；④少数病人可出现失眠，焦虑等症状。

2. 消化道症状　胃部烧灼感，胃纳亢进，进食量增加，体重增加。

3. 其他　少数患者可出现皮疹、口干、溢乳、肌肉酸痛等症状，但多为短暂性，停药可以缓解。有本药物过敏史或有抑郁症病史时，禁用此药。急性脑出血性患者忌用。驾驶员和机械操作者慎用，以免发生意外。

【药物相互作用】

1. 与酒精、催眠药或镇静药合用时，加重镇静作用。

2. 与苯妥英钠，卡马西平联合应用时，可以降低氟桂利嗪的血药浓度。

3. 放射治疗患者合用桂利嗪，可提高对肿瘤细胞的杀伤力。

4. 在应用抗癫痫药物治疗的基础上加用氟桂利嗪可以提高抗癫痫效果。

第五节　促认知功能药的应用原则

由于促认知药物的化学结构、作用靶点及对认知功能影响的不同，其临床应用的适应范围也有很大差别。因此，在选择该类药物时要充分考虑患者的情况以及药物的特点。另外，由于认知功能的改善需要相当长的时间，所以，药物的不良反应也是选择药物的参考依据。一般的应用原则是：①肾脏排泄能力减退、肝脏代谢缓慢，密切观察药物不良反应，防止药物蓄积；②注意躯体疾病和药物的相互影响；③锥体外系副作用可加重运动障碍，增加跌倒风险；④抗胆碱能副作用可加重认知损害，导致谵妄，加重心血管和前列腺疾病；⑤直立性低血压可导致跌倒；⑥镇静作用可导致呼吸抑制；⑦尽量避免多种药物联用；⑧同一类型的药物不宜联合应用，不同类型的药物联合应用时，要充分考虑药物相互作用的因素；⑨本章中的药物大多只是适用于由于衰老引起的脑功能障碍，并不一定适合用于儿童由于出生缺陷及发育异常出现的认知异常；⑩要严密观察不良反应并及时处理。

此外，痴呆患者伴有严重的精神行为症状（behavioral and psychological symptoms of dementia, BPSD）需使用精神药物治疗。使用精神药物与否应根据患者的痛苦水平和症状对患者及照料者的危害程度来确定。如果症状使患者很痛苦或伴随的激越、冲动、攻击行为使患者或他人处于危险之中，则是药物治疗的适应证。在精神药物治疗前应明确症状类型，以便选择合适的药物。由于精神药物有许多不良反应，故不管使用什么药物治疗，都必须对疗效进行认真评价并根据病情变化调整治疗方案。随着痴呆的进展，BPSD 可能加重或减轻，应相应地增加或减少剂量，更换药物或停药。治疗痴呆精神行为症状的药物主要有抗精神病药、抗抑郁药、抗焦虑药。痴呆患者精神药物的使用原则：①评估用药的必要性，权衡用药的利弊，谨慎调整剂量；②坚持个体化用药原则，首选口服药物，并参考药物不良反应，选择合适药物；③精神症状首选非典型抗精神病药，如利培酮、奥氮平、喹硫平等；改善抑郁症状首选 SSRI 类抗抑郁药，如西酞普兰、舍曲林等；存在焦虑症状者若应用 SSRIs 类效果不佳，可选择苯二氮䓬类药；④低起始剂量，缓慢增量，直至症状改善。

Preventing cholinergic transmission reduction is currently the mainstay of AD treatment. Four drugs, donepezil, rivastigmine, galantamine andhuperzine A, are typical drugs used for this purpose. All four agents are cholinesterase inhibitors which are the usual first - line therapy for symptomatic treatment of cognitive impairments inmild or moderate AD. They are also can be used to treat vascular dementia.

Memantine is a noncompetitive antagonist of the NMDA- type glutamate receptor. It prevents excessive activation of neurons by interacting with the Mg^{2+} binding site of the channel. Memantine is the only FDA- proved NMDA receptor antagonist and licenced to be used in patients with moderate to severe AD. Memantine is also used either as an adjunct or an alternative to cholinesterase inhibitors.

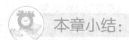 **本章小结：**

由于 AD 发病的确切机制并未完全阐明，因此目前仍然没有有效的治疗药物可以同时改善 AD 的症状和延缓 AD 发展的进程。临床上主要使用胆碱酯酶抑制剂如多奈哌齐、利斯的明、加兰他敏、石杉碱甲治疗轻、中度 AD 患者；NMDA 受体拮抗剂美金刚用于中至重度 AD 的治疗。由于大量研究表明 AD 患者脑代谢发生异常，因此临床上也使用一些能够改善脑代谢的药物如吡拉西坦、茴拉西坦、奥拉西坦以及脑蛋白水解物用于 AD 的辅助治疗。这些改善脑代谢的药物对预防和早期治疗由脑血管疾病导致的 VaD 的患者具有一定的疗效。此外，还有一些药物也用于 VaD 的治疗，如脑循环改善药二氢麦角碱、麦角溴烟酯、阿米三嗪/萝巴新、银杏叶提取物和钙通道阻滞药尼莫地平和氟桂利嗪。但到目前为止这些药物均未获得循证医学的支持。

本章学习目标：

【掌握】胆碱酯酶抑制剂和 NMDA 受体拮抗药治疗 AD 的药理学基础和临床适应证。
【熟悉】脑功能改善药改善认知功能的药理学基础，及其在痴呆治疗中的作用和局限性。
【了解】痴呆的分型和发病假说。

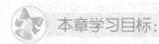 **思考题：**

1. 试分析目前基于 Aβ 级联假说开发的药物失败的可能原因是什么，你认为该如何突破这一瓶颈问题？

2. 在生理情况下，谷氨酸释放后与突触后膜谷氨酸受体结合触发的兴奋性突触后电位是形成 LTP 的前提条件，试分析为什么治疗痴呆时使用的是 NMDA 受体拮抗药而不是受体激动药？

3. 请从 ACh 合成和释放的角度分析为什么胆碱酯酶抑制剂可以缓解痴呆患者的认知功能却不能够延缓疾病的进程？

制剂与用法

多奈哌齐(donepezil) 片剂:5 毫克/片。初始用量 5 毫克/次,1 次/日,睡前服用。将初始剂量维持 1 个月以上,才可根据治疗效果增加剂量至 10 毫克/次,1 次/日。最大推荐剂量为每日 10mg。

加兰他敏(galantamine) 片剂:5 毫克/片;注射剂:1mg/ml,2.5mg/ml,5mg/ml。口服,一次 5mg,一日 4 次;三天后改为一次 10mg,一日 4 次。肌内注射或皮下注射:2.5~10 毫克/次,1 个疗程 2~6 周。口服:10 毫克/次,3 次/日。

利斯的明(rivastigmine) 胶囊剂:3 毫克/粒。起始剂量 1.5 毫克次,2 次/日。服用 4 周后如患者耐受良好,可增至 3 毫克/次,2 次/日。4 周以后可逐渐增加剂量至 6 毫克/次,2 次/日。维持剂量 1.5~6 毫克/次,2 次/日。

石杉碱甲(huperzine A) 片剂:0.05 毫克/片,注射剂:0.2 毫克/支。口服,每次 0.1~0.2mg,每日 2 次,疗程 1~2 月,或遵医嘱。日剂量不得超过 0.45mg。每瓶用 2ml 灭菌注射用水溶解后肌内注射。治疗良性记忆障碍:0.2 毫克/次,1 次/日。

美金刚(memantine) 成人每日最大剂量 20mg,为减少副作用,应在治疗前 3 周,按照每周增加 5mg 的方法逐渐达到维持剂量。具体如下:治疗第一周的剂量为每日 5mg,晨服。第二周每天 10mg,每天两次。第三周每天 15mg,早晨 10mg,下午 5mg。第四周开始按照推荐剂量每天 20mg,分两次服用。

吡拉西坦(piracetam) 片剂:0.4 克/片,针剂:1g/5ml。口服每次 0.8~1.6g(2~4 片),每日 3 次,4~8 周为 1 个疗程。肌内注射每次 1g,一日 2~3 次;静脉注射每次 4~6g,一日 2 次;静脉滴注每次 4~8g,一日 1 次,用 5% 或 10% 葡萄糖注射液或氯化钠注射液稀释至 250ml 后使用。

茴拉西坦(aniracetam) 胶囊:0.2 克/粒;分散片:0.1 克/片;颗粒:0.1 克/包。用于早老性痴呆,1.0~1.5g/d;治疗脑血管病引起的各种精神症状,0.6~1.5g/d;脑梗死后激动和(或)抑郁的治疗,建议剂量为 0.2 克/次,3 次/日。安全范围 0.3g~1.8 克/日。

奥拉西坦(oxiracetam) 片剂:0.4 克/片、0.8 克/片,注射液:1g/5ml。用量 0.4 克/次,2 次/日,或按病情日服量可达 2~8g,也可肌内注射及静脉滴注给药。

艾地苯醌(idebenone) 片剂:30 毫克/片。口服成人每次 30mg(1 片),每日 3 次,饭后服用。

吡硫醇(piritoxin) 片剂:100 毫克/片,200 毫克/片。糖浆剂每含 10mg/ml。注射剂:100 毫克/支;200 毫克/支。口服成人每次 100~200mg;糖浆剂 10~20ml,1 日 3 次。小儿每次 50~100mg,1 日 3 次。静脉滴注 200~400mg,每日 1 次。

脑活素(cerebrolysin) 针剂:5g/5ml、10g/10ml、1g/ml、2g/2ml。皮下注射可用到 2ml,肌内注射 5ml。静脉滴注 10~30ml 溶于生理盐水 250ml,以 60~120 分钟缓慢滴注。每疗程注射 10~20 次。

麦角溴烟脂(nicergoline) 胶囊:15 毫克/粒。片剂:5 毫克/片,10 毫克/片,30 毫克/片。注射粉剂:4 毫克/瓶;注射液:2.5mg/ml。用于老年人头昏眼花和智力障碍,15 毫克/粒,每日早 1~2 粒;动脉疾病:早晚各 1 粒。片剂口服,每日 20~60mg,分 2~3 次服用。连续给药足够的时间,至少 6 个月。

二氢麦角碱(dihydroergotoxine mesylate) 片剂:1 毫克/片。注射剂:0.3 毫克/支。口服,1~2 毫克/次,3~6mg/d。每次 0.3 毫克(1 支),静脉滴注或缓慢推注(用 20 毫升葡萄糖或生理盐水稀释),每日一次或两次。肌内注射或皮下注射:每次 0.3 毫克(1 支),每日两次。

尼莫地平(nimodipine) 片剂:30 毫克/片;注射剂:4 毫克/支,25mg/50ml。老年性脑功能障碍 30~40 毫克/次,3 次/日,连服 2 月。偏头痛 40 毫克/次,3 次/日,12 周为 1 个疗程。蛛网膜下腔出血所引起的脑血管痉挛 40~60 毫克/次,3~4 次/日。发病后当天即可服用,连服 2~3 周。脑梗塞 120mg/d,分 3~4 次服用,连服 1 个月。脑供血不足 20~30 毫克/次,3 次/日,连服 6 个月。脑血管病记忆力减退 30~40 毫克/次,3 次/日,连服 3 个月。针剂 8~12mg/d,静脉滴注,以 500μg/h 开始,若耐受良好,2 小时后剂量为 1mg/h,随后 2mg/h。缺血性突发性耳聋 40~60 毫克/次,5 天 1 个疗程,一般用药3~4个疗程。

氟桂利嗪(flunarizine) 片剂:5毫克/片,胶囊剂:5毫克/粒,10毫克/粒。包括椎基底动脉供血不全在内的中枢性眩晕及外周性眩晕,选用10~20mg/d,2~8周为1个疗程。特发性耳鸣者,氟桂利嗪10mg,每晚1次,10天为1个疗程。间歇性跛行10~20mg/d。偏头痛预防5~10毫克/次,2次/日。脑动脉硬化,脑梗死恢复期;5~10毫克/日。

(艾 静)

第八章

治疗注意缺陷多动障碍的药物

注意缺陷多动障碍(attention deficit and hyperactive disorder, ADHD)又称多动症,是一组起病于儿童和少年期的行为和情绪障碍。其主要的临床表现是患儿的智力正常或基本正常,但学习行为及情绪方面存在缺陷,表现为注意力不集中和注意持续时间短,活动过多,情绪易激动,常伴学习困难和品行障碍;难以调节和控制某些外部活动状态,与周围人际关系不良。

章 前 案 例

小明从小就是个"活泼好动"的孩子。只是平日里容易丢三落四,遗失玩具,总是喜欢与小朋友追逐打闹。上学后,还是经常忘记带学习用具,忘记日常的活动安排,甚至忘记老师布置的家庭作业。上课时则经常擅自离开座位,到处乱跑或攀爬;常常在听课、做作业或其他活动时容易因外界刺激而分心。做事不顾及后果、凭一时兴趣行事,常与同学发生打斗或纠纷。在别人讲话时插嘴或打断别人的谈话,在老师的问题尚未说完时便迫不及待地抢先回答。做事拖拉,不能按时完成作业,致使学业成绩差。妈妈不得不带小明去医院看医生。医生的诊断是:小明患了"注意缺陷多动障碍"。

有学者初步估计,世界范围内学龄儿童中大约有3% ~5%的儿童被诊断为具有某种形式的注意缺陷/多动障碍。这其中有1.5%的儿童表现为多动障碍,1%表现为注意障碍,其余则是两种表现都有。我国的资料显示,该病的患病率约为1.5% ~10%。发病人数以男性为多,男女比例为3:1~5:1。

迄今为止,有关ADHD发病机制仍不十分清楚。神经影像学研究表明,大脑前额叶-基底节-丘脑-前额叶环路功能异常在ADHD的病理生理机制中起重要作用。该环路主要由多巴胺(DA)能神经元和去甲肾上腺素(NE)能神经元组成,各种因素引起的中枢神经递质异常,如,患者出现多巴胺和去甲肾上腺素功能低下、5-HT功能亢进,均可导致环路系统的中枢抑制功能不足,造成儿童注意力不集中和多动。此外,ADHD患者还存在情绪面孔识别障碍、韵律感降低、思维障碍、共情减少等多方面社会认识功能损伤,这些认知功能损伤与中枢神经网络损伤密切相关。

目前,比较明确的AHDH发病因素是遗传。研究发现,ADHD患儿的父亲或同胞中出现该病症的概率显著高于正常儿童。烟碱受体基因异常可能与该病的发生有一定关系。轻微脑损伤引起的神经解剖和功能异常也与此病的发病有关。磁共振显示,患儿存在胼胝体和尾状核体积的减小。通过基于单一容量成分的形态测定法对ADHD儿童进行研究发现,患儿大脑总体积较对照组平均减少5.4%。脑电图功率谱分析显示,患儿脑电图异常率高,慢波功率增加,α波功率减小、平均频率下降。围生期若出现胎儿发育不良或妊娠异常,也可导致出生后儿童ADHD发生率升高。脑部的器质性疾病如脑瘤、脑炎后遗症及某些脑部疾病,也是ADHD重要的临床表现之一。代谢异常也与该病有一定的关系。研究发现,多动症成人(他们童年时也是多动症)比正常成人大脑对葡萄糖的新陈代谢显著减慢。另外,家庭和社会因素也在本病的发生发展中起一定作用,可增加患病的危险性,或诱发、加重症状。

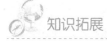 知识拓展

ADHD 的亚型

世界卫生组织的《世界通用疾病分类手册》第 10 版中分类编号为 F90,称注意缺陷多动障碍(ADHD)为"过度活跃症"(hyperkinetic disorder)。美国疾病预防和控制中心(CDC)认为 ADHD 是一个症状群的交集。美国精神障碍诊断与统计手册第四版 DSM-Ⅳ 将 ADHD 分为注意缺陷为主型 ADHS-Ⅰ、多动冲动为主 ADHD-HI 和混合型 ADHD-C。研究发现,ADHD 儿童认知功能的障碍表现在额叶执行功能的损害,具体体现是难以组织和执行计划难以处理和解决问题,错误纠正能力低,认知灵活性差。不同亚型 ADHD 伴有不同认知功能损害。以混合型最重,与各亚型存在不同脑区的损害。注意缺陷的基本特征包括两个方面:分心与注意缺乏。分心是指把注意指向无关的目标或把注意同时指向许多不同的方向;注意缺乏则是指对于任何事情不能适当地集中注意。其本质是大脑的兴奋和抑制的不平衡。

ADHD 的药物治疗主要是通过影响神经递质的传输途径来实现的。不同递质在神经活动中的作用是不同的。多巴胺增强注意,促进聚焦;去甲肾上腺素则抑制冲动的兴奋扩布,降低"噪声",减少注意转移或分散。对儿童多动症有效的药物有精神兴奋药、非兴奋药(包括选择性去甲肾上腺素再摄取抑制剂、三环类抗抑郁药、α_2 肾上腺素受体激动剂及单胺氧化酶抑制剂等)。精神兴奋药如哌甲酯,主要影响多巴胺途径;非兴奋药如托莫西汀则主要影响去甲肾上腺素途径;精神兴奋药右苯丙胺则对这两个神经传递途径均能产生影响。荟萃分析表明,在治疗儿科 ADHD 患者时,精神兴奋药疗效(苯丙胺有效率 92%,哌甲酯 80%)比非兴奋药(托莫西汀 73%,莫达非尼 49%)更加有效。ADHD 二线药物包括 5-HT 再摄取抑制药(SSRIs)、5-HT 和去甲肾上腺素再摄取抑制剂、去甲肾上腺素和多巴胺再摄取抑制剂及三环类抗抑郁药等。其他治疗药物还有胆碱酯酶抑制剂、α_2 肾上腺素受体激动剂、去甲肾上腺素能/多巴胺能激动剂等。此外,抗精神病药物氯丙嗪可通过阻断多巴胺受体、肾上腺素受体及 5-HT 受体而迅速控制兴奋躁动状态、减少攻击行为,可用于 ADHD 伴破坏行为的患者;利培酮对 ADHD 患儿的疗效与中枢兴奋药哌甲酯相比无显著性差异,且对患儿的兴奋性行为症状的改善更为明显。

目前,ADHD 新的治疗策略倾向于使用缓控释制剂(口服及皮肤贴剂)。在减少药物的不良反应、提高药物的依从性及减少兴奋药滥用方面,缓控释制剂有着良好的发展前景。

- The main therapeutic strategies for attention deficit and hyperactive disorder (ADHD) are affectting several spacial neurotransimitter release and reuptake in central nervous system.
- Psychostimulants are the primary drugs for ADHD treatment by promoting the release of dopamine and norepinephrine and inhibiting their reuptake, hence increasing synaptic concentration of these neurotransmitters. So they can improve the inattention, hyperactivity and impulsiveness in patients.
- Clinnically, antidepressive drugs are recommended as the second-line drugs for ADHD treatment, which are suitable for those patients accompanied with anxiety and depression.
- α_2 adrenergic agonists are considered as the third-line agent for ADHD, which are especially for the patients with sleep disorder, tic disorder or Gilles de la Tourette syndrome.

第一节　精神兴奋药

精神兴奋药(psychostimulants)为中枢兴奋药中的一类,是治疗儿童多动症的一线药物。其治疗的总有效率约为75%～80%。

精神兴奋药的药理作用特点:

1. 药物的药效学特点

(1)对患儿行为方面的作用:能明显地减少ADHD患儿的攻击性、冲动性、喧闹和不服从命令等破坏性行为,减少躯体活动量。

(2)对患儿认知与学习方面的作用:在提高注意力、集中注意于认知活动上,减少注意力分散、抵御无关刺激的干扰等方面均有肯定的作用。同时,可增强儿童在警觉、冲动控制、精细运动协调性和反应时间等认知功能方面的测验成绩,能提高短期记忆、语言与非语言材料的学习成绩,产生短期内的学习成绩提高。

(3)对患儿社会交往方面的作用:在直接增加ADHD患儿的良性行为和减少负性行为的同时,还可以改变父母、老师及同伴对患儿的态度,改善ADHD患儿与父母、同伴和老师之间的关系。

2. 药物的量-效关系　研究发现,哌甲酯在5～20mg的剂量范围内,对行为以及学习效率等方面的改善均随剂量的增加而逐渐增加,呈线性关系;对患儿破坏性行为在15～20mg时治疗效果最好,中、高剂量时药物对认知功能的改善比较明显。也有研究认为,服用哌甲酯0.3mg/kg以下,主要改善儿童注意力;剂量在0.3～0.6mg/kg主要改善小动作和改变行为;剂量在0.6mg/kg以上,则对认知功能有改善。

但就每个个体而言,不同患儿的个体药物量效反应类型不同:①线性剂量反应型:即量效关系呈线性反应关系;②临界点反应型:剂量增加到临界点时才出现治疗效果;③平台反应型:在中等剂量时即可达高峰,剂量继续增加疗效不再增加;④不规则反应型:剂量与疗效间没有内在联系。

哌　甲　酯

哌甲酯(methylphenidate)又称哌醋甲酯、利他林(ritalin)。盐酸哌甲酯的化学结构见图8-1。

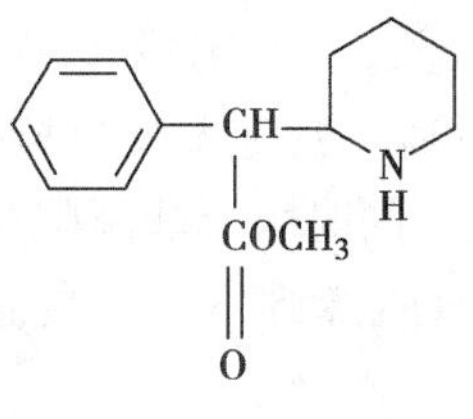

图8-1　哌甲酯的化学结构

【体内过程】本品口服易吸收,与食物同服会加快吸收,而且避免食欲减退的发生。服药后约2小时血药浓度达峰值,一次服药作用可持续4小时左右。脑内浓度高于血药浓度,与血浆蛋白结合率较低。在肝脏迅速代谢,代谢产物哌甲酯酸经尿排出,酸化尿液排泄明显增加。$t_{1/2}$约30分钟。

【药理作用】哌甲酯是一种比较温和的直接作用于中枢神经系统的兴奋药,能兴奋大脑皮层,提高精神活动,促使思路敏捷,解除疲劳,振作精神,抑制儿童多动,使患儿注意力集中,活动减少,对他人的干扰减少,顺从性增加。此外,尚有较弱的呼吸中枢兴奋作用,使机体对血液中的CO_2反应性增强,有利于呼吸功能的维持。治疗量对心率和血压无明显影响。

【作用机制】哌甲酯能促进大脑皮质、脑干网状结构上行激活系统内神经递质DA、5-HT、和NE的释放,并能抑制其再摄取,亦可能同时抑制MAO活性,减少单胺类递质代谢,使突触部位的DA、5-HT和NE含量增加,从而改善精神活动(图8-2)。

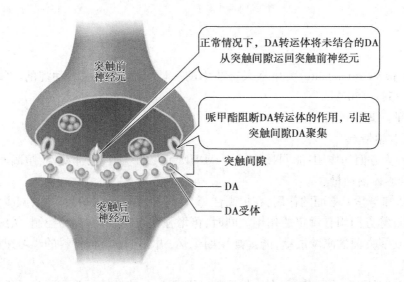

正常情况下，DA转运体将未结合的DA从突触间隙运回突触前神经元

哌甲酯阻断DA转运体的作用，引起突触间隙DA聚集

突触前神经元

突触后神经元

突触间隙

DA

DA受体

图8-2 哌甲酯在突触部位的作用

临床资料显示，大约70%的患儿服用哌甲酯有效，其他30%则无效。荟萃分析发现，与ADHD有关的基因包括多巴胺D_4受体(dopamine D4 receptor，*DRD4*)基因、多巴胺转运体(dopamine transporter，*DAT*)基因、儿茶酚-O-甲基转移酶(catechol-O-methyltransferase，*COMT*)基因等。研究发现，在汉族ADHD患儿中，COMT基因的单核苷酸多态性rs4680与哌甲酯的治疗反应存在关联性。rs4680的G等位基因携带者治疗反应优于A/A基因型者。

【临床应用】

1. 治疗各型多动症　为目前治疗ADHD的首选药物。有两种剂型：速释和缓释。速释制剂需每天服药2次，以保证患儿在校期间体内药物浓度持续有效。

2. 儿童遗尿症　本品通过刺激大脑皮层，使患儿易被尿意唤醒。

3. 其他　治疗与发作性睡病有关的过度睡眠症状；治疗中枢抑制药过量所引起的中枢抑制状态。

【不良反应】不良反应与服药剂量有关，一般剂量<30mg/d不良反应较轻。当每日剂量>0.5mg/kg，可出现发呆、退缩、食欲低下、胃不适。其他不良反应有口干、头痛、头晕、失眠、恶心、皮疹等。本品因影响食欲会导致患儿热量摄入不足，同时引起非睡眠状态增加而引起生长激素分泌下降，造成患儿的发育不良。故服药期间可加服赖氨肌醇维B_{12}，可促进儿童生长发育，促进软骨生长、骨钙沉着，提高中枢神经组织活力。

用药期间还会出现心率加快和血压升高。过量还可造成抽搐、心律不齐或高热。长期应用可出现药物依赖。

【禁忌证】孕妇、青光眼、严重焦虑、抑郁或过度兴奋者及6岁以下儿童禁用。癫痫或高血压患者慎用。

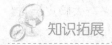 知识拓展

哌甲酯的缓释制剂

临床常用的哌酸甲酯包含右旋(dextro)和左旋(levo)两种同分异构体的消旋体哌酸甲酯(d,l-MPH)，体内代谢和药理作用具有立体选择性。其中，右旋异构体(d-MPH)比左旋异构体(l-MPH)更具药理活性。d-MPH与d,l-MPH相比，具有疗效和副作用相当，而用药剂量小，作用时间相对延长等特点。

哌甲酯缓释制剂

(1)哌甲酯缓控释长效制剂(concerta)含22%速释哌甲酯。口服后血药浓度在1~2小时内达到初始最大值,6~8小时可达血浆浓度峰值。

(2)哌甲酯缓释胶囊(ritalin LA)由50%的速释和50%的缓释含药微球组成。口服后出现两个血浆峰浓度,类似于每日2次口服给药。

(3)哌甲酯缓释胶囊(metadate CD)由30%速释和70%缓释微球构成。药代动力学特性与哌甲酯缓释胶囊(ritalin LA)相似,药效持续8小时。

(4)右旋哌甲酯缓控释制剂(d-MPH-ER)由速释和缓释两种含药微球按一定比例混合而成。口服给药1小时后即有显著疗效,药效持续时间长达12小时。

苯 丙 胺

苯丙胺(amphetamine,安非他明)在1937年由Bradley首次报道其能有效治疗儿童行为障碍,随后被逐渐广泛用于精神科临床,治疗ADHD以及提高情绪和增加愉悦感。但该品易成瘾、易造成滥用。苯丙胺的化学结构见图8-3。

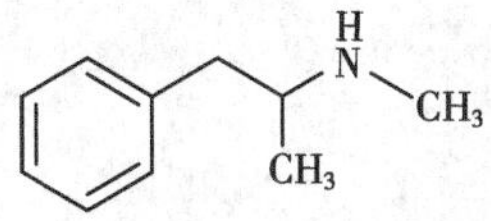

图 8-3　苯丙胺的化学结构

【体内过程】口服易吸收,30分钟血药浓度达峰值,小儿$t_{1/2}$为6~8小时。在肝脏代谢,经羟化酶转化为对羟基苯丙胺,再经DA_β-氧化酶转化为对羟基去甲基麻黄碱经尿排出,尿液pH对药物的排泄有明显影响,酸性尿中大部分以原型排出,在碱性尿中排泄缓慢。

【药理作用】苯丙胺药理作用具有立体选择性,左旋异构体的心血管作用较强,右旋体则中枢兴奋作用较左旋体强3~4倍。苯丙胺的药物效应取决于用药剂量和用药个体的精神状态。治疗剂量可致清醒、警觉、减轻疲劳感,提高情绪,使注意力集中,同时伴欣快感和精神愉悦,易造成依赖性和滥用。

【作用机制】作用靶点是大脑皮层和网状结构上行激活系统。表现在:①促进神经末梢释放NE、DA和5-HT并可直接激动5-HT受体;②抑制单胺类递质再摄取;③抑制MAO活性,从而使突触间隙DA等神经递质的浓度增加,而起到治疗作用(图8-4)。

除中枢作用外,本品还有激动α、β肾上腺素受体、兴奋呼吸和抑制食欲作用。口服后收缩压和舒张压均上升,脉压差增大;能通过刺激化学感受器反射性地兴奋呼吸并松弛支气管平滑肌;能抑制下视丘摄食中枢,降低嗅觉与味觉,使食欲下降,进食量减少。

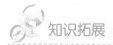
知识拓展

苯丙胺的缓释制剂

本品常用制剂有苯丙胺(adderall,阿得拉)、苯丙胺控释胶囊(adderall XR)、右苯丙胺(dexedrine)和右苯丙胺缓释胶囊剂(dexedrine spansule)等。苯丙胺(adderall)为速释剂,2~3小时达高峰浓度,作用时间持续4~5小时,需每天给药2次。3~5岁儿童,起始剂量为2.5mg/d,可根据疗效和不良反应调整剂量,以每次2.5mg幅度逐渐加量。学龄前儿童和青少年起始量5mg/d,不超过

40mg/d,分2~3次服用。右苯丙胺也是速释剂,药效持续时间为4~5小时。

　　苯丙胺控释胶囊内含50%速释和50%缓释两种含药微球,口服后体内药动学过程类似一天2次给药,药效可持续12小时,每天只需服药一次,并且服用方便,可以直接吞服,也可以打开胶囊,将含药微球与其它食物或果汁饮品等混合,非常适合各种患儿服用。由于药效持续8~12小时,苯丙胺控释胶囊在美国、加拿大等被列为ADHD的一线治疗药。

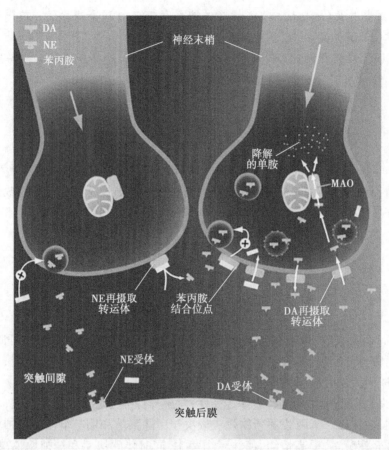

图8-4　苯丙胺在突触部位的作用

【临床应用】临床疗效与哌甲酯相似,对注意不持久、易分心和情绪不稳等有较好疗效。

1. 该药是美国唯一被FDA批准可用于治疗6岁以下儿童ADHD的中枢兴奋药物。

2. 也用于发作性睡病相关的过度睡眠、抑郁症、肥胖症以及中枢抑制药过量的解救。

【不良反应】不良反应与哌甲酯相似,常见的有食欲减退、胃痛、失眠、易激动等。其他症状还包括眩晕、恶心、呕吐、头痛、震颤、心悸、口干、体重减轻等。大剂量可发生定向力障碍、血压升高、抽搐、谵妄、甚至昏迷。严重者可导致精神异常,引起情绪、思维和行为障碍。长期大剂量使用可产生耐药性和依赖性,应当严加控制,避免药物滥用。

【禁忌证】AHDH伴有心血管疾病、甲亢、嗜铬细胞瘤、青光眼、焦虑症等患者禁用。体弱患者或有攻击行为和自杀倾向患者慎用。

【药物相互作用】因会加重心血管不良反应,故不宜与单胺氧化酶抑制剂(MAOIs)同时使用。

右苯丙胺

　　右苯丙胺(dextnoamphetamine)又称右安非他明(dexedrina),即L-赖氨酸-d-苯丙胺二甲磺酸(2,6-diamino-N-[(1S)-1-methyl-2-phenylethyl]-(2S)-dimethanesulfonate),为苯丙胺的右旋体。该品躯

体依赖性较轻,在治疗 ADHD 中较苯丙胺常用。

【体内过程】右苯丙胺是 d-苯丙胺的前体药物。口服吸收后在体内转化成 d-苯丙胺而发挥作用。口服易吸收,食物和饮水不影响药物的吸收,2～3 小时血药浓度达峰值,分布广,脑和脑脊液中浓度较高。大部分以原型从尿中排泄,酸化尿液排泄量增加。少部分由乳汁排泄。部分药物经肝脏代谢。

【药理作用】右苯丙胺药理作用与苯丙胺相似,但对中枢大脑皮层兴奋作用较苯丙胺强,约相当于苯丙胺的 2 倍。能抑制去甲肾上腺素和多巴胺的再摄取,从而使神经细胞外的去甲肾上腺素和多巴胺浓度增加,产生间接的拟交感作用,表现为 α、β 受体激动效应。

【临床应用】2010 年美国 FDA 批准本品用于所有年龄大于 6 岁的注意缺陷多动障碍(ADHD)患者的维持治疗。临床用于 ADHD、发作性睡病、短期药物控制肥胖等。右苯丙胺缓释胶囊剂(dexedrine spansule),药效持续时间可达 7～8 小时。该剂型的缺点是血药浓度不平稳,峰谷效应明显,导致患者更多不适。

【不良反应】

1. 常见不良反应有中枢兴奋症状和胃肠功能紊乱表现。如失眠,紧张,易怒,食欲下降,恶心、上腹痛、体重下降。还可出现头晕、头痛、震颤、出汗、心动过速、血压不稳、性欲改变、阳痿等。大多数不良反应表现比较温和且在服药的第一周出现。

2. 偶见精神异常、横纹肌溶解、肾功能损坏、心肌病变。罕见血清甲状腺激素浓度升高、脑出血、儿童生长抑制。

3. 本品摄入过量后会出现急性中毒,除了上述症状加重外,还伴有高热、瞳孔散大、反射亢进、心律失常、精神错乱、躁狂、攻击行为、幻觉、谵妄、惊厥,会因呼吸抑制、昏迷及循环衰竭而导致死亡。

4. 依赖性与成瘾性　机体对右苯丙胺的中枢作用易产生耐受,导致用药剂量增加而引起成瘾。但本品较少引起明显的躯体依赖。滥用本品可导致中毒性精神病,表现为个性改变、强迫性和刻板性行为、视听幻觉、偏执妄想等。成瘾者突然停药可发生疲劳、食欲亢进、抑郁等症状。

【禁忌证】心血管病患者、青光眼、甲亢、锥体外系病变、激越状态、有药物滥用史的患者禁用。轻度高血压、肾功能减退、有癫痫史、有抽搐征患者慎用。

【药物相互作用】

1. 本品在 0.01～100mol/L 浓度范围内不受细胞色素 P450 酶系的诱导作用,故与其他药物发生相互作用的可能性较小。

2. 锂盐和 α-甲基酪氨酸可拮抗本品的作用。

3. 不宜与乙醇同服。

4. 不宜与单胺氧化酶抑制剂(MAOI)同时使用。若临床需要,可停用单胺氧化酶抑制剂 2 周后使用。

匹 莫 林

匹莫林(pemoline)又称苯异妥英(phenylisohydantn)、培脑灵、匹马林。匹莫林的化学结构见图 8-5。

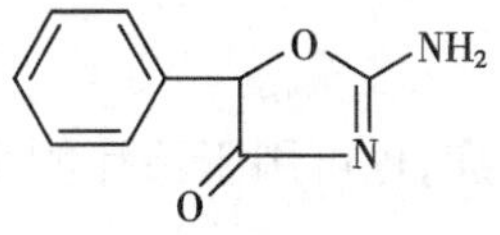

图 8-5　匹莫林的化学结构

【体内过程】口服易吸收,2～4 小时血药浓度达峰值。$t_{1/2}$ 约为 12 小时。血浆蛋白结合率为 50%。主要经肾脏排泄,其中约 50% 以原型排出。少部分药物在肝脏代谢,代谢产物为匹莫林结合物、匹莫林双酮和扁桃酸等。

【临床应用】

1. 治疗 ADHD 本品作用强度介于哌甲酯和苯丙胺之间。对 ADHD 的疗效稍逊于哌甲酯。对精神活动作用明显,而对运动的兴奋作用较弱。对感觉统合能力低下无明显作用。匹莫林起效较慢,有少数患儿服药数日甚至 1~2 周后方能见效。

2. 治疗轻度抑郁症、发作性睡病、更年期焦虑症。

3. 用于遗传性过敏性皮炎。

【不良反应】 常见失眠、食欲缺乏和体重减轻。少见头晕、委靡、易激惹、抑郁、恶心、胃痛。偶有粒细胞减少。依赖性较轻。可出现肝功能受损,表现为谷草转氨酶升高。故在维持治疗期间应定期检查肝功能。

【禁忌证】 肝肾功能不良者、6 岁以下儿童、舞蹈病、抽搐、癫痫、躁狂患者禁用。

【药物相互作用】

1. 本品可降低惊厥阈,治疗 ADHD 共患癫痫时,需调整抗癫痫药物的剂量。

2. 与其他中枢兴奋药合用时,应减少用量,以免因中枢过度兴奋引发惊厥。

莫达非尼

莫达非尼(modafinil)是一种非苯丙胺类新型中枢兴奋药,用于治疗嗜睡症(包括自发性和发作性嗜睡症)。莫达非尼的化学结构见图 8-6。

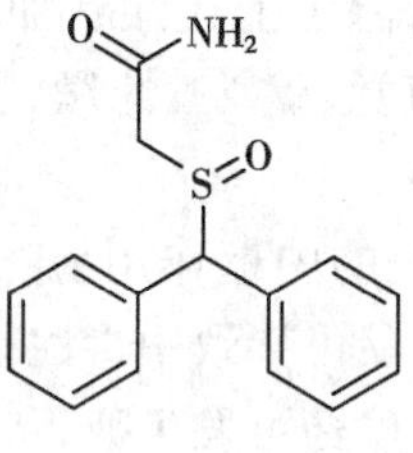

图 8-6 莫达非尼的化学结构

【体内过程】 口服易吸收,吸收迅速,2~4 小时血药浓度可达峰值;连续用药 8 天后达到血浆稳态浓度。血浆蛋白结合率 60%。药-时曲线符合二室模型,分布快,消除较慢。表观分布容积(V_d)约 0.8L/kg,$t_{1/2}$ 约 11~15 小时。主要在肝脏中由细胞色素 P450(CYP)系统中的 CYP3A4 代谢,经酰胺化和 S-氧化生成莫达非尼酸(无活性)和莫达非尼磺酰物(活性代谢产物)。代谢产物由肾脏排泄。

【药理作用】 为肾上腺素 α_1 受体激动剂。可选择性增加清醒度,提高注意力,明显降低日间睡眠发作次数和缩短睡眠周期,不影响夜间正常睡眠。

【作用机制】 莫达非尼增强觉醒能力可能与其作用于 5-HT 受体从而抑制 γ-氨基丁酸(GABA)的释放有关。莫达非尼提高注意力、提高学习记忆能力及调节警醒状态和保持清醒-睡眠周期平衡,可能与其选择性激动中枢神经元的 α_1 肾上腺素受体,敏化去甲肾上腺素神经递质作用有关。

【临床应用】

1. 治疗自发性嗜睡症和发作性睡眠症,也可用于治疗帕金森病相关的嗜睡症。为治疗发作性睡病的首选药物。

2. 治疗 ADHD 可增强认知能力。

3. 减肥 与苯丙胺相似,可以改变食物摄取,减轻体重,但不像苯丙胺明显影响心率和血压。

【不良反应】 症状轻微,主要有头痛、恶心、神经紧张、焦虑、失眠等。对于使用传统中枢兴奋药物导致的过度兴奋、失眠、易产生依赖性等症状,莫达非尼也有明显改善,可以作为咖啡因的替代品使用。偶见血压升高,心率加快,瘙痒,皮疹等。长期使用仍有药物依赖的潜在危险。

【禁忌证】 缺血性心脏病、心电图异常史、心律不齐者、孕妇、乳妇禁用。高血压、不稳定心绞痛、心肌梗死、肝硬化、肝功不全者慎用。

【药物相互作用】

本品能抑制肝脏 CYP2C19 活性,增加 CYP3A4 活性,当与经由 CYP2C19 代谢的药物同服时,两者血药峰浓度均增加。相反,本品可使由 CYP3A4 代谢的药物如避孕药,雌激素等血药浓度降低。故在与相关药物同用时,应调整剂量,并监测患者的血药浓度。

治疗 ADHD 的其他精神兴奋药见表 8-1。

表 8-1　治疗 ADHD 的其他精神兴奋药

药物	作用特点	临床应用	主要不良反应
哌苯甲醇(pipradrol)	对大脑皮质和皮质下中枢有轻度兴奋作用,能提高精神活动,可抗抑郁,作用较苯丙胺弱,毒副作用亦较少	ADHD; 轻微脑功能失调; 发作性睡病; 中枢抑制药过量解救	引起失眠、恶心、食欲缺乏、焦虑;慎用于高血压患者、癫痫患者、过度兴奋患者;焦虑及烦躁不安等患者禁用
地阿诺(deanol)	为胆碱前体,易透过血-脑屏障,可加强中枢神经系统内乙酰胆碱的合成,可兴奋大脑皮层,改善记忆力,消除轻度抑郁状态,促进睡眠。作用弱且缓慢,用药后 3 周显效	ADHD; 轻度抑郁; 阿尔茨海默病; 运动障碍; 遗尿、记忆障碍等	头痛、失眠、皮疹、肌紧张和体位性低血压等
咖啡因(caffeine)	兴奋大脑皮层,振奋精神,减轻疲劳,提高注意力。弱效利尿	疾病或药物导致的中枢抑制; ADHD	恶心、头痛、失眠、紧张、激动、烦躁、恐惧、心率加快及期前收缩

第二节　选择性去甲肾上腺素再摄取抑制剂

托 莫 西 汀

托莫西汀(atomoxetine)为选择性去甲肾上腺素再摄取抑制剂(noradrenaline reuptake inhibitor, NARI),可有效治疗儿童(七岁以上)、青少年及成人 ADHD,疗效与哌甲酯相当。国外已被列为治疗 ADHD 一线新药。对中枢兴奋剂无效或不能耐受其不良反应的 ADHD 患儿及伴抽动障碍、焦虑症、情绪障碍时,可首选本品。

【体内过程】 口服吸收迅速,血药浓度达峰时间为 1~2 小时,半衰期($t_{1/2}$)为 5.2 小时。食物能降低该药的吸收速度,使血药峰浓度(C_{max})下降 37%,达峰时间(T_{max})延迟 3 小时。血浆蛋白结合率 98%。在体内经肝脏 CYP2D6 代谢,主要代谢产物为 4-羟基托莫西汀和 N-去甲托莫西汀,4-羟基托莫西汀具有与原药相似的药理活性,血浓度约为原药的 1%;后者则无活性。$t_{1/2}$ 为 5.2 小时。口服给药后 80% 药物以葡萄糖苷结合形式经肾脏排泄,3% 以原型药排出体外,约 17% 经肠道排泄。

【药理作用】 选择性抑制突触前膜对 NE 的再摄取。用药后突触间隙 NE 的浓度增加,从而促进突触后神经元传递,改善认知及集中注意力。

【作用机制】　托莫西汀可阻断下丘脑 NE 转运体依赖的神经毒素(DSP-4)所致的 NE 耗竭,提高前额叶皮质区细胞(与注意、记忆等功能调节有关)外 NE 和 DA 水平,并呈剂量相关性。对其他神经递质及受体没有明显影响。

【临床应用】　用于严重 ADHD 患儿的治疗及 ADHD 伴抽动、焦虑、对立违抗障碍,或对中枢兴奋剂无效以及不能耐受中枢兴奋剂副作用的儿童和成人。

临床特点:①对多动、冲动和注意缺陷等 ADHD 核心症状均有效,疗效与中枢兴奋剂哌甲酯相当;②每天给药 1 次,疗效可持续 24 小时,全天症状都能得到缓解;③起效缓慢,一般要在开始用药后数周才达到最佳疗效,不适用于治疗急性 ADHD 患者;④疗效呈剂量依赖性;⑤长期服用无成瘾性。

【不良反应】　最常见的不良反应是胃肠道症状,如腹痛(14.6%)、食欲下降(14.9%)、呕吐(10.9%)、头痛(18%)等,其他症状还有疲劳、头晕、幻觉、视物模糊、镇静、心动过速、降低癫痫发作阈等。一般出现在服用后的第 1 周,此后这些症状会逐渐减轻和消失。使用时须从小剂量开始,缓慢递增,并注意个体差异。用药期间定期检查心电图。长期用药,可影响患儿的体重和身高的增长速率。与中枢兴奋剂不同,该药无潜在的滥用或成瘾性风险。

【禁忌证】
1. 对本品过敏者禁用。
2. 窄角性青光眼。
3. 中、重度肝功能不全及 CYP2D6 代谢酶缺乏者应酌情减量。
4. 近 2 周内服用单胺氧化酶抑制剂(MAOIs)苯乙肼、苯环丙胺等药物者不宜使用本品。

【药物相互作用】　本品主要通过 CYP2D6 途径代谢生成 4-羟基托莫西汀,与 CYP2D6 抑制药(如帕罗西汀、氟西汀、奎尼丁等)合用时,会增加本品的血药浓度;而与沙丁胺醇合用,可出现心率加快、血压升高。

瑞波西汀

瑞波西汀(reboxetine)与托莫西汀相似,为选择性 NE 再摄取抑制剂。对神经递质转运体的选择性强,不良反应小。通过对 NE 再摄取的选择性阻滞,提高中枢内 NE 的活性,从而改善患者情绪。适用于青少年 ADHD 治疗,尤其 ADHD 伴有抑郁和焦虑症状的患儿。

第三节　其他药物

一、抗抑郁药

抗抑郁剂(antidepressants)是治疗 ADHD 最常用的二线药物,一般起效缓慢,对 ADHD 患儿的多动、冲动、任性、情绪不稳定等兴奋性行为改善显著,能促进和改善患儿的自控能力、注意力集中能力和家庭关系。与中枢兴奋剂的有效率(80%)相近。副作用少而依从性好,且有明显的抗焦虑作用。用于中枢兴奋剂治疗无效,或不能耐受其不良反应者。

抗抑郁药的适应证包括:①精神兴奋药治疗效果不理想时,或由于各种原因不能选用精神兴奋药时;②ADHD 伴焦虑、抑郁等情绪障碍时;③ADHD 伴抽动症状;④治疗合并品行障碍或攻击行为的 ADHD。

1. TCAs　代表药物有丙米嗪(imipramine)、地昔帕明(desipramine)、去甲替林(nortriptyline)等。药物作用机制是阻断突触前膜对 NE 和 5-HT 神经递质的再摄取,使突触间隙神经递质浓度增高,发挥抗抑郁作用。该类抗抑郁剂治疗症状谱与精神兴奋剂不同,对儿童注意问题、冲动和多动有肯定的疗效,改善认知功能的效果不如精神兴奋药。该类药物治疗多动障碍的剂量小于治疗抑郁症的剂量;该类药物一般起效缓慢,服药 2 周后才会达到最佳疗效,药效持续时间较兴奋剂长,每天只需给药 1

次,可于早晨或睡前1次顿服。由于有抗胆碱、抗 α_1 肾上腺素受体及抗 H_1 组胺受体的作用,不良反应较多,常见有口干、食欲降低、便秘、头痛、胃不适或昏昏欲睡等。此外还可能出现奎尼丁反应,引起血压和心率轻度增高、P-R 间期延长、QRS 波群增宽等。常见的不良反应均出现在第1、2周,一般2周后症状逐渐减轻和消失。使用时须从小剂量开始,缓慢递增,治疗剂量应注意个体差异。用药期间需定期行心电图检查。因该类药物副作用较多,故一般在精神兴奋药无效或合并抑郁、行为障碍或抽动障碍时选用此类药物。

2. 新型抗抑郁药 用于治疗 ADHD 的药物包括5-HT 再摄取抑制药(SSRIs),如,氟西汀、氟伏沙明、舍曲林和西酞普兰、选择性 NE 再摄取抑制药瑞波西汀(reboxetine)、5-HT 和 NE 再摄取抑制药文拉法辛(venlafaxine)、NE 和 DA 再摄取抑制药安非他酮(amfebutamone)等。这些药物能够显著改善受试者的 ADHD 病症,尤其适用于 ADHD 伴有抑郁和焦虑症状的患儿。由于这些药物对神经递质转运体的选择性强,毒副作用轻微而短暂,仅有食欲降低、恶心、呕吐等反应,个别患儿会出现兴奋症状。

3. 单胺氧化酶抑制剂(MAOIs) 司来吉兰(selegiline)又名丙炔苯丙胺,为 B 型单胺氧化酶(MAO-B)不可逆性抑制剂。在临床推荐剂量时(10mg/d)可选择性地抑制 MAO-B,阻断多巴胺的降解,相对增加多巴胺含量。司来吉兰还可通过干扰突触对多巴胺的再摄取或通过其代谢产物(苯丙胺和甲基苯丙胺)干扰神经元对多种神经递质的摄取、增强递质(去甲肾上腺素、多巴胺、5-HT)的释放来加强多巴胺能神经的功能。临床常用于治疗帕金森病。随机对照研究表明,该药对治疗 ADHD 患儿有效,其疗效和不良反应与哌甲酯相当。该药能改善患儿注意力、多动行为,但对冲动无显著影响。该药不良反应轻微,耐受性好,是潜在治疗 ADHD 的安全有效药物。

氟 西 汀

氟西汀(fluoxetine)为5-羟色胺再摄取抑制剂,其药理作用为选择性阻滞神经末梢突触前膜对5-HT的再摄取,从而提高突触间隙5-HT 水平和多巴胺的水平。作用特点有:①不依赖内源性多巴胺及其合成酶的存在,可延长多巴胺产生效果;②选择性激活多巴胺受体,在纹状体内其半衰期更长,有利于克服症状波动;③不产生游离基团后潜在的毒性代谢产物,不损伤多巴胺神经元;④起效快,副作用轻,耐受性好,依从性高。

文 拉 法 辛

文拉法辛(venlafaxine)为选择性5-HT 及 NE 再摄取抑制剂。能有效提高大脑基底节等区域的儿茶酚胺水平,并能轻度抑制 DA 的再摄取。能控制和改善 ADHD 症状并可间接改善认知和集中注意力。治疗 ADHD 总体疗效与哌甲酯相当,但其改善多动与冲动症状效果相对较优,而改善注意力效果较弱;文拉法辛对 NE 的再摄取抑制作用比 TCA 弱,对5-HT 再摄取抑制弱于选择性5-HT 再摄取抑制剂(SSRIs),对 DA 的再摄取无作用,并且对胆碱受体、组胺受体及肾上腺素受体无明显亲和力,故不良反应少且轻微,依从性好。

安 非 他 酮

安非他酮(amfebutamone)是 NE 和 DA 再摄取抑制剂,对 NE、5-HT、DA 的再摄取有弱抑制作用,对单胺氧化酶无作用。临床适应证是抗抑郁和戒烟药。研究表明该药能缓解儿童和成人的 ADHD 核心症状,尤其适合成人 ADHD 伴抑郁症或吸烟成瘾的患者。该药起效缓慢。常见不良反应有激动、失眠、口干、恶心、便秘或腹泻等。

二、α_2 肾上腺素能受体激动剂

α_2 肾上腺素能受体激动剂(可乐定和胍法辛)最早作为抗高血压药物应用于临床。近年来的大

量研究显示,该类药物可能通过刺激蓝斑区 α_2 肾上腺素受体,恢复蓝斑区刺激诱发反应,或刺激后顶叶皮质(PPC)突触后膜 α_2 受体,从而增加 ADHD 患者的注意力,还可通过兴奋前额叶皮质(PFC)突触后膜 α_2 肾上腺素受体增加对患者的行为控制功能,改善儿童 ADHD 症状。

代表药物为可乐定。临床用于中枢兴奋剂和抗抑郁剂治疗无效的单纯 ADHD;对 ADHD 合并抽动障碍、品行障碍的儿童,如用中枢兴奋剂后症状加重可合并用可乐定。目前临床上将本类药物列为 ADHD 的三线治疗药,主要用于一线和二线药无效,或 ADHD 共患睡眠障碍、抽动症、抽动秽语综合征的患儿。

可 乐 定

可乐定(clonidine)又称氯压定、可乐宁、可乐亭、苯胺咪唑啉。为 α_2 肾上腺素能受体激动剂,属中枢性降血压药物。可乐定的化学结构见图8-7。

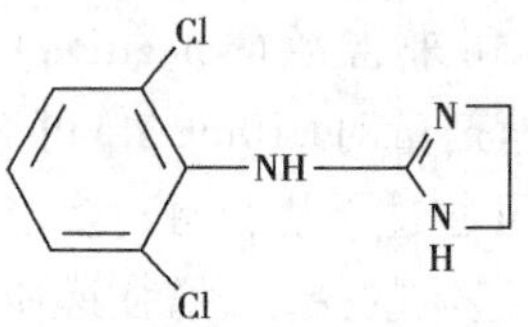

图8-7 可乐定的化学结构

【体内过程】 口服后30分钟起效,2~4小时血药浓度达高峰。单次用药的疗效持续约3~6小时,每日口服3~4次。儿童 $t_{1/2}$ 约为8~12小时。

【作用机制】 可乐定治疗 AHDH 的作用机制是通过激动下丘脑及延髓抑制性神经元突触后膜 α_2 肾上腺素受体,使中枢交感神经传出的冲动降低,从而反馈性抑制蓝斑核 NE 能神经活性。为治疗抽动症的首选治疗药。近年来发现该药对 ADHD 的核心症状,尤其是多动和冲动有良好的治疗作用,可作为中枢兴奋剂(如哌甲酯)的替代药,用于冲动、激惹、违抗、攻击行为及 MPH 疗效不佳的患者,或 ADHD 伴有抽动症的患儿。

【临床应用】 主要用于一线和二线抗 ADHD 药物无效的患者,适用于 ADHD 伴有抽动、攻击行为、对立违抗行为以及失眠患者。由于该药有明显的镇静作用,可以弥补服用哌甲酯所致的失眠症状,故常与哌甲酯联合治疗 ADHD,一般日间服用中枢兴奋剂,晚间服可乐定。临床应用时应该注意的是,本品起效缓慢,一般在开始服药几周至一个月后才能达到最佳疗效。

除了口服剂型外,本品还有透皮贴剂,其具有作用持续时间长(3~7天)、不良反应少等特点。使用时将膜贴于背部肩胛骨下(首选)、上胸部、耳后或上臂外侧等无毛皮肤完好处。每周更换1次。

【不良反应】 最常见的不良反应为口干(约40%)、嗜睡(约3%)、头晕(约16%)、便秘(约10%)和镇静(约10%)。其他包括恶心、呕吐、厌食、皮疹、疲劳和全身不适等。剂量较大时可出现头晕、血压和心率降低、房室传导阻滞、QRS 波群增宽等。一般出现于用药早期,约1个月后可逐渐消失。在初始治疗阶段应定期检查心电图、血压和脉搏。在维持治疗阶段,仍需要定期检查脉搏、血压和心电图。有心血管病史者禁用。用药过程中不宜突然停药,以免出现撤药综合征(血压和脉搏增高、烦躁、多动、抽动症状加重等),而应逐渐减量。

胍 法 辛

胍法辛(guanfacine)与可乐定相比,对 α_2 肾上腺素能受体的选择性更强,其疗效和不良反应与可乐定相似。本品的半衰期和作用持续时间长。主要用于多动、冲动和伴有抽动症的患儿。与可乐定相比,该药作用持续时间长,且镇静和低血压的不良反应相对较小。常见的不良反应为过度镇静,还可见口干、恶心、畏光等；降压副作用相对较轻。剂量较大时仍可出现头晕、共济失调、血压和心率降低、房室传导阻滞、QRS 波群增宽等。

第四节 治疗注意缺陷多动障碍 药物的合理应用

由于到目前为止 ADHD 的发病机制仍不清楚，且该病的病理基础复杂多样，临床治疗的疗程长，所使用的精神药物均有明显的不良反应。因此，药物合理应用十分必要。

一、治 疗 策 略

（一）不同年龄患者 ADHD 的治疗

1. 青少年 ADHD 的治疗 研究显示，65% 的 ADHD 儿童在进入青春期后仍存在 ADHD。依从性差是此阶段患者治疗的关键问题。在一项研究中，约 48% 的 9～15 岁 ADHD 患者未能坚持完成为期 3 年的药物治疗。中枢兴奋药哌甲酯仍是最常用的治疗药物，特别是缓控释制剂，有助于提高患者的治疗依从性。药物常见不良反应包括食欲减退、睡眠受影响和腹痛。其他药物，如 SSRIs 和三环类抗抑郁剂、可乐定等也有一定疗效，但常作为二、三线药物，用于中枢兴奋药无效的患者。由于青少年期 ADHD 共患病较多，常需要联合用药，需密切注意药物间的相互作用带来的风险。

2. 学龄前儿童 ADHD 的治疗 在学龄前 ADHD 儿童中，使用哌甲酯速释制剂 2.5～7.5 毫克/次，3 次/天，可显著改善 ADHD 症状。不良反应发生率略高于学龄儿童，最常见的不良反应有食欲减退、睡眠障碍、胃痛、退缩、昏睡淡漠，偶有血压增高和心动过速。值得注意的是，使用哌甲酯治疗后，患儿年身高增长较预期降低 20%，年体重增长较预期降低 55%，提示哌甲酯可能引起生长抑制，但仍需进一步研究证实。因此，对学龄前 ADHD 儿童进行药物治疗时，须权衡药物的利弊。

（二）治疗药物应采用低剂量开始、缓慢递增的策略

中枢兴奋药的量效关系有明显的个体差异，故 ADHD 治疗剂量需要逐步的摸索。具体做法是：①逐步增加剂量至行为改善；②快速递增剂量至出现副作用，然后减少至出现副作用之前的剂量。当出现严重副作用时，应停止给药或尝试应用另一种药物。

还可使用缓控释制剂，延长药物的作用时间，实现平缓而稳定的临床疗效，减少药物的不良反应。常用抗 ADHD 的药物均起效快，维持时间短，每天需要多次给药才能达到治疗目的，如可乐定、哌甲酯。对于儿童患者来说，服药的依从性差，导致临床治疗效果受到影响。

（三）综合治疗

目前注意缺陷多动障碍的整体治疗方式包括心理治疗（行为控制）、药物治疗和教育干预三个方面。研究发现，行为治疗与药物治疗相结合，可使 ADHD 患儿获得全面的改善。药物联合心理治疗的干预模式对 ADHD 患者的认知功能改善效果优于单纯的心理治疗及药物治疗，且安全性较高。

二、药 物 选 择

（一）一般原则

在诊断明确的基础上选择疗效好、副作用小的药物。要正确掌握每类药物的适应证和禁忌证。精神兴奋药为一线药物，无用药禁忌时，首选哌甲酯；当精神兴奋药无效或不能使用时可选择抗抑郁药和 α_2 肾上腺素受体激动药。在治疗过程中，不宜频繁换药、增减药物和联合用药。

（二）联合用药的原则

药物治疗要遵从单一用药原则，单一药物能够控制症状时，不采用联合用药的治疗策略。联合用药一般是将不同类型及治疗靶点的药物进行联合。同一类型的药物不宜联合使用。ADHD 联合药物治疗的指征有：①单一药物仅能控制某些症状，联合另一种药物以达到协同治疗的效果；②单一药物

治疗需要较大剂量致不良反应明显时,联合两种药物从而达到有效控制症状、降低各自的用量、减少不良反应;③当 ADHD 存在共患疾病、单一药物难以奏效时,可采用联合用药的治疗方法,如 ADHD 伴双相情感障碍者可使用精神兴奋药与心境稳定剂联合治疗。

(三) ADHD 共患疾病的治疗方案

1. 共患抽动症 约 20% 的 ADHD 患者共患抽动障碍;而 50% 的抽动障碍患者共患 ADHD。共患抽动秽语综合征,如抽动症状重,可用多巴胺阻断剂治疗(如硫必利);如注意力不集中、冲动和多动症状重,可用哌甲酯治疗。有研究显示哌甲酯易诱发或加剧抽动症状,故有抽动症家族史者可选用托莫西汀、胍法辛、可乐定。选择性 5-羟色胺再摄取抑制剂(SSRIs),如氟西汀、氟伏沙明和舍曲林,对 ADHD 的攻击行为有效,特别是对伴强迫症的攻击行为有效。

2. 共患品行障碍 中枢兴奋药哌甲酯能减轻 ADHD 共患的品行障碍症状,可减轻注意力不集中,活动过多等症状。在药物治疗的同时,需要采用认知治疗和行为矫正等综合治疗方法。哌甲酯还能减轻 ADHD 共患的对立违抗性行为。

3. 共患抑郁 ADHD 患者共患抑郁的概率是对照组的 4 倍。哌甲酯对抑郁和 ADHD 均有效。共患 ADHD 者使用氟西汀治疗,比非共患者的症状改善率更高。

4. 共患焦虑 哌甲酯可显著减少 ADHD 患者的焦虑情绪;托莫西汀也可改善 ADHD 及共患的社交焦虑障碍。

5. 共患癫痫 癫痫反复发作可进一步加重脑损害,加重癫痫、精神发育迟滞和 ADHD。用哌甲酯治疗共患的 ADHD,61% 的患者 ADHD 症状得到改善。

6. 共患其他疾病 应根据共患疾病的治疗特点,选择合适的药物。

三、疗效评价标准

ADHD 的药物治疗效果需要根据患者的临床表现、患者的自我及家长的评价进行综合判断。

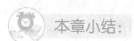 **本章小结:**

注意缺陷多动障碍(ADHD)是起病于儿童青少年期的行为和情绪障碍,表现为注意力不集中,活动过多,常伴有学习困难和品行障碍。该病的发病机制尚不清楚,但大脑前额叶-基底节-丘脑-前额叶环路功能异常有密切关系。目前公认的是以药物治疗、行为疗法及教育干预构成的整体治疗方法。临床常用的治疗药物有中枢兴奋药和非兴奋药两种。中枢兴奋药有哌甲酯、苯丙胺和匹莫林等;非兴奋药包括去甲肾上腺素再摄取抑制剂托莫西汀、抗抑郁药和 α_2 受体激动剂。这些药物均通过影响多巴胺、去甲肾上腺素神经递质通路,达到控制症状,改善注意力的治疗效果。一般情况下,使用一种药物进行治疗。当 ADHD 共患其他精神障碍时,可根据临床症状慎重选择两种药物联合治疗。治疗时,药物剂量应从低开始,逐步增加;选择缓控释制剂,可避免出现药物失依从行为。

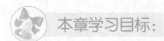 **本章学习目标:**

【掌握】哌甲酯的药理作用机制、临床适应证及主要不良反应。

【熟悉】

1. 注意缺陷多动障碍的临床表现和发病机制。

2. 常用治疗药物的分类及治疗原则。

3. 选择性去甲肾上腺素再摄取抑制剂托莫西汀、抗抑郁药物和 α_2 肾上腺受体激动剂治疗注意缺陷多动障碍的机制及适应证。

【了解】常用药物缓释制剂的类型及特点。

思考题：

1. 精神兴奋药哌甲酯治疗 ADHD 的作用机制是什么？主要不良反应有哪些？
2. ADHD 联合用药的原则有哪些？

制剂与用法

哌甲酯(methylphenidate) 片剂:5 毫克/片,10 毫克/片,20 毫克/片;缓释片:20 毫克/片;注射剂:20mg/ml。6 岁以上儿童 5 毫克/次,2 次/日,于早饭及午饭前服。以后根据疗效调整剂量,每隔周递增 5～10mg,一日总量不超过 60mg。

苯丙胺(amphetamine) 片剂:5 毫克/片,10 毫克/片;注射剂:5mg/ml。口服每次 5～10mg,1～3 次/日,极量:20 毫克/次;30 毫克/日。

右苯丙胺(dextroamphetamine) 片剂(速释制剂):2.5 毫克/片,5 毫克/片。推荐剂量为 20～70mg/d。对于 6～12 岁年龄段的人群,开始的给药剂量 30mg/d,每天增加剂量不超过 20mg,最大给药剂量不超过 70mg/d。

匹莫林(pemoline) 片剂:20 毫克/片。每日早晨 1 次口服 20mg,一般不超过 60mg。

莫达非尼(modafinil) 片剂:100 毫克/片,300 毫克/片。早晨 1 次或分 2 次于早晨及中午服用。通常剂量不超过 600mg/d。老年人、严重肝肾功能损害者,初始剂量为每日 100mg,日剂量不超过 400mg。

托莫西汀(atomoxetine) 胶囊剂:5 毫克/粒,10 毫克/粒,25 毫克/粒,40 毫克/粒。口服 0.5～1.2mg/(kg·d)治疗剂量早晨 1 次性给药或早晚分 2 次。该药初始剂量一般为 0.5mg/(kg·d),至少 7 天后再增加至目标剂量 1.2mg/(kg·d),最佳剂量约为 1.2mg/(kg·d),但当剂量超过 1.4mg/(kg·d)时,疗效并不明显增加。故儿童和青少年中推荐的最大剂量不应超过 100mg/d。

可乐定(clonidine) 片剂:0.075 毫克/片,0.15 毫克/片。治疗多动症:0.1～0.3mg,儿童每日用药 3～4 次,青少年每日用药 2～3 次。从小剂量开始,首先晚上 0.025～0.05mg,以每 4～5 天增加 0.025～0.05mg 的速度,用药次数每天增加到 3～4 次,直至出现疗效,副作用或治疗剂量的上限为止。贴膜剂 2 毫克/片,每次 0.5～1 片,贴于耳后,每 6 天 1 次。

(孙　兰)

第九章

治疗精神活性物质依赖的药物

精神活性物质(psychoactive substances)是指能够影响人类情绪、行为,改变意识状态,并有致依赖作用的一类化学物质,人们使用这些物质的目的在于取得或保持某些特殊的心理、生理状态。根据其主要药理学特性,精神活性物质可分为七类(表9-1)。

表9-1 精神活性物质的分类

物质分类	主要物质
中枢神经系统抑制剂	巴比妥类药物、苯二氮䓬类药物、酒精等
中枢神经系统兴奋剂	可卡因、苯丙胺类物质、咖啡因等
阿片类物质	阿片、吗啡、海洛因、美沙酮、哌替啶等
大麻	
致幻剂	麦角酸二乙酰胺(LSD)、氯胺酮、苯环己哌啶(PCP)等
挥发性溶剂	丙酮、汽油、甲苯等
烟草	

与精神活性物质相比,毒品是社会学概念,是指鸦片、海洛因、甲基苯丙胺(冰毒)、吗啡、大麻、可卡因以及国家规定管制的其他能够使人形成瘾癖的麻醉药品和精神药品,其为非医疗用途使用的,为了体验欣快效应的精神活性物质。我国毒品的滥用形势十分严峻,截至2014年底,全国累计登记吸毒人员295.5万名,估计实际人数超过1400万名。目前我国主要的滥用毒品为阿片类物质、苯丙胺类兴奋剂、大麻、可卡因等。

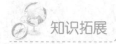 知识拓展

麻醉药品、精神药品与毒品

2013年11月11日国家食品药品监督管理局联合公安部和国家卫生和计划生育委员会公布了《麻醉药品品种目录(2013年版)》和《精神药品品种目录(2013年版)》。《麻醉药品品种目录(2013年版)》中有121个品种,《精神药品品种目录(2013年版)》中有149个品种,其中包括第一类精神药品68种,第二类精神药品81种。目录中的麻醉药品和精神药品若连续使用均能够产生依赖,导致药物成瘾,故目录中的药品都应加强管理,防止流入非法渠道。在目录中,有些药品是明确不能用于医疗目的,如海洛因、可卡因等,而有些药品可用于医疗目的,所以应正确区别药品与毒品。通常,符合麻精药品管理规定的、合理使用于临床、可改善生理功能的为"药品",而通过非法渠道获得的、非医疗性使用及滥用、为了追求欣快感的则称为"毒品"。

耐受性是指反复使用精神活性物质后,必须增加使用剂量方能得到所需的效果,或使用原来的剂量达不到使用者所追求的效果,其机制是中枢神经系统受体数量和敏感性对长期反复使用的精神活性物质产生的适应现象。对物质的耐受性导致使用者不得不增加用量和频次,最终形成依赖。依赖综合征是一组认知、行为和生理症状群。个体尽管明白使用成瘾物质会带来明显问题,但还在继续使用,自我用药的结果导致耐受性增加、戒断症状和强迫性觅药行为。依赖可分为生理依赖(也称躯体依赖)和心理依赖(也称精神依赖)。生理依赖是由反复用药造成的一种生理适应状态,主要表现为耐受性和戒断症状。心理依赖是对药品产生的强烈渴求感,需不断使用来重复体验心理快感,是导致复吸的重要原因。当使用者停止使用药物或减少使用剂量或使用拮抗剂占据受体后会出现特殊的心理生理症状群,即为戒断综合征。不同的药物可表现出不同的戒断综合征。

物质依赖具有复杂的心理学、分子生物学、遗传学及社会学病因机制,可引起脑结构及功能、生理功能和认知行为等方面发生一系列的改变。使用药物后所产生的欣快体验可作为一种强烈的正性强化因素,而痛苦的戒断症状可作为一种强烈的负性强化因素,经过如此反复的强化,使个体进行强迫性的觅药和摄药行为,最终导致成瘾。成瘾药物产生奖赏效应的结构基础是中脑边缘多巴胺系统,使用成瘾性物质后可使释放到突触间隙的多巴胺增加,产生欣快感,谷氨酸系统和去甲肾上腺素也在物质依赖的发生发展过程中起到了一定的作用。此外,地理位置("金三角"毗邻)、社会经济发展、个人经历(如重大生活变故、竞争压力大)等社会因素也是造成物质依赖的关键因素。

物质依赖的治疗是一个长期的过程,主要包括脱毒、康复和回归社会三个阶段,治疗过程中应采用药物治疗、心理行为治疗等综合性治疗手段,精神活性物质依赖的药物治疗能够帮助患者缓解戒断症状、改善治疗效果,从而有助于预防复吸。本章主要介绍精神活性物质依赖的药物治疗。

Psychoactive substance abuse has recently become a global public health problem because of its increasing prevalence and devastating situation. Psychoactive substance abuse can cause serious damage to the physical and mental health among which the relapsing problem after withdrawal is the most important one.

In order to help patients recover, suitable drugs should be used for both the therapy of abstinence syndrome and prevention of relapse, traditional Chinese medicine and chemicals could also be used for the treatment of drug addiction. For symptomatic treatment, anti-anxiety drug and anti-depressant drug could be used, meanwhile, social and psychological interventions should also be taken.

第一节　治疗阿片类依赖的药物

阿片类物质是指任何天然的或合成的、对机体产生类似吗啡效应的一类药物,主要包括吗啡、海洛因、丁丙诺啡、哌替啶、美沙酮等。阿片类物质具有镇痛、镇静、抑制呼吸中枢、抑制胃肠蠕动等药理作用。长期反复使用阿片类物质可产生依赖,其成瘾机制主要是通过激动腹侧被盖区的 γ-氨基丁酸(GABA)神经元上的 μ 阿片受体及抑制伏隔核的中间棘突 GABA 神经元抑制 GABA 释放,减弱其对多巴胺神经元的抑制作用,进而间接或直接地促进多巴胺的释放,产生欣快感。阿片类物质是我国滥用的主要成瘾性物质之一,截至 2014 年底,滥用阿片类毒品人员 145.8 万名,占全国现有吸毒人员总人数的 49.3%。

阿片类物质使用障碍所产生的戒断症状的程度会因使用的药物种类、使用剂量、使用时间、使用途径等因素的不同而存在差异。典型的戒断症状分为客观体征和主观症状。客观体征主要包括血压升高、脉搏加快、体温升高、立毛肌收缩、瞳孔扩大、流涕、震颤、腹泻、呕吐、失眠等。主观症状主要包括恶心、肌肉骨骼疼痛、腹痛、食欲差、无力、疲乏、不安、喷嚏、发冷、发热、渴求药物等。在急性戒断症状消失后(自然过程一般为7～10天)往往会有相当一段时间残留部分症状,称为稽延性戒断症状,主要表现为躯体症状、焦虑情绪、心理渴求和睡眠障碍。稽延性戒断症状也是导致复吸的重要原因之一。

阿片类物质依赖的药物治疗包括脱毒治疗、稽延性戒断症状治疗、维持治疗和防复吸治疗等,但需要强调的是,由于戒断症状、治疗药物副作用、患者的依从性等因素,单纯依靠药物治疗预防复吸的效果有限,所以临床上通常采用药物治疗联合心理行为治疗来达到较好的治疗效果。

美 沙 酮

美沙酮(methadone)为合成的阿片类药物,是典型的 μ 受体激动剂,其具有使用方便(可口服)、半衰期长(可每日使用一次)、大剂量可阻断海洛因的欣快作用及吸收和生物利用度稳定等特点,故美沙酮可作为脱毒治疗的常用药物(图9-1)。

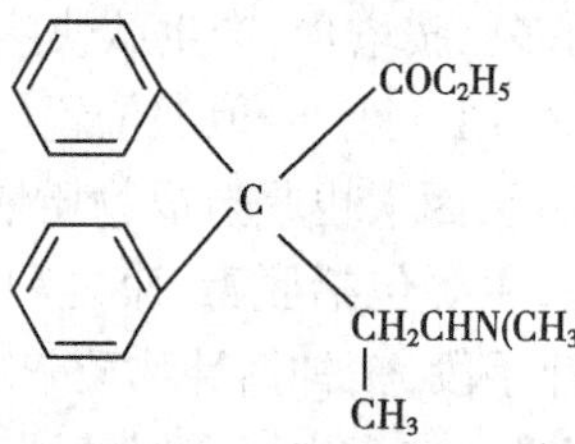

图9-1 美沙酮的化学结构

【体内过程】口服吸收良好,约30分钟起效,作用可维持24～32小时,单次剂量 $t_{1/2}$ 约为15小时,多次用药可达36小时。血浆蛋白结合率约90%,反复给药可在体内产生蓄积。美沙酮主要在肝内代谢为去甲美沙酮和再去甲美沙酮,经尿和粪便排出。尿液 pH 对该药的药代动力学特征影响较大,当尿液 pH 为5.2时,$t_{1/2}$ 为19.5小时,清除率为2.1ml/(min·kg),35%经尿中排出;当尿液 pH 为7.8时,$t_{1/2}$ 为42.1小时,清除率为1.5ml/(min·kg);当尿液 pH 保持在6.0以上时,药物主要经粪便排泄。对于无尿患者,当每日剂量在40～50mg时,可全部经粪便排出。

【药理作用】美沙酮药理作用与吗啡类似,具有镇痛、呼吸抑制、缩瞳、镇静等作用。长期应用也可导致依赖。

【作用机制】美沙酮为阿片受体激动剂,该药能与阿片受体结合并产生吗啡样作用,从而缓解戒断症状。

【临床应用】临床主要用于阿片类物质依赖的脱毒治疗和维持治疗,也可用于镇痛。

【不良反应】常见的不良反应包括口干、恶心、呕吐、头晕、困倦、乏力等,个别患者会出现直立性晕厥。用于替代治疗阿片类药物依赖时,过量中毒后常因肺水肿致死。妊娠及分娩期间禁用,以免影响产程和抑制胎儿呼吸。

【中毒及处理】若发生过量中毒应立即停药,密切观察患者的意识、瞳孔及呼吸状况。如果发生阿片类物质中毒三联征(呼吸抑制、昏迷和针尖样瞳孔)应立即采取对症治疗,维持生命体征,可应用纳洛酮注射剂抢救。

【药物相互作用】苯妥英钠和利福平能促进本品代谢。异烟肼、吩噻嗪类、尿液碱化剂可减少美沙酮排泄,联合用药时需酌情减量。用西咪替丁预防溃疡的患者,本品的镇痛作用可增强。本品注射液与巴比妥盐类、氯化铵、肝素钠、氨茶碱、碳酸氢钠、磺胺嘧啶钠、硝基呋喃妥因钠等混合可产生混浊。

丁 丙 诺 啡

丁丙诺啡(buprenorphine)为蒂巴因的半合成衍生物,属于阿片受体部分激动剂(图9-2)。

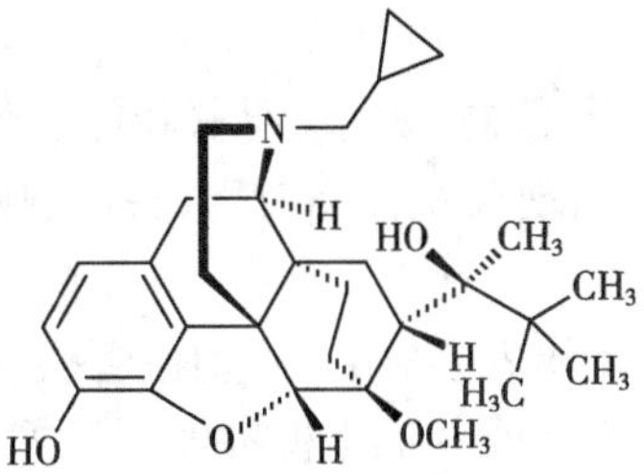

图 9-2 丁丙诺啡的化学结构

【体内过程】 由于首过效应,不同剂型的丁丙诺啡和不同给药途径的生物利用度差异较大。口服首过效应强,其生物利用度仅为 16%;舌下给药的生物利用度为 30%~55%;肌内注射的生物利用度约为 70%;静脉给药的生物利用度为 100%。丁丙诺啡能透过血-脑屏障和血-胎盘屏障。血浆蛋白结合率为 96%。舌下用药 2 小时内达血浆峰值,用药后 15~45 分钟起效,作用维持 6~8 小时;肌注 5 分钟起效,$t_{1/2}$ 为 5 小时,作用维持 4~6 小时。丁丙诺啡主要在肝脏通过 CYP3A4 代谢,绝大多数药物经粪便排泄,部分经尿液排出。

【药理作用】 镇痛作用强于哌替啶、吗啡,等效剂量为吗啡的 1/25。致依赖作用潜能比吗啡小;对胃肠道平滑肌的兴奋作用不明显。丁丙诺啡的阿片样作用较激动剂弱,且当达到一定剂量后,药理作用不会随剂量的增加而增加,仅表现为控制戒断症状和阻断激动剂作用的时间延长,即"封顶效应"(ceiling effect)。

【作用机制】 丁丙诺啡主要激动 μ 受体和 κ 受体,对 δ 受体则有阻断作用。丁丙诺啡对阿片受体具有极高的亲和力,其与 μ 受体结合发挥作用,控制戒断症状。丁丙诺啡与阿片受体结合后的解离速率较低,故其作用时间较长。

【临床应用】 可用于海洛因及其他阿片类药物依赖的脱毒治疗,也可用于辅助麻醉以及中度至重度疼痛的止痛,如术后疼痛、晚期癌痛、烧伤痛等。

【不良反应】 常见不良反应为嗜睡、恶心、呕吐、出汗和头晕;偶见口干、便秘、瞳孔缩小、心率减慢、低血压等。呼吸抑制程度比吗啡轻,且不随剂量增加而加重。长期使用丁丙诺啡也可导致依赖,但程度轻于吗啡。

【药物相互作用】 丁丙诺啡与苯二氮䓬类药物和(或)其他中枢抑制药物合用时会增加其镇静作用。肝药酶诱导剂,如吡格列酮、苯巴比妥、利福平、卡马西平、莫达非尼、地塞米松等,可增加细胞色素 P450 3A4 酶的活性,促进丁丙诺啡的代谢。相反,肝药酶抑制剂,如克拉霉素、酮康唑、氟西汀、孕二烯酮等可降低丁丙诺啡的代谢。

可 乐 定

可乐定(clonidine)为 α_2 肾上腺素受体激动剂。

【体内过程】 可乐定脂溶性较高,口服吸收迅速,易通过血-脑屏障从而进入中枢系统发挥作用。口服后 30~60 分钟起效,2~4 小时血药浓度达峰,作用可持续 8 小时,$t_{1/2}$ 6~23 小时。可乐定在肝脏代谢,65% 以原型经肾脏排出,20% 经胆汁排出。

【药理作用】 可乐定具有降压、镇静、镇痛作用,还可抑制唾液、胃液分泌、减少肠蠕动,可减轻阿片类物质依赖产生的戒断症状。

【作用机制】 阿片类物质成瘾患者在戒断期间,蓝斑核去甲肾上腺素能神经元放电增加,去甲肾上腺素释放增多,可乐定可激动去甲肾上腺素能神经元突触前膜 α_2 受体,抑制去甲肾上腺素释放,从而达到控制戒断期自主神经功能紊乱和稳定情绪的作用。

【临床应用】 可乐定能充分控制戒断期的自主神经功能紊乱症状,住院脱毒治疗的成功率较高且不会导致依赖。临床上常用作阿片类物质依赖的非替代治疗药物,用于治疗阿片类物质依赖产生的戒断综合征。

【不良反应】 常见不良反应有口干、倦怠、头晕、便秘和体位性低血压;部分患者在治疗初期产生镇静作用。使用期间如突然停药可能出现反跳性高血压、头痛、唾液增多和手颤。长期应用可见钠潴留表现。

【禁忌证】 可乐定不适用于年老体弱者;禁用于心脑血管疾病患者和肝肾功能障碍者。

【药物相互作用】 可乐定可增强乙醇或其他中枢神经系统抑制剂的作用,同时使用利尿剂或其他降压药时可相互加强,与β受体阻断剂、钙通道阻滞剂并用时可能会出现心动过缓。

【注意事项】 可乐定治疗需在住院条件下进行,治疗前4日应使患者尽量卧床休息,避免活动,治疗时应缓慢改变体位。

洛 非 西 定

洛非西定(lofexidine)为 α_2 肾上腺素受体激动剂。

【体内过程】 洛非西定口服吸收完全,2~5小时血药浓度达峰,大部分被肝脏代谢,经尿和粪便排出。

【药理作用】 洛非西定的药理作用与可乐定相似,同样可以缓解阿片类物质依赖所产生的戒断症状。洛非西定还具有降压和镇静的作用,但与可乐定相比作用较小。

【作用机制】 洛非西定可激动去甲肾上腺素能神经元突触前膜 α_2 受体,抑制去甲肾上腺素释放,从而控制戒断症状。

【临床应用】 临床上常用作阿片类物质依赖的非替代治疗药物,可用于治疗阿片类物质依赖产生的戒断综合征。

【不良反应】 洛非西定口服后主要的不良反应有嗜睡、头晕、口干、乏力,此外还可能出现体位性低血压或短暂昏厥,但程度较可乐定轻。

复方丁丙诺啡纳洛酮制剂

复方丁丙诺啡纳洛酮制剂是由丁丙诺啡与纳洛酮按照4∶1的比例组成,目前国外上市的有舌下片剂及薄膜剂两种剂型,我国正在开展相关的临床试验研究。

【体内过程】 丁丙诺啡的血浆蛋白结合率约为96%,纳洛酮的蛋白结合率约为45%,丁丙诺啡的平均 $t_{1/2}$ 为37小时,纳洛酮的平均 $t_{1/2}$ 为1.1小时,丁丙诺啡经 N-脱烷基生成降盐酸丁丙诺啡或经葡糖醛酸化过程代谢,纳洛酮主要在肝脏内经葡萄糖醛酸化、N-脱烷基化和还原作用而迅速代谢,经尿和粪便排出。

【药理作用】 丁丙诺啡是强效阿片类镇痛药。对 μ-阿片受体的激动作用可致欣快感、镇静、便秘、镇痛和呼吸抑制。纳洛酮是半合成的阿片拮抗剂。对阿片类依赖者静脉或皮下注射纳洛酮时,可发生催促戒断反应。

【作用机制】 复方丁丙诺啡纳洛酮制剂舌下含服时主要是丁丙诺啡发挥药理作用,丁丙诺啡对 μ-阿片受体有部分激动效果,对 κ-受体有拮抗作用,而当静脉注射时纳洛酮会被吸收而发挥阿片受体拮抗剂作用,因此,复方丁丙诺啡纳洛酮制剂既能够有效控制戒断症状,又具有防止丁丙诺啡注射滥用的作用。

【临床应用】 复方丁丙诺啡纳洛酮制剂可用于阿片类物质依赖的维持治疗。

【不良反应】 常见不良反应为头晕、头痛、恶心、呕吐、嗜睡、便秘等,罕见体位低血压、晕厥、呼吸抑制。

【禁忌证】 严重的呼吸或肝功能不全、急性酒精中毒、精神错乱患者禁用。

【中毒及处理】 急性过量反应表现有针尖样瞳孔、镇静、低血压、呼吸抑制等,如出现呼吸抑制用大剂量纳洛酮或呼吸兴奋剂多沙普仑有效,并注意吸氧及其他支持治疗。

【药物相互作用】 复方丁丙诺啡纳洛酮制剂与单胺氧化酶抑制剂有协同作用,在细胞色素酶

（CYP3A4）的作用下，丁丙诺啡代谢为去甲基丁丙诺啡。CYP3A4 酶抑制剂可能增加血浆丁丙诺啡浓度，故使用咪唑类抗真菌药物（如酮康唑）、大环内酯类抗生素（如红霉素）等 CYP3A4 酶抑制剂及 HIV 蛋白酶抑制剂的病人应调整复方丁丙诺啡的剂量。酒精或中枢神经抑制剂会增强本品的呼吸抑制作用。饮酒、抗精神病药物、镇静药、催眠药可增强其嗜睡的不良反应。

纳 曲 酮

纳曲酮（naltrexone）又名环丙甲羟二羟吗啡酮，属于阿片受体拮抗剂。纳曲酮的化学结构见图 9-3。

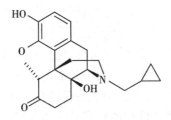

图 9-3　纳曲酮的化学结构

【体内过程】　纳曲酮口服能迅速完全吸收，血浆浓度 1 小时达峰。在肝脏中首过效应明显。$t_{1/2}$ 约为 4 小时，主要代谢产物是 6-β-纳曲醇，该产物仍有相当的拮抗活性。原型及其代谢产物主要经尿排出。

【药理作用】　纳曲酮对 κ 受体的拮抗作用强度超过纳洛酮，对 μ 受体的拮抗作用类似纳洛酮。纳曲酮结构与纳洛酮类似，与阿片类药物竞争结合阿片受体，但不产生吗啡样激动作用，作用强而持久。纳曲酮对巴比妥类药物引起的呼吸抑制无对抗作用。

【作用机制】　纳曲酮与阿片受体结合后无吗啡样激动作用，能阻断阿片受体激动剂与阿片受体结合产生的欣快作用，促发戒断症状，使阿片类物质的正性强化作用消失，从而发挥其防复吸作用。

【临床应用】　临床主要用于阿片类物质依赖的防复吸治疗，也可用于治疗酒依赖。阿片类物质依赖患者在使用纳曲酮前，必须经完全脱毒治疗后 7～10 天，并且尿检和纳洛酮催促试验显示为阴性后方可服用。

【不良反应】　纳曲酮可引起腹痛、恶心、头痛、无力、抑郁、不安和皮疹等，一般在用药数天后减轻。大剂量纳曲酮可致中毒性肝损伤，出现转氨酶升高等，故肝功能不良者慎用。

【药物相互作用】　纳曲酮可影响硫利达嗪的降解过程，增加其血药浓度从而加强其镇静作用。

中 药

中药是具有中国特色的传统医学治疗方法之一，可用于脱毒治疗，在控制戒断症状的同时，能够提高机体免疫力，促进戒断后的康复及减少复吸，故在稽延性戒断症状的治疗中也具有一定的应用前景。中药戒毒的特点是：①注重整体观念、辨证论治，采用扶正祛邪、标本兼顾的治疗原则，重视戒断后调理，有助于降低复吸率，促进康复；②不使人产生依赖性，副作用相对较小；③注重饮食及情志的调节。目前经国家食品药品监督管理总局批准的用于脱毒治疗的中药制剂共有 10 种，包括益安口服液、济泰片、安君宁微丸、灵益胶囊、十复生胶囊、玄夏胶囊、福康片、扶正康冲剂、参附胶囊、正通宁冲剂，主要适用于轻、中度阿片类物质使用障碍的患者。中药也可与美沙酮等联合应用，降低药物剂量，减少依赖性。

第二节　治疗兴奋剂依赖的药物

一、苯丙胺类物质依赖的治疗药物

苯丙胺类物质（amphetamines，ATS）是作用最强的拟交感神经胺类中枢兴奋剂之一，包括苯丙胺

(amphetamine,安非他明)、甲基苯丙胺(methamphetamine,MA,俗称冰毒)、亚甲基二氧基甲基苯丙胺(MDMA,俗称摇头丸)及其他苯丙胺类物质。根据《2015年中国禁毒报告》,截至2014年底,现有滥用合成毒品人员145.9万名,占使用者总数的49.4%。

苯丙胺类物质主要通过作用于儿茶酚胺能神经元的突触前膜,促进突触前膜单胺类神经递质的释放、阻止其再摄取、抑制单胺氧化酶活性,最终使突触间隙的神经递质水平升高而发挥其药理作用。

苯丙胺类物质躯体依赖症状不明显,更多为精神依赖。使用苯丙胺类物质后,使用者很快出现头脑活跃、精力充沛等,数小时后出现全身乏力、倦怠、精神压抑。中等剂量的苯丙胺类物质可导致舒适感、警觉增加、注意力集中、运动能力增加等,还可表现为头昏、抑郁、焦虑、激越、注意减退等。长期使用可能出现刻板行为或者类偏执型精神分裂症表现,包括被害妄想、视或听幻觉、认知功能损害等。长期、大量滥用苯丙胺类物质后,停止使用数小时至数周可出现渴求、焦虑、抑郁、疲乏、失眠或睡眠增多、精神运动性迟滞、激越行为等症状,还可能出现明显的自杀观念和戒断性谵妄。

苯丙胺类物质依赖的治疗应采用个体化的对症治疗,需同时给予心理、行为矫正治疗。对戒断的治疗目前尚无可推荐的替代药物。保证充足的睡眠和营养,大部分症状可在几日后逐渐消失,不需要特殊处理。急性中毒或戒断反应出现幻觉、妄想、抑郁等精神症状时,首先将患者置于安静的环境中,减少刺激,同时进行抗精神病药物治疗。部分使用者在停药后出现较为严重的抑郁,可持续数周或更长时间,需要密切注意,防范自杀。出现抑郁、乏力、渴求等症状严重者可使用抗抑郁药物(氟西汀、舍曲林、文拉法辛、米氮平、丙米嗪等),出现幻觉、妄想等精神病性症状者,可使用非典型抗精神病药物(利培酮、奥氮平、氟哌啶醇等)。

二、治疗可卡因依赖的药物

可卡因又称古柯碱,是一种中枢神经系统兴奋剂,常见的可卡因类及制剂包括古柯叶、古柯糊、盐酸可卡因等。

可卡因具有很强的依赖性,可阻断细胞膜上的多巴胺、去甲肾上腺素、5-HT的重吸收,通过结合这些神经递质的转运体,增加突触间隙中神经递质的浓度。

可卡因依赖者的主要症状为心理渴求。长期使用可卡因可产生精神病性症状,表现为抑郁、焦虑、注意力不集中等,可卡因也可导致一系列的躯体障碍,包括心血管系统的损害、神经系统的损害、呼吸系统的损害等,其中心律失常是可卡因引起的常见心血管系统的症状;神经系统的损害主要表现为记忆力下降,大剂量可卡因可以诱发癫痫;呼吸系统损害主要为鼻中隔穿孔、剧烈胸痛和呼吸困难等。此外,可卡因还会影响性功能,并且会增加传播HIV的危险性。

目前用于可卡因依赖的治疗药物主要为抗抑郁药物(氟西汀、舍曲林、文拉法辛、米氮平等),可卡因依赖者可出现急性精神障碍,绝大多数服用者上述症状在停止吸食后2~3天内即可消失。症状严重者,可使用非典型抗精神病药物,如利培酮和奥氮平等。多巴胺受体激动剂如金刚烷胺,溴隐亭等可以帮助患者减少对可卡因的使用或者消除戒断症状并减少对可卡因的渴求,但是急性可卡因戒断治疗中作用还不清楚。

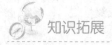 知识拓展

可卡因疫苗

从1992年开始,科学家们就开始陆续研究可卡因疫苗,由于可卡因分子量较小,自然条件下不足以引起机体免疫反应,故可卡因疫苗是通过将一种无毒性的病毒载体(霍乱毒素B亚单位)与可卡因类似物联接起来,当机体注射可卡因疫苗后,免疫系统将病毒载体视为"外敌",诱发一系列免

疫反应,产生可卡因特异性抗体,该抗体与可卡因结合阻止可卡因通过血-脑屏障,从而降低可卡因的致欣快作用。

动物实验显示可卡因疫苗能够刺激大鼠和小鼠产生可卡因特异性抗体,有效抑制其自我给药行为。研究还发现,给予灵长类动物可卡因疫苗能够有效防止可卡因与多巴胺转运体结合,降低其所产生的奖赏效应。

Kosten 等人在 2002 年首次将可卡因疫苗用于临床试验,研究发现注射可卡因疫苗后可减少患者使用可卡因后产生的欣快感,但有 25% ~ 30% 的患者体内的抗体水平较低。随后的试验也发现给予患者可卡因疫苗后,部分患者的抗体并未达到目标浓度。

目前可卡因疫苗还处于临床试验阶段,尚需进一步研究其疗效。

第三节　治疗致幻剂依赖的药物

致幻剂是指影响人的中枢神经系统、可引起感觉和情绪上的变化、对时间和空间产生错觉、幻觉甚至导致妄想等精神症状的一类精神药品。致幻剂主要包括麦角酰二乙胺(lysergide,LSD)、苯环己哌啶(PCP)、麦司卡林。

使用致幻剂后主要表现为焦虑、抑郁、感知觉紊乱、人格解体等症状,此外还会产生自主神经系统症状,如瞳孔扩大、面色潮红、肢体震颤等。使用致幻剂后主要产生心理依赖,没有明显的躯体依赖,可产生"闪回"现象,即药效消失一段时间后,使用者在体内不存在致幻剂的情况下又体验到了致幻剂所引起的某些感觉效应。

致幻剂依赖患者一般不需要药物治疗,应首先采取心理支持疗法。长期滥用出现精神症状者需进行对症治疗。出现严重焦虑、癫痫发作时可给予苯二氮䓬类药物,兴奋躁动时可使用氟哌啶醇。对致幻剂引起的慢性精神病性症状,推荐使用非典型抗精神病药物,如喹硫平、奥氮平等。急性中毒者应立即采用支持治疗和对症治疗。

第四节　治疗镇静催眠药依赖的药物

镇静催眠药属于处方药,主要包括巴比妥类和苯二氮䓬类。巴比妥类药物可通过抑制大脑皮层而产生镇静催眠作用;苯二氮䓬类药物的主要药理作用是镇静、抗焦虑、抗惊厥、肌松作用等。巴比妥类因其对全脑神经元非选择性地抑制,过量可导致呼吸抑制,在临床上的应用已逐渐被苯二氮䓬类所取代。

由于个体的不恰当使用等原因,镇静催眠药易致依赖。长期应用苯二氮䓬类药物后可导致与 $GABA_A$ 受体解偶联相关的受体亚单位的表达发生变化,从而使 GABA 的敏感性下降,导致依赖。

停用苯二氮䓬类药物引起的症状群分为反跳、戒断和复发/再发。反跳反应首先是失眠,使用短半衰期、大剂量苯二氮䓬类药物可出现反跳性焦虑,反跳现象出现在依赖早期。急性戒断症状主要表现为出汗、脉搏增快、手部震颤、失眠、短暂性视、触或听幻觉或错觉、癫痫大发作等。复发即停药数周后缓慢发作,症状表现、程度恢复到治疗前水平。

镇静催眠药依赖的治疗原则一般是采用替代递减模式。中、短效镇静催眠药物依赖可用长效的同类药物苯巴比妥或地西泮替代,其后再逐渐减少长效药物的用量,减药需要较长时间,常需要 2 ~ 3 周甚至更长。辅助治疗也很重要,如癫痫发作者可辅以苯妥英钠;出现失眠等症状者可辅以具有镇静作用的抗抑郁药,目前使用较多的是曲唑酮;心动过速者则可以辅以普萘洛尔等治疗。

曲　唑　酮

曲唑酮(trazodone)是一种具有显著抗焦虑和镇静作用的第二代抗抑郁药,其体内过程及不良反应等详见第四章。

曲唑酮具有抗抑郁、抗焦虑、镇静作用,能够显著改善睡眠质量,对苯二氮䓬类药物依赖的患者有良好的替代作用,且该药长期使用无潜在依赖性。曲唑酮通过在突触前膜上选择性阻断5-HT重吸收,从而增加突触间隙5-HT浓度,产生抗抑郁作用。此外,该药也能阻断中枢α₁肾上腺素受体,因此能产生镇静作用。目前可用于治疗抑郁症和伴随抑郁症状的焦虑症以及药物依赖者戒断后的情绪障碍。

第五节　治疗酒精依赖的药物

饮酒是全球范围内导致死亡、伤残和疾病负担的主要原因之一。饮酒相关的躯体和心理社会损害日趋严重,酒依赖已成为现代社会的常见公共问题。

长期反复暴露于酒精可使中枢神经系统中多种神经递质,尤其是中脑边缘多巴胺系统,发生细胞及分子水平上的适应性改变,其主要机制包括:①易化$GABA_A$受体功能;②抑制NMDA受体功能;③抑制电压门控钙离子通道;④抑制腺苷的转运。

急性酒精中毒初期患者表现为自制能力差、兴奋话多、冲动等兴奋症状;之后可出现言语不清、步态不稳、困倦嗜睡等抑制症状,可伴有轻度意识障碍。中毒症状的严重程度与血中酒精浓度有关。长期饮酒形成酒依赖的患者突然停酒或减量后会出现戒断症状,通常在停酒后4~12小时出现焦虑、抑郁、恶心、呕吐、食欲减退、出汗、震颤、心率增快等症状,其中震颤是典型的戒断症状之一。停酒后48小时左右戒断症状达到高峰。酒精戒断性谵妄通常在停酒后48~96小时发生,表现为短暂的、伴有躯体症状的急性短暂意识障碍状态。

急性酒精中毒的治疗主要为对症支持治疗,治疗原则为促进体内酒精含量下降,促进酒精代谢及排出体外,对症解毒治疗及预防并发症、促进机体功能恢复。酒精戒断综合征的治疗首选苯二氮䓬类药物,其他药物主要包括双硫仑、纳曲酮、纳美芬、阿坎酸。酒精戒断性谵妄及癫痫发作都应采取支持治疗,并选择合适的苯二氮䓬类药物。酒精依赖的防复发治疗应联合心理社会干预和药物治疗。

苯二氮䓬类药物

苯二氮䓬类(benzodiazepines,BZDs)是目前公认的治疗酒精依赖安全有效的药物。足量给予苯二氮䓬类药物可有效控制酒精戒断综合征,并减少惊厥及震颤谵妄的发生。临床上具体使用的苯二氮䓬类药物种类应根据药物半衰期、成瘾潜力等综合因素来选择。一般选用长效苯二氮䓬类药物(如地西泮),因其可更有效地控制惊厥发作,停药后反跳症状较轻,且滥用潜力较低。各种苯二氮䓬类药物的药代动力学特点及不良反应等内容详见第六章。

各种苯二氮䓬类药物之间可进行剂量换算,5mg地西泮的作用等同于1mg劳拉西泮或15mg奥沙西泮。治疗时,应根据患者的病史、临床表现及实验室检查,估算所需苯二氮䓬类药物的剂量,而后根据患者的病情进行剂量的调整,应严密监测患者的生命体征及临床表现,避免过度镇静和呼吸抑制等的发生。

双　硫　仑

双硫仑(disulfiram)又称戒酒硫、酒畏等。其化学结构见图9-4。该药最初被用作橡胶的硫化催化剂,随后临床试验发现接受双硫仑治疗者饮用乙醇类饮品时,会出现不适症状,双硫仑此种酒精增敏的药理学作用特点被用来治疗酒精依赖。

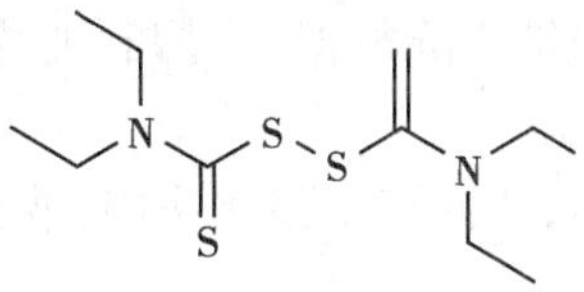

图 9-4　双硫仑的化学结构

【体内过程】口服双硫仑 80% ~ 95% 从胃肠道吸收并迅速分布至各组织和器官,如肝、脾、肾、脂肪组织以及中枢神经系统。二硫化碳是双硫仑终末产物之一。难吸收部分经粪便排泄,中间或终末代谢产物经尿液排出,挥发性代谢产物经肺呼出。

【药理作用】双硫仑可使患者饮酒后血液中乙醛的含量升高 5 ~ 10 倍,在使用双硫仑期间,即使饮用少量的酒精,也可以引起强烈的不适感,即双硫仑-酒精厌恶反应,表现为面部潮红、头痛、呼吸困难、恶心、呕吐、出汗、口干、胸闷、心悸、呼吸急促、低血压、晕厥、视力模糊以及意识模糊。严重时,可出现呼吸抑制、心律失常、心肌梗死、抽搐甚至死亡。上述症状一般出现于饮酒后 15 ~ 20 分钟,持续0.5 ~ 1 小时。

【作用机制】酒精进入体内后,约 10% 由呼吸道、尿液和汗液以原型排出,其余 90% 在肝脏内代谢。经肝脏代谢的酒精约 80% 通过酒精脱氢酶转化为乙醛,约 20% 通过线粒体酒精氧化酶转化为乙醛。乙醛再经过乙醛脱氢酶转化为乙酸,乙酸进入枸橼酸循环,最后变成水和二氧化碳排出。双硫仑通过抑制乙醛脱氢酶的活性,阻止乙醛变为乙酸,导致乙醛在患者体内积蓄,产生双硫仑-酒精厌恶反应。此外,双硫仑还可抑制多巴胺 β- 羟化酶,减少中枢神经系统去甲肾上腺素的合成。

【临床应用】双硫仑用于治疗慢性酒精滥用和依赖。治疗前,必须充分告知患者双硫仑的药理作用和特点以及厌恶反应的性质和原理,避免服用含酒精的药物或食物。双硫仑从体内消除较慢,故停药 1 ~ 2 周,饮酒时仍可能出现厌恶反应。

【不良反应】使用双硫仑后最常见的不良反应为精神委靡、头痛、乏力。还可见焦虑、面部及颈部潮红、血压升高或下降、恶心、呕吐、出汗、眩晕等,偶可出现精神病性症状。此外,双硫仑过量服用和严重的双硫仑-酒精厌恶反应需要引起特别注意,给予及时恰当的处理。

【药物相互作用】地西泮可以减轻双硫仑-酒精厌恶反应。头孢类药物、咪唑衍生物、阿米替林等可引发或加强双硫仑-酒精厌恶反应。

纳 美 芬

纳美芬(nalmefene)为阿片受体拮抗剂,其化学结构见图 9-5。纳美芬是纳曲酮的衍生物,与纳曲酮结构上的异处使其具有更高的效价、更长的半衰期和更大的生物利用度,且没有剂量依赖性的肝脏毒性。

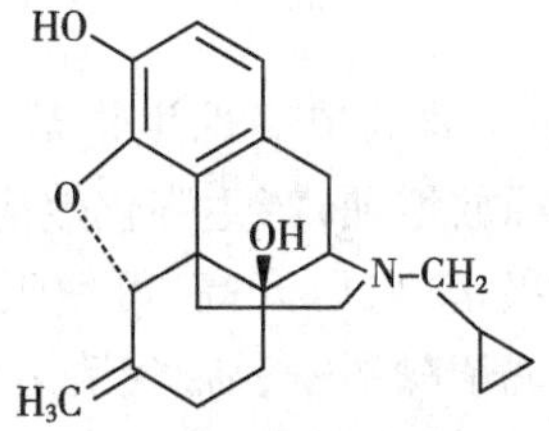

图 9-5　纳美芬的化学结构

【体内过程】纳美芬口服有效,分布迅速,用药后 5 分钟内可阻断 80% 的大脑阿片类受体。口服后 $t_{1/2}$ 约为 11 小时,静脉注射后 $t_{1/2}$ 约为 8 ~ 9 小时。纳美芬主要通过肝脏代谢,与葡萄糖醛酸化合物结合形成无活性的代谢物随尿液排出。5% 以下的原型药物随尿液排出,17% 的纳美芬通过粪便排出。

【药理作用】　纳美芬的药理作用与纳洛酮相似,可抑制阿片类受体,消除阿片类物质所致的中毒症状。

【作用机制】　乙醇可激动阿片受体,从而产生强化作用,纳美芬拮抗阿片受体,降低乙醇对阿片受体的作用,从而治疗酒精依赖。

【临床应用】　用于完全或部分逆转阿片类药物的作用,可用于治疗酒精依赖。

【不良反应】　常见的不良反应包括恶心、头晕、失眠、头痛、食欲减退、心悸、多汗、肌肉抽动及性功能下降等。

阿坎酸钙

阿坎酸钙(acamprosate calcium)即乙酰高牛磺酸钙,其化学结构与内源性氨基酸高牛磺酸相同,是神经递质 γ-氨基丁酸和神经调质牛磺酸的类似物。

【体内过程】　阿坎酸钙口服生物利用度为11%。每次口服阿坎酸钙缓释片2片(333毫克/片),每日3次,血浆药物浓度5天内达到稳态,达峰时间为口服后3~8小时。同时进食,可降低生物利用度。由于阿坎酸钙不在肝脏代谢,故轻、中度肝损害对阿坎酸钙的药代学指标影响不明显,无需调整临床用量。阿坎酸与血浆蛋白结合率较低,主要以原型通过肾脏排泄,中度肾功能障碍者需调整药物剂量。口服阿坎酸钙缓释片 $t_{1/2}$ 为20~33小时。

【药理作用】　阿坎酸钙可以剂量依赖性降低动物酒精的摄入量,被用来治疗酒精滥用和依赖。本药不具有抗惊厥、抗抑郁、抗焦虑的药理活性。长期使用不产生依赖性,不形成耐受性。

【作用机制】　阿坎酸钙的主要药理学作用靶点为离子型 NMDA 受体和代谢型谷氨酸受体,其通过降低中枢谷氨酸能神经系统的功能水平,抑制酒精的摄入量,降低戒断期间多巴胺能神经系统的兴奋性,减少谷氨酸能神经传导,阻滞电压门控钙通道的开放和胞内钙释放。

【临床应用】　阿坎酸钙主要用于酒精滥用和依赖障碍的维持治疗。

【不良反应】　最常见的不良反应为腹泻,还可见厌食、胀气、恶心等消化系统反应。偶见头痛、心悸、口干、焦虑、皮肤瘙痒等。

【药物相互作用】　阿坎酸钙与酒精同时服用对各自的吸收、分布、代谢、排泄无明显影响。与双硫仑、地西泮不存在药物相互作用,药代学的影响不明显。阿坎酸钙可与抗焦虑剂、镇静催眠药、非阿片类镇痛药合用。与抗抑郁药物合用时,可能患者的体重变化较为明显。

第六节　治疗尼古丁依赖的药物

中国是世界上最大的烟草生产国和消耗国,生产和消费均占全球 1/3 以上。原卫生部2012年发布的《中国吸烟危害健康报告》指出:我国吸烟人群逾3亿,每年因吸烟罹患慢性疾病而导致死亡的人数超过100万。

烟草中的尼古丁,即烟碱,是烟草中主要的依赖性生物碱。尼古丁可与 $\alpha_4\beta_2$ 烟碱型乙酰胆碱受体结合,使中脑边缘多巴胺系统多巴胺释放增加,产生强化效应。

尼古丁可影响交感神经,引起呼吸兴奋、血压升高,可使吸烟者自觉喜悦、敏捷、减轻焦虑和抑制食欲等。吸烟者成瘾后一旦戒断,会出现烦躁不安、易怒、情绪低落、注意力不集中、失眠等戒断症状。此外,还有心率减慢、血压下降等自主神经活动的改变。

尼古丁依赖的治疗是一个长期的过程,应遵循综合治疗的原则。治疗的最终目标是让尼古丁依赖者减轻对尼古丁的依赖,同时减少吸烟带来的危害。目前我国已被批准使用的戒烟药物有:尼古丁贴片、尼古丁咀嚼胶、盐酸安非他酮缓释片和伐尼克兰。美国国家综合癌症网络(NCCN)发布的戒烟指南中提出戒烟的三线治疗:一线推荐联合尼古丁替代治疗(nicotine-replacement therapy, NRT),另可选伐尼克兰。二线推荐两种联合用药方案,即伐尼克兰加 NRT 或安非他酮加 NRT。三线药物推荐有三种选择,即伐尼克兰加安非他酮,联合或不联合 NRT;去甲替林(一种三环抗抑郁剂);还可选择可乐定。

一、尼古丁替代治疗

NRT 是以非烟草的形式提供小剂量、安全性好的尼古丁制剂,取代烟草中的尼古丁。其所提供的尼古丁远小于从烟草中获得的量,但足以减少戒断症状,使用一段时间后可使戒烟者逐渐减少对尼古丁的摄取量,进而达到戒烟成功的目的。目前尼古丁制剂有 5 种剂型,包括尼古丁咀嚼胶、尼古丁吸入剂、尼古丁口含片、尼古丁鼻喷剂和尼古丁贴剂。

尼古丁贴片和尼古丁咀嚼胶的疗程至少达到 12 周,少数吸烟者可能需要更长的治疗时间。尼古丁制剂安全性良好,不良反应较少,偶见恶心等。心肌梗死、严重心律失常、不稳定型心绞痛患者慎用。

二、非尼古丁药物治疗

安 非 他 酮

安非他酮(amfebutamone)属于氨基酮类,不同于其他抗抑郁剂的化学特性,是一种既有多巴胺能又有肾上腺素能作用的非典型抗抑郁药。其缓释剂型在 1997 年由美国 FDA 认证,并首次被用作非尼古丁类药物治疗尼古丁依赖者的戒断症状,已被用于尼古丁依赖者的一线治疗。

安非他酮具有多巴胺和去甲肾上腺素增强作用,对 5-HT 无明显影响,其通过增加伏隔核和蓝斑部位的神经突触间隙去甲肾上腺素和多巴胺的浓度,也可能是其拮抗 N-乙酰胆碱受体,从而降低吸烟者对尼古丁的渴求,故在临床上可用于治疗尼古丁依赖。

伐 尼 克 兰

伐尼克兰(varenicline)为 $\alpha_4\beta_2$ 尼古丁乙酰胆碱受体的部分激动剂,同时具有激动及拮抗的双重调节作用,其化学结构见图 9-6。2006 年被美国 FDA 批准上市用于成人戒烟,推荐吸烟者使用的证据等级为 A,于 2008 年在中国获准作为戒烟治疗药物。

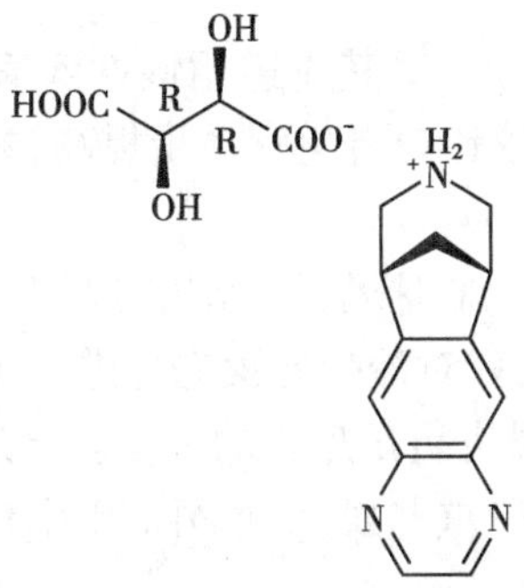

图 9-6 酒石酸伐尼克兰的化学结构

【体内过程】伐尼克兰口服生物利用度约为 90%,口服给药后 3~4 小时达到血浆峰浓度,连续给药第 4 天达到稳态血药浓度,$t_{1/2}$ 约为 24 小时。92% 以原型药物经尿排出,不足 10% 以代谢产物排出。

【药理作用及机制】伐尼克兰对神经元中 $\alpha_4\beta_2$ 尼古丁乙酰胆碱受体具有高度亲和力及选择性。伐尼克兰与尼古丁乙酰胆碱受体结合发挥激动剂的作用,刺激释放多巴胺,从而缓解戒烟后吸烟者对烟草的渴求和各种症状;同时,其拮抗特性可以阻止尼古丁与受体结合,减少吸烟的快感,降低复吸的可能性。

【临床应用】 伐尼克兰适用于成人戒烟。FDA 推荐的伐尼克兰使用剂量为 2mg/d（1 毫克/次，每日 2 次）。

【不良反应】 常见的不良反应为消化道和神经系统症状，其中以恶心最为常见，严重程度为轻到中度，只有不足 3% 的患者因恶心而停止治疗，大多数患者均可耐受并继续使用。还可见口干、腹胀、便秘、多梦、睡眠障碍等。

【禁忌证】 对伐尼克兰或类似成分过敏者禁用，有严重肾功能不全患者慎用。

第七节 治疗氯胺酮依赖的药物

氯胺酮（ketamine）是苯环己哌啶（phencyclidine，PCP）的衍生物，为一种分离性麻醉药，即选择性阻断痛觉，但对边缘系统具有兴奋作用，使意识模糊但不完全丧失，呈现出一种意识和感觉分离的状态。氯胺酮还具有拟精神病、拟交感、抗胆碱能及 μ 阿片受体激动效应。临床上主要用于儿科急症手术，近年来滥用氯胺酮的问题日益严重，我国于 2004 年将氯胺酮列为第一类精神管制药品。

氯胺酮可作用于边缘系统，有致欣快作用。氯胺酮的急、慢性使用均可导致直接的神经毒性作用并表现多种神经精神症状，包括认知功能损害（如工作记忆、短期和长期记忆减退等）、精神症状（如幻觉，分离症状，焦虑、抑郁等），上述症状可能与氯胺酮对 NMDA 受体的拮抗以及对神经的直接毒性作用有关。此外，氯胺酮依赖者还可出现具体症状，如泌尿系统症状（如排尿困难、尿频、尿急、尿痛等）、胃肠道症状（如腹痛）、鼻部症状（如慢性鼻炎、鼻中隔穿孔等）。

氯胺酮的治疗应遵循预防为主、个体化、综合治疗的原则。对于急性中毒者首先应以支持治疗为主，随后及时进行心理社会干预措施。氯胺酮相关障碍患者应以对症治疗为主。出现幻觉、妄想等精神病性症状时，推荐使用第二代抗精神病药物，如利培酮、奥氮平等；对兴奋、激越症状明显者可用氟哌啶醇；对于焦虑、抑郁症状明显者可使用氟西汀、帕罗西汀、文拉法辛等抗抑郁、抗焦虑药，也可使用苯二氮䓬类药物，但此类药物不宜长期使用，以免产生依赖。

第八节 治疗精神活性物质依赖药物的合理应用

物质成瘾是一种慢性、复发性脑疾病，对其应遵循慢性疾病的治疗原则，使用综合性的治疗方案进行长期、规范化的治疗，从而使物质依赖患者生存质量提高，戒除毒瘾，回归社会。药物治疗精神活性物质依赖时应注意以下几点：

1. 精神活性物质依赖者具有不同的临床特点，因此需要根据患者的症状和需求选择个体化的治疗方案，治疗过程中还需根据疗效等指标对治疗方案进行进一步的调整。

2. 应选择合适的剂型、合理的剂量进行足疗程的治疗。合适的剂型可减少治疗脱失的情况，合理的剂量能够避免不必要的药物中毒等严重并发症，此外，患者不宜过早结束治疗，确保足够的治疗时间也是治疗成功的关键。

3. 物质依赖患者易合并精神障碍，应在脱毒等治疗过程中积极进行对症治疗，注意物质依赖与精神疾病（抑郁障碍等）的共病情况，一旦确诊应同时进行治疗，否则会相互作用，影响整体治疗的效果。

4. 治疗过程中应注意监测患者药物使用的情况，客观地了解患者物质使用的情况，根据近期药物使用的情况调整用药方案。

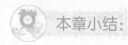 本章小结：

1. 物质依赖具有复杂的心理学、分子生物学、遗传学及社会学病因机制，其生物学机制主要与中

脑边缘多巴胺系统有关。

2. 对物质依赖的治疗主要分为脱毒、康复和回归社会三个阶段,应采取药物治疗、心理行为治疗和社会支持治疗联合使用的治疗方案。

3. 目前阿片类物质依赖和尼古丁依赖具有疗效确切的替代药物,其他精神活性物质依赖的治疗主要以对症治疗为主。

 本章学习目标:

【掌握】 精神活性物质的概念及分类,治疗精神活性物质依赖药物的药理作用、作用机制、临床应用及不良反应。

【熟悉】 精神活性物质依赖的发病机制及临床表现,治疗精神活性物质依赖的药物的相互作用。

【了解】 治疗精神活性物质依赖药物的制剂和用法。

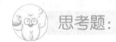 思考题:

1. 依赖综合征的定义是什么? 躯体依赖和精神依赖是指什么?
2. 阿片类依赖的治疗方法是什么? 脱毒和防复吸治疗药物有哪些?
3. 尼古丁替代治疗制剂的剂型及禁忌证是什么?
4. 双硫仑-酒精厌恶反应是指什么? 机制是什么? 临床表现有哪些?

制剂与用法

美沙酮(methadone) 口服液:10ml:1mg,10ml:2mg,10ml:5mg,10ml:10mg。用作脱毒治疗时,美沙酮首次剂量一般为20~40mg/d 口服,原则上不超过60mg/d。首次给药后,戒断症状控制不理想者可酌情追加美沙酮5~10mg。如发现美沙酮剂量过大,应再次确认吸毒人员药物依赖的程度及近期药物滥用的剂量并于第2日减药,减幅为首日剂量的30%~50%。递减程序根据个体情况制订,多数可在10~14天内停药。维持治疗常用方法如下:①逐日递增法,首日量为20~40mg,以后每2~3日递增5~10mg,直至戒断症状得到完全控制为止。②一日2次法,上午给予20~30mg,出现戒断症状时依据美沙酮的半衰期推算药量进行第二次给药。次日可将前两次的剂量相加一次给予,此后每天增加5mg。维持剂量通常为60~100mg/d。

丁丙诺啡(buprenorphine) 舌下含片:0.2mg,0.4mg。门诊病人可选择固定的每日剂量(例如,第1天6mg,第2天8mg,第3天10mg)或灵活的给药方案,并为每日剂量设定上限(例如,第1天6mg,第2天6~10mg,第3天8~12mg)。住院病人推荐选择5天固定剂量结合追加剂量方案,即第1天戒断症状发生时给予4mg,并在未能有效控制戒断症状时追加2~4mg晚间剂量,第2天给予4mg日间剂量和2~4mg晚间追加剂量,第3天给予4mg日间剂量和2mg晚间追加剂量,第4天给予2mg日间剂量和2mg晚间追加剂量,第5天给予2mg日间剂量,第6天和第7天停药观察。

可乐定(clonidine) 片剂:75μg,0.1mg。注射液:1ml:0.15mg。口服最高日剂量可达1.2~1.5mg,每日分3次服用,以8小时1次最佳,可乐定首日剂量不宜过大,约为最高日剂量的2/3,第2~3日可增至最高日量;从第5日开始逐渐递减20%,第11或12日停药。

洛非西定(lofexidine) 片剂:0.2mg。首日剂量为0.2~0.4mg,早晚各一次,第2天可增至0.4~0.8mg,维持5~6天,从第8天左右逐渐减量。

复方丁丙诺啡纳洛酮制剂舌下片:每片含有盐酸丁丙诺啡2mg、盐酸纳洛酮0.5mg;每片含有盐酸丁丙诺啡4mg、盐酸纳洛酮1mg;每片含有盐酸丁丙诺啡8mg、盐酸纳洛酮2mg。维持治疗诱导期首次剂量为2mg,若戒断症状未缓解,则可增加2mg,以此类推直至确定首日治疗总剂量,第1天总剂量不超过 12mg,第 2 天总剂量不超过 16mg。诱导期第 3~7 天参照第 2 天,按照每日 2~4mg 的剂量逐渐增加,使第一周诱导结束时复方丁丙诺啡纳洛酮制剂剂量达到 12~16mg。

纳曲酮(naltrexone) 片剂:5mg。10~20mg/d 口服,递增剂量一般为 5~15mg/d,3~5 天达到维持剂量 50mg/d 口服。

双硫仑(disulfiram) 片剂:250mg,500mg。初始治疗阶段,双硫仑最大日剂量为 500mg,建议在早晨起床后顿服,治疗时间为 1~2 周。必要时根据患者的具体情况降低用药剂量。维持治疗平均日剂量为 250mg,可以在 125~500mg 之间进行调整。日剂量不宜超过 500mg。

阿坎酸钙(acamprosate calcium) 片剂:333mg。一般建议在停止饮酒 3~7 天后开始用药,常规用量为每日 3 次,每次 2 片,治疗时间为 3~6 个月。

安非他酮(amfebutamone) 片剂:75mg。患者于戒烟前 1 周开始用药。用药第 1~3 天给予 150mg,每日 1 次;第 4~7 天给予 150mg,每日 2 次;第 8 天起给予 150mg,每日 1 次。

伐尼克兰(varenicline) 片剂:0.5mg,1.0mg。2mg/d(1 毫克/次,每日 2 次)。

(时 杰 梁 洁)

第十章

特殊人群的精神药理学

对于罹患精神疾病或出现精神障碍的老年人、妊娠及哺乳期女性、儿童青少年等特殊人群来说，精神药物的使用应该更加谨慎。这不仅是由于这些特殊人群具有独特的生理、病理及临床特点，而且，精神药物在他们机体内的代谢及功效也与其他人群有明显不同。因此，面对老年期、妊娠及哺乳期女性、儿童青少年精神疾病及精神障碍患者时，在使用精神药物前，不仅要详细了解各种精神疾病的病理特征，还需要熟悉这些特殊时期机体的变化规律，最重要的是，要掌握这些特殊时期中药代动力学及药效学的特征，才能对疾病进行有效的治疗，同时，最大限度地减少不良反应的发生频率及程度。

对于妊娠期的患者，在必须使用精神药物时，首先要考虑的是尽量减少药物对胎儿的影响。应根据每类精神药物的适应证及禁忌证，选择对改善精神症状有良好疗效及对胎儿的影响最小的药物种类及药物剂量；对于哺乳期的患者使用精神药物时，应考虑服药期间母乳中药物对婴儿的影响。儿童青少年期正处于身体发育时期，在使用精神药物治疗时，则需要关注药物对生长发育及认知功能的影响。对老年期精神疾病治疗时，应根据老年人药代动力学及药效学的特征选择治疗的精神药物，同时，还应注意衰老及躯体疾病对精神药物治疗的干扰作用。总之，只有在充分了解特殊人群的生理特征之后，全面评估患者、疾病及药物的特征，才能在治疗特殊人群的精神疾病及精神障碍时，合理用药，优化治疗的良好效果。

第一节 精神药物的老年药理学

老年人随着年龄的增加，身体各器官逐渐衰退。生理储备降低，稳态调节能力降低，总体对药物的耐受能力降低。尤其是与药物吸收及排泄密切相关的肝脏和肾脏功能的减退，使老年人对精神药物的吸收、代谢及排泄过程变慢，容易发生药物蓄积中毒，导致出现严重的不良反应。临床上，老年患者的精神药物治疗有时比较矛盾或面临两难抉择。此外，随着年龄的增加，罹患躯体疾病的类型及严重程度差异较年轻人增大，个体间用药的差异性增大，而且，老年人常同时服用多种药物治疗疾病，使得其机体内产生药物相互作用的概率增大。比如，帕金森病所致精神障碍需用抗精神病药治疗，但却可加重患者的锥体外系症状和体征，而抗帕金森病药又可诱发或加重精神症状。

一、老年人药物代谢的特点

（一）药代动力学特点

老年患者的生理变化，包括血流量的变化明显，心肝肾等重要器官功能减退，这些改变直接影响精神药物在体内的吸收、分布、代谢及排泄。老年人药代动力学的改变最终会导致血药浓度的变化。因此，老年患者药物剂量应低于成人，起始剂量一般不超过成人患者的1/4，有效剂量为成人剂量的1/3 至1/2。关键在于用药的个体化和缓慢加量及避免不良反应。

1. 吸收 随着年龄的增长,老年人各器官在形态及功能上都有变化。消化系统出现胃黏膜的萎缩,胃肠道血流量的减少,胃酸缺乏、胃排空速度减慢,这些改变会使口服药物的吸收速度减慢,生物利用度降低。

2. 分布 随着年龄老化,机体脂肪比例增加,脂溶性精神药物分布容积增加,半衰期延长。而水溶性药物如锂盐在老年人体内的分布容积则减少,当血药浓度增高后,安全范围就会减小。故老年人服锂盐时要减少剂量,并定期测血锂浓度,以免出现锂蓄积中毒。

血液中白蛋白浓度降低,导致药物血浆蛋白结合率降低,血液中游离药物浓度增加,进入靶点的药量相对增加。老年人非脂肪组织(肌肉和体液等)的量减少,这对药物的分布会带来一定的影响。

3. 代谢 随着年龄增加,肝脏体积和血流量减少。肝脏的药物代谢酶中,I相生物转化作用的细胞色素 P450 酶系(CYP3A)代谢药物的能力降低 10% ~ 40%。苯二氮䓬类药物、阿普唑仑、三唑仑及舍曲林主要由 CYP3A 代谢,因此,老年人使用这些药物时均应适当减量。抗抑郁药氟伏沙明和氟西汀是该酶的强抑制剂,可抑制其脱甲基代谢。卡马西平等药物则是该酶的诱导剂,可使通过该酶代谢的精神药物血药浓度降低。苯巴比妥类药物是 CYP1A2 诱导剂,可增加氯氮平、氟伏沙明的代谢活性。氟伏沙明、氟西汀可抑制 CYP2C9 酶活性;安非他酮、氟西汀、帕罗西汀、舍曲林则抑制 CYP2D6 酶活性。

4. 排泄 进入老年期后,肾脏血流量、肾小球滤过率、肾小管分泌功能均随年龄增加而不断下降。老年人肾脏清除率下降,可以影响精神病药的排泄,可使血药浓度上升、半衰期延长、药物的作用增强并引起更多的不良反应。

(二) 药效动力学的特点

老年期精神药物的药效动力学变化与其神经解剖和功能改变有关。进入老年后,中枢神经系统的衰老过程是不均衡的。衰老过程伴随着能量代谢系统的功能减退,使得脑的整体代偿能力降低。大脑前额叶和单胺类神经递质核团的衰老最明显。老年人脑中神经递质受体数量减少,各神经递质之间相互调节保持平衡的能力也降低。大脑多巴胺、乙酰胆碱功能下降,使机体对精神药物的敏感性增加,甚至轻微的抗胆碱能作用即可导致老年患者认知功能的损伤。

老年人常伴有多种躯体疾病,如高血压、冠心病、糖尿病等,合并用药的情况很常见。在此基础上使用精神药物,出现药物相互作用的机会加大,引起不良反应的机会增加。因此,精神药物的选择并非仅取决于疗效的不同,而且也要以药物的不良反应为选择的根据,既要考虑患者躯体情况能否耐受该药不良反应,还要弄清患者是否合并躯体疾病而须服用其他药物,这些药物与精神药物间是否存在相互作用。有些精神药物是肝药酶的抑制剂或诱导剂,肝药酶活性的增高或降低对精神药物本身的代谢产生影响,对经过同一种肝药酶亚型代谢的其他药物,尤其是治疗窗窄的药物的血药浓度会产生明显影响,导致疗效降低或不良反应增加。

由于这些药代动力学和药效动力学的变化,老年人在服用精神药物时特别要注意其对药物的耐受能力。在精神药物种类的选择、剂量调整时均应慎重,安全性是首先要考虑的问题,不良反应监测极为重要。例如,服用有镇静作用的精神药物后,会出现过度镇静的情况,夜间起床如厕常出现共济失调、摔倒。使用抗抑郁药物时,在较低的血药浓度时即可出现不良反应,敏感性高于年轻成人。服用经典抗精神病药,帕金森综合征和迟发性运动障碍发生率明显增加。服用阻断乙酰胆碱 M 受体作用较强的抗精神病药、三环抗抑郁药、合并使用抗胆碱药,常出现晚间意识障碍、尿潴留、麻痹性肠梗阻等副作用。服用阻断 α_1 受体作用较强的精神药物后,常出现体位性低血压、摔倒等药物副作用。

二、老年期精神药物不良反应的特点

尽管老年患者使用的精神药物不同,但一般最常见的药物不良反应症状为锥体外系反应、心悸、胸闷、食欲减退、口干、便秘、嗜睡等。

老年期精神药物的不良反应具有以下特点:

1. 发生不良反应的器官差异　以自主神经系统药物不良反应的发生率最高,其次为神经系统和心血管系统。

2. 发生不良反应的药物种类差异　抗抑郁药和抗躁狂药物的不良反应发生率最高,其次为精神药物的合并用药及第二代抗精神病药物氯氮平。

3. 发生不良反应的性别差异　女性患者发生率高于男性。

通常减少药物剂量或给予对症治疗后短期内可消失。但有 20.6% 的症状属于严重不良反应,表现为高血压危象、肠梗阻、意识障碍及皮肤过敏等,应立即停药、及时治疗。

三、老年人常用精神药物的使用原则

(一) 抗精神病药

第一代(典型)抗精神病药有氯丙嗪、奋乃静、氟哌啶醇、氯普噻吨、舒必利等。第二代(非典型)抗精神病药主要有氯氮平、利培酮、奥氮平、阿立哌唑和喹硫平。主要用于治疗精神病性症状如幻觉、妄想、冲动攻击行为等。第一代抗精神病药的不良反应相对较多,主要有锥体外系反应、抗胆碱能作用、过度镇静、体位性低血压和迟发性运动障碍。治疗老年人的精神病性症状时,锥体外系反应和迟发性运动障碍都可能加重患者的认知缺损症状和原有的帕金森病症状;抗胆碱能不良反应可加重认知功能缺损及原有的心脏和前列腺疾病;过度镇静和体位性低血压易使病人跌倒及骨折。第二代抗精神病药除氯氮平外,其他药物的不良反应相对较少,较适合老年患者的治疗。由于衰老、脑器质性病变、躯体疾病等原因,老年人药物代谢和排泄能力的减退,容易发生药物蓄积,对抗精神病药的耐受性较差,故治疗剂量通常只需青壮年剂量的 1/3 至 1/2。

老年患者常用的抗精神病性障碍药物有:

1. 奥氮平　多巴胺 D_1、D_2、D_4、$5-HT_{2A}$ 受体阻断剂,可治疗精神分裂样症状。它对改善阿尔茨海默病患者的精神病、焦虑及行为问题有效,同时不影响患者的认知功能。还能改善帕金森病患者在治疗中出现的药源性精神症状。该药不良反应较少,需注意定期检查血糖,特别是有糖尿病倾向的患者。

2. 利培酮　多巴胺 D_2、$5-HT_{2A}$ 受体阻滞剂,能有效治疗精神分裂样症状,其镇静及抗胆碱能作用弱,锥体外系症状较轻。也有引起或加重糖尿病的危险。

3. 氯普噻吨　阻断中脑边缘系统多巴胺能受体作用,对幻觉、妄想等阳性症状有效,锥体外系症状少且轻,但其抗胆碱作用较强。用于治疗精神运动性兴奋、老年性精神运动障碍、老年认知障碍等。

4. 氨磺必利　具有双重多巴胺能受体拮抗作用,小剂量时对突触前 D_2、D_3 受体具有较强的亲和力,能够消除突触前抑制,增强前额叶皮质和边缘系统的多巴胺功能,从而改善精神分裂症患者的阴性症状和抑郁症状。

(二) 抗抑郁药

老年期抑郁症一般指存在于老年(≥60 岁)人群的抑郁症,包括原发性抑郁症、复发性抑郁症以及各种继发性抑郁症。老年期抑郁症是老年人最常见的精神障碍之一,其在生物学特征、症状、疗效、预后以及影响因素等方面与非老年性抑郁症的差异,往往表现为疗效不佳,复发率高,容易衰退等特点。国外有研究报道,社区 65 岁以上老年人群中抑郁症的患病率为 5% ~15% ,在专业老年护理机构中约为 15% ~25% 。我国社区老年人抑郁症的患病率约为 6% ~29.4% 。老年期抑郁症患者的血管性痴呆患病率升高,自杀倾向以及因躯体疾病导致的死亡均有增加。

老年患者常用抗抑郁药物有 5-HT 再摄取抑制剂(SSRIs)如帕罗西汀、氟西汀、舍曲林、西酞普兰等;5-HT 及 NE 再摄取抑制剂(SNRIs)如文拉法辛;NE 和 5-HT 选择性拮抗剂(NaSSAs)如米氮平等。这些药物疗效肯定,对心脏无明显的毒性,不良反应较轻,主要有恶心、呕吐、腹泻、激越、失眠、静坐不能、震颤、性功能障碍和体重减轻等。抗胆碱能不良反应较少或无。

1. 文拉法辛　能明显抑制 5-HT 和 NE 的再摄取,小剂量时主要抑制 5-HT 的再摄取,大剂量时

对 5-HT 和 NE 的再摄取均有抑制作用。

2. 帕罗西汀　为苯基哌啶类 SSRIs,抗抑郁作用与三环类抗抑郁药相似,不良反应较轻,适用于各种抑郁症,尤其适用于伴有焦虑症状、睡眠障碍的抑郁症,对重型抑郁症患者自杀意念的消除及预防作用较好。应注意其与抗心律失常药的相互作用。停药要缓慢,避免出现撤药反应。

3. 米氮平　对抑郁症和焦虑症起效快,对心血管无明显影响,无奎尼丁样作用,不引起血压及心率变化,而且对细胞色素 P450 系统无影响,因此与其他药物并用时无药物的相互作用,这对老年人尤为适用。

4. 舍曲林　用于治疗迟滞性抑郁患者并能改善老年抑郁患者的认知及精神运动功能,对体重无影响。对于年老体衰、药物敏感性高、耐受性低的老年患者更为合适。

5. 氟西汀　用于老年期抑郁症伴有焦虑症状的老年患者。氟西汀的代谢产物去甲氟西汀浓度过高可抑制其治疗作用,故小剂量有效而大剂量无效。该药引起的恶心、厌食、易激惹、失眠和震颤等不良反应较舍曲林更明显。

（三）抗焦虑药

广泛性焦虑障碍(generalized anxiety disorder, GAD)是一种慢性的、难以控制的担心与焦虑。是老年人群中最常见的精神障碍之一。常伴有多种躯体不适症状如肌肉紧张、睡眠障碍、乏力,合并一些躯体疾病,如关节炎与糖尿病。严重影响老年人的生活质量与社会功能。苯二氮䓬类药物为治疗老年期焦虑的最常用药物,用于焦虑和睡眠障碍的治疗。常见不良反应有思睡、头晕、共济失调、记忆障碍、呼吸抑制、耐药、成瘾、撤药综合征等。阿普唑仑治疗伴有焦虑的抑郁患者及 60 岁以上患者的焦虑状态有效,不良反应较重。丁螺环酮是一种安全、耐受性好、无显著药物间相互作用的抗焦虑药。老年人通常的有效剂量为 20 ~ 40mg/d,一般 1 ~ 3 周起效。其不良反应轻,无成瘾性,无撤药综合征及明显的运动障碍或认知损害,患躯体疾病的老年期焦虑患者也能很好耐受。度洛西汀是双受体(5-HT 与去甲肾上腺素)再摄取抑制剂,也是治疗老年广泛性焦虑障碍的有效药物。常见的不良反应有恶心、便秘、口干、头晕;程度较轻,其安全性及依从性均较好。

（四）睡眠障碍的治疗

睡眠障碍是老年人常见的症状之一,主要特征是睡眠-觉醒节律紊乱,表现为白天睡眠过多,夜间失眠。高龄患者因躯体原因而失眠者较多,应优先治疗原发疾病。帕罗西汀可较早减轻睡眠障碍、改善日间功能、缩短入睡时间、延长睡眠时间、提高睡眠质量,其总有效率达 93%。当应用催眠药物时,在充分注意谵妄、跌倒、过度镇静等不良反应前提下,应由小剂量开始逐渐加量。持续失眠是抑郁症的危险因子或先兆,帕罗西汀可同时治疗失眠及预防抑郁症状。药物的选择依据除睡眠障碍外,还应根据是否存在其他症状而定,如果患者精神病性症状和失眠同时存在,则应在睡前给予抗精神病药,如无禁忌证,可选镇静作用相对较强的抗精神病药如奥氮平、喹硫平等;如果抑郁和睡眠障碍并存,可睡前给予具有镇静作用的抗抑郁药,如曲唑酮、米氮平等。如患者仅有睡眠障碍或焦虑,可考虑使用苯二氮䓬类药。但高龄者睡眠障碍的治疗,应尽量避免使用苯二氮䓬类催眠药。

（五）抗激越、兴奋和攻击行为药物

利培酮用于治疗激越、敌意、攻击及精神病性症状。每 4 天增加 0.25mg,最大 4mg/d 可有效控制激越、敌意、攻击及精神病性症状,老年患者耐受良好,锥体外系症状轻微,未发现抗胆碱能不良反应,安全性好。奥氮平属于第二代抗精神病药,能安全有效地控制兴奋、激越,且不良反应轻,患者耐受性好。

（六）其他精神问题的治疗

创伤性精神障碍(PTSD)是指因突发事件或不可预测的外伤而导致患者的精神、行为脱离现实环境的一类精神性疾病。老年创伤性精神障碍可表现为狂躁、疑心、幻视、失眠等症状。药物治疗是创伤性精神障碍治疗的一个重要手段。地西泮只对有轻度睡眠障碍的患者有效。出现明显精神障碍的患者,早期使用氯硝西泮可取得良好的效果,且没有明显副作用。在其他药物疗效都不佳的情况下可应用舍曲林。它主要通过阻断中枢神经系统 5-HT 的再摄取而发挥抗抑郁及抗焦虑作用。

老年精神障碍大多数同时出现多系统躯体疾病,约 50% 的患者由于呼吸系统和心血管系统疾病导致心肺功能不全使脑缺血低氧,脑的能量代谢障碍而产生谵妄。有研究资料表明:65 岁以上老人中,患功能性精神障碍者约占 15%,患器质性精神障碍者 65～74 岁达 4%,75 岁以上者高达 20%。老年脑器质性精神障碍患者,主要表现至少为下列症状之一并达到中等程度,妄想、幻觉、思维障碍、敌意和猜疑、情感淡漠、情感和社会退缩、言语贫乏,并能排除其他药物引起的精神障碍需要抗精神病药物治疗的患者。

对老年精神障碍患者应用较多的是舒必利、奋乃静、氯丙嗪等。奋乃静抗精神病作用主要与其阻断与情绪思维有关的中脑边缘系统及中脑-皮层通路的多巴胺受体(D₂)有关,而阻断网状结构上行激活系统则与镇静安定作用有关。奋乃静疗效可靠,副作用较少,依从性好,符合老年人精神障碍首选疗效好、不良反应较少的抗精神病药物的要求。

奥氮平除用于治疗精神分裂症外,也用于治疗脑器质性精神障碍和躁狂发作等。值得注意的是,脑器质性组患者奥氮平的治疗剂量明显小于非器质性组患者。虽不良反应较少但体重增加和血脂增高的比例较高。

四、老年期精神药物使用的注意事项

1. 用药之前要明确诊断,并对老年人的精神症状进行评估,明确是否需要药物治疗。老年人身体多病,有些精神症状可能是某种器官严重疾病的表现,如肝癌、肝硬化的老年病人可以表现为精神错乱,或老年人患流感也可出现意识混乱,表现为谵妄状态,此时不要误诊为精神疾病。

2. 老年人使用精神药物治疗时,应注意用药前应详细采集病史及体检,选用适应证明确、药物相互作用小、半衰期短、抗胆碱作用弱、对心血管功能影响较小的药物。详细了解既往的用药史及药物不良反应情况。严格掌握精神药物的适应证、禁忌证。应根据病人的诊断、躯体状况,选择适合的药物及适宜的治疗剂量,才能达到最佳疗效及减少副作用的发生。

3. 根据诊断,选择恰当的药物,给予适当的剂量。起始剂量和增加剂量要小,缓慢加量。根据老年人的脏器功能低下,药物吸收慢,代谢及排泄低下的情况,个体差异很大,且每个人对药物的反应各不相同,对药量的耐受也各不相同,故一般用药的开始剂量应为青壮年的 1/2～1/3,以后可酌情缓慢增加,不可突然变动过多。有条件者应定期测定精神药物的血药浓度。与年轻人相比,大部分抗精神症状药物在老年人体内的半衰期较长,服用固定剂量时,要较长时间才能达到稳定的血药治疗浓度,疗效出现时间较慢。因此,对一种能耐受的药物试用时间较长,不可过早否定药物疗效而停药。治疗过程中应避免随意减量、停药和加量;应尽量单一用药,不采用合并用药的方式,这利于药物疗效的观察和副作用的处理。

4. 根据药物的不良反应而非疗效选用药物,即尽可能选用抗胆碱能和心血管不良反应小,锥体外系反应少,镇静作用弱和无肝肾毒性的药。精神药物对老年人不仅可以引起与青壮年类似的副作用,还易发生意识障碍,特别是轻度意识障碍,易被忽视和误诊。老年人可因躯体上或精神上的原因顺从性差、不按医嘱服药,故医嘱应具体、明确和易于掌握,最好有书面说明。要让家属知道用药后可能出现的现象和重要性,监督和协助病人用药,及时向治疗者反映情况。

第二节　妊娠期和哺乳期精神药理学

研究资料显示,与男性相比,女性在药代动力学及药效动力学的许多方面都存在差异。女性身高体重均相对较小,而体脂含量占全身比重较高,这使得脂溶性药物分布容积增大。另外,女性激素在月经周期的不同阶段,体内浓度也有明显变化,这些变化影响了精神药物的体内过程。如黄体期体内

孕酮水平升高时,胃肠道排空较慢,导致空腹药物吸收时间延长;同时,孕酮还具有诱导肝药酶CYP3A的作用,后者可使某些精神药物的代谢加快。

在女性整个生命周期中的不同阶段,精神药物的药效动力学方面也存在差异。如中青年女性抑郁症患者使用选择性5-HT再摄取抑制剂的疗效优于三环类抗抑郁药和选择性去甲肾上腺素再摄取抑制剂,但停经后的女性患者此种差异消失。

在药物副作用方面,女性服抗精神病药导致催乳素水平升高,产生的不良结果较明显。如月经紊乱或停经、乳房肿胀、泌乳。女性服锂盐出现肥胖者较多,发生甲状腺功能低下者也多于男性。

一、女性妊娠期和哺乳期的药物代谢特点

孕、产妇由于特殊的生理及内分泌变化,其药物代谢具有以下特点:①由于孕激素浓度升高,胃肠道蠕动减慢,胃排空速度下降,药物通过小肠的时间延长,致使部分药物可能被再吸收;②孕期肝脏解毒能力下降;③孕期药物与蛋白结合能力下降,游离药物量增加,活性增强,容易扩散而进入胎盘及分泌到乳汁中;④新生婴儿肝肾功能均未成熟,出生时婴儿的细胞色素P450活性只有成人的一半;肾小球滤过率及肾小管分泌功能还不到成人的20%~40%。正是由于这些药物代谢的特点,才决定了在治疗妊娠期及哺乳期患者时应选择安全性好、对胎儿及婴儿影响小的精神药物。

妊娠期女性身体生理状况发生较大变化,对药物效应产生一定影响。在药代动力学方面:妊娠期血浆容积、细胞外液、身体脂肪量均增加,使药物分布容积增大;药物代谢酶CYP3A4、CYP2D6活性增加;肾脏血流量和肾小球滤过率均增加。上述生理性改变可降低血药浓度,有时需适当增加用药剂量。但妊娠期的用药原则是用最小有效量。妊娠期内分泌变化也可影响神经网络的结构和功能,但对药物作用的影响尚有待研究。

妊娠期孕酮增加,其代谢衍生的神经甾族化合物作用于GABA$_A$受体,使受体的某些亚基下调,受体的敏感性和功能发生改变。产后体内孕酮快速下降,部分个体GABA$_A$受体回调障碍,易发产后抑郁或使病情已稳定的抑郁症状反跳,应适当调整抗抑郁药剂量。

女性在妊娠期和产后发生精神障碍使用药物治疗时,一般会面临以下问题:①妊娠导致精神疾病发生发展过程发生变化;②对孕母精神疾病治疗有效的药物,有可能损害胎儿;③妊娠期母亲服药治疗,胎儿出生后可能出现中毒或戒断症状;④大部分精神药物能被分泌到乳汁中,对哺乳期婴儿产生潜在的影响。

FDA以是否存在动物和(或)人类的研究证据、证据来源和研究结果(阳性结果或阴性结果)对妊娠和哺乳期药物进行分类定义(表10-1)。

表10-1　妊娠和哺乳期间用药安全分级

原发或直接作用:

A级:在设对照组的药物研究中,在妊娠首3个月的妇女未见到药物对胎儿产生危害的迹象(并且也没有在其后6个月具有危害性的证据),该类药物对胎儿的影响甚微。

B级:在动物繁殖研究中(并未进行孕妇的对照研究),未见到药物对胎儿的不良影响。或在动物繁殖性研究中发现药物有副作用,但这些副作用并未在设对照的、妊娠首3个月的妇女中得到证实(也没有在其后6个月具有危害性的证据)。

C级:动物研究证明药物对胎儿有危害性(致畸或胚胎死亡等),或尚无设对照的妊娠妇女研究,或尚未对妊娠妇女及动物进行研究。本类药物只有在权衡对孕妇的益处大于对胎儿的危害之后,方可使用。

D级:有明确证据显示,药物对人类胎儿有危害性,但尽管如此,孕妇用药后绝对有益(例如用该药物来挽救孕妇的生命,或治疗用其他较安全的药物无效的严重疾病)。

X级:对动物和人类的药物研究或人类用药的经验表明,药物对胎儿有危害,而且孕妇应用这类药物无益,因此禁用于妊娠或可能怀孕的患者。

　　临床上,妊娠期和哺乳期女性患精神障碍常造成治疗上的困难。因为,妊娠期和哺乳期女性的精神药物治疗的首要问题是评价药物对胎儿或婴儿的潜在影响。所以,医生在了解常用精神药物的生殖安全性的基础上,既要考虑精神疾病对母亲、胎儿、家庭的潜在影响,同时又要评价药物对胎儿及母亲的潜在影响。应避害趋利,选择风险最小的治疗方式。只有在明确了可供选择的药物类型后,再根据精神疾病的特征及症状的变化,调整用药类型及剂量,才能达到良好的治疗目标。

二、妊娠期和哺乳期精神药物不良反应的特点

　　按照美国 FDA 对药品安全的分类方法,许多精神药物都归在 C 类和 D 类,如氯硝西泮、多塞平及氯丙嗪等归为 C 类;地西泮(安定)、氯氮䓬(利眠宁)、丙米嗪、阿米替林、氯米帕明及碳酸锂等归为 D 类。因此,对任何一种药物的使用,都牵涉对其危险与效应的评估,应权衡胎儿或婴儿暴露于药物中的危险与患严重抑郁、焦虑或精神病的母亲对胎儿或婴儿的负面影响。

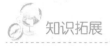 知识拓展

美国 FDA 常用精神药物安全性分级

　　抗精神病药:氯氮平为 B 级;氯丙嗪、奋乃静、氟哌啶醇、利培酮、奥氮平、喹硫平、齐拉西酮、阿立哌唑均为 C 级。

　　抗抑郁药:多塞平、氯米帕明、氟西汀、舍曲林、西酞普兰、氟伏沙明、米氮平、曲唑酮、文拉法辛、安非他酮、度洛西汀均为 C 级;阿米替林、丙咪嗪、帕罗西汀均为 D 级。

　　心境稳定剂(抗癫痫药):拉莫三嗪、加巴喷丁、奥卡西平、托吡酯、噻加宾为 C 级;卡马西平、苯巴比妥、苯妥英钠、丙戊酸钠为 D 级。

　　抗焦虑药、催眠药:唑吡坦为 B 级;扎来普隆为 C 级;阿普唑仑、氯硝西泮、地西泮、劳拉西泮为 D 级;艾司唑仑、三唑仑均为 X 级。

　　虽然药物的致畸作用大多发生在胚胎期,但结果的表现为两个阶段:一是出生时的婴儿呈现形态上的缺损,如外形、器官及某种组织结构或功能异常;二是出生后的婴儿在发育过程中产生畸形。由于妊娠前三个月中胎儿生长发育极其活跃,因此,孕妇用药不当即有可能引起胎儿畸形。各类精神药物致畸风险有所不同,而且,每一类药物也存在差异。其中,抗精神病药致畸风险最小,抗癫痫药致畸风险较大。治疗双相情感障碍的药物中,丙戊酸钠风险最高,卡马西平弱之,锂盐最弱。抗抑郁药总体安全性优于苯二氮䓬类抗焦虑药,但帕罗西汀和氯米帕明除外。

　　(一) 妊娠期精神药物的主要不良反应

　　妊娠期用药对胎儿产生的可能危害有:流产、死产、早产、各种畸形、器官功能障碍、生长发育迟缓、新生儿中毒或戒断症状、长期神经发育效应。在胚胎 0～14 天,药物若产生危害,一般导致孕体死亡。神经系统的结构发育开始于妊娠 16～18 天,神经管在妊娠第 4 周末闭合。在妊娠 3～8 周,可造成各种畸形。在胎儿期(9 周～出生),可引起生长迟缓,结构异常,器官功能障碍。

　　1. 抗精神病药　随着抗精神病药物的研究进展,获得良好预后的精神分裂症患者已越来越多,特别是第二代(非典型)抗精神病药物的出现,使服药的女性精神分裂症有了较高受孕机会。第一代抗精神病药在临床上已使用 50 余年,尚未发现有明显的致畸作用。但妊娠后期服用某些药物会导致婴儿出生后的锥体外系反应,表现为肌张力高,不安,哭闹,吸吮吞咽功能差。研究发现吩噻嗪、丁酰苯类抗精神病药物可引起新生儿锥体外系症状、过度镇静、新生儿黄疸、QT 间期延长等。另一项针对 90 例孕期服用抗精神病药物的孕妇进行的研究显示,新生儿出生缺陷率为 16.67%,且与药物剂量有关,其中,氯丙嗪的发生率(40.11%)高于其他药物(舒必利 20.00%、奋乃静 15.38%、利培酮 6.89%),喹

硫平组则未见出生缺陷。孕期服用大剂量氯丙嗪可抑制新生儿呼吸,增加新生儿病理性黄疸的发生,还可引起胎儿血管性充血和中枢神经系统水肿以及胎儿色素性视网膜病、视野缺损或视力减弱。严重者可出现肝功能障碍、血小板减少,麻痹性肠梗阻、骨骼畸形、兔唇、裂腭等,也可能引起非寒战性发热和体温调节异常。

第二代抗精神病药由于可引起血糖升高,因此,增加了妊娠期糖尿病的风险,虽然没有明显的致畸作用,但会出现更多的低出生体重和需重症监护的新生儿。大多抗精神病药物都能透过胎盘到达胎儿的循环系统,导致对胎儿有潜在的风险,如喂养困难、行为吵闹、颤抖、反射亢进和黄疸等。

2. 抗抑郁药　妊娠、分娩、哺乳期均是女性抑郁症发病的高峰期,特别是妊娠期抑郁症发生率可高达妊娠女性的 16%,且多在妊娠初期发病,因妊娠而停用抗抑郁剂复发者可达 50%。临床使用的抗抑郁药有三环类抗抑郁药(TCAs)和选择性 5-羟色胺再摄取抑制剂(SSRIs)。氯米帕明和帕罗西汀致畸作用相似,可引起胎儿心脏异常,表现为房间隔和室间隔缺损,发生率约为正常群体的 2 倍。妊娠期前三个月使用帕罗西汀,婴儿重大先天性畸形发生率约 4%,高于普通人群(3%),多数是心血管畸形(2%),其中大部分是室间隔缺损。

妊娠 20 周后服用 SSRIs 与新生儿持续性肺动脉高压有显著相关,婴儿出现持续性肺动脉高压的风险增加了 5~6 倍。妊娠后期服用三环抗抑郁药和选择性 5-羟色胺再摄取抑制剂,均可引起新生儿短暂的抽筋似的活动和癫痫发作、呼吸急促、心动过速、应激性增强、喂食困难和大量出汗等停药反应。停药反应是自限性的,不会威胁到生命,大约 30% 子宫内接触抗抑郁药的婴儿都会出现停药综合征,这些症状大概出生后 2~4 天会自行消失。

在 SSRIs 暴露的婴幼儿躯体和神经发育等功能调查中发现,6~40 个月暴露组婴儿其精神发育指数及运动质量指数低于正常对照组。

3. 心境稳定剂　目前治疗双相型障碍的药物主要为锂盐、卡马西平、丙戊酸盐等心境稳定剂。其中,锂盐依旧是治疗双相情感障碍的重要药物。但患者妊娠期内终止锂盐治疗后,疾病的复发率明显高于维持锂盐治疗者。临床上两难的情况是,一方面孕期使用心境稳定剂可能导致胎儿发生畸形,尤其是影响胎儿发育的关键的孕前 3 个月;另一方面妊娠期母亲患情感性精神障碍,与新生儿不良反应如早产、低出生体重等亦可能有关。

孕期与服用锂盐有关的新生儿先天性畸形主要表现在心脏方面,即胎儿 Ebsteins 综合征(心脏三尖瓣畸形,常伴有房间隔缺损),包括主动脉瓣狭窄、右位心、室间隔缺损、二尖瓣闭锁、三尖瓣闭锁、动脉导管未闭、三尖瓣回流、心房扑动及先天性心衰。临近分娩接受锂剂治疗的孕妇,对新生儿心血管及神经系统有毒害,新生儿可出现心脏杂音、吮乳不良、反射亢进、反射减退、呼吸减弱、心律失常、肌无力、昏睡及类似“灰婴综合征”的发绀。还可出现甲状腺肿伴甲状腺功能减退,心律失常,肌张力低。

心境稳定剂中的所有抗癫痫药均能通过胎盘在胚胎和胎儿体内达到药理活性浓度,分娩时,胎儿血丙戊酸钠和地西泮的平均浓度分别是母血浓度的 2.4 和 1.4 倍。在服用卡马西平、丙戊酸钠的妊娠者中可出现新生儿中枢神经管缺损及维生素 K 缺乏引起的出血性疾病。临床上将丙戊酸盐引起的新生儿外貌奇特,肌张力低下或伴有声门下黏膜肿瘤现象称为“丙戊酸盐胎儿综合征”。

前瞻性研究发现,接受抗癫痫药物治疗的癫痫妇女其后代畸变率较高。在患癫痫母亲的子女中,宫内接触抗癫痫药物者畸变率较高(10.2%),而未接触者畸变率较低(4.4%)。这表明,癫痫妇女其子女畸变率的增加是由抗癫痫药所致,而非癫痫症状发作本身所引起。抗癫痫药物按照致畸频率由高到低分别为扑米酮、丙戊酸钠、苯妥英钠、卡马西平和苯巴比妥。不仅如此,抗癫痫药物的致畸作用还与多药联合用药相关。在接受抗癫痫药物多药联合治疗母亲的子女中,胎儿畸变性与“丙戊酸钠+卡马西平+苯巴比妥+苯妥英钠”的组合联合以及丙戊酸钠联合给药(丙戊酸钠+卡马西平+苯巴比妥+其他抗癫痫药物,丙戊酸钠+卡马西平+其他抗癫痫药物,丙戊酸钠+苯妥英钠+其他抗癫痫药物)显著相关。

抗癫痫药初始中毒时的表现为胎儿宫内生长发育迟缓,导致胎儿体质量和平均头围均较未用抗癫痫药者小,但身高不受影响。

经典抗癫痫药引起的主要先天缺陷包括:①解剖结构畸形:先天性颅面部的畸形,指趾发育异常、先天性心脏、神经管缺损,动静脉畸形;②认知发育受损。所有抗癫痫药中致畸风险最高的是丙戊酸钠,可引起神经管缺陷、唇腭裂;还可导致儿童远期认知功能受损,表现为言语智商降低。因此,妊娠前三个月应避免使用丙戊酸钠。苯妥英钠可引起眼距宽、阔鼻、腭裂、短颈等,苯巴比妥可引起先天性心脏。苯二氮䓬类抗癫痫药物,主要导致婴幼儿神经功能障碍。治疗剂量越高,致畸风险越大。合并使用抗癫痫药,致畸风险明显增加。

除此之外,孕龄妇女口服抗癫痫药物还可使胎儿出生后的认知水平受到明显影响且不同药物对智力的影响不同。接受单药(卡马西平、拉莫三嗪、苯妥英或丙戊酸)抗癫痫治疗的孕妇其婴儿出生后,丙戊酸暴露组6岁时IQ平均97,低于卡马西平组的105、拉莫三嗪组和苯妥因组的108。暴露于丙戊酸钠的儿童在语言能力项目和记忆能力项目上也逊于那些暴露于其他抗癫痫药的儿童,非语言项目和执行功能项目不如那些暴露于拉莫三嗪的儿童。该研究认为,胎儿宫内丙戊酸钠暴露与其6岁时多领域认知功能下降存在剂量依赖的相关性。右手能力和口语(对比非口语)能力的下降可能是由于抗癫痫药物暴露诱导脑侧化改变。

新型抗癫痫药中的拉莫三嗪对孕妇是相对安全的抗癫痫药物,但动物实验中拉莫三嗪有致畸作用,并呈剂量依赖性。托吡酯可以引起新生儿拇指、趾骨、口轮匝肌发育不全。奥卡西平和左乙拉西坦尚没有胎儿致畸的相关报道。

抗癫痫药物致畸的机制包括叶酸缺乏(卡马西平、苯妥英钠、苯巴比妥、扑米酮均为叶酸拮抗剂);抑制心肌细胞钾通道,诱导心律失常(卡马西平、苯妥英钠、苯巴比妥、三钾双酮);氧化应激增加及代谢产物芳烃氧化物致畸等。苯妥英钠及其氧化代谢产物可直接降低与甲基转运有关的活性叶酸和S-腺苷甲硫氨酸的水平,苯妥英钠及其代谢产物也可减低与活性叶酸盐维持相关的S-腺苷甲硫氨酸衍生物亚精胺、精胺的量。此外,妊娠后期服用较大剂量卡马西平,因其有酶诱导作用,可加速维生素K代谢,导致胎儿维生素K不足,出生后需补充维生素K。

4. 抗焦虑药　焦虑症特别是惊恐障碍在妊娠期出现迁延甚至恶化现象。研究发现,苯二氮䓬类对脐带和乳汁都有较高通透性。分娩时母亲苯二氮䓬血浓度为186.1ng/ml时,新生儿脐带血浓度可到215.3ng/ml。因此,苯二氮䓬类药物致畸作用或新生儿戒断反应及惊厥发作等屡见报道。苯二氮䓬类有引起胎儿唇裂的较高风险。也可导致新生儿血小板增加。当苯二氮䓬类在胎儿体内蓄积时,出生后婴儿易出现戒断反应性的"胎儿软性(floppy)综合征",表现为肌张力低,吸吮困难,呼吸暂停,发绀,低体温。也可出现婴儿戒断症状,如肌张力高、反射增强、不安、睡眠障碍和震颤。因此,孕期应避免使用抗焦虑药物。

(二) 哺乳期精神药物的主要不良反应

1. 抗精神病药物　接受精神病药物治疗的哺乳期妇女,按照公斤体重计算,母亲体内药物的1%~10%可以进入婴儿体内。母亲哺乳期服用抗精神病药物三氟拉嗪后婴儿出现锥体外系症状。服用氯丙嗪的母亲所哺乳的婴儿表现出嗜睡;氟哌啶醇合并氯米帕明的母亲所哺乳的婴儿,在12~18个月的发育测验中有延迟现象。

2. 抗抑郁药　各种抗抑郁剂均可通过血液进入乳液。尽管,目前所有的研究在比较敏感的分析方法下均未在婴儿的血液中检测到药物的存在,但依赖母乳的婴儿接触到药物的可能性是完全存在的。如,当母亲服用西酞普兰40mg时可观察到所哺乳的婴儿出现睡眠不安;而当减少母亲哺乳次数及服药剂量后,婴儿症状消除。服药后7~12小时,舍曲林、帕罗西汀、氟西汀在母乳中的浓度达高峰,而服药前2小时和服药后1小时内浓度最低。在服用氟西汀的190例母亲中,94.8%婴儿未见副作用,仅有少数婴儿出现易哭、睡眠减少、呕吐、腹泻等情况。

3. 心境稳定剂　临床资料显示,患者产后1个月内因情感障碍而住院的概率是正常女性的8倍,产后2~12个月的住院率是正常人的2倍。使用锂盐治疗产后焦虑症时应注意,锂盐可经过乳汁排泄。当母亲使用锂剂时,婴儿的血浆浓度高于母亲血浆浓度的50%。孕期母亲锂用量在600~1200mg/d时,婴儿出生后短时期可出现发绀、肌无力、昏睡、心电图异常、低体温。终止哺乳后,母亲血浆浓度为1.5mmol/L,5日龄婴儿血锂浓度为0.6mEq/L。但婴儿未表现出异常症状。

研究表明,母乳中的抗癫痫药浓度与母血浓度的比率因药物种类不同而异,比例最低的丙戊酸钠为4%,苯妥英钠为19%,苯巴比妥为35%,卡马西平为43%,扑痫酮为72%,乙琥胺为78%,唑尼沙胺为90%以上。

三、妊娠期及哺乳期精神药物的使用原则

(一)妊娠期精神药物使用原则

1. 抗精神病药 女性患者孕期使用抗精神病药物应遵从以下原则:

(1)病情尚未完全稳定,服用较大维持量者,不宜妊娠。

(2)病情稳定,巩固时间已有2年以上,可试予停药妊娠。

(3)对孕期服药者,应进行胎儿监测(如超声、病理学检查等),优生咨询、尤其药量较大者,更应注意,一旦发现异常即终止妊娠。

2. 抗抑郁药 43%抑郁症女性在怀孕期间病情复发,怀孕期间继续服用抗抑郁药的女性26%病情复发,停药者68%复发。因此,有抑郁症病史的女性在怀孕期间应该继续服用抗抑郁药。

3. 心境稳定剂 孕期三个月内使用锂盐者可在怀孕后16~18周进行胎儿心脏超声检查。在妊娠期需锂盐维持治疗的患者,可将药物逐渐减至妊娠前的70%~75%,可将药物对胎儿的毒性降至最低程度。

孕期抗癫痫药物治疗的使用原则:

(1)停药或更换药物:如果孕前2年内无癫痫发作,脑电图和神经系统检查正常,应在孕前6个月渐停抗癫痫药物。在孕前6月尽量控制癫痫发作。若患者已怀孕则不宜立刻停药和换药。避免苯妥英钠或卡马西平与巴比妥酸盐及丙戊酸钠和卡马西平联合用药。癫痫患者怀孕前可将丙戊酸钠更换为其他的抗癫痫药物、若停用丙戊酸钠困难,则可改用缓释胶囊、使用单一药物、最小剂量、补充叶酸(1~5mg/d)。

(2)及时监测药物不良反应:定期到医院检查胎动、血浆药物浓度及测定叶酸盐浓度。在妊娠的6~10周时,应监测血浆和红细胞叶酸水平,妊娠期加强抗癫痫药物血药浓度监测,在妊娠15~16周需检查孕妇的甲胎蛋白,在18~19周做胎儿超声检查,胎儿超声正常时,其神经管缺陷少于1%,胎儿超声检查可疑时还须行羊膜穿刺羊水检查,异常时可终止妊娠。

(二)哺乳期精神药物使用原则

哺乳期患者精神药物的选择取决于患者疾病状况、既往用药史、药物的副作用、药代动力学特征等。应在临床医生指导下服药,同时密切监测婴儿临床状态,如睡/醒周期、喂养情况等。有条件时应监测婴儿血清药物浓度,尤其是出生后前3个月的婴儿。

1. 不同药物的使用原则

(1)抗精神病药:对于哺乳期的女性来说,是否继续服用抗精神病药物,应权衡药物治疗和哺乳的利弊,如果病情稳定,建议哺乳期间停药。如果病情需要,选用对母体及胎婴毒性最小、最安全的药物,接受低剂量治疗,可以考虑适当进行哺乳。

(2)抗抑郁药:在决定哺乳期患者是否继续使用抗抑郁药物时一定要权衡利弊,全面考虑。用药后一定要对婴儿进行细致观察,排除一切可能出现的药物反应,并定期请儿科医生对婴儿的生长发育指标进行评定。

(3)心境稳定剂:母亲在婴儿出生后第1周服用大剂量的巴比妥酸盐或苯二氮䓬类药物时应避免母乳喂养。若发现药物引起婴儿嗜睡而导致肌张力减低和吮吸困难时,则应考虑应用代乳品。

2. 不同疾病的药物选择

（1）精神病性障碍：氯丙嗪、奋乃静及氟哌啶醇等应尽量使用单药治疗，同时定期监测血药浓度及胎儿和婴儿的临床状态。

（2）重性抑郁障碍：可选三环类抗抑郁药（如多塞平）；在 SSRIs 类药物中，氟西汀、帕罗西汀、舍曲林相对安全。哺乳期患者在选择抗抑郁药物治疗时应首先选择 5-羟色胺再摄取抑制剂，舍曲林和帕罗西汀是相对较为安全的药物，可以谨慎使用。氟西汀由于半衰期比较长，不宜作为首选用药。传统抗抑郁药物中可选用阿米替林和去甲替林。多塞平对婴儿呼吸有抑制作用，应避免使用。

（3）双相情感障碍：碳酸锂或卡马西平对妊娠和哺乳均有不利影响，应谨慎使用；5 个月以上婴儿因其肾功能渐趋成熟，母亲可考虑使用，但应密切监测婴儿临床状态及血药浓度。

（4）焦虑障碍：产后发生焦虑障碍、需要使用奥沙西泮、三环类及 SSRIs 时应尽量选择最小剂量。地西泮及阿普唑仑因副作用及撤药反应不作首选。

3. 不同哺乳时间的选择　乳汁中的药物浓度随服药时间而改变，服药后立即哺乳其乳液中药物浓度相对较低。在药物浓度高峰期放弃哺乳一次可使婴儿少接触药物接近 30%。乳液有多余时，尽量保留前段乳液而弃掉后段乳液，以减少婴儿对药物的吸收量。夜间不哺乳时可把药物改在夜间服用。

四、新生儿精神药物撤药综合征的特点及处理原则

妊娠期应用精神药物会导致 20% ~30% 的新生儿出现撤药症状，表现为中枢神经系统兴奋、胃肠道失常（吃奶差、呕吐、腹泻等）、呼吸加快及自主神经体征（多汗、流涎、体温不稳定等）。

妊娠后期服用较大剂量的抗癫痫药物丙戊酸钠和卡马西平，新生儿出生后可出现兴奋，呼吸抑制，呼吸暂停，温度调节受损，低血糖，中毒性肝脏损害。症状可持续 24~48 小时。抗抑郁药也可致新生儿中毒、抗胆碱能作用的症状及撤药综合征，如不安、兴奋、功能性肠梗阻、尿潴留等。

对于不同的精神药物，发生撤药反应的时间不尽相同。氯氮平发生于出生后 2~3 天，SSRIs 发生于出生后数小时；心境稳定剂发生于出生后 2~3 天；地西泮为 4~6 天，氯氮䓬则可发生于出生后 21 天。当母亲最后一次服药距分娩超过一周时，患儿发生撤药反应的概率降低。

新生儿发生精神药物撤药症状的治疗应根据临床症状的不同，选择使用苯巴比妥、地西泮及氯丙嗪等。

第三节　精神药物的儿童和青少年药理学

儿童青少年精神障碍是指精神疾病初发年龄 <18 岁。除了精神分裂症、情感障碍、精神发育迟滞、器质性精神障碍、使用精神活性物质所致的、与成年人共有的精神和行为障碍外，还包括一些特发于儿童和青少年的广泛性发育障碍、注意缺陷多动障碍、童年情绪障碍、进食障碍、品行障碍、抽动障碍等。世界卫生组织 2005 年的数据显示，全球高达 1/5 的儿童和青少年患有某种致残性的精神障碍，约有超过半数的成年人精神障碍起病于青少年。

儿童期精神障碍不仅会严重影响儿童的心理发育，还会不同程度地影响到他们的学习、生活、社交等。服用抗精神病药物是控制儿童期精神障碍发作至关重要的治疗手段。儿童青少年期出现的精神障碍和行为问题，一般采用综合疗法进行治疗，抗精神药物治疗常常也是必不可少的。一方面，精神疾病的发生发展会影响儿童青少年大脑的结构和功能发育；另一方面，精神药物的使用也会一定程度的干扰脑的结构和功能。精神药物对脑的影响体现在其治疗作用通过影响脑内的神经递质或其受体而发挥作用，同时，药物的副作用也可通过行为改变影响脑和认知功能的发育。

儿童青少年的精神障碍的临床治疗有三种类型：①对于注意缺损，冲动，多动，强迫思维，情绪问

题及精神病性症状等,单用药物治疗可以有效减轻症状;②对攻击性、仪式行为、自伤、抑郁单用药物疗效欠佳,需合并心理社会干预治疗;③对学习技能、社交技能及运动技能缺损药物治疗无效。

一、儿童青少年药物代谢的特点

儿童青少年期由于新陈代谢率高,药物吸收的速率较快;儿童脂肪组织比成人少,故分布容积小,半衰期短。儿童的药物分布容积相对较小决定了其用量应低于成人,但由于儿童处于生长发育时期,其新陈代谢率高,按每千克体重计算的剂量实际则高于成人。儿童青少年时期肝、肾功能较成人强,药物代谢及排泄较快。故临床使用精神药物时应引起注意。

目前在儿童中使用的精神药物,大部分都是在成人群体中研究后批准上市,先用于治疗成年病人,然后推广用于儿童。很少能以儿童作为适用人群进行相关新药研究。由于儿童专用精神药物的缺乏,目前在儿童精神疾病的药物治疗中存在大量的超说明书用药行为。欧洲某项研究表明,儿科精神患者超说明书用药高达50%~90%。因此,若某药物未被批准专门治疗儿童及青少年患者,临床给予的剂量应较成人剂量范围低限更低;若被批准可用于儿童青少年则所给予的剂量应为成人剂量范围低限。

儿童青少年药效动力学也有其特点,这些特点可在疗效、副作用及认知躯体发育方面影响药物的临床治疗效果。不同年龄儿童对于不同精神药物的反应性、耐受性及副作用差异很大。这是因为儿童青少年期身体(包括神经系统)尚处于持续发育阶段。这一阶段虽然神经系统的初级感觉和运动系统已基本发育成熟,但直到成年期脑的高级认知功能才相对发育成熟。不仅如此,脑内不同的神经递质系统发育成熟的时间也有先后。如,5-HT系统发育成熟相对较早,而去甲肾上腺素系统发育成熟较晚。这种神经递质系统发育成熟的先后不仅影响精神疾病的发生发展,还一定程度影响精神药物的疗效及药物不良反应的程度。

二、儿童青少年精神药物不良反应的特点

儿童青少年在使用了精神药物之后,同样会出现不良反应。但由于儿童青少年的发育不同,其对同一种药物的不良反应与成人相比存在差异。

1. 不良反应表现形式存在差异 如儿童青少年使用抗精神病药物最常见的不良反应是中枢及外周神经系统损害,其次为内分泌紊乱、心率及心律失常和肝胆系统损害。抗精神病药物的急性锥体外系副作用也出现在儿童青少年患者中,症状包括肌张力障碍、帕金森样震颤、强直和静坐不能等。在儿童和青少年中,静坐不能可能表现为难以入睡而被误诊为注意缺陷/多动障碍。由于神经系统的不成熟,在儿童和青少年患者中出现异常脑电图改变甚至抽搐的概率更高。

2. 心血管系统的不良反应不容忽视 QT间期延长、尖端扭转性室速和猝死的风险与成年患者一样,尤其是使用硫利达嗪和齐拉西酮时。氯氮平的心血管毒副作用如心肌病、心肌炎和心包炎也可见于儿童青少年人群。

3. 体重增加及代谢方面的不良反应 较常见。儿童服用各种非经典抗精神病药物治疗后体重增加的风险排序与成人大致相同,但是儿童体重增加的幅度更大。而且,治疗中早期体重增加可能具有终生的代谢影响。因此,在使用精神药物之前,要对儿童青少年患者的体质量指数(BMI)、肝功能、血压和血脂等指标进行评估,并定期监测这些指标,以保障患儿的用药安全。

三、儿童青少年精神药物使用原则

(一)抗精神病药物

非典型抗精神病药物可治疗儿童期精神分裂症、儿童期冲动障碍、躁狂发作等。利培酮用于5岁以上品行障碍及其他行为紊乱。可单独使用于儿童少年期精神行为问题,总体疗效明显优于氟哌啶醇、氯丙嗪等典型抗精神病药物。对品行障碍患者,利培酮有效改善患者的易激惹、冲动、自伤行为。

低剂量利培酮对儿童少年期心境障碍、注意缺陷/多动障碍及对立违抗障碍病程中表现出的冲动障碍有良好疗效;对儿童少年期双相障碍-躁狂发作,利培酮可使82%的躁狂症状得到控制。对由于中枢多巴胺活动过度或多巴胺受体超敏、5-HT受体超敏、去甲肾上腺素能系统功能亢进儿童抽动障碍,利培酮可使抽动和强迫症状的频度和强度均有不同程度减轻。不良反应有失眠、焦虑、激越和头痛。其他不良反应还有嗜睡、疲劳、头昏和注意力下降等神经系统症状,便秘、消化不良、腹痛、恶心和呕吐等消化系统症状,也可出现视物模糊或皮疹等过敏反应。氯氮平对儿童青少年期双相障碍-躁狂发作也有很好的疗效,副作用是过度镇静、体重增加、心动过速、流口水、粒细胞下降。喹硫平用于儿童少年期品行障碍患者,可使其冲动行为和社会功能均得到明显改善,副作用仅有过度镇静、体重增加。

(二) 儿童孤独症治疗药物

孤独症又称为自闭症,一般起病于3岁以前,核心症状又称Kanner三联征,包括社会交往障碍、言语发育障碍、兴趣范围狭窄以及刻板僵硬的行为方式,是广泛性脑发育障碍。由于孤独症病因未明,尚无特效药物治疗,干预与治疗方法主要包括:药物治疗、行为矫正(或行为治疗)、特殊教育训练、综合干预。药物可用于改善患儿相关症状,如攻击、兴奋、多动、注意力障碍、易激惹、重复行为和自伤行为等。对情绪及冲动等精神问题,可用氟哌啶醇、利培酮、奥氮平、丁螺环酮、氟西汀、舍曲林、丙戊酸钠等。对多动、注意障碍等症状可用哌甲酯、可乐定等。

神经病理、生理及生化研究发现,孤独症儿童存在单胺类神经递质的异常。很多研究表明5-HT与精神分裂症、抑郁症、焦虑症、强迫症、孤独症及物质滥用在内的一系列精神障碍有关,并参与了情绪、睡眠和食欲等一系列行为反应调节。认知功能障碍是儿童孤独症的主要障碍之一,额叶皮质与认知功能有密切关系,5-HT受体系统主要分布在该区,5-HT受体功能可能与儿童孤独症的发病有关。相关研究发现,部分孤独症患者外周血和尿中5-HT水平升高,具有降低5-HT水平的药物(5-HT拮抗剂和选择性5-HT再摄取抑制剂)可能对某些孤独症有治疗作用。

1. 5-HT拮抗剂

(1)利醅酮(risperidone):选择性单胺能拮抗剂,利培酮的作用靶位点是$5-HT_{2A}$,可与多巴胺D_2受体和$5-HT_2$受体有很高的亲和力,从而对中枢神经系统多巴胺和5-HT有拮抗作用。使用利醅酮后,患者的攻击和自伤行为、暴怒、睡眠问题均得到改善,明显的副作用是体重增加,未发现锥体外系副作用。而且在年幼患者中使用较安全。利培酮对孤独症患者安全有效、耐受性好。其作用主要是改善易怒、攻击、自伤、多动等行为障碍,促进情感协调和社会关系改良。利培酮可有效治疗孤独症患儿易怒、攻击或自残行为,疗效明显优于安慰剂组,且有很好的耐受性。利培酮能显著改善患儿狭窄的兴趣、重复及刻板等行为,但对社会交往的改善无作用。较常见的副作用为体重增加、食欲增强、乏力、嗜睡、头晕、流涎。

(2)氯氮平(clozapine):对多巴胺D_1、D_2和D_4受体,5-HT的$5-HT_1$、$5-HT_2$、$5-HT_3$受体具有阻断作用。氯氮平治疗后患者的不安、多动、依恋非生命物体、社交障碍、自伤、攻击行为等症状,社会交往技能、语言和情感平淡等症状均得到明显的改善。

(3)氯丙米嗪(clomipramine):有抗5-HT作用。氯丙米嗪的临床效果主要是减轻患者的重复刻板思维和行为,增加目光接触和语言的反应等社会交往技能,对于使用多巴胺受体阻滞剂后出现的运动障碍,如退缩、迟发性运动障碍、抽动等也有一定效果。

(4)丁螺环酮(buspirone):通过抗5-HT作用治疗孤独症。疗效是改善多动、焦虑、情绪不稳、学业不良等。对于孤独症患者的焦虑和情绪不稳有效。

(5)齐拉西酮(ziprasidone):对$5-HT_{2A}$和$5-HT_{1D}$受体及多巴胺D_2受体具有拮抗作用,对$5-HT_{1A}$受体则具有激动作用。能抑制突触前膜对5-HT和去甲肾上腺素的再摄取。使用齐拉西酮治疗后,儿童孤独症患者的冲动、激惹、兴奋症状明显改善,副作用有轻度镇静和嗜睡。

2. 选择性5-HT再摄取抑制剂(SSRIs)　阻断5-HT的再摄取,提高5-HT在突触间隙的浓度,具有增加 5-HT 的作用。临床研究已证实治疗抑郁症的强迫症状有效。

（1）氟西汀（fluoxetine）：减少重复刻板的动作，改善固定的日常行为模式，提高对固定的日常行为模式发生改变的调节度。但对于改善语言障碍、认知异常和社会交往等方面无明显治疗作用。

（2）舍曲林（sertraline）：可改善孤独症患者由于环境改变和仪式生活习惯改变后伴随的焦虑、恐惧、不安和激越等情绪反应。

3. 阿片受体拮抗剂　研究发现孤独症患者外周血有阿片异常的系列化改变。纳曲酮（naltrexone）为阿片受体拮抗制，对存在阿片-褪黑素系统功能异常的孤独症患者有效，可减少多动和激惹，对自伤和攻击行为也有一定效果，但对社会功能和学习技能等疗效不明显。药物副作用小，可出现少动、头痛、恶心等。

4. 促肾上腺素皮质激素（ACTH）　释放激素研究发现，在某些孤独症亚组中 ACTH 分泌减少，血清 ACTH 及皮质激素浓度下降。使用人工合成的 ACTH 释放激素后，患者的社会交往，与他人的目光交流、社会性微笑、交谈、变换玩耍的玩具种类等现象增多。

（三）儿童强迫症治疗药物

资料显示，大约 0.5% 青少年罹患强迫症，大约 1/3 ~ 1/2 的成人强迫症症状可出现在 15 岁以前，甚至学龄前。强迫症症状严重时会明显影响患者的学习和生活能力及社会功能，是难治的精神障碍之一。脑影像学、神经生化、精神药理方面的研究表明，强迫症可能与脑内 5-HT 功能低下或突触间隙可利用的 5-HT 含量降低有关，还可能与多巴胺功能亢进有关，或者是由于中枢多巴胺和 5-HT 功能均异常的结果。

目前仅有氟伏沙明和舍曲林被中国和美国食品药品监督管理局批准用于治疗儿童强迫症。对于青少年强迫症（12 ~ 25 岁）氟伏沙明选择性抑制 5-HT 再摄取，使用后能提高中枢突触间隙递质的 5-HT 浓度、缓解强迫症状，不良反应发生率明显低于氯米帕明。治疗的同时，氟伏沙明不影响去甲肾上腺素的再摄取，对脑内乙酰胆碱受体亲和力很低，不引起中枢及外周的抗胆碱能效应，对神经内分泌、心血管系统影响小，无抗组胺作用，不良反应小。

利培酮是多巴胺和 5-HT 受体阻断剂，与氟伏沙明合用治疗强迫症具有双重协同作用，药物的疗效及安全性均较好。而新型抗精神病药阿立哌唑则是通过调节多巴胺与 5-HT 平衡发挥作用，该药联合氟伏沙明可发挥良好的抗强迫症作用。

四、儿童青少年精神药物使用注意事项

与成人相比，儿童青少年使用精神药物时应注意：

1. 精神药物的疗效　儿童抑郁症用三环类抗抑郁药治疗基本无效；选择性 5-羟色胺再摄取抑制剂治疗儿童抑郁症，疗效与安慰剂之间差异较小。

2. 精神药物的毒副作用与维持用药的矛盾　因中止药物治疗易致旧病复发，故儿童青少年患者一旦开始服用精神药物必需坚持按疗程进行治疗。治疗时期出现的副作用一般较轻，无需停药。一些副作用在治疗过程中会减轻或消失。但抗精神病药在儿童中易出现常见的副作用，如镇静、静坐不能、急性肌张力障碍、催乳素水平升高、体重增加；第二代抗精神病药易引起强迫症状以青少年多见。拉莫三嗪引起的皮肤副作用以儿童多见。儿童服用选择性 5-羟色胺再摄取抑制剂，在用药早期易出现焦虑、激越等副作用，自杀风险稍有增加。

3. 药物治疗失依从行为　精神药物治疗幼年儿童时，药物副作用往往很难发现，特别是语言功能发育和/或智能发育不全的儿童。这些患儿服药后发生药物不良反应时，会产生拒药现象，导致出现药物治疗失依从行为，即不足疗程而突然停药、时服时停、自行更换药品种类及自行增减药量。其中，突然停药和自行增减药量是最常见的。因此，临床医生在面对患儿的药物治疗效果出现异常时，应考虑是否存在药物治疗失依从行为，以免因误判而造成病情加重或出现严重不良反应。

The administration of psychotropic drugs at or near delivery may cause the baby to be overly sedated at delivery or to be physically dependent on the drug. The valproate, carbamazepine and lithium are the agents with the well-documented risk of specific birth defects.

Virtually all psychiatric drugs are secreted into the milk of a nursing mother. So, the mothers who take those agents should avoid feeding their infants or choose the time when the blood concentration of the drug is lower.

Children and teenagers are still on the growth and development, especially their central nervous system. They are sensitive to the changes of environment. Their response to psychiatric drugs, efficacy as well as tolerance, defers from the adult patients.

The elderly may be more susceptible to adverse effects of psychotropic drugs. Moreover, the drugs metabolize and excrete more slowly. So, they require lower dosage of medication than younger patients when treated with psychtropic drugs.

 本章小结：

对于老年期、妊娠及哺乳期女性、儿童青少年患者，在使用精神药物前不仅要详细了解疾病的特征，还需要熟悉这些特殊时期机体的变化规律，最重要的是，要掌握这些时期中药物代谢及药效学的特征，才能对疾病展开有效的治疗。对老年期精神药物的使用，应根据老年人药代动力学及药效学特征选择治疗药物，同时，注意躯体疾病对精神药物治疗的干扰作用，要根据不良反应的情况选择治疗药物，并从小剂量开始，逐渐增加，以达到安全有效的治疗目标。妊娠期应明确使用精神药物的风险，根据每类精神药物的适应证及禁忌证，选择对改善精神症状有良好疗效及较少不良反应的药物种类及服用剂量；哺乳期使用精神药物时，应监测乳母血药浓度及乳汁药物浓度，并密切观察婴儿的反应，选择乳液中药物浓度低时哺乳或停止哺乳，以充分保障婴儿安全；在儿童青少年期使用精神药物治疗时，要使用对其生长发育及认知功能影响小的药物种类及小的剂量，还要密切关注药物失依从行为，以免造成病情加重及出现严重不良反应。

 本章学习目标：

【掌握】 老年人精神药物的使用原则；哺乳期精神药物使用原则。

【熟悉】

1. 老年期精神药物的药动学及药效学特点；老年常见精神障碍的药物治疗。

2. 妊娠期精神药理学的特点；妊娠期常用精神药物的类型及其特点；各种精神药物致畸的机制；哺乳期常用精神药物的作用。

3. 儿童青少年精神药物使用注意事项。

【了解】 儿童青少年神经药物的类型及特点。

 思考题：

1. 老年期精神药物使用原则是什么？

2. 妊娠期使用精神药物的风险有哪些？

3. 抗癫痫药物致畸的机制是什么？妊娠期抗癫痫药物治疗的对策有哪些？

4. 5-HT 拮抗剂治疗儿童孤独症的神经生理基础是什么？

（孙　兰）

第十一章

中药精神药理和临床应用

自 20 世纪 50 年代以来,虽然在合成药物治疗精神疾病方面取得了重大进展,但在临床应用方面还存在诸多局限性,大部分精神药物临床疗效有限,且多伴有明显副作用。患者常无法耐受药物副作用中断治疗而导致复发。这一现象以情感性障碍和精神分裂症病人尤为明显。因此,寻找具有独特药理性质、疗效显著、副作用少和耐受性更高的新型药物一直是精神药理研究和药物开发的重点。另一方面,如何减轻精神药物副作用也是临床治疗中的一大挑战。

章前案例:中药可否用于治疗抑郁症?

一 52 岁男性患者,七年前因情绪低落悲观、出现自杀行为而到精神科求诊。患者丧失生活兴趣和动力,常有轻生念头,有过多次自杀行为,食欲减退,嗜睡,疲倦,无法上班工作,并患有肾炎和皮肤湿疹 20 余年。无精神病家族史。诊断为重性抑郁症。服用多种抗抑郁和抗精神病药物多年,病情反复,抑郁症状未见好转,但肾功能未见明显恶化。患者请求减少抗抑郁和抗精神病药物剂量或停用西药,而服用一些中药以改善治疗效果和减轻西药副反应。

问题:

1. 可否减少抗抑郁和抗精神病药物剂量甚至停用?
2. 是否有改善抑郁症状的中药?
3. 中药和西药可否一起服用?

传统中医在治疗精神疾病方面有着独特的理论体系和治疗手段。《黄帝内经》成书于 2000 多年前的西汉时期。在这本我国现存最早的医学典籍中,已有心理活动和精神症状的描述,并提出了癫、狂、痫等病名和创立了心理治疗方法。随后,众多先贤进一步发展和丰富了中医药治疗精神疾病的理论体系和手段,从而形成了独具特色的一门学科,称为"神志病学"或"情志病学"。在浩瀚的中医典籍里,记载着众多治疗神志病和情志病的中药和方剂。这些中药和方剂至今仍在临床上被广泛使用。这为我们今天开发新型精神药物提供了一个重要资源。的确,在过去三十年,中药精神药理研究取得了显著成果。发现了许多具有精神药理作用的中药成分。这些中药成分为现代精神药物开发提供了重要参考。今天为我们所熟知的许多神经和精神药物,比如育亨宾(yohimbine)、麻黄碱(ephedrine)、加兰他敏(galantamine)、左旋千金藤啶碱(L-stepholidine)和石杉碱甲(huperzine A)等,最初都是在研究传统中药的过程中被发现的。另一方面,越来越多的临床试验证实了传统中药方剂治疗一些精神疾病的临床疗效,如加味逍遥散、归脾汤和越鞠丸治疗抑郁症等。了解这些研究成果,对于更好地应用中药治疗精神疾病和开发新型精神药物具有重要意义。

在这一章里,首先介绍几个相关概念、如何寻找具有治疗精神疾病的中药、中药精神药理学研究的基本方法、中药精神药理作用的基本机制和中药在精神疾病治疗中的应用,然后分节介绍抗焦虑、抗抑郁、促智和抗精神病中药及复方。由于抗癫痫西药常作为情感稳定剂使用,因此本章也介绍一些抗癫痫中药。同时也介绍常见精神药物副作用的中药治疗以及中药-西药的相互作用。

Psychopharmacology of Chinese medicine and its clinical use

Chinese medicine is suggested to have the therapeutic potential for psychiatric diseases. The psychotropic properties of an increasing number of herbal medicines and their constituents have been examined with behavioral and biochemical approaches.

This chapter provides an overview of representative herbal medicines, major bioactive constituents, and formulae that possess anxiolytic, antidepressant, nootropic, antipsychotic, and antiepileptic effects. The putative mechanisms of psychopharmacological actions are also elucidated.

Several herbal medicines can be used to reduce psychotropic – induced adverse effects, including metabolic syndrome and extrapyramidal symptoms.

A number of herbal medicines that are commonly used in psychiatry clinical practice can change activity of cytochromes P450(CYPs), major enzymes that metabolize most psychotropic drugs. Such herb-drug interaction should be considered when they are concomitantly used.

第一节 概 论

一、几个相关概念

药用植物(medicinal plant):是指具有保健或治疗功效、或从中可提取或分离出具有药用价值成分的植物,所有中草药均属药用植物范畴。

天然单体(natural compound):一般是指从药用植物中分离出来的具有相同分子结构的活性化学物质。

组分(constituent):是药用植物中所含有的活性化学成分的总称,这些成分具有不同、相似或相同的分子结构,包括天然单体和各种媒介提取物(extractives)。

复方(formulae):是指由两味或两味以上中药所组成的方剂,相对单方而言。中药复方主要来源于古代医籍中的传统方剂和现代临床实践中所形成的经验方以及民间的家传秘方。

二、寻找治疗精神疾病中药的途径

寻找具有精神疾病治疗作用的组分、中药和复方,是中药精神药理研究的关键。可通过多个途径进行:

第一,在浩瀚的古代中医典籍中,记载着众多治疗各种精神疾患的中药和方剂,同时在民间也流传着众多的家传秘方和经验方。虽然这些传统和民间疗法缺乏循证医学的严谨性和可验性,但为寻找具有独特精神药理和治疗作用的中药和组方提供了重要线索。例如,我国著名神经精神药理学家金国章教授根据延胡索在中药学中具有活血、行气、止痛的作用,推测延胡索可能含具有镇痛作用的化学成分,由此导致镇痛药物罗痛定和后来抗精神分裂症药物左旋千金藤啶碱的发现。

第二,通过植物化学、植物药理学、离体和在体药理学以及动物行为学的研究,大量的中药组分和提取物被发现和鉴定,其中有相当一部分的化学结构、化学性质和药理作用得到了初步阐明,并形成了多个数据库。主要有：传统中药信息数据库（Traditional Chinese Medicine Information Database，TCM-ID）（http：//tcm. cz3. nus. edu. sg/group/tcm-id/tcmid. asp）；中草药组分数据库（Chinese Herbal Constituents Database，CHCD）和植物生物活性化合物数据库（Bioactive Plant Compounds Database，BPCD）。这些数据库不仅为寻找精神类中药提供了强大的搜索工具，同时也为高通量筛选（high-throughput screening）作用于特定靶标（如各种受体亚型等）的生物活性物质奠定了基础。

第三，近二十年来，积累了大量的中药治疗各类精神疾病的病例报告和临床研究。这些临床数据为进一步开展从病床到实验台（from bedside to bench）的药理研究提供了直接根据，其目的是从已在临床上证实有效的组方和中药中，进一步分析和确定起主要作用的药物和成分。同时也为制定更有效组方提供药理学依据。例如，芍药甘草汤是一经典方剂，医籍记载主要用于肌肉痉挛。我们最近的临床研究证实，该方剂对治疗由抗精神病药所引起的高催乳素症具有良好效果。因此，如能进一步确定其主要作用成分，有可能导致治疗高催乳素新型药物的发现。

三、中药精神药理研究的基本方法

对于大多数中药组分、提取物和复方来说，首先需要确定的是，是否具有治疗精神疾病的作用。最快捷和最有效的方法是动物行为学测试。在这里，简要介绍几种常用的行为学方法。升高十字迷宫（elevated plus-maze）、开放旷野（open field）和社会互动（social interaction）试验是常用的筛选抗焦虑中药的行为学方法。强迫游泳试验（forced swimming test）和悬尾试验（tail suspend test）常用于抗抑郁中药的筛选。水迷宫（Morris water maze）、放射迷宫（radial maze）和被动回避试验（passive avoidance test）广泛用于确定促智中药是否具有提高学习和记忆的作用。观察刻板行为（stereotyped behavior），如探究、点头和条件性躲避反应等，和脉冲前抑制（prepulse inhibition，PPI）是筛选抗精神病中药的有效方法。

中药精神药理研究的另一重要内容是确定药物在脑内的作用靶标，主要是各类神经递质、神经调质物、受体、相关酶和运载蛋白等。传统的研究方法是通过受体结合分析（binding assay）和电生理学手段来确定药物（主要是中药单体）的靶标及其药理性质，如亲和力、解离度、饱和度和选择性等。近年发展起来的各种组学（omics）分析和高通量筛选（high-throughput screening）技术等，为大规模、高效率筛选作用于特定靶标的中药组分提供了强大手段。这些技术已广泛应用于中药精神药理学方面的研究。

四、中药精神药理作用的基本机制

虽然目前大多数中药和组方的精神药理机制尚不十分清楚，但有相当一部分是通过已知的药理机制而发挥治疗作用的。例如，一些具有抗焦虑作用的组分和复方，也和传统抗焦虑药一样，增强中枢 γ-氨基丁酸/苯二氮䓬类（GABA/BZDs）受体的抑制作用。一些抗抑郁中药和生物活性物质，具有抑制单胺氧化酶的作用和调节单胺类递质的能力。许多促智中药和组分，其主要作用机制之一是抑制乙酰胆碱酯酶（AChE）活性。抗精神病中药成分左旋千金藤啶碱，则具有独特的双重多巴胺（DA）受体调节作用，即在抑制中脑被盖-边缘系统 D_2 受体的同时，可加强前额区 D_1 受体的活性。另外，大量研究显示，众多具有精神治疗作用的中药和组分对自由基、兴奋性神经毒、淀粉样前体蛋白衍生物等所引起的神经损伤具有保护作用。由于神经毒性在老年性痴呆、情感障碍和精神分裂症的发病机制中扮演着重要角色，因此，中药的精神治疗作用可能也与其神经保护作用有关。

五、中药在精神疾病治疗中的应用

中药在精神疾病治疗中的应用主要体现在四个方面：第一，许多中药和复方作为单独疗法可能对某些轻、中度的精神疾患具有良好治疗作用，如金丝桃（约翰草）在治疗轻、中度抑郁症方面显示出良好效果；第二，许多中药和复方可作为辅助疗法与精神药物合用，加强治疗效果。这种辅助疗法在治疗某些顽固性精神疾病方面疗效可能更为明显;如银杏叶提取物与氟哌丁醇合用后,可明显改善难治性精神分裂症病人的阴性症状;第三,许多中药和复方可很好地缓解精神药物的副作用,尤其是高催乳素症、体重增加、白细胞减少症等。例如,研究证实,芍药甘草汤可明显降低由利培酮所引起的高催乳素水平,其作用与溴隐亭的作用基本相当,且芍药甘草汤在减少高催乳素症状方面,如少经、停经、痛经和乳汁分泌等,明显好于溴隐亭;第四,临床治疗中西药与中药合用对精神药物药动学的影响,即草药-西药相互作用。

第二节 抗焦虑中药和复方

藁苯内酯(ligustilide)是存在于中药当归和川芎根部中的一种主要挥发油。动物研究证实,藁苯内酯可明显改善动物的多种焦虑行为,包括由社会隔离所引起的焦虑状态和与陌生动物相处时的进攻行为。也可增加动物在升高十字迷宫开放臂中的进出次数和时间。而且这些抗焦虑作用与加强中枢 GABA$_A$ 和去甲肾上腺素(NE)受体的作用有关。藁苯内酯与雌激素受体和 GABA 受体具有中等至高度亲和力,同时可上调孕酮受体的 mRNA 表达和加强 5-HT 和去甲肾上腺素(NE)的释放。藁苯内酯还具有显著的神经保护和抗脑缺血功能。

金丝桃(又称土连翘、贯叶连翘和圣约翰草)不仅具有抗抑郁作用(见下一节),其提取物也具有明显的抗焦虑作用。这一抗焦虑作用已在多种不同的动物焦虑模型中得到证实,并且也与加强GABA$_A$/BDZ 受体复合物有关。

和厚朴酚(honokiol)和厚朴酚(magnolol)是中药厚朴的主要生物活性物质。它们在小鼠的升高十字迷宫测试中均显示出抗焦虑作用,同时和厚朴酚也可增加动物在惩罚性饮水试验中的饮水次数。和厚朴酚的抗焦虑作用比厚朴酚更强。两者与多个 GABA$_A$ 受体亚型和 GABA$_C$ 受体均具有中等至高度的亲和力。

类黄酮(flavonoids)是存在于许多中药中的一类重要生物活性物质,包括表 11-1 中的白杨素(chrysin)、汉黄芩素(wogonin)、黄芩苷(baicalin)和黄芩苷元(baicalein)等。这些类黄酮均具有改善动物焦虑行为的作用,且其效能与苯二氮䓬类相当。但不同于苯氮䓬类的是,类黄酮在抗焦虑的同时,没有镇静作用。先给予苯二氮䓬类拮抗剂可大幅消除类黄酮的抗焦虑作用。多种类黄酮有显著的 GABA$_A$ 受体亲和力,说明类黄酮的抗焦虑作用至少与调节 GABA$_A$ 受体复合物有关。一项临床试验显示,口服黄芩提取物 2 周对改善志愿者的焦虑和压力状况明显好于安慰剂。

表 11-1 几种抗焦虑植物药主要成分和可能作用机制

中药名称	主要活性成分	可能作用机制
当归、川芎	藁苯内酯(ligustilide)	(1)与雌激素受体和 GABA 受体具有中等至高度亲和力; (2)上调孕酮受体的 mRNA 表达; (3)促进 5-HT 和 NE 释放
金丝桃(约翰草)	标准提取物(LI 160)	增强和调节 GABA$_A$/BZDs 受体复合物功能
厚朴	和厚朴酚(honokiol) 厚朴酚(magnolol)	增强和调节 GABA$_A$/BZDs 受体复合物功能
粉色西番莲、银毛椴	白杨素(chrysin)	增强和调节 GABA$_A$/BZDs 受体复合物功能
黄芩	汉黄芩素(wogonin),黄芩苷元(baicalein),黄芩苷(baicalin)	增强和调节 GABA$_A$/BZDs 受体复合物功能
卡瓦胡椒(kava-kava)	卡瓦内酯(kavalactones)	(1)调节 GABA$_A$ 受体; (2)抑制兴奋性递质的传递; (3)减少 NE 再摄取

中药名称	主要活性成分	可能作用机制
酸枣仁	斯皮诺素(spinosin)	调节 GABA$_A$ 和 5-HT$_{1A}$受体
蜘蛛香(valerian jata-mansi)	缬草醚酯(valtrate)	调节下丘脑-垂体-肾上腺轴功能
延胡索	延胡索乙素(tetrahydropalmatine)	调节 GABA$_A$ 受体
白术	白术内酯Ⅰ及Ⅱ(atractylenolide Ⅰ and Ⅱ)	调节 GABA$_A$ 受体及其氯离子通道

卡瓦胡椒(piper methysticum L. Forster,Kava-kava)为南太平洋居民常用来缓解焦虑紧张情绪的一种草药,其主要活性成分是卡瓦内酯(kavalactones)。动物实验证实,卡瓦内酯和以其为主要成分的提取物均有抗焦虑作用。卡瓦内酯不仅可加强 GABA$_A$ 受体的功能,同时还可通过阻断钙通道抑制兴奋性神经递质的传递。卡瓦内酯也可减少 NE 的再摄取。

斯皮诺素(spinosin)是治疗失眠及情绪病常用中药酸枣仁的主要黄酮类化合物之一。研究发现,斯皮诺素在升高十字迷宫、旷场试验和亮/暗盒等大鼠焦虑模型中显示明显抗焦虑作用。其作用机制与 GABA$_A$ 和 5-HT$_{1A}$受体有关。

缬草醚酯(valtrate)是中药蜘蛛香的主要活性成分。在大鼠焦虑模型中,旷场试验及升高十字迷宫均显示缬草醚酯有抗焦虑作用,而大鼠血清中皮质酮的水平亦显著减少。因此缬草醚酯的抗焦虑作用可能与调节下丘脑-垂体-肾上腺轴(HPA)的功能有关。缬草醚酯亦可能作用于 BZDs 受体。

延胡索乙素(tetrahydropalmatine)是中药延胡索分离的活性成分。在大鼠高架十字迷宫测试中显示有显著抗焦虑作用,其机制可能与 GABA$_A$ 受体有关。

白术内酯Ⅰ(atractylenolide Ⅰ)和白术内酯Ⅱ(atractylenolide Ⅱ)是中药白术的石油醚提取物。白术内酯Ⅰ及白术内酯Ⅱ能作用于 GABA$_A$ 受体并具有调节 GABA 所诱导的氯化物电流(GABA-induced chloride currents)的能力。

从荷叶中分离出的碱性提取物具有镇静催眠和抗焦虑作用。崩大碗(centella asiatica,gotu kola)中的积雪草酸(又名亚细亚酸,asiatic acid)兼具抗焦虑和抗抑郁双重作用。茴香花(nigella sativa L.)种子的水提取物具有抗焦虑和增强运动的作用。熟地黄中的多糖、绞股蓝乙醇提取物、野菊花水提取物、甘草乙醇提取物、五味子酚类提取物、灯心草的去氢厄弗酚(dehydroeffusol)、绿茶中的茶氨酸(L-theanine)以及存在于多种草药中芥子酸(sinapic acid)也发现有抗焦虑作用。

临床试验发现,抑肝散(yokukansan)可明显减轻手术前焦虑但不诱发嗜睡。复方红景天口服液和红景天提取物以及墨西哥草药金英树(galphimia glauca)的标准提取物也可改善临床焦虑症状。另外传统中药方剂四逆散(shigyakusan)、小柴胡汤(sho-saiko-to)、加味逍遥散(kamishoyosan)和柴胡加龙骨牡蛎汤(saikokaryukotsuboreito)可改善动物的焦虑行为。

第三节 抗抑郁中药和复方

表 11-2 列出了几种抗抑郁中药的主要成分和作用机制。金丝桃在我国华北至华南地区均有生长,是抗抑郁草本植物的代表。20 世纪 80 年代中期,德国科学家首先发现,患有抑郁症的妇女服用金丝桃提取液后,其抑郁、焦虑、表情呆滞、反应迟钝和睡眠障碍等症状得到明显改善。随后一系列的动物和临床试验证实了金丝桃的抗抑郁疗效。但建议仅用于轻、中度抑郁症患者。金丝桃虽然含有十几种被认为与抗抑郁作用有关的成分,但目前认为,金丝桃素(hyperforin)和所含的类黄酮起主要作用。其抗抑郁作用的主要机制可能与抑制 5-HT、DA 和 NE 的再摄取有关,与目前单胺类再摄取抑制

剂的作用相似。金丝桃提取物也可抑制单胺氧化酶(MAO)的活性,又具有三环类抗抑郁剂的作用。另外,在上一节已提到,金丝桃提取物也可加强 GABA/BZDs 复合受体的功能。

表 11-2　几种抗抑郁中药主要成分和作用机制

中药名称	主要活性成分	可能作用机制
金丝桃(约翰草)	类黄酮(flavonoids),金丝桃素(hyperforin)	(1)抑制 5-HT,DA 和 NE 再摄取; (2)抑制 MAO; (3)加强 $GABA_A$/BZDs 受体复合物功能
芍药	总糖苷(total glycosides);芍药苷 paeoniflorin;芍药单萜苷(albiflorin)	(1)调节脑内皮质醇和脑源性神经营养因子(BDNF)的表达; (2)增加脑内 5-HT 含量; (3)调节下丘脑-垂体-肾上腺轴; (4)抑制 MAO
黄芩	黄芩苷(baicalin)	(1)上调海马区脑源性神经营养因子(BDNF)表达水平; (2)增加海马 5-HT、5-HIAA 和去甲肾上腺素的含量
远志	远志三萜皂苷-1(Yuanzhi-1);YZ-50	(1)对 5-HT、去甲肾上腺素和多巴胺转运蛋白具有高亲和力; (2)调节下丘脑-垂体-肾上腺轴; (3)调节海马 BDNF 表达水平
白芷	酸橙素烯醇(auraptenol)	调节 $5\text{-}HT_{1A}$ 受体
天麻	天麻素(gastrodin)	保护海马神经干细胞免受促炎细胞因子 IL-1β 的损害
五叶木通果实	常春藤皂苷(hederagenin)	抑制前额叶单胺类(5-HT,NE,DA)转运蛋白
姜黄	姜黄酮(turmerone)	抑制 MAO-A 活性
巴戟天	寡聚糖(oligosaccharides)	抗氧化
丹参	丹酚酸 B 镁盐(magnesium lithospermate B)	调节下丘脑-垂体-肾上腺轴
假马齿苋(baco-pamonnieri)	三萜皂苷类(triterpene saponins)	神经保护作用
人参	人参皂苷 Rb3(ginsenoside Rb3)	加强躯体感觉皮层神经元的电传导

　　芍药、黄芩和远志在临床上常用于缓解抑郁症状。动物实验显示,它们所含的一些成分,如芍药中总糖苷(total glycosides)、芍药苷(paeoniflorin)、芍药单萜苷(albiflorin)、黄芩苷(baicalin)、远志三萜皂苷-1(yuanzhi-1)和 YZ-50 具有明显的抗抑郁作用。这些提取物可能具有相同的药理机制,如增强脑内脑源性神经营养因子(BDNF)的表达,调节下丘脑-垂体-肾上腺轴功能,通过抑制转运蛋白增加脑内单胺类神经递质的水平等。

　　酸橙素烯醇(auraptenol)是中药白芷的主要活性成分。酸橙素烯醇可减少强迫游泳试验和悬尾试验中小鼠的绝望不动时间,其作用机制可能调节 $5\text{-}HT_{1A}$ 受体有关。

　　天麻素(gastrodin)主要存在于中药天麻中。与其他抗抑郁中药活性成分不同,天麻素不仅具有显著的抗抑郁作用,同时具有抗焦虑和增强学习和记忆的功能。这些作用可能与保护海马神经干细胞免受促炎细胞因子 IL-1β 的损害有关。

　　多个中药的提取物,包括姜黄、栀子、枳壳和厚朴的水提取物,栀子的乙醇提取物,延胡索总生物碱,以及槟榔和罗布麻的水乙醇混合提取物,在动物模型测试中,均显示出明显的抗抑郁作用。栀子的乙醇提取物甚至显示出快速抗抑郁作用。这些提取物的抗抑郁作用可能与抑制 MAO 活性有关,提示具有与三环类抗抑郁药相同的作用机制。

最近 10 年,大量基础和临床研究表明,众多中药方剂具有抗抑郁作用。传统方剂包括加味逍遥散、归脾汤、柴胡半夏厚朴汤、越鞠丸、小补心汤、小柴胡汤、四逆散、左金丸、百合地黄汤、柴胡加龙骨牡蛎汤、栀子厚朴汤、柴胡舒肝散、香苏散和柴胡桂枝干姜汤等。越鞠丸可能具有快速抗抑郁的效果。现代方剂包括开心解郁方、解郁除烦胶囊和舒郁方等。另外,疏肝解郁方用于老年抑郁症、参芪解郁方用于产后抑郁症以及五灵胶囊用于脑卒中后抑郁症等。

第四节 促智中药和复方

许多中药在改善认知功能和治疗痴呆症方面显示出良好效果,称之为促智药(nootropic agents)或抗记忆减退药(antiamnesic agents)。一些中药组分的促智药理机制已得到初步阐明。虽然痴呆发生的病理机制十分复杂,但前脑基底部 ACh 能神经元的大量丢失和脑内 ACh 功能的损伤是主要的病理特征之一。采用药物(如东莨菪碱)、神经毒素或手术损伤认知功能,是制作痴呆动物模型的常用手段。常用的神经毒素包括放线菌酮(RNA-蛋白翻译抑制剂)、对氯安非他命(5-HT 神经毒素)、β-淀粉样神经肽、乙醇和铝剂等。淀粉样前体蛋白(amyloid precursor protein,APP)转基因小鼠也是常用的一种痴呆动物模型。水迷宫、被动回避和放射迷宫等是测试中药促智作用的常用动物行为学模型。

中药改善认知功能的作用主要通过下列一个或多个机制:①抑制乙酰胆碱酯酶(AChE)和加强中枢乙酰胆碱(ACh)的功能;②抗氧化作用防止 β-淀粉样物质的生成;③保护由内源性神经毒(如兴奋性递质和 β-淀粉样神经肽等)引起的神经细胞死亡;④提高脑内神经生长因子的水平;⑤直接加强递质-受体的传递过程;⑥扩张脑血管,提高脑血流量及氧含量,改善脑代谢;⑦调节免疫炎症反应,减轻神经元损伤;⑧减轻脑区神经元病理改变(表 11-3)。

表 11-3 几种促智中药主要成分和作用机制

中药名称	主要活性成分	可能作用机制
千层塔	石杉碱甲(huperzine A)	抑制 AChE
石蒜科植物(如雪花莲)	加兰他敏(galanthamine)	抑制 AChE
银杏叶	标准提取物(EGb 761)	(1)抑制 AChE; (2)抑制 β-肾上腺素能受体; (3)对抗 GABAA 受体; (4)抗氧化和神经保护
人参属植物(包括人参、西洋参、三七和珠子参)	人参皂苷(ginsenosides)	(1)加强 ACh 合成; (2)抑制 β-淀粉样神经肽生成; (3)神经保护作用; (4)调节 ACh 和 GABA 传递; (5)调节下丘脑-垂体-肾上腺轴功能
五味子	水提取物	调节 ACh、5-HT$_2$、5-HT$_{1A}$ 和 GABA$_A$ 等受体
五味子	五味子酮(schisandrone)	(1)减少 APP 阳性细胞数量; (2)降低 Tau 蛋白磷酸化水平; (3)抗氧化; (4)维持神经细胞内钙稳态
五味子	五味子酚(schisanhenol)	(1)抗氧化; (2)降低 AChE 活性

续表

中药名称	主要活性成分	可能作用机制
五味子	五味子醇甲(schisandrin)	(1)改善脑组织病理形态; (2)增加突触素合成,降低突触核蛋白的表达
知母	知母皂苷(timosaponin)	(1)改善海马突触素蛋白丢失,增强突触的可塑性; (2)增加脑内 NA、DA、5-HT 含量; (3)减少 β-APP 阳性神经元
知母	知母皂苷元(sarsasapogenin)	(1)调节 M_1 和 M_2 受体的 mRNA 表达及稳定性; (2)调节上游信号通路,减少 β-淀粉样蛋白所致神经元突触损伤; (3)对抗皮层神经元凋亡细胞
葛根	葛根素(puerarin)	(1)增加海马锥体细胞数量; (2)增加神经营养因子 BDNF 表达; (3)抗氧化及对抗 β-淀粉样蛋白的神经毒性; (4)抑制脑内神经元凋亡
灵芝	灵芝多糖(Ganoderma lucidum Polysaccharide)	(1)增加突触素表达; (2)抗凋亡; (3)免疫调节,抑制 IL-6 表达; (4)减少 *c-fos* 基因表达
枸杞	多糖(polysaccharides)	(1)抗氧化和神经保护作用; (2)恢复脑缺血造成的神经损伤; (3)抑制细胞凋亡信号传递; (4)激活小胶质细胞和升高多种免疫因子
天麻	天麻素(gastrodin) 天麻苷元(HBA)	(1)抗氧化和神经保护作用; (2)抑制 β-淀粉样神经肽生成; (3)抑制 GABA 转移酶的活性
吴茱萸	去氢吴茱萸碱(dehydroevodiamine)	(1)抑制 AChE; (2)抑制 β-淀粉样物质生成; (3)保护神经细胞凋亡
钩藤	钩藤碱(rhynchophylline)	调节 M_1,5-HT_2 和 NMDA 受体
当归	阿魏酸(ferulic acid)	抗氧化和神经保护作用
侧柏叶	红松内酯(pinusolides)	抗氧化和神经保护作用
远志	提取物(BT-11)	(1)抑制 AChE; (2)神经保护作用; (3)加强神经生长因子的合成
黄芪	水提取物	(1)抑制 AChE; (2)抗氧化
续断	乙醇提取物	抗氧化和神经保护作用

续表

中药名称	主要活性成分	可能作用机制
何首乌	提取物	(1)抗氧化； (2)增加丘脑前核 5- HT_{2A} 受体； (3)改善血液流变学指标； (4)增加单胺氧化酶 MAO- B 的活性； (5)神经保护
蝶豆	水提取物	加强 ACh 合成
益智仁	提取物	(1)抗氧化； (2)增加大脑皮质乙酰胆碱转移酶(ChAT)活性； (3)抑制 AChE 活性。
丹参	乙醇提取物	(1)神经保护作用； (2)调节中枢 DA,NE 和 5- HT 系统功能

　　石杉碱甲(huperzine A)是我国神经药理学家在 80 年代首先在蕨类植物千层塔(又称金不换)中提取的一种生物碱。其药理性质在第七章中已做了介绍。一系列的生化和生理试验发现,石杉碱甲具有显著的 AChE 抑制作用,且其效能、作用持续时间和选择性均明显高于卡巴拉丁和多奈哌齐。不同的痴呆动物模型测试和一系列的临床试验进一步证实了石杉碱甲的认知改善作用。石杉碱甲目前已广泛用于老年性痴呆和其他认知功能障碍的治疗。最近我们的一项临床试验还发现,石杉碱甲作为辅助药物与抗精神病药物合用可明显改善难治性精神分裂症病人的认知功能和阴性症状。

　　与石杉碱甲作用相近的另一天然 AChE 抑制剂是加兰他敏(galanthamine)。其药理性质在第七章中已做了介绍。加兰他敏最初是从石蒜科植物(如雪花莲)中分离出的生物碱。加兰他敏还具有加强烟碱受体传递的功效。目前合成的加兰他敏也广泛用于轻、中度老年性痴呆症的治疗。

　　银杏是生长在我国的一种古老树种。其保健治疗作用最早见于《神农本草》,称"松黄(银杏别名)为诸药上品,久服松黄,好颜色,益气延年"。随后的《本草纲目》等许多药典均有记载。20 世纪 60 年代,我国学者首先发现,银杏叶提取物具有广泛的药理作用,其中对血管性痴呆症认知功能障碍的治疗效果尤为突出。随后国内外学者相继开展了一系列的动物实验,证实了银杏叶标准提取物 EGb 761 具有良好的认知改善功能。给动物口服 20~100mg/kg EGb 761 可明显改善由脑缺血所致的认知损伤以及由于衰老所致的认知减退。大量的临床试验进一步证实了银杏叶提取物在治疗老年性痴呆和其他认知功能障碍方面的潜在益处。各种银杏叶提取物制剂还广泛用于其他精神疾病的治疗,如作为辅助剂与氟哌丁醇合用治疗难治性精神分裂症等,并取得良好临床效果。除了抗氧化、神经保护和抑制 AChE 作用外,EGb 761 还具有抑制 β- 肾上腺素能受体和拮抗 $GABA_A$ 受体的作用。因此,银杏叶提取物的促智作用可能是通过多种药理机制实现的。

　　人参作为补益中药已广为人知。各种人参制剂也是目前世界上销量最大的保健品之一。事实上,五加科植物人参属(panax)下多个不同种(species)植物干燥根茎均具有相似的保健和药用功效,包括人参(*Panax ginseng*)、西洋参(*Panax quinquefolius*)、三七(*Panax notoginseng*)和珠子参(*Panax japonicus*,又称竹节人参)等。其中对人参(*Panax Ginseng*)的研究最为深入和广泛。人参的主要活性成分为人参皂苷(ginseng saponins,ginsenosides)。目前已分离和鉴定出 30 多种人参皂苷。人参皂苷和人参提取物具有广泛的生理和药理效应,其中以促智作用最为明显。大量的动物实验证明,多种人参皂苷和提取物可显著改善由衰老、脑缺血、神经毒素以及脑定位损毁所造成的认知功能减退和损伤。人参提取物也可降低由应激所致的焦虑状态。人参皂苷的促智作用可能与加强 ACh 合成、抑制 β- 淀粉样神经肽生成和神经保护作用有关。人参皂苷还调节 ACh 和 GABA 的传递以及一氧化氮（NO）的合成。下丘脑-垂体-肾上腺轴在人参皂苷的促智和降低焦虑作用中也扮演着重要角色。

五味子有宁心安神的功效。五味子水提取物广泛作用于 ACh、$5-HT_{1A}$、$5-HT_2$ 和 $GABA_A$ 等多种受体，改善认知功能，促进智力。这种多受体效应可能也是五味子同时具有镇静和安眠作用的药理学基础。同时五味子酮有抗氧化作用，减少 *APP* 转基因鼠神经干细胞 APP 阳性细胞数，减轻 Tau 蛋白的过度磷酸化，抑制 β-淀粉样物质诱导的神经元 Ca^{2+} 增加，维持细胞内钙稳态。五味子酚也具有抗氧化作用，降低 AChE 活性，改善血管性痴呆小鼠的学习记忆能力，对东莨菪碱诱导的痴呆小鼠学习记忆损伤具有保护作用。五味子醇甲能减轻 *APP/PS1* 双转基因痴呆小鼠脑组织病变的病理形态，通过提高突触素，降低突触核蛋白的表达而改善突触功能防治老年性痴呆的作用。

知母总皂苷能改善老年大鼠海马突触素蛋白的丢失，增加脑内单胺类递质的含量，抑制背海马和齿状回内 β-*APP* 阳性神经元的生成。知母的另一有效成分知母皂苷元，即菝葜皂苷元，能调节 M_1 和 M_2 受体蛋白密度，改善记忆功能。并可调控 PI3K/Akt 信号通路，减少 β-淀粉样蛋白引起的神经元突触损伤，并对谷氨酸引起的神经元细胞凋亡有抑制作用。

葛根具有升清阳、聪耳目的功效。现代研究认为葛根有较好的扩张心脑血管，增加心脑血管血流量的作用。葛根素对增加血管性痴呆模型大鼠海马锥体细胞数量，增加海马神经元 BDNF 表达，改善学习记忆功能。葛根素能提高阿尔茨海默病模型大鼠脑内神经元 Bcl-2 的表达，降低 Bax 表达，从而抑制 β-淀粉样肽引起的神经元细胞凋亡。另外，葛根素还有抗氧化作用，使 β-淀粉样多肽所致痴呆模型小鼠脑组织内的超氧化物歧化酶增加、丙二醛减少，提高小鼠学习记忆成绩。

灵芝具有补气安神的作用，其多糖可改善阿尔茨海默病大鼠学习记忆能力，减少神经元细胞的凋亡。多项研究发现灵芝多糖能改善 β-淀粉多肽所致痴呆模型大鼠海马 CA1 区神经元的退行性变化，降低 FasL 和 caspase-3 表达量，并降低痴呆模型大鼠海马组织 *c-fos* 基因表达，从而减少神经元细胞凋亡。另外灵芝多糖调节免疫炎症，减少记忆障碍模型大鼠海马组织的 IL-6 表达，提高大鼠水迷宫学习记忆能力。

从枸杞中分离出的多糖（polysaccharides）成分不仅具有促智和抗衰老作用，而且对青光眼和神经退行性病变也具有治疗功能。这些作用可能与多种机制有关，包括抗氧化和神经保护作用，恢复由脑缺血所造成的神经损伤以及抑制细胞凋亡信号的传递等。另外，枸杞多糖还具有激活小胶质细胞和升高多种免疫因子等神经免疫调节作用。

从天麻中分离出的天麻素（gastrodin）及其代谢产物天麻苷元（p-hydroxybenzyl alcohol，HBA）也具有改善记忆的作用，其机制可能与抗氧化和抑制 β-淀粉样神经肽生成有关。天麻素还可抑制 GABA 转移酶的活性。

多个中药成分具有抑制 AChE 和神经保护作用，包括从吴茱萸中分离出的去氢吴茱萸碱（dehydro evodiamine，DHED），当归中提取的阿魏酸（ferulic acid），侧柏叶中的红松内酯（pinusolides）以及远志中提取的 BT-11）等。钩藤碱（rhynchophylline）可直接调节 M_1、$5-HT_2$ 和 NMDA 受体的功能。另外，黄芪、蝶豆、续断、天麻、益智仁、钩藤、丹参和何首乌等多个中药提取物也具有促智作用，其主要药理机制也与抑制 AChE、加强 Ach 合成和神经保护有关。丹参的乙醇提取物除具有神经保护作用外，还调节中枢 DA、NE 和 5-HT 系统的功能。

多个中药复方也具有促智作用，包括补中益气汤、益气聪明汤、安神补心丸、地黄饮子、钩藤散、六味地黄丸、人参养荣汤、黄连解毒汤、小半夏汤和小柴胡汤等。

第五节　抗精神分裂症中药和复方

在抗精神病中药研究中，由我国著名神经精神药理学家金国章院士所发现的左旋千金藤啶碱（*L*-stepholidine，*L*-SPD）是一个代表（表 11-4）。

表 11-4　几种抗精神病中药主要成分和作用机制

中药名称	主要活性成份	可能作用机制
千金藤属植物	左旋千金藤啶碱(L-stepholidine,L-SPD)	双重 DA 受体调节作用:作为 D_1 受体拟似剂,加强内侧前额皮质的 DA 传导;作为 D_2 受体拮抗剂,抑制皮质下 DA 传导过度兴奋
石菖蒲	细辛醚(asarone)β-细辛醚(β-asarone)	(1)调节 D_1 和 D_2 受体;(2)拮抗 NMDA;(3)GABA 受体拟似样作用;(4)神经保护作用
仔榄树	可瑞明(corymine)	拮抗甘氨酸受体
绿心樟属植物	网脉番荔枝碱(reticuline)	加速 DA 代谢
远志	远志皂苷(polygalasaponins)	拮抗 5-HT 和 DA 受体

L-SPD 是四氢原小檗碱同类物(tetrahydroprotoberberines,THPBs)中的主要活性成分。因千金藤属(Stephania)植物中富含有 L-SPD 而得名。早期研究发现,THPBs 具有广泛的中枢受体效应,包括 DA、5-HT 和肾上腺素等多种受体亚型。其中以 L-SPD 与 D_1 和 D_2 受体的亲和力最高;L-SPD 与 5-HT_2 和 α_2 受体也有一定亲和力,但与其他受体几乎没有亲和力。更令人惊奇的是,L-SPD 是以拟似剂的形式作用于内侧前额皮层的 D_1 受体,而以拮抗剂的形式作用于皮质下(如中脑腹侧被盖-伏核通路)的 D_2 受体。病理研究已证实,精神分裂症的阳性症状,如妄想和幻觉等,主要是由于皮质下(如中脑被盖-边缘叶 DA 通路)的 D_2 受体功能过强所致;而阴性症状和认知损伤,如社会退缩、情感淡漠、注意力涣散等,则与内侧前额叶的 D_1 受体功能减退有关。根据这一病理机制推测,L-SPD 不仅对阳性症状具有治疗作用,而且对社会退缩等阴性症状和认知损伤可能也具有改善功能。而后者是难治性精神分裂症的主要原因。随后大量的动物和临床试验证实了 L-SPD 这一治疗特点。在动物模型中,L-SPD 不仅可以恢复由阿扑吗啡(apomorphine,APO)所致的脉冲前抑制的丧失和纠正由苯环己哌啶(phencyclidine,PCP)所致的过度活动等阳性行为,而且还可明显改善社会退缩等阴性症状和认知功能损伤。多项双盲、对照临床试验证实,L-SPD 在治疗精神分裂症病人的阳性和阴性症状方面,均具有显著作用,且临床疗效、反应潜伏期和副作用均优于现有的抗精神病药物,如氯氮平、舒必利和奋乃静等。

多个植物提取物和成分也具有抗精神病样作用,如石菖蒲的水提取物以及活性成分细辛醚(asarone)和 β-细辛醚(β-asarone),从生长于海南和东南亚一带的仔榄树中分离出的可瑞明(corymine),从巴西绿心樟属(ocotea)植物中分离出的网脉番荔枝碱(reticuline),以及从中药远志中提取的远志皂苷(polygalasaponins)等。细辛醚和 β-细辛醚除了可调节 D_1 和 D_2 受体外,还具有 GABA 受体的激动作用和 NMDA 受体的拮抗作用。β-细辛醚也具有神经保护功能。可瑞明可拮抗甘氨酸受体。网脉番荔枝碱可加速 DA 的代谢。而远志皂苷可同时拮抗 DA 和 5-HT 受体。

此外,有大量的中药制剂和复方作为辅助剂,用于治疗难治性精神分裂症。如银杏叶提取物和各种传统中药方剂与抗精神病药物合用可明显提高难治性和慢性精神分裂症的临床疗效。

最近有多项临床研究发现,中药复方抑肝散可作为辅助剂用于精神分裂症的治疗,在减轻患者过度兴奋和敌意症状方面有所帮助。药理研究发现,抑肝散是 D_2 及 5-HT_{1A} 部分激动剂与谷氨酸拮抗剂。另外,中药复方温胆汤亦常用于治疗精神分裂症,但机制未明。

第六节　抗癫痫中药和组方

抗癫痫药具有情感稳定作用,临床上常作为情感稳定剂(mood stabilizer)用于治疗双相障碍的躁狂症。癫痫模型也常用于双相障碍的研究。注射各种神经兴奋剂,如红藻氨酸(kainic acid)、戊四唑(pentylenetetrazole,PTZ)、氯化铁(ferric chloride)或硝酸毛果芸香碱(pilocarpine)等,可引起动物癫痫样发作,是制作癫痫动物模型的常用方法。通过预先埋置的电极反复刺激特定脑区(常为杏仁核)也可诱发动物持续抽搐,这一过程称为点燃(kindling)。杏仁核点燃也是制作癫痫模型的常用手段。动物癫痫模型试验表明,许多中药提取物、成分和组方具有抗癫痫效能。

中药抗癫痫的作用主要通过下列一个或多个机制实现:①调节调节神经递质,包括氨基酸类 γ-氨基丁酸(GABA)、谷氨酸(Glu)、甘氨酸(Gly)等,及单胺类神经递质多巴胺(DA)、去甲肾上腺素(NE)和 5-HT 等;②直接调控离子通道;③抑制脑神经细胞凋亡;④清除脑组织自由基;⑤抑制神经胶质细胞增生(表 11-5)。

表 11-5　几种抗癫痫病中药主要成分和作用机制

中药名称	主要活性成分	可能作用机制
天麻	天麻素(gastrodin)、香篮素(vanillin)	(1)减轻海马神经元病理改变; (2)减少星形胶质细胞增生; (3)减轻血管内皮细胞的损伤; (4)调节神经递质; (5)改变颞叶和海马区 Cx43 蛋白表达; (6)抗凋亡
石菖蒲	细辛醚(asarone) β-细辛醚(β-asarone)及其他提取物	(1)调控神经递质; (2)降低 NMDA 受体活性和表达; (3)清除自由基、神经保护; (4)减少神经细胞凋亡
柴胡	柴胡皂苷 A(saikosaponin A)	(1)抑制 NMDA 引起的神经兴奋; (2)调节离子通道; (3)降低多药耐药蛋白 P-糖蛋白
青羊参(cynanchum otophyllum)	甾体皂苷(otophyllosides)	(1)抑制海马兴奋性; (2)调节脑内单胺类、ACh 和 GABA

天麻是抗癫痫中药的代表。各种天麻提取物(如水、乙醇和乙醚等)和从天麻中分离出的天麻素(gastrodin)、香篮素(vanillin)具有明显的抗癫痫样效应,表现为减少由注射各种兴奋剂所引起的大鼠癫痫样行为,包括落水狗样颤抖(wet dog shakes)、爪部震颤和面部抽搐等,同时可减轻抽搐严重程度和缩短发作时间。天麻的抗癫痫作用与自由基清除和神经保护作用有关,也与调节细胞内各种蛋白激酶活性有关。天麻素能减轻戊四氮致痫大鼠脑部海马组织神经元坏死和变性,减少神经胶质细胞胶质原纤维酸性蛋白(glial fibrillary acid protein,GFAP)表达,及减轻血管内皮细胞损伤标记物 CD34的表达。天麻素还能激活海马区神经递质 GABA 和抑制 Glu 的活性与表达,降低大脑皮质的兴奋性,减轻癫痫的产生。同时,天麻素还能降低颞叶和海马区缝隙连接蛋白 Cx43 的含量,该蛋白主要由星形胶质细胞分泌,与癫痫发作密切相关。另外研究发现,天麻素能降低戊四氮致痫大鼠海马神经元caspase-3 表达,抑制神经元凋亡。

石菖蒲挥发油和水提物均能降低大鼠 Glu 表达,减少兴奋性氨基酸含量,达到降低惊厥的作用。石菖蒲 α-细辛醚抑制锂-匹罗卡品所诱发的癫痫大鼠海马区 GABA-T 酶活性,减少 GABA 降解,同时上调 GAD67 表达,增加 GABA 合成,加强 GABA 介导的癫痫抑制机制。α-细辛醚还可降低海马神经细胞表面 NMDA 受体基因表达,抑制癫痫发生。同时石菖蒲挥发油、去油水煎液、β-细辛醚均能拮抗大鼠皮质 NMDA 受体与其配体结合,降低神经兴奋。石菖蒲挥发油和水溶性成分能有效清除自由基、阻止过氧化物形成,减少一氧化氮(NO)的神经毒性。石菖蒲挥发油还能减少锂-匹罗卡品诱发癫痫大鼠脑内 c-fos 蛋白表达。

柴胡皂苷 A(saikosaponin A)能抑制 NMDA 诱发的海马神经元活化,调节 Na^+、K^+ 离子通道,抑制癫痫发生。研究还发现,柴胡皂苷 A 能降低锂-匹罗卡品所致的难治性癫痫模型大鼠脑内多药耐药蛋白(P-gp)的表达。另外体外细胞实验还发现,柴胡皂苷 A 能抑制 Glu 激活的星形胶质细胞 Ca^{2+} 升高和 IL-6 释放,抑制星形胶质细胞 IL-1β 和 TNF-α 的释放,这也是柴胡皂苷 A 抑制癫痫的机制之一。

青羊参为主要生长在我国西南地区的一种萝摩科植物。多种动物模型研究发现,存在于青羊参根部的甾体皂苷具有明显的抗癫痫样作用,这一作用可能与其多样的中枢作用有关,包括抑制海马的兴奋性、调节脑内单胺类、ACh 和 GABA 系统的功能等。

假马齿苋水提取物也具有抗抽搐作用,这一作用与抑制兴奋性氨基酸受体尤其是 NMDA 受体和加强谷氨酸神经递质代谢直接相关。此外,黄芩、防己、丹参和钩藤等也可拮抗兴奋性氨基酸受体和抑制其传递。因此,它们可能也具有抗癫痫的作用。

天麻钩藤饮、补阳还五汤、柴胡龙骨牡蛎汤和柴胡疏肝散等已用于临床癫痫病人的治疗,并取得良好的临床效果。由于抗癫痫药物常具有情感稳定作用,因此也可考虑抗癫痫中药作为情感稳定剂用于治疗双相情感障碍。

第七节　中药用于治疗合成精神药物副作用

由于大多数精神病患者需长期服用精神药物,因此与其他系统药物相比,精神药物的副作用显得更为突出和严重。许多患者因无法耐受药物副作用而中断治疗,从而导致复发和病情加重。有时精神药物的副作用甚至比疾病本身更加严重。因此如何减轻精神药物副作用,提高服药依从性,是精神科临床治疗的一大挑战。精神药物最常见副作用包括锥体外系症状(extrapyramidal symptoms)、代谢综合征(metabolic syndrome)和高泌乳素症等。过去数年,有越来越多的研究表明,中药治疗某些精神药物副作用具有良好效果。表 11-6 列出了一些常见副作用的中药治疗。

表 11-6　几种常见精神药物副作用的中药治疗

副作用	中药和中药方剂
体重增加	加味苓桂疏肝散,防风通圣散
运动障碍及迟发性运动障碍	葛根,抑肝散,加味逍遥散,左旋千金藤啶碱,南非钩麻(harpagophytum procumbens)
高泌乳素症	芍药甘草汤
闭经	五积散,芍药甘草汤
流涎	平胃散,莲子清心汤,缩泉散,五灵散
便秘	清热汤
胃肠紊乱	温胆汤,安神健脾饮
遗尿	加味缩泉丸,六味地黄丸
白细胞减少症	左归饮,加味当归补血汤

第八节　中药与西药相互作用

草药与西药相互作用(herb-drug interaction)是指当草药与药物合用时,有可能导致西药药动学和药效学的改变,从而影响疗效,甚至产生副作用和毒性。近年有越来越多患者在服用西药的同时,也服用各种中药制剂。在大量的中药治疗各种疾病的临床研究中,中药制剂也常作为辅助疗法与各种西药合用。因此中药和西药合用在我国人群中是一种普遍现象,已成为临床药理学研究中的一个重要课题。草药与药物在药动学方面的一个主要相互作用途径是通过细胞色素 P450 酶系统和运输 p-糖蛋白(p-glycoprotein)。由于大多数精神药物是经 P450 酶代谢,因此中药与精神西药的相互作用尤为明显。

最近的一项流行病学调查发现,有近36%的精神分裂症患者在服用抗精神病西药的同时,服用各种中药,包括单味中药和组方制剂,也包括各种动物和矿物类中药。最常合用的 5 种抗精神病西药为利培酮、氯氮平、喹硫平、氟哌啶醇和奥氮平等。有近61%的病人感觉,合用中药后症状和副作用得到改善;但也有 1/3 的病人未发现明显变化;更有近6%病人的病情恶化和副作用加重。说明合用中药对抗精神病药物临床疗效的影响可以是正面的,也可能是负面的。

在双相障碍病人中的另一项研究发现,在卡马西平剂量相近状态下,加味逍遥散和卡马西平合用26 周的病人,其卡马西平血浓度仅为单用卡马西平病人的42%,提示合用加味逍遥散可能加速卡马西平代谢,从而降低其血浓度。动物研究也发现,芍药、小柴胡汤、柴胡龙骨牡蛎汤和小青龙汤等也可改变卡马西平的吸收、蛋白结合率和代谢过程。绿茶可降低氯氮平的吸收。奋乃静与人参或槟榔一起服用,可引起头痛、震颤甚至躁狂发作等。另外还发现,一些常用于治疗精神疾病的中药,其有效成分或提取物能改变 CYP450 酶的活性,进而有可能影响经该酶代谢的精神药物在体内的代谢。表 11-7 列出这些中药及其主要成分和提取物对相关 CYP 酶的作用。由于对大多数中药和精神西药之间的相互作用了解甚少,因此临床上应特别注意中西药合用时不良事件的发生。

表 11-7　精神科常见中药有效成分或提取物对 CYP450 酶的影响

中药	成分或提取物	代谢酶	对底物的作用	受试对象
葛根	葛根素	1A2、2D6	抑制	人肝微粒体
	葛根总黄酮	2A2、2B1、2B2、2C11	诱导	大鼠
银杏	银杏内酯	3A23、3A2、3A18	诱导	大鼠
	银杏提取物	2C9、2A、1A2、1A1、2B1、3A、2C19、2E1	诱导	大鼠
五味子	五味子甲素	3A	抑制	
	五味子提取物	3A4	抑制	人肝微粒体
丹参	丹参酮	1A2、1A1、2B1	诱导	大鼠
		2E1	抑制	大鼠
	隐丹参酮	1A2	诱导	大鼠
黄芩	黄芩苷	2B6	诱导	小鼠
		1A1、2B1、2C11	诱导	
	黄芩素	1A1、3A4	诱导	HepG2 细胞
汉防己	汉防己碱	2C19	抑制	人肝微粒体
人参		2B1/2	抑制	大鼠
柴胡	水提物	CYP2E1、CYP1A2	抑制	大鼠

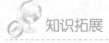 知识拓展

中药的多靶点作用机制

基础和临床试验表明,虽然中药和中药复方在改善精神症状方面起效可能不如西药迅速,但中

药可以很好地改善其它症状和减少副作用。我们最近的多项临床试验证实了这一点。如单独应用中药方剂治疗儿童青少年抽动症,其临床疗效与多巴胺 D_2 受体拮抗剂的泰必利相当,且减轻疲劳感和其它副反应。另两项试验发现,合用中药的抑郁症患者,其临床副反应事件也远比没有合用中药的患者低。中药的这些临床作用特点可能与多靶点作用机制有关。越来越多的研究表明,中药中含有的活性组分通过作用于多个靶点而共同发挥治疗作用,即系统生物学范畴的多靶点药物治疗。网络药理学(network pharmacology)是从多靶点的研究策略出发,将药物-靶点网络与生物系统网络相结合,为新药研发提供的一种新型研究策略。过去几年,网络药理学已开始应用于中药多靶点机制的探讨。对中药中的有效成分或复方中各组分的多环节、多靶点系统调节作用的探索,将成为未来中药精神药理学研究的一个重要方向。

本章小结和学习目标:

【掌握】
1. 金丝桃抗抑郁作用的主要成分和药理机制。
2. 千层塔及其石杉碱甲促智作用的药理机制。
3. 左旋千金藤啶碱(*L*-stepholidine)抗精神障碍的药理特点。
4. 草药和西药相互作用和临床意义。

【熟悉】　具有抗焦虑、抗抑郁、抗精神分裂症、促智和抗癫痫作用的主要中药和复方及其精神药理机制和临床应用。

【了解】　中药治疗精神药物所引起的副作用;中药-西药相互作用现象。

思考题:

1. 寻找治疗精神疾病中药的途径和行为药理研究方法有哪些?
2. 常用抗焦虑、抗抑郁、抗精神分裂症、抗癫痫和促智中药及复方有哪些?
3. 金丝桃抗抑郁作用和传统抗抑郁药物的药理机制有何不同?
4. 左旋千金藤啶碱(*L*-stepholidine)的精神药理作用有何特点?
5. 中药和西药主要通过什么机制而相互影响?有何临床意义?

(张樟进　杨颖辉　陈海勇)

附录一

精神药品品种目录（2013年版）

第 一 类

序号	中文名	英文名	CAS号	备注
1	布苯丙胺	Brolamfetamine	64638-07-9	DOB
2	卡西酮	Cathinone	71031-15-7	
3	二乙基色胺	3-[2-(Diethylamino)ethyl]indole	7558-72-7	DET
4	二甲氧基安非他明	(±)-2,5-Dimethoxy-*alpha*-methylphenethylamine	2801-68-5	DMA
5	（1,2-二甲基庚基）羟基四氢甲基二苯吡喃	3-(1,2-dimethylheptyl)-7,8,9,10-tetrahydro-6,6,9-trimethyl-*6H*dibenzo[*b,d*]pyran-1-ol	32904-22-6	DMHP
6	二甲基色胺	3-[2-(Dimethylamino)ethyl]indole	61-50-7	DMT
7	二甲氧基乙基安非他明	(±)-4-ethyl-2,5-dimethoxy-α-methylphenethylamine	22139-65-7	DOET
8	乙环利定	Eticyclidine	2201-15-2	PCE
9	乙色胺	Etryptamine	2235-90-7	
10	羟芬胺	(±)-N-[alpha-methyl-3,4-(methylenedioxy)phenethyl]hydroxylamine	74698-47-8	N-hydroxy MDA
11	麦角二乙胺	(+)-Lysergide	50-37-3	LSD
12	乙芬胺	(±)-N-ethyl-alpha-methyl-3,4-(methylenedioxy)phenethylamine	82801-81-8	N-ethyl MDA
13	二亚甲基双氧安非他明	(±)-N,alpha-dimethyl-3,4-(methylene-dioxy)phenethylamine	42542-10-9	MDMA
14	麦司卡林	Mescaline	54-04--6	

序号	中文名	英文名	CAS 号	备注
15	甲卡西酮	Methcathinone	5650-44-2（右 旋 体）,49656-78-2（右旋体盐酸盐）,112117-24-5（左旋体）,66514-93-0（左旋体盐酸盐）	
16	甲米雷司	4-Methylaminorex	3568-94-3	
17	甲羟芬胺	5-methoxy-α-methyl-3,4-(methylenedioxy)phenethylamine	13674-05-0	MMDA
18	4-甲基硫基安非他明	4-Methylthioamfetamine	14116-06-4	
19	六氢大麻酚	Parahexyl	117-51-1	
20	副甲氧基安非他明	P-methoxy-alpha-methylphenethylamine	64-13-1	PMA
21	赛洛新	Psilocine	520-53-6	
22	赛洛西宾	Psilocybine	520-52-5	
23	咯环利定	Rolicyclidine	2201-39-0	PHP
24	二甲氧基甲苯异丙胺	2,5-Dimethoxy-alpha,4-dimethylphenethylamine	15588-95-1	STP
25	替苯丙胺	Tenamfetamine	4764-17-4	MDA
26	替诺环定	Tenocyclidine	21500-98-1	TCP
27	四氢大麻酚	Tetrahydrocannabinol		包括同分异构体及其立体化学变体
28	三甲氧基安非他明	(±)-3,4,5-Trimethoxy-alpha-methylphenethylamine	1082-88-8	TMA
29	苯丙胺	Amfetamine	300-62-9	
30	氨奈普汀	Amineptine	57574-09-1	
31	2,5-二甲氧基-4-溴苯乙胺	4-Bromo-2,5-dimethoxyphenethylamine	66142-81-2	2-CB
32	右苯丙胺	Dexamfetamine	51-64-9	
33	屈大麻酚	Dronabinol	1972-08-3	δ-9-四氢大麻酚及其立体化学异构体
34	芬乙茶碱	Fenetylline	3736-08-1	
35	左苯丙胺	Levamfetamine	156-34-3	
36	左甲苯丙胺	Levomethamfetamine	33817-09-3	
37	甲氯喹酮	Mecloqualone	340-57-8	

序号	中文名	英文名	CAS 号	备注
38	去氧麻黄碱	Metamfetamine	537-46-2	
39	去氧麻黄碱外消旋体	Metamfetamine Racemate	7632-10-2	
40	甲喹酮	Methaqualone	72-44-6	
41	哌甲酯*	Methylphenidate	113-45-1	
42	苯环利定	Phencyclidine	77-10-1	PCP
43	芬美曲秦	Phenmetrazine	134-49-6	
44	司可巴比妥*	Secobarbital	76-73-3	
45	齐培丙醇	Zipeprol	34758-83-3	
46	安非拉酮	Amfepramone	90-84-6	
47	苄基哌嗪	Benzylpiperazine	2759-28-6	BZP
48	丁丙诺啡*	Buprenorphine	52485-79-7	
49	1-丁基-3-(1-萘甲酰基)吲哚	1-Butyl-3-(1-naphthoyl)indole	208987-48-8	JWH-073
50	恰特草	Catha edulis Forssk		Khat
51	2,5-二甲氧基-4-碘苯乙胺	2,5-Dimethoxy-4-iodophenethyl-amine	69587-11-7	2C-I
52	2,5-二甲氧基苯乙胺	2,5-Dimethoxyphenethylamine	3600-86-0	2C-H
53	二甲基安非他明	Dimethylamfetamine	4075-96-1	
54	依他喹酮	Etaqualone	7432-25-9	
55	[1-(5-氟戊基)-1H-吲哚-3-基](2-碘苯基)甲酮	(1-(5-Fluoropentyl)-3-(2-iodo-benzoyl)indole)	335161-03-0	AM-694
56	1-(5-氟戊基)-3-(1-萘甲酰基)-1H-吲哚	1-(5-Fluoropentyl)-3-(1-naph-thoyl)indole	335161-24-5	AM-2201
57	γ-羟丁酸*	Gamma-hydroxybutyrate	591-81-1	GHB
58	氯胺酮*	Ketamine	6740-88-1	
59	马吲哚*	Mazindol	22232-71-9	
60	2-(2-甲氧基苯基)-1-(1-戊基-1H-吲哚-3-基)乙酮	2-(2-Methoxyphenyl)-1-(1-pen-tyl-1H-indol-3-yl)ethanone	864445-43-2	JWH-250
61	亚甲基二氧吡咯戊酮	Methylenedioxypyrovalerone	687603-66-3	MDPV
62	4-甲基乙卡西酮	4-Methylethcathinone	1225617-18-4	4-MEC
63	4-甲基甲卡西酮	4-Methylmethcathinone	5650-44-2	4-MMC

序号	中文名	英文名	CAS 号	备注
64	3,4-亚甲二氧基甲卡西酮	3, 4-Methylenedioxy-N-methyl-cathinone	186028-79-5	Methylone
65	莫达非尼	Modafinil	68693-11-8	
66	1-戊基-3-(1-萘甲酰基)吲哚	1-Pentyl-3-(1-naphthoyl)indole	209414-07-3	JWH-018
67	他喷他多	Tapentadol	175591-23-8	
68	三唑仑*	Triazolam	28911-01-5	

第 二 类

序号	中文名	英文名	CAS 号	备注
1	异戊巴比妥*	Amobarbital	57-43-2	
2	布他比妥	Butalbital	77-26-9	
3	去甲伪麻黄碱	Cathine	492-39-7	
4	环己巴比妥	Cyclobarbital	52-31-3	
5	氟硝西泮	Flunitrazepam	1622-62-4	
6	格鲁米特*	Glutethimide	77-21-4	
7	喷他佐辛*	Pentazocine	55643-30-6	
8	戊巴比妥*	Pentobarbital	76-74-4	
9	阿普唑仑*	Alprazolam	28981-97-7	
10	阿米雷司	Aminorex	2207-50-3	
11	巴比妥*	Barbital	57-44-3	
12	苄非他明	Benzfetamine	156-08-1	
13	溴西泮	Bromazepam	1812-30-2	
14	溴替唑仑	Brotizolam	57801-81-7	
15	丁巴比妥	Butobarbital	77-28-1	
16	卡马西泮	Camazepam	36104-80-0	
17	氯氮草	Chlordiazepoxide	58-25-3	
18	氯巴占	Clobazam	22316-47-8	
19	氯硝西泮*	Clonazepam	1622-61-3	
20	氯拉草酸	Clorazepate	23887-31-2	
21	氯噻西泮	Clotiazepam	33671-46-4	
22	氯噁唑仑	Cloxazolam	24166-13-0	
23	地洛西泮	Delorazepam	2894-67-9	
24	地西泮*	Diazepam	439-14-5	

序号	中文名	英文名	CAS 号	备注
25	艾司唑仑*	Estazolam	29975-16-4	
26	乙氯维诺	Ethchlorvynol	113-18-8	
27	炔己蚁胺	Ethinamate	126-52-3	
28	氯氟䓬乙酯	Ethyl Loflazepate	29177-84-2	
29	乙非他明	Etilamfetamine	457-87-4	
30	芬坎法明	Fencamfamin	1209-98-9	
31	芬普雷司	Fenproporex	16397-28-7	
32	氟地西泮	Fludiazepam	3900-31-0	
33	氟西泮*	Flurazepam	17617-23-1	
34	哈拉西泮	Halazepam	23092-17-3	
35	卤沙唑仑	Haloxazolam	59128-97-1	
36	凯他唑仑	Ketazolam	27223-35-4	
37	利非他明	Lefetamine	7262-75-1	SPA
38	氯普唑仑	Loprazolam	61197-73-7	
39	劳拉西泮*	Lorazepam	846-49-1	
40	氯甲西泮	Lormetazepam	848-75-9	
41	美达西泮	Medazepam	2898-12-6	
42	美芬雷司	Mefenorex	17243-57-1	
43	甲丙氨酯*	Meprobamate	57-53-4	
44	美索卡	Mesocarb	34262-84-5	
45	甲苯巴比妥	Methylphenobarbital	115-38-8	
46	甲乙哌酮	Methyprylon	125-64-4	
47	咪达唑仑*	Midazolam	59467-70-8	
48	尼美西泮	Nimetazepam	2011-67-8	
49	硝西泮*	Nitrazepam	146-22-5	
50	去甲西泮	Nordazepam	1088-11-5	
51	奥沙西泮*	Oxazepam	604-75-1	
52	奥沙唑仑	Oxazolam	24143-17-7	
53	匹莫林*	Pemoline	2152-34-3	
54	苯甲曲秦	Phendimetrazine	634-03-7	
55	苯巴比妥*	Phenobarbital	50-06-6	
56	芬特明	Phentermine	122-09-8	
57	匹那西泮	Pinazepam	52463-83-9	
58	哌苯甲醇	Pipradrol	467-60-7	
59	普拉西泮	Prazepam	2955-38-6	

序号	中文名	英文名	CAS 号	备注
60	吡咯戊酮	Pyrovalerone	3563-49-3	
61	仲丁比妥	Secbutabarbital	125-40-6	
62	替马西泮	Temazepam	846-50-4	
63	四氢西泮	Tetrazepam	10379-14-3	
64	乙烯比妥	Vinylbital	2430-49-1	
65	唑吡坦*	Zolpidem	82626-48-0	
66	阿洛巴比妥	Allobarbital	58-15-1	
67	丁丙诺啡透皮贴剂*	Buprenorphine Transdermal patch		
68	布托啡诺及其注射剂*	Butorphanol and its injection	42408-82-2	
69	咖啡因*	Caffeine	58-08-2	
70	安钠咖*	Caffeine Sodium Benzoate	CNB	
71	右旋芬氟拉明	Dexfenfluramine	3239-44-9	
72	地佐辛及其注射剂*	Dezocine and Its Injection	53648-55-8	
73	麦角胺咖啡因片*	Ergotamine and Caffeine Tablet	379-79-3	
74	芬氟拉明	Fenfluramine	458-24-2	
75	呋芬雷司	Furfennorex	3776-93-0	
76	纳布啡及其注射剂	Nalbuphine and its injection	20594-83-6	
77	氨酚氢可酮片*	Paracetamol and Hydrocodone Bitartrate Tablet		
78	丙己君	Propylhexedrine	101-40-6	
79	曲马多*	Tramadol	27203-92-5	
80	扎来普隆*	Zaleplon	151319-34-5	
81	佐匹克隆	Zopiclone	43200-80-2	

注:1. 上述品种包括其可能存在的盐和单方制剂(除非另有规定)。

2. 上述品种包括其可能存在的异构体(除非另有规定)。

3. 品种目录有 * 的精神药品为我国生产及使用的品种。

附录二

麻醉药品和精神药品管理条例

（中华人民共和国国务院令第442号）

《麻醉药品和精神药品管理条例》已经2005年7月26日国务院第100次常务会议通过，现予公布，自2005年11月1日起施行。

总理：温家宝

二〇〇五年八月三日

第一章 总 则

第一条 为加强麻醉药品和精神药品的管理，保证麻醉药品和精神药品的合法、安全、合理使用，防止流入非法渠道，根据药品管理法和其他有关法律的规定，制定本条例。

第二条 麻醉药品药用原植物的种植，麻醉药品和精神药品的实验研究、生产、经营、使用、储存、运输等活动以及监督管理，适用本条例。

麻醉药品和精神药品的进出口依照有关法律的规定办理。

第三条 本条例所称麻醉药品和精神药品，是指列入麻醉药品目录、精神药品目录（以下称目录）的药品和其他物质。精神药品分为第一类精神药品和第二类精神药品。

目录由国务院药品监督管理部门会同国务院公安部门、国务院卫生主管部门制定、调整并公布。

上市销售但尚未列入目录的药品和其他物质或者第二类精神药品发生滥用，已经造成或者可能造成严重社会危害的，国务院药品监督管理部门会同国务院公安部门、国务院卫生主管部门应当及时将该药品和该物质列入目录或者将该第二类精神药品调整为第一类精神药品。

第四条 国家对麻醉药品药用原植物以及麻醉药品和精神药品实行管制。除本条例另有规定的外，任何单位、个人不得进行麻醉药品药用原植物的种植以及麻醉药品和精神药品的实验研究、生产、经营、使用、储存、运输等活动。

第五条 国务院药品监督管理部门负责全国麻醉药品和精神药品的监督管理工作，并会同国务院农业主管部门对麻醉药品药用原植物实施监督管理。国务院公安部门负责对造成麻醉药品药用原植物、麻醉药品和精神药品流入非法渠道的行为进行查处。国务院其他有关主管部门在各自的职责范围内负责与麻醉药品和精神药品有关的管理工作。

省、自治区、直辖市人民政府药品监督管理部门负责本行政区域内麻醉药品和精神药品的监督管理工作。县级以上地方公安机关负责对本行政区域内造成麻醉药品和精神药品流入非法渠道的行为进行查处。县级以上地方人民政府其他有关主管部门在各自的职责范围内负责与麻醉药品和精神药品有关的管理工作。

第六条 麻醉药品和精神药品生产、经营企业和使用单位可以依法参加行业协会。行业协会应当加强行业自律管理。

第二章 种植、实验研究和生产

第七条 国家根据麻醉药品和精神药品的医疗、国家储备和企业生产所需原料的需要确定需求总量，对麻醉药品药用原植物的种植、麻醉药品和精神药品的生产实行总量控制。

国务院药品监督管理部门根据麻醉药品和精神药品的需求总量制定年度生产计划。

国务院药品监督管理部门和国务院农业主管部门根据麻醉药品年度生产计划，制定麻醉药品药用原植物年度种植计划。

第八条 麻醉药品药用原植物种植企业应当根据年度种植计划，种植麻醉药品药用原植物。

麻醉药品药用原植物种植企业应当向国务院药品监督管理部门和国务院农业主管部门定期报告种植情况。

第九条 麻醉药品药用原植物种植企业由国务院药品监督管理部门和国务院农业主管部门共同确定，其他单位和个人不得种植麻醉药品药用原植物。

第十条 开展麻醉药品和精神药品实验研究活动应当具备下列条件，并经国务院药品监督管理部门批准：

（一）以医疗、科学研究或者教学为目的；

（二）有保证实验所需麻醉药品和精神药品安全的措施和管理制度；

（三）单位及其工作人员 2 年内没有违反有关禁毒的法律、行政法规规定的行为。

第十一条 麻醉药品和精神药品的实验研究单位申请相关药品批准证明文件，应当依照药品管理法的规定办理；需要转让研究成果的，应当经国务院药品监督管理部门批准。

第十二条 药品研究单位在普通药品的实验研究过程中，产生本条例规定的管制品种的，应当立即停止实验研究活动，并向国务院药品监督管理部门报告。国务院药品监督管理部门应当根据情况，及时作出是否同意其继续实验研究的决定。

第十三条 麻醉药品和第一类精神药品的临床试验，不得以健康人为受试对象。

第十四条 国家对麻醉药品和精神药品实行定点生产制度。

国务院药品监督管理部门应当根据麻醉药品和精神药品的需求总量，确定麻醉药品和精神药品定点生产企业的数量和布局，并根据年度需求总量对数量和布局进行调整、公布。

第十五条 麻醉药品和精神药品的定点生产企业应当具备下列条件：

（一）有药品生产许可证；

（二）有麻醉药品和精神药品实验研究批准文件；

（三）有符合规定的麻醉药品和精神药品生产设施、储存条件和相应的安全管理设施；

（四）有通过网络实施企业安全生产管理和向药品监督管理部门报告生产信息的能力；

（五）有保证麻醉药品和精神药品安全生产的管理制度；

（六）有与麻醉药品和精神药品安全生产要求相适应的管理水平和经营规模；

（七）麻醉药品和精神药品生产管理、质量管理部门的人员应当熟悉麻醉药品和精神药品管理以及有关禁毒的法律、行政法规；

（八）没有生产、销售假药、劣药或者违反有关禁毒的法律、行政法规规定的行为；

（九）符合国务院药品监督管理部门公布的麻醉药品和精神药品定点生产企业数量和布局的要求。

第十六条 从事麻醉药品、第一类精神药品生产以及第二类精神药品原料药生产的企业，应当经所在地省、自治区、直辖市人民政府药品监督管理部门初步审查，由国务院药品监督管理部门批准；从事第二类精神药品制剂生产的企业，应当经所在地省、自治区、直辖市人民政府药品监督管理部门批准。

第十七条 定点生产企业生产麻醉药品和精神药品，应当依照药品管理法的规定取得药品批准文号。

国务院药品监督管理部门应当组织医学、药学、社会学、伦理学和禁毒等方面的专家成立专家组，由专家组对申请首次上市的麻醉药品和精神药品的社会危害性和被滥用的可能性进行评价，并提出是否批准的建议。

未取得药品批准文号的，不得生产麻醉药品和精神药品。

第十八条　发生重大突发事件，定点生产企业无法正常生产或者不能保证供应麻醉药品和精神药品时，国务院药品监督管理部门可以决定其他药品生产企业生产麻醉药品和精神药品。

重大突发事件结束后，国务院药品监督管理部门应当及时决定前款规定的企业停止麻醉药品和精神药品的生产。

第十九条　定点生产企业应当严格按照麻醉药品和精神药品年度生产计划安排生产，并依照规定向所在地省、自治区、直辖市人民政府药品监督管理部门报告生产情况。

第二十条　定点生产企业应当依照本条例的规定，将麻醉药品和精神药品销售给具有麻醉药品和精神药品经营资格的企业或者依照本条例规定批准的其他单位。

第二十一条　麻醉药品和精神药品的标签应当印有国务院药品监督管理部门规定的标志。

第三章　经　　营

第二十二条　国家对麻醉药品和精神药品实行定点经营制度。

国务院药品监督管理部门应当根据麻醉药品和第一类精神药品的需求总量，确定麻醉药品和第一类精神药品的定点批发企业布局，并应当根据年度需求总量对布局进行调整、公布。

药品经营企业不得经营麻醉药品原料药和第一类精神药品原料药。但是，供医疗、科学研究、教学使用的小包装的上述药品可以由国务院药品监督管理部门规定的药品批发企业经营。

第二十三条　麻醉药品和精神药品定点批发企业除应当具备药品管理法第十五条规定的药品经营企业的开办条件外，还应当具备下列条件：

（一）有符合本条例规定的麻醉药品和精神药品储存条件；

（二）有通过网络实施企业安全管理和向药品监督管理部门报告经营信息的能力；

（三）单位及其工作人员 2 年内没有违反有关禁毒的法律、行政法规规定的行为；

（四）符合国务院药品监督管理部门公布的定点批发企业布局。

麻醉药品和第一类精神药品的定点批发企业，还应当具有保证供应责任区域内医疗机构所需麻醉药品和第一类精神药品的能力，并具有保证麻醉药品和第一类精神药品安全经营的管理制度。

第二十四条　跨省、自治区、直辖市从事麻醉药品和第一类精神药品批发业务的企业（以下称全国性批发企业），应当经国务院药品监督管理部门批准；在本省、自治区、直辖市行政区域内从事麻醉药品和第一类精神药品批发业务的企业（以下称区域性批发企业），应当经所在地省、自治区、直辖市人民政府药品监督管理部门批准。

专门从事第二类精神药品批发业务的企业，应当经所在地省、自治区、直辖市人民政府药品监督管理部门批准。

全国性批发企业和区域性批发企业可以从事第二类精神药品批发业务。

第二十五条　全国性批发企业可以向区域性批发企业，或者经批准可以向取得麻醉药品和第一类精神药品使用资格的医疗机构以及依照本条例规定批准的其他单位销售麻醉药品和第一类精神药品。

全国性批发企业向取得麻醉药品和第一类精神药品使用资格的医疗机构销售麻醉药品和第一类精神药品，应当经医疗机构所在地省、自治区、直辖市人民政府药品监督管理部门批准。

国务院药品监督管理部门在批准全国性批发企业时，应当明确其所承担供药责任的区域。

第二十六条　区域性批发企业可以向本省、自治区、直辖市行政区域内取得麻醉药品和第一类精神药品使用资格的医疗机构销售麻醉药品和第一类精神药品;由于特殊地理位置的原因,需要就近向其他省、自治区、直辖市行政区域内取得麻醉药品和第一类精神药品使用资格的医疗机构销售的,应当经国务院药品监督管理部门批准。

省、自治区、直辖市人民政府药品监督管理部门在批准区域性批发企业时,应当明确其所承担供药责任的区域。

区域性批发企业之间因医疗急需、运输困难等特殊情况需要调剂麻醉药品和第一类精神药品的,应当在调剂后2日内将调剂情况分别报所在地省、自治区、直辖市人民政府药品监督管理部门备案。

第二十七条　全国性批发企业应当从定点生产企业购进麻醉药品和第一类精神药品。

区域性批发企业可以从全国性批发企业购进麻醉药品和第一类精神药品;经所在地省、自治区、直辖市人民政府药品监督管理部门批准,也可以从定点生产企业购进麻醉药品和第一类精神药品。

第二十八条　全国性批发企业和区域性批发企业向医疗机构销售麻醉药品和第一类精神药品,应当将药品送至医疗机构。医疗机构不得自行提货。

第二十九条　第二类精神药品定点批发企业可以向医疗机构、定点批发企业和符合本条例第三十一条规定的药品零售企业以及依照本条例规定批准的其他单位销售第二类精神药品。

第三十条　麻醉药品和第一类精神药品不得零售。

禁止使用现金进行麻醉药品和精神药品交易,但是个人合法购买麻醉药品和精神药品的除外。

第三十一条　经所在地设区的市级药品监督管理部门批准,实行统一进货、统一配送、统一管理的药品零售连锁企业可以从事第二类精神药品零售业务。

第三十二条　第二类精神药品零售企业应当凭执业医师出具的处方,按规定剂量销售第二类精神药品,并将处方保存2年备查;禁止超剂量或者无处方销售第二类精神药品;不得向未成年人销售第二类精神药品。

第三十三条　麻醉药品和精神药品实行政府定价,在制定出厂和批发价格的基础上,逐步实行全国统一零售价格。具体办法由国务院价格主管部门制定。

第四章　使　　用

第三十四条　药品生产企业需要以麻醉药品和第一类精神药品为原料生产普通药品的,应当向所在地省、自治区、直辖市人民政府药品监督管理部门报送年度需求计划,由省、自治区、直辖市人民政府药品监督管理部门汇总报国务院药品监督管理部门批准后,向定点生产企业购买。

药品生产企业需要以第二类精神药品为原料生产普通药品的,应当将年度需求计划报所在地省、自治区、直辖市人民政府药品监督管理部门,并向定点批发企业或者定点生产企业购买。

第三十五条　食品、食品添加剂、化妆品、油漆等非药品生产企业需要使用咖啡因作为原料的,应当经所在地省、自治区、直辖市人民政府药品监督管理部门批准,向定点批发企业或者定点生产企业购买。

科学研究、教学单位需要使用麻醉药品和精神药品开展实验、教学活动的,应当经所在地省、自治区、直辖市人民政府药品监督管理部门批准,向定点批发企业或者定点生产企业购买。

需要使用麻醉药品和精神药品的标准品、对照品的,应当经所在地省、自治区、直辖市人民政府药品监督管理部门批准,向国务院药品监督管理部门批准的单位购买。

第三十六条　医疗机构需要使用麻醉药品和第一类精神药品的,应当经所在地设区的市级人民政府卫生主管部门批准,取得麻醉药品、第一类精神药品购用印鉴卡(以下称印鉴卡)。医疗机构应当凭印鉴卡向本省、自治区、直辖市行政区域内的定点批发企业购买麻醉药品和第一类精神药品。

设区的市级人民政府卫生主管部门发给医疗机构印鉴卡时,应当将取得印鉴卡的医疗机构情况抄送所在地设区的市级药品监督管理部门,并报省、自治区、直辖市人民政府卫生主管部门备案。省、自治区、直辖市人民政府卫生主管部门应当将取得印鉴卡的医疗机构名单向本行政区域内的定点批发企业通报。

第三十七条　医疗机构取得印鉴卡应当具备下列条件：

（一）有专职的麻醉药品和第一类精神药品管理人员；

（二）有获得麻醉药品和第一类精神药品处方资格的执业医师；

（三）有保证麻醉药品和第一类精神药品安全储存的设施和管理制度。

第三十八条　医疗机构应当按照国务院卫生主管部门的规定，对本单位执业医师进行有关麻醉药品和精神药品使用知识的培训、考核，经考核合格的，授予麻醉药品和第一类精神药品处方资格。执业医师取得麻醉药品和第一类精神药品的处方资格后，方可在本医疗机构开具麻醉药品和第一类精神药品处方，但不得为自己开具该种处方。

医疗机构应当将具有麻醉药品和第一类精神药品处方资格的执业医师名单及其变更情况，定期报送所在地设区的市级人民政府卫生主管部门，并抄送同级药品监督管理部门。

医务人员应当根据国务院卫生主管部门制定的临床应用指导原则，使用麻醉药品和精神药品。

第三十九条　具有麻醉药品和第一类精神药品处方资格的执业医师，根据临床应用指导原则，对确需使用麻醉药品或者第一类精神药品的患者，应当满足其合理用药需求。在医疗机构就诊的癌症疼痛患者和其他危重患者得不到麻醉药品或者第一类精神药品时，患者或者其亲属可以向执业医师提出申请。具有麻醉药品和第一类精神药品处方资格的执业医师认为要求合理的，应当及时为患者提供所需麻醉药品或者第一类精神药品。

第四十条　执业医师应当使用专用处方开具麻醉药品和精神药品，单张处方的最大用量应当符合国务院卫生主管部门的规定。

对麻醉药品和第一类精神药品处方，处方的调配人、核对人应当仔细核对，签署姓名，并予以登记；对不符合本条例规定的，处方的调配人、核对人应当拒绝发药。

麻醉药品和精神药品专用处方的格式由国务院卫生主管部门规定。

第四十一条　医疗机构应当对麻醉药品和精神药品处方进行专册登记，加强管理。麻醉药品处方至少保存3年，精神药品处方至少保存2年。

第四十二条　医疗机构抢救病人急需麻醉药品和第一类精神药品而本医疗机构无法提供时，可以从其他医疗机构或者定点批发企业紧急借用；抢救工作结束后，应当及时将借用情况报所在地设区的市级药品监督管理部门和卫生主管部门备案。

第四十三条　对临床需要而市场无供应的麻醉药品和精神药品，持有医疗机构制剂许可证和印鉴卡的医疗机构需要配制制剂的，应当经所在地省、自治区、直辖市人民政府药品监督管理部门批准。医疗机构配制的麻醉药品和精神药品制剂只能在本医疗机构使用，不得对外销售。

第四十四条　因治疗疾病需要，个人凭医疗机构出具的医疗诊断书、本人身份证明，可以携带单张处方最大用量以内的麻醉药品和第一类精神药品；携带麻醉药品和第一类精神药品出入境的，由海关根据自用、合理的原则放行。

医务人员为了医疗需要携带少量麻醉药品和精神药品出入境的，应当持有省级以上人民政府药品监督管理部门发放的携带麻醉药品和精神药品证明。海关凭携带麻醉药品和精神药品证明放行。

第四十五条　医疗机构、戒毒机构以开展戒毒治疗为目的，可以使用美沙酮或者国家确定的其他用于戒毒治疗的麻醉药品和精神药品。具体管理办法由国务院药品监督管理部门、国务院公安部门和国务院卫生主管部门制定。

第五章　储　　存

第四十六条　麻醉药品药用原植物种植企业、定点生产企业、全国性批发企业和区域性批发企业以及国家设立的麻醉药品储存单位，应当设置储存麻醉药品和第一类精神药品的专库。该专库应当符合下列要求：

（一）安装专用防盗门，实行双人双锁管理；

（二）具有相应的防火设施；

（三）具有监控设施和报警装置，报警装置应当与公安机关报警系统联网。

全国性批发企业经国务院药品监督管理部门批准设立的药品储存点应当符合前款的规定。

麻醉药品定点生产企业应当将麻醉药品原料药和制剂分别存放。

第四十七条　麻醉药品和第一类精神药品的使用单位应当设立专库或者专柜储存麻醉药品和第一类精神药品。专库应当设有防盗设施并安装报警装置；专柜应当使用保险柜。专库和专柜应当实行双人双锁管理。

第四十八条　麻醉药品药用原植物种植企业、定点生产企业、全国性批发企业和区域性批发企业、国家设立的麻醉药品储存单位以及麻醉药品和第一类精神药品的使用单位，应当配备专人负责管理工作，并建立储存麻醉药品和第一类精神药品的专用账册。药品入库双人验收，出库双人复核，做到账物相符。专用账册的保存期限应当自药品有效期期满之日起不少于5年。

第四十九条　第二类精神药品经营企业应当在药品库房中设立独立的专库或者专柜储存第二类精神药品，并建立专用账册，实行专人管理。专用账册的保存期限应当自药品有效期期满之日起不少于5年。

第六章　运　输

第五十条　托运、承运和自行运输麻醉药品和精神药品的，应当采取安全保障措施，防止麻醉药品和精神药品在运输过程中被盗、被抢、丢失。

第五十一条　通过铁路运输麻醉药品和第一类精神药品的，应当使用集装箱或者铁路行李车运输，具体办法由国务院药品监督管理部门会同国务院铁路主管部门制定。

没有铁路需要通过公路或者水路运输麻醉药品和第一类精神药品的，应当由专人负责押运。

第五十二条　托运或者自行运输麻醉药品和第一类精神药品的单位，应当向所在地省、自治区、直辖市人民政府药品监督管理部门申请领取运输证明。运输证明有效期为1年。

运输证明应当由专人保管，不得涂改、转让、转借。

第五十三条　托运人办理麻醉药品和第一类精神药品运输手续，应当将运输证明副本交付承运人。承运人应当查验、收存运输证明副本，并检查货物包装。没有运输证明或者货物包装不符合规定的，承运人不得承运。

承运人在运输过程中应当携带运输证明副本，以备查验。

第五十四条　邮寄麻醉药品和精神药品，寄件人应当提交所在地省、自治区、直辖市人民政府药品监督管理部门出具的准予邮寄证明。邮政营业机构应当查验、收存准予邮寄证明；没有准予邮寄证明的，邮政营业机构不得收寄。

省、自治区、直辖市邮政主管部门指定符合安全保障条件的邮政营业机构负责收寄麻醉药品和精神药品。邮政营业机构收寄麻醉药品和精神药品，应当依法对收寄的麻醉药品和精神药品予以查验。

邮寄麻醉药品和精神药品的具体管理办法，由国务院药品监督管理部门会同国务院邮政主管部门制定。

第五十五条　定点生产企业、全国性批发企业和区域性批发企业之间运输麻醉药品、第一类精神药品，发货人在发货前应当向所在地省、自治区、直辖市人民政府药品监督管理部门报送本次运输的相关信息。属于跨省、自治区、直辖市运输的，收到信息的药品监督管理部门应当向收货人所在地的同级药品监督管理部门通报；属于在本省、自治区、直辖市行政区域内运输的，收到信息的药品监督管理部门应当向收货人所在地设区的市级药品监督管理部门通报。

第七章　审批程序和监督管理

第五十六条　申请人提出本条例规定的审批事项申请,应当提交能够证明其符合本条例规定条件的相关资料。审批部门应当自收到申请之日起 40 日内作出是否批准的决定;作出批准决定的,发给许可证明文件或者在相关许可证明文件上加注许可事项;作出不予批准决定的,应当书面说明理由。

确定定点生产企业和定点批发企业,审批部门应当在经审查符合条件的企业中,根据布局的要求,通过公平竞争的方式初步确定定点生产企业和定点批发企业,并予公布。其他符合条件的企业可以自公布之日起 10 日内向审批部门提出异议。审批部门应当自收到异议之日起 20 日内对异议进行审查,并作出是否调整的决定。

第五十七条　药品监督管理部门应当根据规定的职责权限,对麻醉药品药用原植物的种植以及麻醉药品和精神药品的实验研究、生产、经营、使用、储存、运输活动进行监督检查。

第五十八条　省级以上人民政府药品监督管理部门根据实际情况建立监控信息网络,对定点生产企业、定点批发企业和使用单位的麻醉药品和精神药品生产、进货、销售、库存、使用的数量以及流向实行实时监控,并与同级公安机关做到信息共享。

第五十九条　尚未连接监控信息网络的麻醉药品和精神药品定点生产企业、定点批发企业和使用单位,应当每月通过电子信息、传真、书面等方式,将本单位麻醉药品和精神药品生产、进货、销售、库存、使用的数量以及流向,报所在地设区的市级药品监督管理部门和公安机关;医疗机构还应当报所在地设区的市级人民政府卫生主管部门。

设区的市级药品监督管理部门应当每 3 个月向上一级药品监督管理部门报告本地区麻醉药品和精神药品的相关情况。

第六十条　对已经发生滥用,造成严重社会危害的麻醉药品和精神药品品种,国务院药品监督管理部门应当采取在一定期限内中止生产、经营、使用或者限定其使用范围和用途等措施。对不再作为药品使用的麻醉药品和精神药品,国务院药品监督管理部门应当撤销其药品批准文号和药品标准,并予以公布。

药品监督管理部门、卫生主管部门发现生产、经营企业和使用单位的麻醉药品和精神药品管理存在安全隐患时,应当责令其立即排除或者限期排除;对有证据证明可能流入非法渠道的,应当及时采取查封、扣押的行政强制措施,在 7 日内作出行政处理决定,并通报同级公安机关。

药品监督管理部门发现取得印鉴卡的医疗机构未依照规定购买麻醉药品和第一类精神药品时,应当及时通报同级卫生主管部门。接到通报的卫生主管部门应当立即调查处理。必要时,药品监督管理部门可以责令定点批发企业中止向该医疗机构销售麻醉药品和第一类精神药品。

第六十一条　麻醉药品和精神药品的生产、经营企业和使用单位对过期、损坏的麻醉药品和精神药品应当登记造册,并向所在地县级药品监督管理部门申请销毁。药品监督管理部门应当自接到申请之日起 5 日内到场监督销毁。医疗机构对存放在本单位的过期、损坏麻醉药品和精神药品,应当按照本条规定的程序向卫生主管部门提出申请,由卫生主管部门负责监督销毁。

对依法收缴的麻醉药品和精神药品,除经国务院药品监督管理部门或者国务院公安部门批准用于科学研究外,应当依照国家有关规定予以销毁。

第六十二条　县级以上人民政府卫生主管部门应当对执业医师开具麻醉药品和精神药品处方的情况进行监督检查。

第六十三条　药品监督管理部门、卫生主管部门和公安机关应当互相通报麻醉药品和精神药品生产、经营企业和使用单位的名单以及其他管理信息。

各级药品监督管理部门应当将在麻醉药品药用原植物的种植以及麻醉药品和精神药品的实验研究、生产、经营、使用、储存、运输等各环节的管理中的审批、撤销等事项通报同级公安机关。

麻醉药品和精神药品的经营企业、使用单位报送各级药品监督管理部门的备案事项,应当同时报送同级公安机关。

第六十四条　发生麻醉药品和精神药品被盗、被抢、丢失或者其他流入非法渠道的情形的,案发单位应当立即采取必要的控制措施,同时报告所在地县级公安机关和药品监督管理部门。医疗机构发生上述情形的,还应当报告其主管部门。

公安机关接到报告、举报,或者有证据证明麻醉药品和精神药品可能流入非法渠道时,应当及时开展调查,并可以对相关单位采取必要的控制措施。

药品监督管理部门、卫生主管部门以及其他有关部门应当配合公安机关开展工作。

第八章　法律责任

第六十五条　药品监督管理部门、卫生主管部门违反本条例的规定,有下列情形之一的,由其上级行政机关或者监察机关责令改正;情节严重的,对直接负责的主管人员和其他直接责任人员依法给予行政处分;构成犯罪的,依法追究刑事责任:

(一) 对不符合条件的申请人准予行政许可或者超越法定职权作出准予行政许可决定的;

(二) 未到场监督销毁过期、损坏的麻醉药品和精神药品的;

(三) 未依法履行监督检查职责,应当发现而未发现违法行为、发现违法行为不及时查处,或者未依照本条例规定的程序实施监督检查的;

(四) 违反本条例规定的其他失职、渎职行为。

第六十六条　麻醉药品药用原植物种植企业违反本条例的规定,有下列情形之一的,由药品监督管理部门责令限期改正,给予警告;逾期不改正的,处 5 万元以上 10 万元以下的罚款;情节严重的,取消其种植资格:

(一) 未依照麻醉药品药用原植物年度种植计划进行种植的;

(二) 未依照规定报告种植情况的;

(三) 未依照规定储存麻醉药品的。

第六十七条　定点生产企业违反本条例的规定,有下列情形之一的,由药品监督管理部门责令限期改正,给予警告,并没收违法所得和违法销售的药品;逾期不改正的,责令停产,并处 5 万元以上 10 万元以下的罚款;情节严重的,取消其定点生产资格:

(一) 未按照麻醉药品和精神药品年度生产计划安排生产的;

(二) 未依照规定向药品监督管理部门报告生产情况的;

(三) 未依照规定储存麻醉药品和精神药品,或者未依照规定建立、保存专用账册的;

(四) 未依照规定销售麻醉药品和精神药品的;

(五) 未依照规定销毁麻醉药品和精神药品的。

第六十八条　定点批发企业违反本条例的规定销售麻醉药品和精神药品,或者违反本条例的规定经营麻醉药品原料药和第一类精神药品原料药的,由药品监督管理部门责令限期改正,给予警告,并没收违法所得和违法销售的药品;逾期不改正的,责令停业,并处违法销售药品货值金额 2 倍以上 5 倍以下的罚款;情节严重的,取消其定点批发资格。

第六十九条　定点批发企业违反本条例的规定,有下列情形之一的,由药品监督管理部门责令限期改正,给予警告;逾期不改正的,责令停业,并处 2 万元以上 5 万元以下的罚款;情节严重的,取消其定点批发资格:

(一) 未依照规定购进麻醉药品和第一类精神药品的;

(二) 未保证供药责任区域内的麻醉药品和第一类精神药品的供应的;

(三) 未对医疗机构履行送货义务的;

(四) 未依照规定报告麻醉药品和精神药品的进货、销售、库存数量以及流向的;

（五）未依照规定储存麻醉药品和精神药品，或者未依照规定建立、保存专用账册的；

（六）未依照规定销毁麻醉药品和精神药品的；

（七）区域性批发企业之间违反本条例的规定调剂麻醉药品和第一类精神药品，或者因特殊情况调剂麻醉药品和第一类精神药品后未依照规定备案的。

第七十条　第二类精神药品零售企业违反本条例的规定储存、销售或者销毁第二类精神药品的，由药品监督管理部门责令限期改正，给予警告，并没收违法所得和违法销售的药品；逾期不改正的，责令停业，并处 5000 元以上 2 万元以下的罚款；情节严重的，取消其第二类精神药品零售资格。

第七十一条　本条例第三十四条、第三十五条规定的单位违反本条例的规定，购买麻醉药品和精神药品的，由药品监督管理部门没收违法购买的麻醉药品和精神药品，责令限期改正，给予警告；逾期不改正的，责令停产或者停止相关活动，并处 2 万元以上 5 万元以下的罚款。

第七十二条　取得印鉴卡的医疗机构违反本条例的规定，有下列情形之一的，由设区的市级人民政府卫生主管部门责令限期改正，给予警告；逾期不改正的，处 5000 元以上 1 万元以下的罚款；情节严重的，吊销其印鉴卡；对直接负责的主管人员和其他直接责任人员，依法给予降级、撤职、开除的处分：

（一）未依照规定购买、储存麻醉药品和第一类精神药品的；

（二）未依照规定保存麻醉药品和精神药品专用处方，或者未依照规定进行处方专册登记的；

（三）未依照规定报告麻醉药品和精神药品的进货、库存、使用数量的；

（四）紧急借用麻醉药品和第一类精神药品后未备案的；

（五）未依照规定销毁麻醉药品和精神药品的。

第七十三条　具有麻醉药品和第一类精神药品处方资格的执业医师，违反本条例的规定开具麻醉药品和第一类精神药品处方，或者未按照临床应用指导原则的要求使用麻醉药品和第一类精神药品的，由其所在医疗机构取消其麻醉药品和第一类精神药品处方资格；造成严重后果的，由原发证部门吊销其执业证书。执业医师未按照临床应用指导原则的要求使用第二类精神药品或者未使用专用处方开具第二类精神药品，造成严重后果的，由原发证部门吊销其执业证书。

未取得麻醉药品和第一类精神药品处方资格的执业医师擅自开具麻醉药品和第一类精神药品处方，由县级以上人民政府卫生主管部门给予警告，暂停其执业活动；造成严重后果的，吊销其执业证书；构成犯罪的，依法追究刑事责任。

处方的调配人、核对人违反本条例的规定未对麻醉药品和第一类精神药品处方进行核对，造成严重后果的，由原发证部门吊销其执业证书。

第七十四条　违反本条例的规定运输麻醉药品和精神药品的，由药品监督管理部门和运输管理部门依照各自职责，责令改正，给予警告，处 2 万元以上 5 万元以下的罚款。

收寄麻醉药品、精神药品的邮政营业机构未依照本条例的规定办理邮寄手续的，由邮政主管部门责令改正，给予警告；造成麻醉药品、精神药品邮件丢失的，依照邮政法律、行政法规的规定处理。

第七十五条　提供虚假材料、隐瞒有关情况，或者采取其他欺骗手段取得麻醉药品和精神药品的实验研究、生产、经营、使用资格的，由原审批部门撤销其已取得的资格，5 年内不得提出有关麻醉药品和精神药品的申请；情节严重的，处 1 万元以上 3 万元以下的罚款，有药品生产许可证、药品经营许可证、医疗机构执业许可证的，依法吊销其许可证明文件。

第七十六条　药品研究单位在普通药品的实验研究和研制过程中，产生本条例规定管制的麻醉药品和精神药品，未依照本条例的规定报告的，由药品监督管理部门责令改正，给予警告，没收违法药品；拒不改正的，责令停止实验研究和研制活动。

第七十七条　药物临床试验机构以健康人为麻醉药品和第一类精神药品临床试验的受试对象的，由药品监督管理部门责令停止违法行为，给予警告；情节严重的，取消其药物临床试验机构的资格；构成犯罪的，依法追究刑事责任。对受试对象造成损害的，药物临床试验机构依法承担治疗和赔偿责任。

第七十八条　定点生产企业、定点批发企业和第二类精神药品零售企业生产、销售假劣麻醉药品和精神药品的,由药品监督管理部门取消其定点生产资格、定点批发资格或者第二类精神药品零售资格,并依照药品管理法的有关规定予以处罚。

第七十九条　定点生产企业、定点批发企业和其他单位使用现金进行麻醉药品和精神药品交易的,由药品监督管理部门责令改正,给予警告,没收违法交易的药品,并处5万元以上10万元以下的罚款。

第八十条　发生麻醉药品和精神药品被盗、被抢、丢失案件的单位,违反本条例的规定未采取必要的控制措施或者未依照本条例的规定报告的,由药品监督管理部门和卫生主管部门依照各自职责,责令改正,给予警告;情节严重的,处5000元以上1万元以下的罚款;有上级主管部门的,由其上级主管部门对直接负责的主管人员和其他直接责任人员,依法给予降级、撤职的处分。

第八十一条　依法取得麻醉药品药用原植物种植或者麻醉药品和精神药品实验研究、生产、经营、使用、运输等资格的单位,倒卖、转让、出租、出借、涂改其麻醉药品和精神药品许可证明文件的,由原审批部门吊销相应许可证明文件,没收违法所得;情节严重的,处违法所得2倍以上5倍以下的罚款;没有违法所得的,处2万元以上5万元以下的罚款;构成犯罪的,依法追究刑事责任。

第八十二条　违反本条例的规定,致使麻醉药品和精神药品流入非法渠道造成危害,构成犯罪的,依法追究刑事责任;尚不构成犯罪的,由县级以上公安机关处5万元以上10万元以下的罚款;有违法所得的,没收违法所得;情节严重的,处违法所得2倍以上5倍以下的罚款;由原发证部门吊销其药品生产、经营和使用许可证明文件。

药品监督管理部门、卫生主管部门在监督管理工作中发现前款规定情形的,应当立即通报所在地同级公安机关,并依照国家有关规定,将案件以及相关材料移送公安机关。

第八十三条　本章规定由药品监督管理部门作出的行政处罚,由县级以上药品监督管理部门按照国务院药品监督管理部门规定的职责分工决定。

第九章　附　　则

第八十四条　本条例所称实验研究是指以医疗、科学研究或者教学为目的的临床前药物研究。

经批准可以开展与计划生育有关的临床医疗服务的计划生育技术服务机构需要使用麻醉药品和精神药品的,依照本条例有关医疗机构使用麻醉药品和精神药品的规定执行。

第八十五条　麻醉药品目录中的罂粟壳只能用于中药饮片和中成药的生产以及医疗配方使用。具体管理办法由国务院药品监督管理部门另行制定。

第八十六条　生产含麻醉药品的复方制剂,需要购进、储存、使用麻醉药品原料药的,应当遵守本条例有关麻醉药品管理的规定。

第八十七条　军队医疗机构麻醉药品和精神药品的供应、使用,由国务院药品监督管理部门会同中国人民解放军总后勤部依据本条例制定具体管理办法。

第八十八条　对动物用麻醉药品和精神药品的管理,由国务院兽医主管部门会同国务院药品监督管理部门依据本条例制定具体管理办法。

第八十九条　本条例自2005年11月1日起施行。1987年11月28日国务院发布的《麻醉药品管理办法》和1988年12月27日国务院发布的《精神药品管理办法》同时废止。

参考文献

1. 刘吉成. 精神药理学. 北京:人民卫生出版社,2009.

2. 江开达. 精神药理学. 第 2 版. 北京:人民卫生出版社,2011.

3. 陈新谦. 新编药物学. 北京:人民卫生出版社,2011.

4. 司天梅. Stahl 精神药理学精要-神经科学基础与临床应用. 第 3 版. 北京:北京大学医学出版社,2011.

5. 杨宝峰. 药理学. 北京:人民卫生出版社,2015.

6. 郝伟. 精神病学. 第 4 版. 北京:人民卫生出版社,2004.

7. 李凌江,陆林. 精神病学. 第 3 版. 北京:人民卫生出版社,2005.

8. 全国卫生专业技术资格考试用书编写专家委员会. 精神病学. 北京:人民卫生出版社,2015.

9. 于欣,方怡儒. 中国双相障碍防治指南. 第 2 版. 北京:中华医学电子音像出版社,2015.

10. 美国精神医学学会. 精神障碍诊断与统计手册. 第 5 版. DSM-5. 北京:北京大学出版社,2015.

11. 吴文源. 焦虑障碍防治指南. 北京:人民卫生出版社,2010.

12. 翟金国. 简明临床精神药理学. 北京:人民卫生出版社,2013.

13. 2015 年中国禁毒报告. 国家禁毒委员会,2015.

14. 郝伟. 复方丁丙诺啡纳洛酮制剂临床使用指南. 北京:科学出版社,2014.

15. 中国临床戒烟指南(2015 版). 中华人民共和国国家卫生和计划生育委员会,2015.

16. 曲丽芳,张苇航. 中医神志病学. 上海:上海科学技术出版社,2015.

17. 江开达. 抗精神病药物的安全性及耐受性. 上海精神医学,2009,3:129-132.

18. 周勤学,张群会. 注意缺陷多动障碍儿童认知状况对照研究. 精神医学杂志,2013,26:409-411.

19. 张立胜,陈垣,张莎莎等. 儿童多动症的病因调查及干预分析. 国际精神病学杂志,2015,42:81-83.

20. 陈敏,李海梅,王玉凤等. 注意缺损多动障碍 COMT 基因多态性与哌甲酯疗效研究. 中国神经精神疾病杂志,2014,40:731-735.

21. 曹江,李宝珠,周佳男. 度洛西汀治疗老年广泛性焦虑障碍对照研究. 精神医学杂志,2015,28:179-181.

22. 孙振晓,于相芳. 新生儿精神药物撤药综合征的研究进展. 国际儿科学杂志,2014,41:153-155.

23. 赵英欣,郑毅. 儿童青少年精神障碍流行病学研究进展. 中华精神科杂志,2014,47(3):186-189

24. 王冬梅. 儿童青少年精神分裂症药物治疗的临床研究进展. 国际精神病学杂志,2012,39:192-196.

25. Stahl SM. Stahl's Essential Psychopharmacology:Neuroscientific Basis and Practical Applications. 4th edition. Cambridge:Cambridge University Press,2013.

26. Millan MJ,Goodwin GM,Meyer-Lindenberg A,et al. Learning from the past and looking to the future:Emerging perspectives for improving the treatment of psychiatric disorders. Eur Neuropsychopharmacol. 2015,25(5):599-656.

27. Vitiello B. Practical clinical trials in psychopharmacology:a systematic review. J Clin Psychopharmacol. 2015,35(2):178-183.

28. Murphy E,McMahon FJ. Pharmacogenetics of antidepressants,mood stabilizers,and antipsychotics in diverse human populations. Discov Med. 2013,16(87):113-122.

29. Spina E,de Leon J. Clinical applications of CYP genotyping in psychiatry. J Neural Transm. 2015,122(1):5-28.

30. Laurence L. Brunton,Bruce A. Chabner,Bjorn C. Knollman. Goodman & Gilman's the pharmacological basis of therapeutics. 12th ed. New York:McGraw-Hill,2011.

31. Maoz A, Hicks MJ, Vallabhjosula S, et al. Adenovirus capsid-based anti-cocaine vaccine prevents cocaine from binding to the nonhuman primate CNS dopamine transporter. Neuropsychopharmacology, 2013, 38(11):2170-2178.

32. National Comprehensive Cancer Network. NCCN Clinical Practice Guidelines in Oncology: Smoking Cessation (Version 1. 2015), 2015.

33. Zhang ZJ. Therapeutic effects of herbal extracts and constituents in animal models of psychiatric disorders (review). Life Sciences. 2004, 75:1659-1699.

34. Hertzman M, Adler L. Clinical Trials in Psychopharmacology: a better brain, 2nd edition. London: Wiley-Blackwell, 2010.

35. Yeung WF, Chung KF, Ng KY, et al. A systematic review on the efficacy, safety and types of Chinese herbal medicine for depression. J Psychiatr Res. 2014, 57:165-175.

36. Yeung WF, Chung KF, Poon MM, et al. Chinese herbal medicine for insomnia: a systematic review of randomized controlled trials. Sleep Med Rev. 2012, 16:497-507.

中英文名词对照索引